全国高职高专医药院校临床医学专业
"双证书"人才培养"十二五"规划教材

供临床医学、口腔医学、中医学、康复医学、检验、影像等专业使用

预防医学

主　编　亢碧娟　盛爱萍
副主编　王改霞　艾尔肯·玉逊
编　者　（以姓氏笔画为序）

王改霞　乌兰察布医学高等专科学校
亢碧娟　陕西能源职业技术学院
艾尔肯·玉逊　新疆维吾尔医学专科学校
易艳妮　广州医学院公共卫生学院
贺蕊霞　乌兰察布医学高等专科学校
盛爱萍　金华职业技术学院
董海娜　丽水学院医学院

U0362841

华中科技大学出版社
http://www.hustp.com
中国·武汉

内 容 简 介

本书是全国高职高专医药院校临床医学专业"双证书"人才培养"十二五"规划教材。

本书以"必需、够用"为原则组织教材内容,注重基本知识、基本理论、基本技能的培养.本书共分为十二章,内容包括环境与健康概论、社区环境与健康、饮食与健康、职业环境与健康、临床预防服务与社区卫生服务、社会心理环境与健康、常见非传染性疾病的预防与控制、突发公共卫生事件及应急策略、医学统计学基本原理与方法、流行病学方法、卫生体系与卫生管理、实习指导。

本书可供临床医学、口腔医学、中医学、康复医学、检验、影像等专业使用。

图书在版编目(CIP)数据

预防医学/亢碧娟　盛爱萍　主编.—武汉:华中科技大学出版社,2013.8(2024.1重印)
ISBN 978-7-5609-9144-3

Ⅰ.预…　Ⅱ.①亢…　②盛…　Ⅲ.预防医学-高等职业教育-教材　Ⅳ.R1

中国版本图书馆 CIP 数据核字(2013)第 132181 号

预防医学　　　　　　　　　　　　　　　　　　　亢碧娟　　盛爱萍　主编

策划编辑:史燕丽
责任编辑:居　颖
封面设计:范翠璇
责任校对:何　欢
责任监印:周治超
出版发行:华中科技大学出版社(中国·武汉)　　电话:(027)81321913
　　　　　武汉市东湖新技术开发区华工科技园　　邮编:430223
录　　排:华中科技大学惠友文印中心
印　　刷:武汉市洪林印务有限公司
开　　本:880mm×1230mm　1/16
印　　张:16.5
字　　数:540 千字
版　　次:2024 年 1 月第 1 版第 8 次印刷
定　　价:39.80 元

全国高职高专医药院校临床医学专业"双证书"
人才培养"十二五"规划教材丛书编委会

总　序

《国家中长期教育改革和发展规划纲要(2010—2020 年)》中明确指出:发展职业教育是推动经济发展、促进就业、改善民生、解决"三农"问题的重要途径,是缓解劳动力供求结构矛盾的关键环节,必须摆在更加突出的位置;要把提高质量作为重点,以服务为宗旨,以就业为导向,推进教育教学改革;要实行工学结合、校企合作、顶岗实习的人才培养模式;要制定职业学校基本办学标准,加强"双师型"教师队伍和实训基地建设,提升职业教育基础能力;要积极推进学业证书和执业资格证书"双证书"制度,推进职业学校专业课程内容和职业标准相衔接。

临床医学不同于其他学科,它是一门实践科学,必要的理论知识在医疗行为中是必需的,对临床诊疗具有指导意义,但单纯有理论知识而没有或缺乏实践经验是不能够成为一个好医生的。由于医学教育的特殊性,临床医学教学理念应贯彻落实以服务为宗旨,以就业为导向,以能力为本位,以产、学、研结合为基本途径,大力推行"双证书"制度,促进人才培养模式创新,拓宽学生就业面。执业资格证书是表明劳动者具有从事某一职业所必备的学识、技能的证明,国家执业资格证书是现代人就业的通行证,它通过一定的社会职业系统来发展,也必将促进社会职业系统的规范化。实施"双证书"制教学,能够增强学生的实践能力、创新能力和就业能力。学生在获得学业证书的同时,获得相应的执业资格证书,能够增强学生的就业竞争力。鉴于当前的新形势,对高职高专临床医学专业教材的建设提出了更高的要求。但是现有的各种高职高专临床医学专业教材存在着各种问题:本科教材的压缩版,不符合高职高专临床医学专业的教学实际,未能与最新的助理医师执业资格考试大纲衔接,不利于学生考取执业资格证书;教学内容过于陈旧,缺乏创新,未能体现最新的教学理念;版式设计也较呆板,难以引起学生的兴趣等。因此,符合高职高专教学实际的新一轮教材建设迫在眉睫。

为了更好地适应高职高专临床医学专业的教学发展和需求,更好地实施"双证书"制度,突出卫生职业教育的特色,华中科技大学出版社在全国卫生行业职业教育教学指导委员会副主任委员、著名医学教育专家文历阳教授的指导下,在认真、广泛调研的基础上,组织了全国 30 多所高职高专医药院校,遴选教学经验丰富的 200 多位一线教师,共同编写了全国高职高专医药院校临床医学专业"双证书"人才培养"十二五"规划教材。

本套教材力争适应性广、实用性强,符合高职高专学生的认知水平和心理特点,符合社会对临床医学专业人才的需求特点,适应岗位对临床医学专业人才知识、能力和素质的需要。因此,本套教材将体现以下编写特点。

(1)注重学业证书和助理医师执业资格证书相结合,体现职业教育理念,提升学生的就业竞争力。

(2)围绕教育部"卓越医师计划",加强对学生实践能力、人文素质和国际化能力的培养。

(3)基础课教材以"必需、够用"为度,专业课教材突出实用性和针对性,加强临床实训内容,以案例为引导。

(4)基础课程注重联系后续课程的相关内容,专业课程注重满足执业资格标准和相关工作岗位需求。

(5)注重体现医学人文教育理念,培养和加强学生核心竞争力。

(6)注重教材表现形式的新颖性,文字叙述力求通俗易懂,版面编排力求图文并茂、版式灵活,以激发学生的学习兴趣。

(7)多媒体教学手段辅助。在推出传统纸质教材的同时,立体化开发各类配套出版物,包括多媒体电子教案、与教材配套的实验与实训课教程、学习指导等。

本套教材得到了各学校的大力支持与高度关注,它将为新时期高职高专临床医学专业的课程体系改革作出应有的贡献。我们衷心希望这套教材能在相关课程的教学中发挥积极作用,并得到各位读者的青睐。我们也相信本套教材在使用过程中,通过教学实践的检验和实际问题的解决,能不断得到改进、完善和提高。

全国高职高专医药院校临床医学专业"双证书"人才培养"十二五"规划教材
编写委员会

前 言

　　根据《中共中央国务院关于深化教育改革全面推行素质教育的决定》中所强调的"在全社会实行学业证书和职业资格证书并重的制度",为了推进高职高专临床医学专业"双证书"人才培养,适应社会发展需求,华中科技大学出版社特组织编写了这套高职高专医药院校临床医学专业"双证书"人才培养"十二五"规划教材。

　　高职高专教育培养的是高等技术应用型人才,这就要求我们的教育必须以社会需求为目标,以技术应用能力的培养为主线,设计学生的知识、能力、素质结构和培养方案。本次《预防医学》教材的编写始终围绕这样的指导思想,在内容上进行适当的调整。排列顺序上以"预防医学"的概念为中心,由近及远、由浅到深逐渐展开,使学生在已有的医学知识基础上,扩展性地获得必备的预防医学基本知识与基本技能,从而成为能在农村和社区提供医疗、保健、预防、康复等综合性卫生服务的实用型医学人才。

　　通过本课程的学习,可使医学生树立预防为主和三级预防的新概念,建立群体观念、环境观念、为预防战略服务的思想,可使医学生认清现代医学的功能(现代医学以健康为目标,具有促进健康、预防疾病、治疗和康复四大功能),可使医学生掌握预防医学中影响健康的因素、识别危险因素的方法和控制危险因素的知识和技能,从而能有效和扎实地开展城市社区卫生服务和农村初级卫生保健工作,为以后运用预防医学的思维方法开展临床预防服务打下基础。

　　本书共设十二章。在以前教材的基础上,增加了学习目标、知识链接和相应的测试题,有些内容作了适当的删减或增加。绪论部分增加了21世纪我国公共卫生面临的问题与预防医学发展趋势的内容。鉴于我国已进入老龄化社会,慢性病的发病会越来越多,在第五章的临床预防服务与社区卫生服务中,适当补充了老年人的保健和社区健康档案的管理。由于目前社会进程加快,压力增大,故特别强调第六章的社会心理环境与健康的关系。第七章省去了传染病内容(因有独立的传染病学科),并把常见慢性疾病的预防和控制改为常见非传染性疾病的预防与控制,主要强调恶性肿瘤、心脑血管疾病和糖尿病这三大严重性疾病。最近几年,突发公共卫生事件不断发生,所以仍然凸显第八章内容。农民在我国人口中占有很大比例,在第十一章的卫生体系与卫生管理中,增加了许多新型农合医疗制度的内容。人群健康研究的统计学和流行病学章节,力求简单、明了、实用。

　　由于水平有限,加上时间仓促,书中难免有疏漏和不妥之处,敬请各位读者和同仁批评指正。

亢碧娟　盛爱萍

目 录

绪　　论

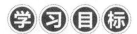

1. 掌握　预防医学的概念、三级预防的措施。
2. 熟悉　预防医学的内容、特点。
3. 了解　预防医学发展中的三次卫生革命及医学模式的转化,循证医学及其应用,我国 21 世纪公共卫生的现状和发展趋势。

一、预防医学的概念和研究内容

(一)预防医学的概念

预防医学是以人群健康为主要研究对象,运用基础医学、临床医学、环境医学和社会医学等理论,采用现代科学技术和方法,研究各种环境因素对健康和疾病的作用规律,分析、评价环境中致病因素对人群健康的影响,控制和改善环境中的不利因素,并通过公共卫生措施,达到预防疾病、促进健康、提高生命质量为目的的一门学科。

现代医学由四大部分组成,即基础医学(basic medicine)、临床医学(clinical medicine)、预防医学(prevention medicine)和康复医学(rehabilitation medicine)。作为现代医学的四大基石之一和由多门分支学科组成的一个独立的学科群,预防医学体系的形成仅有一百余年的历史。其工作模式是"环境-人群-健康",它强调环境与人群的相互依赖、相互作用和协调发展,并以人群健康为目的。作为医学的一个重要组成部分,它要求所有医学学生,除了掌握基础医学和临床医学的常用知识和基本技能外,还应对预防医学各方面的知识和技能有所了解,如卫生统计学、流行病学、环境卫生学、管理学、卫生系统、决定健康的社会因素和行为因素的作用等,以及如何在临床医学中运用三级预防策略。

实践中预防医学与公共卫生常伴随出现、交叉使用。预防医学理论来源于公共卫生实践,同时又指导公共卫生实践。公共卫生是以预防医学的观念、理论和技能为基础,以预防疾病、促进健康、提高生命质量和延长寿命为目标,而采取的以宏观调控为主、有政府行为、社区共同参与的社会实践的总称。美国公共卫生先导者、耶鲁大学教授温斯洛(Winslow C.E.A)早在 1923 年指出:"公共卫生是通过有组织的社会努力,达成预防疾病、延长寿命、增进健康和效能的一门科学和艺术。"公共卫生已超出传统的医学范畴,它融合了各种人文社会科学(如政治学、法学、经济学、心理学、管理学、伦理学等)以及工程技术其他学科的知识和技能。由于需要动员社会很多部门的力量,并由政府直接采取行为,因而它带有明显的行政管理色彩。

(二)预防医学研究的内容

预防医学的基本目的是预防疾病、改善环境和促进健康。其内容十分广泛,主要包括以下几个方面。

1. 研究环境因素对人群健康的影响　采取宏观和微观相结合的方法,研究人类社区环境、职业环境、社会环境以及行为生活方式等对人群健康和疾病的作用规律。充分利用环境中的有利因素,改善和控制环境中的有害因素,维持与促进人群健康。

2. 制定促进健康、预防疾病的策略和措施　以循证医学为基础,针对健康危险因素制订防治对策,提出行之有效的个体与群体预防策略以及控制危险因素的具体措施,并对其效果进行动态观察和评价。

3. 分析人群疾病分布和健康水平的变化趋势　应用人群健康研究的医学统计学和流行病学方法,分

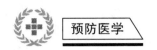

析一定人群的健康水平和疾病谱、死亡谱的变化,了解疾病发生条件、分布和消长规律,阐明并评价健康危险因素,制定疾病防治措施。

4. 探讨卫生保健和疾病防治的组织管理方法 为了预防疾病、促进健康,研究探讨充分合理利用卫生资源和科学管理卫生服务系统,发展并提高临床预防服务和社区预防服务,为卫生工作决策提供科学依据和咨询建议。除一般人群以外,特别要研究弱势群体,例如妇女、儿童和老年人的保健问题。

二、预防医学的发展简史

(一)古代的公共卫生

医学科学发展的历史,是人类与疾病作斗争的历史。构成医学重要组成部分的预防医学也是在人类与疾病作斗争过程中诞生和逐步发展起来的。有记载的资料可追溯到远古时代。公元前 3000 年左右,古埃及就有了较高的防腐杀菌技术;古罗马时代很早就注重公共卫生对策,禁止在城内火葬和土葬。我国在公元前 17 世纪就出现了水源防护、墓葬、传染病隔离等简单的卫生措施。公元前 1500 年左右印度文化中对结核、天花等传染病症状有详细的描述,并明确了疟疾是由蚊子叮咬、鼠疫由老鼠传播所致的疾病。

公元 7 世纪左右,伊斯兰教在非洲、远东、巴尔干传教,去圣地迈加的巡礼团发现路上的村镇到处霍乱流行。以后,十字军远征,霍乱、腺鼠疫、麻风病蔓延欧洲各国,特别是欧洲、远东、中国之间的贸易使其蔓延更加迅速、影响更大。这一时期,由于传染病流行带给人类的灾难,医院、大学、公共卫生制度等相继在欧洲建立了起来,加上物理学、化学、解剖学、生理学、显微镜、温度计等知识技能的创始和发明,对观察发病因素和机体变化有了新的认识,医学进入了变革时期。在这一时期的预防医学也得到了迅速发展。例如:英国的 Graunt 著书《关于死亡表的自然及政治观察》、英国的 Petty 提议在伦敦设置 1000 张床位的传染病医院。这些都为以后的卫生学、流行病学、卫生管理学等近代预防医学各学科的发展奠定了基础。

(二)工业革命时代

18 世纪后半叶,工业革命席卷欧洲。工业经济的兴起,人口都市化,导致环境破坏、工人的贫困和城市居民公共卫生状况恶化,成为这一时期的突出特点。与此同时,霍乱、结核等传染病流入城市,使居民死亡率迅速增加。为改变这种状况,1848 年,英国设立了全国卫生局,并制定了世界上最早的卫生立法《公共卫生法》,立法规定城市必须设立上下水道,专家指导并参与地方卫生行政部门的工作。1858—1871 年,英国实行全国卫生状态年报,其中包含霍乱、结核、职业性肺疾病的发病状况,居民的饮食及医院卫生状况。英国公共卫生理论和实践影响了整个欧洲。

这一时期,随着环境问题的突出,食品工业的迅速发展,学校教育备受重视,环境卫生学、营养与食品卫生学及学校卫生学逐渐形成和发展,成为独立的学科。

(三)第一次卫生革命

19 世纪末到 20 世纪初,人类从积累战胜天花、霍乱、鼠疫等烈性传染病的经验中,以及针对工业革命的人口城市化、环境污染等所造成的一系列卫生问题中,逐渐认识到对个体预防疾病效益不高,必须对整体进行预防才能取得显著效益。而在实践中,人类已经积累了免疫接种、隔离检疫、杀灭病原体、重视食品和饮用水卫生的经验,并意识到国家在城市规划中,应首先考虑上下水道和居民、工厂的环境卫生和卫生立法等,真正地把卫生学概念扩大至公共卫生,个体防病扩大到社会性群体预防措施,这是医学史上著名的第一次卫生革命,同时伴随着疾病的生物医学模式的形成。这次卫生革命使预防医学形成了较完善的体系,特别为当时降低严重威胁人类的各种传染病和寄生虫病的发病率、死亡率,作出了重大贡献。预防医学史上以防治传染病和寄生虫为主要目标,正是个体预防向群体预防发展的标志。

(四)第二次卫生革命

第二次世界大战结束至 20 世纪 60 年代,世界上大多数国家,尤其是工业化国家的经济发展速度超过了历史上任何时期。伴随着工业的快速发展,人口数量也快速增长,人类需求的能源增加,各种工业产品及其副产品大量生产。与此同时,环境污染、生态破坏也达到了人类历史前所未有的程度。人们的生活方式也随着科技进步、物质文明发生了重大变化。人口大都市化,工作紧张,社会竞争激烈,体力劳动减轻,摄入能量过剩,运动减少,吸烟、酗酒等不良生活方式流行,使疾病谱和死亡谱发生了重大变化,心脑血管病、恶性肿瘤等慢性病发病率显著上升，而传染病则降低。这种变化，使人们清楚地认识到，环境污染、社会压力、心理承受能力及不良生活方式和行为与慢性疾病关系密切，疾病预防不能只靠生物医学手段，还要靠改善社会环境、社会行为、生活方式等措施，才能有效防治这些慢性疾病。疾病的发生由过去的生物医学模式转变为生物-心理-社会医学模式（即现代医学模式），这就是医学史上的第二次卫生革命。这次卫生革命使人们对预防医学的认识更加深刻，预防医学从单纯的医学预防扩大到社会医学、心理行为医学和环境医学互相融合的社会预防阶段。

（五）第三次卫生革命

1999 年 Breslow 教授在美国医学会杂志（JAMA）刊文中提出了第三次公共卫生革命的概念，美国预防医学杂志在 2004 年以"主编的话"进一步明确第三次公共卫生革命的提法，第三次公共卫生革命是以社会生态模式的综合干预措施来促进人群健康和生活质量的改善和提高。

一场突如其来的 SARS 事件给我们上了一堂生动的生态教育课，对生物-心理-社会医学模式产生了冲击，并迫使我们不得不对生物-心理-社会医学模式在后 SARS 时代的合理性进行思考。最近半个世纪正是环境科学和生态科学大发展的重要时期，而该医学模式却无法体现环境与生态科学的最新成果，致使其审视健康、疾病和医学问题时缺乏时代的高度。那就意味着，生物-心理-社会医学模式将可能被生物-心理-生态医学模式所取代。这两个模式的不同之处在于"社会"和"生态"两个词，"社会"是指人的社会性，主要指社会生态即文化传统、价值观念、生活方式等；而"生态"指的是人类生存环境，不仅包括自然环境，而且还包括社会环境。由此生态可以分为自然生态和社会生态两个方面，其核心思想是人的健康不仅包含身体、精神和社会方面的完好状态，而且还包括人类与生态环境的和谐共存和发展。

当然这有待于人们取得共识和完善，有待于实践的检验和接纳。

三、健康及影响健康的因素

（一）健康概述

健康是一个动态的概念。人类的健康观是随着社会的发展和生活水平的提高而不断变化的。20 世纪以前，人们对健康的认识就是不生病，仅此而已。

1948 年，世界卫生组织（WHO）在其《宪章》中提出的健康定义是"健康不仅是没有疾病和衰弱，而且是保持体格方面、精神方面和社会方面的完美状态"。30 年后的 1978 年，国际初级卫生保健大会在《阿拉木图宣言》中又重申："健康不仅是疾病体弱的匿迹，而且是身心健康、社会幸福的完美状态。"这个概念不仅阐明了生物学因素与健康的关系，而且强调了心理、社会因素对人体健康的影响。

1990 年，世界卫生组织关于健康的概念有了新的发展，把道德修养纳入了健康的范畴。健康不仅涉及人的体能方面，也涉及人的精神方面，即将道德修养作为精神健康的内涵，其内容包括健康者不以损害他人的利益来满足自己的需要，具有辨别真与伪、善与恶、美与丑、荣与辱等是非观念，能按照社会行为的规范准则来约束自己及支配自己的思想和行为。

 知识链接

"五快"和"三良好"

根据健康新概念，WHO 制订了新的健康标准，即"五快"（肌体健康）和"三良好"（精神健康）。

"五快"：

① 吃得快：进餐时，有良好的食欲，不挑剔食物，并能很快吃完一顿饭。

② 排得快：一旦有便意，能很快排泄完大小便，而且感觉良好。

③ 睡得快：有睡意，上床后能很快入睡，且睡得好，醒后头脑清醒，精神饱满。

④ 说得快：思维敏捷，口齿伶俐。

⑤ 走得快：行走自如，步履轻盈。

"三良好"：

① 个性人格：情绪稳定，性格温和；意志坚强，感情丰富；胸怀坦荡，豁达乐观。

② 处世能力：观察问题客观、现实，具有较好的自控能力，能适应复杂的社会环境。

③ 人际关系：助人为乐，与人为善，对人际关系充满热情。

随着社会的进步和医学科学的发展，生物-心理-社会医学模式逐渐取代了传统的生物医学模式，人们对健康含义的理解也越来越深刻。近年来，世界卫生组织在关于健康的定义下，又提出了衡量人体健康的一些具体标准。

（1）精力充沛，能从容不迫地应付日常生活和工作。

（2）处事乐观，态度积极，乐于承担任务不挑剔。

（3）善于休息，睡眠良好。

（4）应变能力强，能适应各种环境的变化。

（5）对一般感冒和传染有一定抵抗力。

（6）体重适当，体态匀称，头、臂、臀比例协调。

（7）眼睛明亮，反应敏锐，眼睑不发炎。

（8）牙齿清洁，无缺损，无疼痛，牙龈颜色正常，无出血。

（9）头发光洁，无头屑。

（10）肌肉、皮肤富弹性，走路轻松协调。

根据 WHO 的一次全球性调查显示，人群中真正处于健康状态（第一状态）者仅占 15%，处于疾病状态（第二状态）者占 15%，70%的人处在非健康、非疾病的中间状态（第三状态），即亚健康状态。所谓亚健康，是指机体虽无明确的疾病，却呈现活力下降，适应呈不同程度减退的一种生理状态，是由机体结构退化、各系统的生理功能和代谢过程低下导致的。亚健康虽然未达到疾病状态，但日久会因为机体长期的功能失调而导致内分泌、循环、代谢的紊乱，从而导致机体出现不可逆的损害，如出现肿瘤、心血管疾病、代谢性疾病、早衰、精神心理疾病、工作学习效率低下、睡眠质量不高甚至危及生命安全。若亚健康状态处理得当，则身体可向健康转化，反之则患病。我国亚健康人群占全国总人口的 60%～70%，中年人是亚健康的高发人群。

（二）影响健康的主要因素

1. 环境因素 包括各种物理、化学、生物等自然环境因素以及政治制度、经济水平、文化教育程度、宗教信仰、风俗习惯等社会环境因素。

2. 行为生活方式 包括营养、个人卫生习惯、生活嗜好（吸烟、饮酒）、体育锻炼、精神紧张、性生活、消费观念等。

3. 医疗卫生服务 包括卫生资源配置、医疗卫生设施的供给、医疗保障制度、卫生服务可及性及其服务质量、卫生监督监测、疫情报告、突发公共卫生事件应急处理。

4. 生物遗传因素 包括家族遗传史、个人遗传素质、自身免疫状况、先天性缺陷或伤残。

上述四个因素相互依存，并受到宏观社会环境等多因素影响。WHO 曾明确公告：人类的健康长寿，60%取决于自己的生活方式和习惯，其次分别是环境因素、医疗卫生服务，生物遗传因素占较小地位。须注意的是，不同疾病乃至同一患者不同时间患同一种病，上述四类因素所起作用会各有不同。

四、预防医学的特点与三级预防策略

（一）预防医学的特点

预防医学不同于临床医学，其特点如下：①预防医学的工作对象既包括个体又包括群体，主要着眼于健康人群和无症状患者；②预防医学以研究人群健康与环境的关系为主；③研究方法上采用宏观和微观相结合、相互补充的方法，对现场研究给予更多关注；④预防医学的工作贯穿于疾病发生、发展的全过程，但更注重疾病发生前的预防与健康促进;⑤预防医学侧重于从群体角度进行疾病的预防和控制,制定卫生政策,实现社区预防保健服务;⑥预防医学所采用的对策产生效应可以获得更大的人群健康效益和经济效益。当前,预防医学的观念已经越来越多地融入人们生活的方方面面,成为医学发展的一大趋势。

(二)三级预防策略

人的健康问题的出现,是一个从接触健康危险因素、机体内病理变化从小到大,最后导致临床疾病发生和发展的过程。根据疾病发生发展过程及健康影响因素的特点,把无病期、发病初期、障碍期(或临床期)开展的疾病预防策略,称为疾病的三级预防策略。三级预防的特点是把预防的概念渗入疾病发生发展的全过程、扩大到人生的全过程,把临床医疗工作和预防工作紧密结合,并且导向预防为主的方向。

1. 第一级预防 第一级预防(primary prevention)也称病因预防,是针对影响人群健康的主要危险因素采取的预防措施和对健康个体的预防措施,目的是积极地预防疾病的发生。第一级预防是三级预防措施的主干,是卫生保健的核心。其主要内容如下。

(1)改善环境卫生状况 即保护环境、防止环境污染。具体措施:改善生产环境,防止职业危害;保护生活环境,防止空气、水、食物等被污染;查清病区分布,进行病因研究,开展群防群治,加强监测,以防治地方病;加强对公共场所环境的卫生监督和管理;严格执行相应的卫生法规和卫生标准。

(2)增进个体和群体健康 通过加强健康教育,提高人们卫生知识水平,增强自我保健意识。例如:坚持体育锻炼、合理营养、保护环境、清洁饮水、污染无害化处理;创造良好的劳动和生活(居住)条件、注意合理生活方式(不吸烟等)、进行社会心理卫生教育、纠正不良卫生习惯等。针对当代慢性非传染病,要重点突出建立科学、文明的生活方式。1992年维多利亚心脏保健宣言指出,健康的四大基石是合理的膳食、充足的睡眠、适量的运动、乐观的心态。

(3)特殊保护 它是指根据不同人群的健康状况采取相应的保护措施。主要措施:实行计划免疫,进行预防接种,提高人群免疫水平,以防治传染病;实行计划生育,进行婚前检查和指导,以减少遗传性疾病的发生;监测高危险性人群(如免疫缺陷者等);加强就业前体检,发现职业禁忌证,以防治职业病;做好妇女保健、儿童保健和老年保健等工作。

2. 第二级预防 第二级预防(secondary prevention)也称临床前期预防,又称"三早"预防,是针对临床症状或体征不明显的患者采取早期发现、早期诊断、早期治疗的预防措施。目的是防止疾病发展,促使疾病逆转,缩短病程或防止转为慢性病,降低现患率。

(1)早期发现:通过普查、筛检、定期健康检查、自我身体检查、设立专科门诊等方法,能早期发现患者。如定期做 X 线胸透以早期发现矽肺、肺癌或肺结核患者,妇女乳腺的自查、定期影像学检查和宫颈刮片检查以早期发现乳腺癌和宫颈癌。

(2)早期诊断:提高医务人员诊断水平和建立社会性高灵敏而可靠的疾病监测系统,尽早明确诊断,有利于疾病的治疗。对于某些有可能逆转、停止或延缓发展的疾病,早期检测和预防性体格检查更为重要。

(3)早期治疗:通过早期合理、及时、综合的治疗,能尽早恢复患者健康。

做到"三早"的最好办法如下:加强健康教育,提高人群防病意识和水平,这对那些小病不去医院又缺乏医学常识的人尤其重要;加强医德教育和业务培训,提高医务人员的诊断水平;加强早期诊断技术和方法的研究。对于传染病,除了"三早",尚需做到疫情早报告及患者早隔离,即"五早"。

3. 第三级预防 第三级预防(tertiary prevention)也称临床预防,是针对已患者采取及时、有效、正确的治疗和康复措施,目的是防止疾病恶化,预防并发症和病残,降低病死率,促进身心康复。对于已丧失劳动力或残疾者,通过各种康复医疗措施,如心理康复、功能性康复、调整性康复等,进行家庭护理指导,使其恢复生活和劳动能力,提高生存质量,保存其创造精神价值和社会价值的能力,做到病而不残,残而不废。

根据三级预防措施涉及对象的不同,可将预防服务分为社区预防服务和临床预防服务。社区预防服务是以社区为范围,以群体为对象开展的预防工作。临床预防服务是在临床场所以个体为对象实施个体的预防干预措施。社区预防服务的主体是公共卫生人员,而临床预防服务的提供者则是临床医务人员。自2000年以来,国家大力发展社区卫生服务并建立了全科医生制度,加强了公共卫生服务体系建设以应

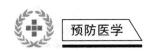

对突发事件,在深化医药卫生体制改革方面出台了一系列公共卫生政策,使得临床服务和预防服务之间的界限在基层逐渐缩小。

五、循证医学的概念及其应用

循证医学(evidence-based medicine,EMB)即遵循证据的医学,它将最佳研究证据(the best clinical research evidence)与临床专业技能和患者的价值整合在一起,是研究通过科学的方法获得和利用最充分的证据并作出最佳医学实践决策的一门科学。其中,科学的方法主要是指流行病学和统计学方法;最充分的证据是指最新、最真实、最大量的证据;最佳决策是充分证据与患者实际情况的最佳结合。

循证医学是一种临床医学模式。传统的临床实践中,医生往往是根据个人经验对患者进行诊治,行医的历史越长,经验越丰富,临床的诊治技术越高,这在人们的心目中已成规律。与传统医学比较,循证医学的最大特点是以科学研究所获得的最新证据为基础开展医学实践,它要求临床医生在进行临床诊治决策时,能够将经验和最新的科研成果有机地结合起来,同时要求尽可能地了解患者对治疗方案的期望与选择,患者积极参与,以期达到最佳的临床效果。当前循证医学正在彻底改变着沿袭千年的医学实践模式,使临床医学从以医生个人经验为主体的所谓经验模式走向以医生群体积累的最佳证据为基础的新模式。

循证医学的发展使其在许多科学和领域的应用日益广泛,在医学研究中,目前主要应用于以下几个方面:①临床决策,将医学科研的最新成果与个体患者具体情况、临床医生的经验、各种检验技术提供的信息相结合以寻找最佳诊治方案;②对现行的医疗诊治药物进行研究和评估,淘汰对人体健康有害或存在潜在危害的药物;③提供可靠的科学信息,有利于医疗卫生行政决策科学化;④遵循现有最好的证据,制订单位、区域或国家医疗卫生管理模式;⑤及时提出和解决临床问题,促进临床与临床流行病学科学研究。

六、21 世纪我国公共卫生面临的问题与预防医学发展趋势

(一) 21 世纪我国公共卫生面临的问题

尽管我国的卫生工作取得了巨大的成就,但仍然面临着很大的挑战,21 世纪我国人民存在的主要健康问题如下。

1. 传染病和寄生虫病的威胁仍然存在 传染病仍然是当前严重危害人民健康的主要疾病。当今世界,某些传染病如肺结核、性病、病毒性肝炎等,在发病率、病死率上还保持着较高水平,不仅威胁着我国和发展中国家人群的健康,也威胁一些发达国家人群的健康。近年来,由于生物体的变异、自然环境和社会环境的变化以及人们生活方式的改变,多种传染病的总体发病水平有上升趋势,新的传染病不断出现,许多新的问题需要我们去认识和解决。

2. 非传染性慢性病对健康的危害加剧 心脑血管病、糖尿病、肿瘤等慢性病的死亡率占全世界所有死亡原因的 1/4 以上,是各种残疾原因中比例最高的。据统计,我国高血压、脑卒中、冠心病、肿瘤、糖尿病等非传染性疾病所造成的死亡,目前已占全部死亡的 70% 以上,估计目前我国高血压患者有 1.6 亿人。癌症已成为城市居民的首位死因,其中肺癌占第一位。我国非传染性慢性病的危害将呈持续上升的趋势。

3. 环境和职业卫生问题危害严重 中国在经济快速发展的今天,正面临着生活和工作环境的恶化。粗放的生产方式导致了资源和能源的过度消耗,不可持续的发展以及不负责任的能源利用破坏了环境,并且导致气候改变,洪水、风暴潮、强降雨和干旱等极端天气对一些地区造成的灾害更明显。随着我国工农业的迅速发展,职业病将长期存在,加之乡镇和个人私营企业的兴起,职业病的发病也必将随之增加。同时随着新技术、新材料的推广应用,还可能会出现一些新的职业病。

4. 精神卫生和心理健康问题日益突出 随着社会的变革,工业化、都市化进程加快,家庭、社会结构的变化,精神疾病患者的数量有上升趋势。心身疾病是指由于精神紧张、情绪压抑等原因引起的器质性疾病,如高血压、神经衰弱、抑郁症等。我国 12 个地区精神病流行病学调查(1982 年)结果显示,城乡重型精神病患病率为 10.45‰,以神经官能症为主的,轻型精神病患病率达 22‰。北京某调查结果显示,大学生因病休学、退学者中,精神性疾病占第一位(占 40%)。此外,酒精和其他药物依赖也在急剧上升。心身疾病和精神疾病不仅危害个人健康,而且影响家庭和社会安定。

5. 意外伤害发生率不断提高 意外伤害常被认为是偶发事件,无法预防,这个观点是错误的。我国

意外伤害发生率较高,损失也较大。我国因意外伤害而致死的前三位原因是自杀、交通事故和溺毙。

6. 人口老龄化带来的问题日趋严重　人口老龄化是全球性问题,2000年我国已进入标准型老年社会,60岁以上老人占人口总数的10%。进入21世纪,我国人口老龄化速度加快,2005年底,60岁以上老人占人口总数的11%,2011年底为13.7%。"十二五"卫生规划中估计明年我国的老年人将近达2亿,同时预测到2050年,将会出现"三人行,必有一老人"的趋势。老年人的健康问题比任何年龄段的人都多,而且解决难度也大。据抽样调查,全国近30%的老年人健康状态较差或很差;上海市对5000名老年人进行的随机抽样调查结果显示,老年痴呆症在65岁组发病率为4.86%,75岁组为12%,老年人70%患有多种慢性病。如何预防老年病,如何提高我国老年人群的无残疾预期寿命,将是预防医学面临的新课题。

7. 食品安全问题仍面临严峻的考验　瘦肉精事件、假酒事件时有发生,造成多起食物中毒事件,对人民健康、生命及财产造成了巨大损害。这暴露出我国食品安全卫生标准体系建设不够完善,缺乏主动、连续、系统的食品污染物监测评价机制。近几年来,食品安全问题越来越受到重视,已被列入我国公共卫生和农业的重要工作内容之一。

(二)21世纪预防医学发展趋势

1988年,世界医学教育会议发布的《爱丁堡宣言》指出,"医学教育的目的是培养促进全体人民健康的医生",要求医学生必须获得不仅对个人而且还要对人群有促进健康和处理疾病的能力。非预防医学专业学生学习本门课程的意义就在于此。

1992年,WHO提出五星级医生作为全球性策略,指出未来的医生应是保健的提供者、决策者、健康教育者或称为交流家、社区领导者、服务管理者。这些观点已被许多国家的政府接受。这就是21世纪整个医学,包括预防医学的发展目标。

我国预防医学发展趋势主要表现在以下几个方面:①为了适应医学模式的转变,以医学预防为主逐渐向以社会预防为主的方向发展,预防医学的社会化进程进一步加快;②生态环境与健康问题将成为预防医学的热点,也是预防医学发展的一个新趋势;③研究躯体性疾病预防的同时,更强调心理、精神和行为因素对健康的影响;④学科发展以各学科的交叉综合为主导方向,特别是预防医学与临床医学、基础医学相结合;⑤防病与保健相结合,推行预防保健、医疗康复为一体的社区卫生服务;⑥研究方法上宏观与微观并重,分子生物学与生物技术的发展和应用将推动预防医学的全面发展。

 知识链接

大力推进生态文明建设

胡锦涛在2012年11月8日召开的党的十八大会议上指出:建设生态文明,是关系人民福祉、关乎民族未来的长远大计。面对资源约束趋紧、环境污染严重、生态系统退化的严峻形势,必须树立尊重自然、顺应自然、保护自然的生态文明理念,把生态文明建设放在突出地位,融入经济建设、政治建设、文化建设、社会建设各方面和全过程,努力建设美丽中国,实现中华民族永续发展。

胡锦涛还指出:坚持节约资源和保护环境的基本国策,坚持节约优先、保护优先、自然恢复为主的方针,着力推进绿色发展、循环发展、低碳发展,形成节约资源和保护环境的空间格局、产业结构、生产方式、生活方式,从源头上扭转生态环境恶化趋势,为人民创造良好生产生活环境,为全球生态安全作出贡献。

(亢碧娟)

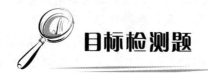 目标检测题

一、名词解释

1. 健康　　2. 预防医学　　3. 三级预防策略

二、单项选择题

1. 目前,预防医学研究的主要对象是(　　)。

A. 健康个体　　　B. 健康群体　　　C. 高危人群　　　D. 患者　　　　　E. 特殊群体

2. 下列不属于二级预防措施的是(　　)。

A. 婚前检查　　　　　　　　B. 产前检查　　　　　　　　　　C. 筛检

D. 定期健康检查　　　　　　E. 自我身体检查

3. 以下措施中除(　　)外,均属于一级预防范畴。

A. 培养良好的生活方式　　　　　　　　B. 预防接种

C. 健康教育　　　　　　　　　　　　　D. 自我身体检查

E. 就业前体格检查

4. 现代医学模式是指(　　)。

A. 生物医学模式　　　　　　　　　　　B. 生态-心理-社会医学模式

C. 生物-社会-心理医学模式　　　　　　D. 生物-心理-生态医学模式

E. 生物-生态-心理-社会医学模式

5. 预防医学主要是研究(　　)之间关系的一门学科。

A. 自然环境与人类健康　　　　　　　　B. 环境与人类疾病

C. 社会环境与人类健康　　　　　　　　D. 自然环境与人类疾病

E. 环境与人类健康

6. (　　)的出现,标志着第一次卫生革命的形成。

A. 生物-心理-社会医学模式　　　　　　B. 生物医学模式

C. 生态-社会医学模式　　　　　　　　　D. 生物-心理-生态医学模式

E. 生物-生态-心理-社会医学模式

7. 循证医学就是(　　)。

A. 临床流行病学　　　　　　B. 查找证据的学科

C. 系统评价　　　　　　　　D. 最佳科学证据、临床经验和患者价值的有机结合

E. 临床统计学

三、简答题

1. 理解并简述三级预防的内容,并能在实践中运用三级预防的观点。

2. 影响健康的因素有哪些?

3. 你怎么看待 21 世纪我国公共卫生面临的问题?

4. 比较预防医学和临床医学的不同之处,前者的特点主要体现在哪些方面?

第一章 环境与健康概论

学习目标

1. 掌握 环境、环境污染、环境污染物的概念；环境的分类；环境污染的来源、特点；环境污染对人群健康的损害。
2. 熟悉 人与环境之间的关系；环境污染的防治措施。
3. 了解 环境污染物的健康危险度评价。

人与环境既相互依存，又相互制约，人类生产生活依赖于环境，同时又不断改造着环境。随着工业化、城镇化进程的加快与产业结构的调整，环境污染问题以及对生产、生活和健康的影响目前已受到社会普遍的关注。日益恶化的环境向人类提出：保护环境，维持生态平衡，迫在眉睫。

第一节 环境与人

一、环境的基本概念及分类

（一）环境的概念

环境（environment）是相对于某个中心事物外部的一切事物。人类环境是以人类为中心的外部条件的总和，是人类和生物赖以生存的空间及其所包含的各种因素。人类环境为人类提供赖以生存的空气、食物、水等各种物质环境基础，同时也为人类提供在智力、道德、社会和精神等方面获得发展的社会环境基础。

环境的概念也反映在世界卫生组织（WHO）公共卫生专家委员会就环境所作的定义中：环境是在特定时刻由物理、化学、生物及社会的各种因素构成的整体状态，这些因素可能对生命机体或人类活动直接或间接地产生现时或远期的作用。

（二）环境分类

人类生存的环境是由各种物质因素和非物质因素所构成的一个复杂系统。环境分类的方法很多，一般地按照其因素属性和系统构成可将人类环境划分为自然环境和社会环境。

1. 自然环境 自然环境（natural environment）是指人类出现之前就已客观存在的各种自然因素的总和，它由各种物质因素所组成。在自然环境中按其主要环境的组成要素可分为大气环境、水环境、土壤环境、生态环境等，其中的空气、食物、阳光、水、植物、微生物都是人类赖以生存的物质条件。自然环境又可根据是否有人类活动影响分为原生环境和次生环境。原生环境（primitive environment）是指天然形成的，未受或少受人为活动影响的自然环境条件，如原始森林、草原、沙漠等。原生环境存在对机体健康有利的因素，如化学组成正常的空气和水、充足的阳光、适宜的微小气候、食物及绿化植被都是生命必需的，可以促进健康。但天然的未必都是有益的，如原生环境中某种元素含量异常，也会对当地居民身体健康产生不良的影响，如某地区氟的含量过高就会导致氟中毒，即生物地球化学性疾病（biogeochemical disease），简称"地方病"。次生环境（secondary environment）是指由于人类生产、生活以及社会交往等活动使天然形成的环境条件发生了改变的自然环境，如城乡居民点、厂矿、农场、风景区等。次生环境往往和人类活动造成的环境污染相联系。随着社会的发展,人类开发利用自然资源的能力与规模不断扩大,环境受到生产、生活活动的污染也日趋严重,加之城市化进程加快和人口激增带来的负面影响,环境质量急剧恶化,严重威胁着人类健康。目前,环境污染及其对人类健康的危害已成为次生环境的核心问题。

2. 社会环境　社会环境(social environment)是指人类在生产、生活和社会交往等活动过程中建立起来的人工环境,它由各种非物质因素组成。人不能脱离社会而存在,必然受社会政治、经济水平、文化教育、风俗习惯等社会因素的影响,社会环境不但直接影响人类健康水平,而且还可通过影响自然环境而间接影响健康。

二、环境的要素

环境是由不同因素构成的一个整体,各种因素综合作用于机体,对健康产生不同的影响。按其属性可将环境的要素分为化学因素、物理因素、生物因素和社会-心理因素。

(一)化学因素(biological factor)

人类生存的环境中有天然形成和人工合成的各种有机和无机化学物质。原生环境中天然形成的包括各种元素及其化合物、天然存在的生物毒素,人工合成的有各种工业化学品、农药、食品添加剂、化妆品等。一般情况下,环境中的化学物质组成是相对稳定的,既满足人体正常生理机能所需,也是保证人类正常活动的前提,但由于地震、火山爆发、台风、洪水等自然的原因,特别是人类生产活动造成的污染可使局部环境的化学组成发生明显的改变。例如,煤、石油等能源在燃烧过程中产生的硫氧化合物、氮氧化合物、碳氢化合物等,都可进入大气环境,导致大气的正常组成和状态发生变化,对人类造成急、慢性或潜在危害。化学物质在创造人类高度物质文明的同时,也给人类健康带来不可低估的损害。

(二)物理因素(chemical factor)

人们在日常生活和生产环境中会接触到很多物理因素,如气温、湿度、气压、声波、振动、辐射(电离辐射与非电离辐射)等。在自然状态下物理因素一般对人体无害,有些还是人体生理活动必需的外界条件,但强度增加和(或)接触时间过长时,就会对机体的不同器官和(或)系统功能产生危害。随着科技进步和工业发展,特别是通信和电子产业的快速发展,人们从生活环境和生产环境中接触有害物理因素的机会愈来愈多,它所造成的健康危害应予以足够的重视。

(三)生物因素(physical factor)

自然界是一个以生物体为主的有机和无机构成的整体,生物体包括动物、植物、寄生虫、昆虫、微生物等,它们构成自然环境中的生物因素。各种生物之间相互依存、相互制约,并不断进行物质能量和信息的交换。人类依靠生物构成稳定的食物链(food chain),从而获得生存所必需的营养素;利用生物制成药物防治疾病;依赖植物绿化美化环境陶冶情操等。生物本身在不断繁衍过程中为人类造福的同时,有的生物也会给人类健康和生命带来一定威胁,如致病性生物可成为包括烈性传染病传播的媒介;食物链中存在致癌、致畸的有毒生物因子;空气中存在致敏的花粉、生产过程中的生物性粉尘(动物羽毛等)。近些年来,艾滋病、疯牛病、结核病、传染性非典型肺炎、禽流感等一些传染病不断出现,再次提醒人们生物因素在致病过程中的严重性。

(四)社会-心理因素(socio-psychological factor)

人类健康和疾病是一种社会现象,健康水平的提高和疾病的发生、发展及转归也必然会受到社会因素的制约。社会因素一般包括社会制度、社会文化、社会经济水平等,它影响人们的收入和开支、营养状况、居住条件、接受科学知识和受教育的机会等,社会因素还包括人们的年龄、性别、风俗习惯、宗教信仰、职业和婚姻状况等。

心理因素是指在特定的社会环境条件下,导致人们在社会行为方面乃至身体、器官功能状态产生变化的因素。心理因素主要指个体情绪状态(兴奋、抑制、焦虑、忧郁、恐惧、愤怒、悲伤等心理紧张)及对周围环境和事物的态度和观念。

由于社会环境的变动常会影响个体的心理和躯体的健康,心理因素又常与社会环境密切相关,因而常称为社会-心理因素。

心理紧张本是人适应环境的一种正常反应,但如果强度过大、时间过久就会使人的心理活动失去平衡,继而引起神经活动的功能失调,甚至导致情感性疾病、心身疾病的发生,严重者还可能造成各种精神性疾病。因此,应该着重强调个体心理状态须尽快地去适应社会环境的改变,使个体和不断变动着的社会环境调整为一个协调统一的整体,使社会环境的任何变动都不致使人长时间地停留在心理失衡和(或)神经活动功能失调,以预防心身疾病的发生。

三、生态系统

（一）生态系统概念

生态系统(ecosystem)是在一定空间范围内,由生物群落及其环境组成,借助于各种功能流(物质流、能量流、物种流和信息流)所联结的稳定系统。生态系统的范围可大可小,相互交错,最大的生态系统是生物圈,最为复杂的生态系统是热带雨林生态系统,人类主要生活在以城市和农田为主的人工生态系统中。生态系统是开放系统,为了维系自身的稳定,生态系统需要不断输入能量,否则就有崩溃的危险。生态系统是生态学领域的一个主要结构和功能单位,属于生态学研究的最高层次。

（二）生态系统组成

生态系统的组成分为无机环境(空气、水、阳光、无机盐等)和生物群落(微生物、动物、植物及人类等)两部分。其中无机环境是一个生态系统的基础,其条件的好坏直接决定生态系统的复杂程度和生物群落的丰富度,生物群落反作用于无机环境。生物群落在生态系统中既在适应环境,也在改变着周边环境的面貌,各种基础物质将生物群落与无机环境紧密联系在一起,而生物群落的初生演替甚至可以把一片荒凉的裸地变为水草丰美的绿洲。

生态系统各个成分的紧密联系,使生态系统成为具有一定功能的有机整体。生态系统按功能不同由生产者(绿色植物、自养菌等)、消费者(草食、肉食、大型肉食动物等)、分解者(细菌及放线菌等微生物)和无机界(阳光、空气、水、土壤等)四个基本组成部分构成。

（三）生态系统健康

自然生态系统的发展支持着全球的生命系统,为人类提供了经济发展的物质基础和良好的生存环境,这就要求生态系统必须处于完善的良好的健康状态。一个健康的生态系统应该是稳定和可持续的。生态系统健康应该包含两方面含义,即满足人类社会合理要求的能力和生态系统本身自我维持、自我调控更新的能力。

自然因素和人为因素可破坏生态系统的健康,给人类生命财产可能会带来巨大损害,甚至引起疾病暴发流行。但自然因素对生态系统的破坏,常具有明显的地域性,发生频率相对较低。而人为的环境污染对生态系统的破坏则更为严重,如长期以来掠夺式的开采方式,野生动物的滥捕、滥杀,人类生产、生活废弃物的大量排放等,给生态系统健康造成了极大的威胁。

生态健康是实现可持续发展的基础,可持续发展观要求人们转变思想,重视生态系统健康与人类健康的相互关系,对生态系统加强管理,保持生态系统健康和可持续发展特性,在时间、空间上实现全面发展。

 知识链接

灭狼的作用

阿拉斯加曾是美国主要牧场之一,由于放牧羊群经常遭到狼群的袭击,牧民们经常怨声载道,要求政府消灭狼群,以保护自己的利益。美国政府决定为民除害,派遣全副武装的第四十九旅去围剿狼群,经过27天的激烈战斗,美军大获全胜,将阿拉斯加的狼打到一条不剩。牧民们拍手称快,他们以为,羊群没了"杀手"会迅速增殖,然而事与愿违,随着时间的推移,羊群不但没有增加,反而大量死亡,其死亡数是死于狼口的十几倍甚至几十倍。原来,在一个生态系统中,一个或几个物种的灭绝,会使生态系统的稳定性受

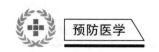

到破坏,并引起其余物种的全面衰退。阿拉斯加的狼被消灭后,羊失去了天敌和危机感,生活在悠闲的环境中,缺乏紧张和必要的奔跑,致使新陈代谢功能衰退,抵抗力下降,瘟疫乘虚而入,羊群就成片地死亡。后来,美国政府听从生物专家的意见,又在阿拉斯加引进了一些狼,羊群才又健旺起来。

四、人与环境的关系

人类在不断地适应环境、改造环境,环境又为人类提供了生命物质和生活、生产场所。长期以来形成了人与环境是相互依存、相互影响、共同演进的对立统一的整体,人与环境的关系主要体现在下列四个方面。

1. 人与环境之间物质的统一性 在人类生态环境中,人和环境之间不断地进行着物质、能量、信息交换,保持着动态平衡而成为不可分割的整体,从而实现了人与环境的统一。一方面,人体从周围的自然环境中摄取各种必需的营养物质,产生能量供机体生长发育以及各种生理活动和劳动所需要;另一方面,机体在代谢过程中产生的许多分解产物通过不同途径排入周围环境。英国科学家汉密尔顿(Hamilton)调查了 220 名英国人血液中 60 多种化学元素的含量,同时测定了当地地壳中相应元素的含量,结果发现,除碳、氢、氧、硅外,两者其余元素含量的曲线图基本一致。这种惊人的一致性不是偶然的巧合,而是人类同自然界长期接触,使机体与环境在物质上得到统一与平衡。

2. 人对环境有较强的适应性 在人类长期进化发展过程中,各种环境条件是经常变动的,人体对环境的变化形成一定的调节功能以适应环境状态的变动。自然环境的昼夜变化是极有规律的,白天温度高,夜晚温度低,呈现出周而复始的循环。在一年的变化中呈现出春夏秋冬四季交替的变化。初次进入高原环境的人,机体从空气中吸入的氧远远低于平原地区,但机体可以通过神经-体液调节,使红细胞和血红蛋白代偿性增多,保证机体的内环境和外环境相互适应,并得以继续生存和发展。人类和其他生物已形成了一种与自然环境变化相互协调统一的对应关系。但人体对环境变化的这种适应能力是有一定限度的,如果环境条件发生剧烈的异常变化(如气象条件的剧变,自然的或人为的污染等)超越了人类正常的生理调节范围,就会引起人体某些功能、结构发生异常反应,使人体产生疾病甚至造成死亡。

3. 人与环境之间作用的双向性 人类为了更好地生存和发展,不断建设水利、开垦良田、建造城市,并且形成文明。在这个过程中,人类利用和改造环境的能力空前提高,规模逐渐扩大,创造了巨大的物质财富。然而,如今事实情况是,人类在过去已对地球做出了许多地理改造,并且负面效应也已出现,如水资源严重短缺、可耕地面积不断减少、森林惨遭毁灭、很多物种濒临灭绝,人类赖以生存的自然环境正处于危急之中。这足以说明人类在改造环境的同时,也受到自然环境的反作用和惩罚。

4. 环境因素对人体健康影响的双重性 环境中存在的很多自然因素对人体健康的效应往往呈现"有利"与"有害"的双重作用。例如清洁和成分正常的空气、水和土壤,充足的阳光照射和适宜的气候,优美的植被,秀丽的风光,舒适优雅的居住条件等,这些都是人类和其他生物能够很好地在地球上生存的根本原因。同时,在我们的生存环境中也存在一些对人体健康和生存不利的因素,如严寒酷暑等恶劣的气候条件、土壤和饮水中某些化学元素含量异常、过度的紫外线辐射、各种自然灾害等。加之人类从事生产和生活活动过程中造成的环境破坏和环境污染,更加重了环境有害因素对人类健康危害的程度。

第二节 环境污染及其对健康的影响

一、环境污染的概念及污染来源

(一)环境污染

由于人为的或自然的原因,使各种污染物进入环境,导致环境的组成与性质状态发生改变,扰乱和破坏了生态系统和生态平衡,对人类及其他生物的生存、发展造成了直接的或间接的或潜在的有害影响,称为环境污染(environment pollution)。严重的环境污染危害称为公害(public nuisance),是指环境污染对居民健康以及生态平衡造成了严重影响的状况,其突出的标志是许多人出现急、慢性中毒或死亡。20 世纪全世界共发生过数十余起公害事件,其中大多数主要由化学性污染物引起,并且大都发生在发达国家,如英国伦敦烟雾事件、美国洛杉矶光化学烟雾事件等。由环境严重污染引起的地区性疾病称公害病(public nuisance disease),典型的如日本的四日市哮喘、水俣病。

（二）环境污染物的种类和来源

环境污染物(pollutants)是指进入环境并引起环境污染的有害物质。

1. 环境污染物的分类

1) 按其性质分类

(1) 化学性污染物　常见的有有害气体(二氧化硫、氮氧化物、一氧化碳等)、重金属(铅、汞、镉等)、农药(有机磷农药等)以及其他无机及有机化合物。

(2) 生物性污染物　如病原微生物、寄生虫和各种有害动植物(有毒动植物、鼠类、有害昆虫等)。

(3) 物理性污染物　如噪声、高温、异常气压、振动、电离辐射、非电离辐射以及热污染等。

2) 按污染物进入环境后其理化性质是否改变分类

(1) 一次污染物(primary pollutant,亦称原生污染物)　由污染源直接排入环境,其理化性状未发生改变的污染物,如汞、二氧化硫、一氧化碳等。

(2) 二次污染物(secondary pollutant,亦称次生污染物)　有些一次污染物进入环境后,由于物理、化学或生物学作用,或与其他物质发生反应而形成的,与原来污染物的理化性状和毒性完全不同的新的污染物。典型的二次污染物,如汞经过生物转化后形成的甲基汞、二氧化硫形成的酸雨及光化学烟雾。

2. 环境污染物的来源

(1) 生产性污染　工业生产过程中的生产原料、中间产品及产品,尤其是工业"三废"(废气、废水、废渣)、工业噪声、振动等物理因素,如未经处理或处理不当,大量排放到环境中,就可能对水、食物、大气、土壤等环境造成污染;农业生产中不合理的施用化肥和农药,可使农作物体内、土壤中高残留引起土壤和水质污染。工业"三废"是环境污染的主要来源。

(2) 生活污染　居民生活过程中排放的生活"三废"(垃圾、污水、粪便);生活炉灶和烹调油产生的烟尘废气;装饰材料、家具等释放的甲醛等有机化合物;家用电器如电磁炉、电脑、手机的大量使用,导致人们接触电磁辐射的机会增加。

(3) 交通性污染　随着经济的发展,交通运输工具产生的大量噪声、震动和各种废气污染物随之快速增加,已成为城市的主要污染源。海上航运事故多造成水体的油污染。

(4) 其他污染　电磁波通讯设备产生的微波和电磁辐射;医用和军用的原子能及放射性同位素机构向环境中排放的各种放射性废弃物;火山爆发、地震、森林火灾等自然灾害所释放的大量烟尘、废气等,都可使环境受到不同程度的污染。

二、环境污染物在环境中的转归

1. 环境自净　污染物进入环境后,由于物理、化学和生物因素的作用,经过一定时间,污染物的浓度或总量降低,环境恢复到污染前的状态,环境的这种功能称自净作用。环境自净是生态系统自我调控的表现,它包括如下几点。①物理作用:污染物可通过扩散、稀释、沉降、蒸发等途径使其浓度降低。如工业废气在空气中的扩散,空气颗粒物的沉降。②化学作用:污染物通过氧化、还原、中和及分解作用,使其化学结构和理化性质发生变化,大部分复杂化合物可分解为简单化合物达到自净。③生物作用:主要指有机污染物在微生物的作用下,可以分解成简单化合物使其净化。环境自净有一定限度,超过限度或条件的改变都会中止自净甚或增加污染物的毒性。

2. 生物富集　生物富集又称生物浓缩,是指生物体从周围环境中不断摄取污染物,在体内逐渐蓄积和通过食物链作用在各级生物之间传递、转移,使污染物在生物体内逐渐提高。例如,海水中汞浓度为 10^{-10} 时,浮游生物体内含汞量可达 $10^{-8} \sim 2 \times 10^{-8}$,小鱼体内 $(2 \sim 5) \times 10^{-7}$,大鱼体内 $(1 \sim 5) \times 10^{-6}$,可见大鱼比海水含汞量提高了 1 万~5 万倍。人、家禽、家畜吃了甲基汞含量高的鱼,可能会引起甲基汞中毒。

3. 生物转化　生物转化是指环境污染物通过生物体内,在相应酶系统的催化作用下所发生的生化代

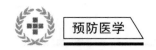

谢过程,称为生物转化作用。生物转化后污染物的毒性发生改变,一方面可使大部分物质的毒性降低或消失,称为生物解毒作用。另一方面也可以使一部分物质的毒性增强,或形成更难降解的分子结构或更容易被生物吸收和蓄积的物质,称为生物活化作用。如苯并芘通过生物转化后可将前致癌物转化成终致癌物,汞转化后的甲基汞,毒性就增强。

三、环境污染的健康效应

（一）健康效应谱(spectrum of health effect)

当环境变异或环境有害因素作用于人群时,由于人群中各个体暴露剂量水平、暴露时间存在着差异,个体在年龄、性别、体质状况(健康和疾病)以及对该有害因素的遗传易感性不同,可能出现各种不同的反应。人群对环境有害因素不同反应的分布模式,类似于金字塔形,构成了人群金字塔形健康效应谱。

环境有害因素可引起不同程度的健康效应,效应从弱到强可分为五级:①污染物在体内负荷增加,但不引起生理功能和生化代谢的变化。②体内负荷进一步增加,出现某些生理功能和生化代谢变化,但是这种变化多为生理代偿性的,非病理学改变。③引起某些生化代谢或生理功能的异常改变,这些改变已能说明对健康有不良影响,具有病理学意义。不过,机体处于病理性的代偿和调节状态,无明显临床症状,可视为准病态(亚临床状态)。④机体功能失调,出现临床症状,成为临床性疾病。⑤出现严重中毒,导致死亡。在环境有害因素作用下产生的人群健康效应,由人体负荷增加到患病、死亡这样一个从金字塔底层到最高层的人群健康效应谱所组成。

从人群健康效应谱上可以看到人群对环境有害因素作用的反应是存在差异的。尽管多数人在环境有害因素作用下呈现出轻度的生理负荷增加和代偿功能状态,但只有少数人处于病理性变化,即疾病状态甚至出现死亡。通常把这类易受环境损伤的人群称为敏感人群(易感人群)。需要注意的是,在任何居民集中地都存在高敏感人群,而且所有的健康人在其一生的不同年龄段、不同环境条件下,都有某一时间处于高危险或高敏感状态的可能。在制定环境质量标准时应当首先考虑保护高危险或高敏感人群,才能保护整个人群。

（二）生物标志物

在环境医学领域中,人们通常根据机体的病理性改变或中毒症状或死亡来识别环境污染物危害作用的存在。这种识别虽然可靠,但对危害的认识往往过晚,势必严重影响污染物危害的早期发现和早期预防。近十年来,人们为了早期发现污染物的损害作用,总是企图在生物材料中去寻找能够显示机体接触污染物的早期特异性危害的标志。实际上,在暴露于污染物的早期阶段,机体会出现一系列的生物学变化(如毒物含量的改变、体内酶活性的变化),这些变化或效应可利用现代技术加以测定或识别,被识别的外源性物质及其代谢产物和内源性活性物质可视为一种标志物,由于这些标志物都存在于机体的生物材料(如血液头发、尿液)中,故称为生物标志物(biological marker)。生物标志物分为三类。

1. 接触性生物标志物(biomarker of exposure)　接触性生物标志物又称暴露生物标志物,是指生物材料中存在的环境污染物及其代谢产物,其含量的高低可以反映机体对其毒物的接触水平。例如机体接触苯,尿液中可出现酚类化合物增加,因此酚类可视为苯的接触性生物标志物。

2. 效应性生物标志物(biomarker of effect)　效应性生物标志物是指机体中可测出的生化、生理、行为或其他改变的指标,包括反应早期生物效应、结构或功能改变及疾病。例如机体接触某些具有遗传性毒性的毒物,血细胞 8-羟基脱氧鸟嘌呤(8-OHdG)含量显著增高,故血细胞中 8-OHdG 可视为遗传毒物造成 DAN 氧化损伤的一种效应性生物标志物。

3. 易感性生物标志物(biomarker of susceptibility)　易感性生物标志物即反映机体先天具有或后天获得的对接触外源性物质产生反应能力的指标。在接触环境污染物的群体中,个体间出现的毒性反应存在很大差异,其中少数个体对毒性反应十分敏感。经研究发现代谢酶的遗传多态性是其主要原因之一。

生物标志物研究是目前预防医学领域的热点之一。它不但可以了解集体暴露环境污染物的程度与性质和早期损害效应,而且还可以及早地发现环境污染受害群体中的敏感性个体,这在预防环境污染物的危害工作中具有很重要的意义。

四、环境污染对人体健康影响的特点

1. 广泛性 环境受污染后影响的地区和人群范围广、人数多,可以影响到整个城镇、区域,涉及不同性别、不同年龄的人群,甚至可能累及胎儿。

2. 长期性 环境污染物大多低剂量、长时间作用于人体,污染物造成的健康损害多为慢性或潜在性的,在短期内不明显,不易察觉,有的需要数年甚至几十年才表现出来,有的可能会影响到下一代。

3. 多样性 环境污染对人体健康影响的多样性表现在两方面:一是作用过程的多样性,表现为几种污染物同时作用的相加作用、增强作用、拮抗作用等;另一个是作用结果的多样性,即污染物对人体健康的危害有直接的,也有间接的,有急性的,也有慢性的,有全身的,也有局部的,有近期损害,也有远期损害等。

4. 复杂性 多种环境因素、多种污染物可同时存在,并且可由空气、食物、水等不同途径进入人体,同一个体可摄入不同的环境污染物。环境污染物造成的损害是多因多果的联合作用,关系十分复杂。

第三节 环境污染对健康的危害

一、环境污染对人体健康的危害

由于环境污染的长期性、广泛性、多样性,它对健康损害的表现极为复杂,归纳起来主要包括直接危害和间接危害。其中直接危害又可分为急性危害、慢性危害和远期危害。

(一)直接危害

1. 急性危害 急性危害(acute effect)是指由于大量的环境污染物(以化学污染物为主)于短时间内进入环境,可使暴露人群在短期内出现不良反应或急性中毒或死亡。环境污染引起的中毒范围大小不一,有时可波及整个工业城市,有时可影响到一个或整个工业区,有时仅影响到工程附近的居民点。当出现比较严重的污染源或事故排放,同时又有不良的气象条件(如逆温)或特殊的地形存在时,往往更容易发生急性中毒。

世界各国在工业发展过程中由于环境遭到严重污染引起的急性公害事件曾不断发生,其中历史上的急性重大公害事件包括:伦敦烟雾事件、光化学烟雾事件、美国多诺拉烟雾事件、日本森永奶粉中毒事件、墨西哥液化气爆炸事故、乌克兰切尔诺贝利核电站核泄漏事故等。1984年印度博帕尔市化工厂发生毒气泄漏事件,由于储气罐泄出大量异氰酸甲酯污染大气,使工厂周围地区有20多万人发生急性中毒,5万多人失明致残,2500人死亡,其他生存者的健康也受到严重损害,同时还发现大批食物、水源被污染,大批牲畜和野生动物死亡,造成生态环境严重破坏。2010年3月12日日本海啸过后的核电站爆炸释放大量核辐射造成重大二次灾害,给附近居民带来了深重的灾难,放射性物质的远期危害效应将会更加严重。随着核电站建设的发展,防止核污染应予以特别关注。

 知识链接

环境污染实例

(1)伦敦烟雾事件 自1873年以来,英国伦敦等大城市曾发生过许多起大的烟雾事件,其中以1952年发生的最为严重。1952年12月5日开始,逆温层笼罩伦敦,垂直和水平的空气流动均停止,连续数日空气寂静无风。当时伦敦冬季多使用燃煤采暖,市区内还分布有许多以煤为主要能源的火力发电站。由于逆温层的作用,煤炭燃烧产生的二氧化硫、一氧化碳、粉尘等气体与污染物在城市上空蓄积,引发了持续数日的大雾天气。期间由于毒雾的影响,不仅大批航班取消,甚至白天汽车在公路上行驶都必须开着照明

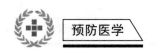

灯。当时,伦敦正在举办一场牛展览会,参展的牛只首先对烟雾产生了反应,350头牛有52头严重中毒,14头奄奄一息,1头当场死亡。不久伦敦市民也对毒雾产生了反应,许多人感到呼吸困难、眼睛刺痛,发生哮喘、咳嗽等呼吸道症状的患者明显增多,进而死亡率陡增,据史料记载,从12月5日到12月8日的4天里,伦敦市死亡人数达4000人。

12月9日之后,由于天气变化,毒雾逐渐消散,在此后2个月内,又有近8000人因为烟雾事件而死于呼吸系统疾病。

(2)"9·11"恐怖袭击事件 2001年9月11日,在美国纽约的世贸大厦恐怖袭击事件发生后,美国Prezant等对参加现场抢救和废墟处理工作的大约11000名消防员进行了系统的流行病学调查,结果发现有332名消防员发生慢性持续性咳嗽。他们将这种暴露于世贸大厦坍塌现场环境中人员发生的持续性咳嗽,定义为"世贸中心咳嗽",又称为"9·11咳嗽"。

虽然环境污染以大气污染较为常见,但也不排除水、食物污染的发生。我国水污染事故频繁发生,从2001年到2004年就发生水污染事故3988件。尤其是因企业违法排污和事故而引发的重大水污染事件也是接连发生。2005年12月,广东一企业超标排放含镉废水,导致下游10万人无法饮用北江水。2006年1月,湖南省株洲市霞港湾因水利工程施工不当,导致含镉废水流入湘江。2006年8月底,北京西三旗地区发生一起水污染事故,污水管线出现渗漏现象,污染自备井水源,引起部分居民饮用后出现身体不适,近千人集体腹泻。

2. 慢性危害 慢性危害(chronic effect)是指环境污染物低浓度、长时间反复地作用于机体所产生的危害。慢性危害最为常见,且影响广泛,是较为潜匿的健康损害方式。是否产生慢性危害与污染物的理化性质、暴露的时间、在体内的蓄积等有关。历史上较为著名的慢性公害事件包括:水俣病(Minamata disease)、痛痛病(Itai-itai-disease)。水俣病是由于慢性甲基汞中毒引起的以神经系统病变为特征的疾病。痛痛病则是由于长期食用被工业废水中镉污染的稻米和饮水引起的,以肾脏受损、骨质疏松及全身疼痛为临床特点的慢性中毒。这两种病均发生在日本,曾在世界上引起轰动。

 知识链接

水 俣 病

日本熊本县水俣湾外围的"不知火海",是被九州本土和天草诸岛围起来的内海。水俣镇是水俣湾东部的一个小镇,有4万多人居住。这里丰富的海产使小镇生意格外兴隆。

1925年,日本氮肥公司在这里建厂,随后开设了醋酸厂。1949年,这个公司又开始生产氯乙烯。长期以来,工厂把没有经过处理的废水排放到水俣湾中。1956年,水俣湾附近发现了一种奇怪的病,这种病最初出现在猫身上,被称为"猫舞蹈症"。病猫步态不稳,抽搐、麻痹,甚至跳海死去,被称为"自杀猫"。不久,发现也有人患有这种病,患者口齿不清、步履蹒跚、面部痴呆、手足麻痹或变形、视觉丧失,严重者精神失常,或酣睡,或兴奋,甚至死亡。

这种怪病就是日后轰动世界的"水俣病",是由于工业废水排放污染造成的公害病。"水俣病"的罪魁祸首是当时处于世界化工业尖端的氮生产企业,该企业在生产过程中,要使用含汞的催化剂,汞在水中被水生生物食用后,会转化成甲基汞,这种剧毒物质只要有挖耳勺一半大小就可以致人死亡。水俣湾由于常年被工业废水严重污染,被污染的鱼虾通过食物链进入人的体内,甲基汞侵害脑部和身体其他器官。进入脑部的甲基汞会使脑萎缩,侵害神经细胞,破坏掌握身体平衡的小脑和知觉系统。

3. 远期危害 远期危害(remote effect)是指环境污染物的致突变、致癌、致畸作用,简称"三致"作用。

(1)致突变作用(mutagenesis) 环境有害物质或因素使生物机体的遗传物质发生突然改变的作用。如果突变发生在体细胞,则常会导致体细胞异常而形成肿瘤;如果突变发生在生殖细胞,则可能导致不孕、畸形、早产、死胎及遗传性疾病。现已证明,绝大多数致癌物都是致突变物,而许多致突变物也是致癌物,两者有着密切的联系。常见的致突变物质有机磷农药、敌敌畏、DDT。

(2)致癌作用(carcinogenesis) 癌症主要与环境因素有关。①化学性致癌物:占80%～90%,目前已证实对人类有致癌作用的化学物质有30多种,如亚硝胺、苯并芘、砷、铬、镍、石棉、煤焦油、联苯胺、砷及砷化物、黄曲霉毒素、多环芳烃、苯、氯乙烯等。此外,有1100余种化学物质能够引发动物肿瘤,可疑致癌化学物质则更多。②物理性致癌物:约占5%,最主要是电离辐射(α射线、β射线、γ射线和χ射线等)、紫外线、长期机械性刺激。如放射性的外照射或吸入放射性物质可引起白血病、肺癌,紫外线高度照射可引起皮肤癌等。③生物性致癌物:约占5%,主要是病毒和黄曲霉毒素。在人类肿瘤中,鼻咽癌与EB病毒的关系比较肯定,单纯型疱疹Ⅱ型病毒与宫颈癌、乙型肝炎病毒和丙型肝炎病毒与原发性肝癌有关。

(3)致畸作用(teratogenesis) 引起胎儿形态结构上异常的作用,表现为四肢畸形和内脏器官缺陷。例如在日本的水俣病、米糠油等环境污染事件中,人们观察到由于孕妇摄入甲基汞污染的鱼类或多氯联苯污染的米糠油而引起胎儿畸形发生率明显增加;西欧、日本等国在20世纪60年代初因孕妇服用药物——反应停,而发生8000多个"海豹短肢"畸形胎儿。常见的致畸物如下:铅、环磷酰胺、己烯雌酚、甲基汞、磷、氯乙烯、X射线、γ射线、高频和超声波、风疹病毒、埃可病毒、柯萨奇病毒、镇静剂、抗癌药等。

4. 其他危害

(1)免疫毒性作用(immunotoxicity) 环境污染物对生物机体免疫系统或功能产生的损害作用。其损害主要包括三种方式:①对免疫功能的抑制,如多卤代芳香烃类及多环芳烃类化合物、金属类毒物、某些药物、某些毒药、电离辐射等可使机体的免疫反应过程的某一个或多个环节发生障碍而出现免疫抑制作用;②引起自身免疫反应,如氯乙烯、某些药品、食品添加剂;③引起机体变态反应。

(2)干扰内分泌功能(environmental endocrine disruptors,EEDs) 有一些环境污染物,具有类似激素作用,干扰内分泌功能,从而对机体或后代引起有害健康效应,这类物质称为环境内分泌干扰物。目前已证实或疑为有内分泌干扰作用的化学物有上百种,包括多氯联苯类、烷基酚类、金属类等。内分泌干扰物可与激素结合,能模拟、激活或阻遏、抑制内分泌效应,或干扰内分泌激素的合成、代谢、排泄等过程,改变神经、免疫和生殖系统的正常调节功能,可能会引起生殖障碍、出生缺陷、发育异常、代谢紊乱以及某些癌症的发生发展。

(二)间接危害

环境污染不但对人体健康造成直接危害,还能扰乱环境生态平衡,间接损害人类健康。如自然灾害增加、粮食或畜牧业减产、气候异常、建筑物损毁、人群一般病的发病率增高、人体抵抗力下降、劳动能力降低等。

全球普遍关注的这类环境问题包括温室效应加剧、臭氧层破坏、酸雨。

1. 全球气候变暖 大气中的二氧化碳(CO_2)、甲烷(CH_4)、氯氟烃(CFC_S)等能够吸收由太阳发射的波长较长的红外线,使地球表面温度升高,从而对地球起到保温作用,故称"温室效应"(greenhouse effect)。温室效应使地球生物和人类得以生存,但过多的CO_2可使温室效应加剧,导致全球气候变暖。

气候变暖能使与暑热相关疾病的发病率和死亡率增加。炎热季节热浪对健康最直接的影响是发病率和死亡率的升高,以65岁以上老年人、儿童和患者等高危人群更为明显;许多虫媒疾病属于温度敏感型,全球气候变暖将使虫媒疾病流行范围扩大;其他经水、食物传播的疾病也可能出现地区分布的扩展和传播时间延长;气候变暖可引起全球降水量变化,最终导致洪水、干旱以及森林火灾发生次数增加。此外,气温上升将加速大气中化学反应的进程,臭氧浓度增加,加速酸雨、酸雾的形成,使大气质量更加恶化。

2. 臭氧层破坏 臭氧层中的臭氧几乎可全部吸收来自太阳的短波紫外线和宇宙射线,保护人类和其他生物免遭此射线的危害。从20世纪50年代以来,人们就观察到大气臭氧浓度有减少趋势。2000年的测定显示,在春季,南极大陆上空的臭氧层损失量为50%,北极为15%,由此造成的有害紫外线照射分别增加130%和22%。臭氧层破坏是世界上最受关注的环境问题之一。

尽管大气臭氧遭受破坏的原因及过程极为复杂,但普遍认为,人类大量使用氯氟烃类化合物是导致臭氧层损耗的重要原因。CFC_S在工业上用做制冷剂、气溶胶喷雾剂、发泡剂以及氟树脂生产的原料。臭氧

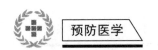

层破坏降低了对太阳辐射的过滤作用,使地面辐射量,特别是短波紫外线增强,这将会对生物及人类健康产生不良影响,比如人类皮肤癌和白内障等发病率增加,对地球上的其他动物、植物也有杀伤作用。初步估计,平均臭氧层浓度减少1%,UV-B辐射量将增加2%,人类皮肤癌的发病率将增加3%,白内障的发病率将增加0.2%~1.6%。因此,限制或减少臭氧消耗物质的排放已经成为人们的共识。

3. 酸雨 酸雨是指降水中含有一定数量酸性物质的自由降水现象,其pH值小于5.65。降水包括雨、雪、雹和雾等。酸雨形成的机制和过程很复杂,受气象、土壤、污染等多种因素影响。可以认为煤、石油燃烧向大气排放的硫氧化物(SO_x)、氮氧化物(NO_x)、碳氧化物(CO_x)通过化学转化而生成各类酸性物质,遇水即可形成酸雨。根据对酸雨成分分析,硫酸和硝酸占酸雨总酸组分90%以上,我国的酸雨就属于硫酸型酸雨。随着经济的迅速发展,近20年来我国的酸雨区逐渐扩大,成为继欧洲、北美之后的第三大酸雨区,我国酸雨主要分布在长江以南,四川、云南以东的地区。目前我国二氧化硫的排放量居世界首位。

酸雨会使存在于土壤、岩石中的有害重金属元素溶解度增加,流入河川或湖泊,导致鱼类大量死亡,并使水生植物及引水灌溉的农作物累积有毒金属,将会经过食物链进入人体,影响人类的健康。在酸雨的作用下土壤pH值降低,使土壤中的营养元素如钾、钠、镁、钙溶出,导致土壤贫瘠,植物无法获得充足的养分而枯萎、死亡减产,并可使土壤生态环境遭受破坏,影响森林植被的正常生长,严重时可使森林大片死亡。湖泊酸化后,可能使生态系统改变,甚至湖中生物死亡,生态机能因而无法进行,最后变成死湖。此外,酸雨可腐蚀建筑物、文物古迹,可促进橡胶老化,对我们的生活和生产造成直接、间接的影响。

二、影响环境污染物对健康损害的因素

健康损害是环境污染物在一定条件下与生物机体相互作用的结果。环境污染物对机体健康能否造成危害以及危害的程度,受到诸多因素的影响,其中最主要的影响因素为污染物因素、机体因素和多种环境有害因素的联合效应。

(一)污染物因素

1. 污染物的理化性质 污染物的理化性质对污染物在环境中的稳定性、进入机体的机会、进入机体的途径与在体内的生物转运和生物转化均具有重要影响,它决定对健康的损害部位、性质、程度,尤其化学结构是最重要的影响因素,如一氧化碳和二氧化碳,在化学结构上只差一个氧原子,但两者的毒性完全不同。

2. 污染物的作用剂量(暴露浓度或强度) 污染物对人体健康的损害程度,主要取决于其进入人体的剂量或暴露于人体的浓度或强度。一定的作用剂量能引起一定的生物学效应。在环境医学研究中,常见的污染物作用剂量和健康损害程度的相互关系有以下两种。

(1)剂量-效应关系 污染物进入机体的剂量与机体所表现的生物效应强度之间的关系。例如,有机磷农药对生物机体的危害,体内胆碱酯酶活性随着有机磷农药进入机体数量的增加而降低。

(2)剂量-反应关系 一定剂量的污染物与在接触其有害作用的群体中呈现某一生物学效应并达到一定程度的个体在群体中所占比例的关系,一般以百分率表示。例如:某一群体接触CO,若空气中CO浓度为50 mg/m³时,血液中CO-Hb浓度达到5%的个体有20%;若空气中CO浓度为100 mg/m³时,血液中CO-Hb浓度达到5%的个体有40%,这一关系就是剂量-反应关系。

剂量-效应关系是对个体而言的,而剂量-反应关系是对群体而言的。在环境流行病学实际研究工作中很难确定污染物进入人体的剂量,常以人体对污染因素的暴露水平来代表作用剂量(如大气中有害物质的浓度、物理因素作用强度即作为一种暴露水平),即以暴露水平-反应关系来代表剂量-反应关系。因为污染因素暴露水平越高,其作用于人体的剂量越大。

3. 污染物的作用时间 在一定的剂量或暴露水平的条件下,机体与污染物接触时间的长短是影响污染物健康损害的重要因素。许多环境污染物在体内蓄积达到一定的量才能对健康造成损害作用。污染物在体内的蓄积量与污染物持续作用于机体的时间有关,作用的时间越长,蓄积量越大,健康危害也就越大。

毒物在体内的蓄积量受摄入量、生物半减期和作用时间三个因素的影响。

(二)机体因素

1. 生理状况 不同生理状况,如不同性别、不同年龄或不同生理过程等对污染物的损害作用敏感性

不同。这是由于生物机体在不同发育阶段,其组织器官或系统与酶系统存在一定差别,污染物毒作用的效果也就不同。一般来说,女性较男性敏感,老人和婴幼儿比成人敏感,患者比健康人敏感。在多起急性环境污染事件中,老人、幼儿、患者出现病理性改变,症状加重,甚至死亡的人数比普通人群多,如1952年伦敦烟雾事件期间,年龄在45岁以上的居民死亡人数为平时的3倍,1岁以下婴儿死亡数比平时也增加了1倍,在最初的4000名死亡者中,80%名以上患有心脏或呼吸系统疾病。

2. 遗传因素 遗传因素也明显影响环境污染物对机体的毒性,例如红细胞中6-磷酸葡萄糖脱氢酶(G-6-PD)缺陷的人,对硝基苯类化合物引起的血液损害特别敏感;完全缺乏血清抗胰蛋白酶因子的人,对刺激性气体造成的肺损害特别敏感。

3. 营养因素 环境污染物在体内的生物转化反应主要由微粒体混合功能氧化酶系(MFO)所催化。机体蛋白质与必需脂肪酸缺乏一般可抑制MFO的活性。MFO的减弱对化学毒物的毒性可有不同的影响。凡是经MFO代谢解毒的化学毒物,蛋白质和必需脂肪酸缺乏可使其毒性增加;相反,经MFO代谢活化的化学毒物,蛋白质和必需脂肪酸缺乏可使其毒性降低。

（三）多种环境有害因素的联合效应

多种环境污染物(主要是化学污染物)对机体的联合作用,按其量效关系的变化可分为以下几种类型。

1. 相加作用 相加作用是指多种化学污染物产生联合作用时的毒性为单项化学物质毒性的总和。这主要是由于各种毒物的结构或靶器官或生物效应的机制相似。如CO和氟利昂都能导致缺氧,丙烯和乙腈都能导致窒息,因此它们的联合作用特征表现为相加作用。

2. 协同作用 协同作用是指两种或多种化学污染物同时进入机体产生联合作用时,引起的生物效应大大超过单个因素引起的效应之和。

3. 拮抗作用 拮抗作用是指环境中两种或两种以上的化学污染物进入机体后,其联合作用引起的毒效应低于任何一种单独化学物引起的毒效应。

第四节 环境污染的防治措施与污染物的健康危险度评价

一、环境污染的防治措施

环境污染对健康的威胁早已引起全球的关注。近几十年来,人类尤其是发达国家,在环境污染的治理方面取得了很大进展,不少曾经肆虐的公害逐渐成为历史,但对发展中国家而言依然任重道远。随着改革开放的深化,我国已成为当今世界上最具经济活力的国家,但发展与环境问题的矛盾也随之日益尖锐。我们必须从源头抓起,采取综合防治的措施。

（一）制订环境规划措施

制订环境规划措施即对国民经济、社会发展和人民生活进行具有全局性、长期性和决定性影响的谋划与策略。基于环境保护在我国建设、社会发展及人民生活的战略地位,该措施已成为我国的一项基本国策。全面规划,合理布局,综合利用,化害为利,依靠群众,大家动手,保护环境,造福人民,这是我国环境保护工作的方针。

（二）加强环境立法与监督管理

环境立法是对环境保护的行为规范作出规定,通过国家监督来强制实施。1983年全国第二次环境保护工作会议明确提出环境保护是我国的一项基本国策,制订出我国环境保护事业的战略方针,即"经济建设、城乡建设、环境建设,同步规划、同步实施、同步发展"。20世纪70年代末到80年代末,我国相继颁布了《中华人民共和国环境保护法》、《中华人民共和国水污染防治法》、《中华人民共和国大气污染防治法》等7部环境保护法律、13部自然资源管理法律和34项环境保护法规。同时环境保护部门出台了90多项全国性环境保护规章和1020多个地方性环境保护法规。这样我国就形成了由环境保护专门法律和相关法律、国家法规和地方法规相结合的比较完整的环境保护法规法律体系,使我国的环境保护事业进入了有法

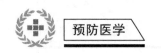

可依的时代,从而保证实现经济效益、社会效益和环境效益的统一。

(三)推进环境科学技术的发展

1. 改革工艺,综合利用 这是治理"工业三废"的根本性措施。推行清洁生产,使用无毒或低毒的原材料,改革生产工艺或更新设备,实现生产过程的机械化、自动化、密闭化,防止跑、冒、漏和事故排放。研究和开发无公害、少污染的生产技术,发展绿色产品,减少废弃物排放量。厂矿企业要"一业为主,多种经营",综合利用,将生产过程中排放的"三废"回收利用,化害为利。

2. 废弃物处理 对暂时还没有适当方法进行综合利用的"三废",应采取经济有效的无害化处理。如采用废气净化和除尘技术来控制烟尘、废气,以达到国家排放标准。城市生活垃圾、人畜粪便、污水等应集中进行无害化处理,医院污水含多种病原微生物、放射性物质,须经专业处理才能排放。

3. 发展绿色生态农业 ①严格按照国家标准,控制农药使用范围和用量,推广高效、低毒、低残留的农药,研制开发新型农药,提倡综合防治和生物防治,对于有致癌作用的农药,应绝对禁止使用;②调整农业生产的结构和布局,实行农、林、牧、渔全面发展,多种经营,并使各行业相互支持、相得益彰,促进农业生态体系中资源的多层次利用,形成良性循环。

(四)开展环境污染与健康关系的研究

大力开展环境污染与健康关系的研究,对于预防疾病、延长寿命、提高生活质量有着重要的意义。

1. 环境监测 环境监测包括:①物理性指标,如噪声、振动、电磁波、热能、放射性等监测;②化学性指标,如各种化学物质在空气、水体、土壤和生物体内水平的监测;③生态系统监测,包括由于人类生产和生活引起的生态系统变化,如污染物在食物链中的作用引起的生物品质恶化和生物群落的改变等。

2. 医学监测 医学监测用以监测环境污染对人类健康的影响,观察人群健康水平和人体对环境污染物的生物学效应。监测内容包括:①建立各种疾病登记报告制度,搜集疾病和死亡资料,如肿瘤患者登记、出生缺陷登记、死亡登记等;②环境污染对健康影响的调查,如临床体检、环境流行病调查、点源污染造成的人群健康损害等;③不明原因疾病的侦察和病因研究等。

(五)普及环境教育,提高全民环保意识

环境教育工作关系到整个环境保护事业,我国将环境教育作为环境与发展的十大对策之一。环境教育是保护环境、维护生态平衡、实现可持续发展的根本措施之一。通过环境教育,提高了全民的环保意识,人们才能正确地认识环境和环境问题以及发展经济与环境保护的关系,增强保护环境的社会责任感和环境道德水准,使人们依靠信念自律地在地球上生存和发展,努力做到人与自然和谐相处、健康发展。

二、环境污染物的健康危险度评价

(一)危险度评价的目的和意义

为了保护人类健康,防止有害物质的可能危害,必须采取有效的方法对污染物中有害物质的毒性、产生的毒效应、对人群健康造成的危害程度等进行评价。

近年来,为了定量研究暴露在环境和工业毒物下引起机体的健康效应及危害程度,形成了跨学科的方法学,即危险度评价(health risk assessment)。健康危险度评价是对暴露于某一特定环境条件下,该环境有毒、有害物质或因素可能引起的健康效应及其危害程度进行定性和定量评价,并预测环境有害物质对暴露人群可能产生的有害效应的概率。进行危险度评价需要综合应用多学科的研究方法,并借助于毒理学、流行病学、统计学及检测学等多学科发展的最新研究成果和技术。

健康危险度评价有助于对环境中有毒有害物质进行有效的管理,其结果可为制订环境卫生标准、管理法规,进行卫生监督,采取防治对策和措施,保护环境及人群健康等提供科学依据。

(二)危险度评价的组成

有害物质的危险度评价通常由几个步骤科学有机地组合在一起,用以评价所能搜集到的有害物质的科学资料(包括有害物质的毒性、危害性及相对应的动物实验和流行病学调查资料)。根据评价结果可以回答:①某化学物对健康危害的可能性(定性评价);②若肯定该物质对健康产生危害,则进一步估计对健康危害的程度(定量评价)。不管是定性评价还是定量评价,都需要有人群调查、实验室检测和动物实验作为依据。有害物质危险度评价主要包括以下几个方面。

1. 危害鉴定　危害鉴定(hazard identification)是危险度评价的第一步骤,属定性评判阶段。其目的是确定在一定的条件下,被评价的化学物是否对机体健康产生有害效应,这种效应是否具有该物质所固有的毒性特征和类型。通常根据病理学研究和人群流行病学调查资料,判断在某一暴露情况下接触有害物质是否会对机体产生危害。

2. 剂量-反应关系评定　剂量-反应关系评定(dose-response assessment)是环境化学物暴露水平与健康效应之间的定量评价,是危险度评价的核心内容。主要是利用动物实验研究资料,得到某有害物质的剂量(浓度)与健康效应的定量关系,从而确定暴露水平与健康效应发生率之间的关系,找出规律,提出剂量-反应模式,用于该物质的危险度特征分析。

3. 暴露评价　暴露评价(exposure assessment)又称接触评价,是有害物质危险度评价过程中不可缺少的一部分。通过暴露评价,可以估计出人群对某化学物暴露的强度、频率和持续时间。这与评价该化学物毒性效应的诱发时间和潜伏期有很大关系。

4. 危险度特征分析　危险度特征分析(risk characterization)是在以上三个阶段所得的定性、定量评定结果的基础上确定有害物质暴露人群中有害效应发生率的估计值(即危险度)及其可信程度或不确定性程度,是危险度评价的最后阶段。

公共卫生决策越来越多地依赖于定量的危险度评定。而定量评定的基础是充分而可靠的实验数据、正确的假设、合理的推导模式和足够的人群流行病学资料。限于认识水平和技术手段,以及某些资料的不足,往往难以对环境中有害因素可能对人类造成的损害及其危险度下确切结论,这就成为危险度评定中的不确定因素。在危险度评定过程中,要尽量将不确定因素缩小到最低限度,对仍然存在的不确定因素应明确提出,为制订安全接触限值及相应的预防对策提供一个适当的取舍尺度。

(亢碧娟)

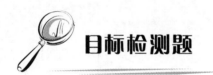

目标检测题

一、名词解释

1. 环境污染　　2.生物富集　　3.生物标志物　　4.二次污染物　　5. 生物转化

二、单项选择题

1. 下列属于社会环境的是(　　)。

A. 病原体　　　B. 风俗习惯　　　C. 噪音　　　D. 食物　　　E. 大气

2. 环境污染的特点不包括(　　)。

A. 普遍性　　　B. 广泛性　　　C. 长期性　　　D. 多样性　　　E. 复杂性

3. 典型的公害病中,痛痛病是由于(　　)污染引起的慢性中毒,而水俣病则是由于(　　)污染引起的慢性中毒。

A. 镉　　　　　B. 铬　　　　　C. 甲基汞　　　D. 汞　　　　　E. 铅

4. 由于严重的环境污染而引起的疾病称为(　　)。

A. 地方病　　　B. 流行病　　　C. 传染病　　　D. 公害病　　　E. 职业病

5. 当前,我国环境污染的主要原因是(　　)。

A. 生活"三废"　　　　　　　B. 工业"三废"　　　　　　　C. 交通运输

D. 化肥农药　　　　　　　　E. 医院废水

6. 下列除(　　)外,是环境污染对人体健康的特异性危害。

A. 急性中毒　　　　　　　　B. 慢性中毒　　　　　　　　C. 机体免疫力下降

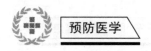

D. 引起胎儿畸形   E. 致癌

7. 环境中主要致癌因素是(   )。

A. 化学有害因素   B. 物理有害因素   C. 生物有害因素

D. 食物中存在的有害因素   E. 大气中的有害因素

三、简答题

1. 理解并说出人与环境之间的关系。

2. 区分判断一次污染物和二次污染物的不同。

3. 举出你所知道的国内、外环境污染的例子,理解环境污染对健康的危害。

4. 结合身边环境污染的实际情况,讨论如何预防。

5. 你对目前我国人民的环保意识满意吗?怎样提高?

第二章 社区环境与健康

学 习 目 标

1. **掌握** 大气中的主要污染物及其对健康的危害;生活饮用水的基本卫生要求与水质卫生标准;常见地方病的病因、流行特征、临床表现及其预防。

2. **熟悉** 室内空气污染的来源与特点;大气污染的主要来源。

3. **了解** 水资源的种类及其卫生学特征;水体污染的来源及其危害;饮用水处理的程序和卫生措施;地方病的分类。

第一节 大气与健康

自然状态下大气是无色、无味、无臭的混合气体。主要成分有氮、氧、二氧化碳和微量惰性气体,以及水蒸气、尘埃、微生物等。

一、大气的物理性状及其卫生学意义

大气的物理性状包括太阳辐射、气象因素和空气离子等。

(一)太阳辐射

1. 紫外线 第二届哥本哈根光学会议将紫外线辐射分为三段:A段(UV-A)波长为320～400 nm,B段(UV-B)波长为275～320 nm,C段(UV-C)波长为200～275 nm。

紫外线的生物效应主要有以下几种。

(1)色素沉着作用 这是人体对光线刺激的一种防御反应。UV-A可以使人皮肤细胞中的黑色素原通过氧化酶的作用,转变成黑色素而沉着于其中,它可防止短波光线深透皮肤,保护皮肤使其不致过热。

(2)红斑作用 皮肤被紫外线照射后,局部出现皮肤潮红现象称为红斑。这是人体对UV-B段的特异反应。

(3)抗佝偻病作用 因皮肤和皮下组织中的麦角固醇和7-脱氢胆固醇在UV-B段紫外线作用下可形成维生素D_2和维生素D_3,以维持正常钙磷代谢和骨骼的正常生长发育,故这段紫外线具有抗佝偻病作用。

(4)杀菌作用 UV-C段紫外线能使蛋白质分子产生光化学分解,具有极强的杀菌作用,对细胞的损伤也是极严重的。

紫外线虽对人体健康具有促进作用,但过强的照射能引起光照性皮炎、眼炎、白内障、雪盲甚至皮肤癌等疾病。

2. 可视线 波长为400～760 nm的电磁波是可视线,为七色光谱,被机体的视觉分析器感觉为白色,该段光谱综合作用于机体的高级神经系统,能提高视觉功能和代谢功能,平衡兴奋和镇静作用,提高情绪和工作效率。它是生物生存中不可少的条件之一。

3. 红外线 波长760 nm～1 mm的电磁波是红外线,其主要的生物学作用是使机体产生热效应。过量的红外线照射能引起皮肤烧伤,体温升高,还可引起热射病、日射病、红外线白内障等疾病。

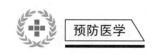

（二）气象因素

气温、气流、气湿和气压等气象因素,对机体的冷热感觉、体温调节、心脑血管功能、神经系统功能、免疫功能等多种生理活动,起着综合调节作用。此外,气象因素对大气污染物的扩散,也具有极为重要的作用。

（三）空气离子

在宇宙射线、紫外线或放射线等的作用下,空气中的各种气体、分子和原子失去外层电子而成为正离子;游离电子与另一中性原子结合成为负离子。

空气负离子对人体的作用是有益的,但正离子也有其独特的生物学作用,在一般情况下它们的生物学作用是相反的。空气负离子的生物学作用概括起来有以下几点:①调节中枢神经的兴奋和抑制功能,缩短感觉时值和运动时值;②刺激骨髓造血功能,使异常血液成分趋于正常;③降低血压,临床上应用空气负离子吸入治疗高血压、支气管炎、支气管哮喘等疾病;④改善肺的换气功能,促进气管纤毛颤动;⑤促进组织细胞生物氧化、还原过程;⑥吸入空气负离子,可改善睡眠、振奋精神、提高工作效率;⑦同时还有一定的镇静、镇痛作用。而空气正离子则可抑制气管纤毛运动、促进 5-羟色胺的释放。

如果空气离子浓度超过 106 个/cm³ 时,则无论正离子或负离子,均对机体产生不良影响。

在森林公园、海滨、树木繁茂的地方,空气新鲜,使人心旷神怡、有舒适感;夏季雷雨之后空气特别清新令人舒爽。产生这种现象的原因之一,可能与空气中负离子增多有关。而在城市的闹市区或拥挤的公共场所,易感胸闷、头昏、头痛及心情烦躁等,则与空气中的正离子及重离子增多有关。

二、大气中常见的污染物及其危害

（一）大气污染物的来源及种类

大气污染来源可分为天然来源和人为来源两大类。前者是由于自然界的自身原因所引起的,例如火山爆发、台风等引起的空气污染。后者是由于人们从事生产和生活活动而产生的污染。人为污染源主要有以下几种。

1. 工业企业 工业企业是大气污染的主要来源,其排放的污染物主要来自两个主要生产环节。

（1）燃料的燃烧 燃料的燃烧是否完全,决定产生污染物的种类和数量。燃烧完全时的产物主要有 CO_2、SO_2、NO_2、水汽、灰分(可含有杂质中的氧化物或卤化物,如氧化铁、氟化钙等)。燃烧不完全产物的种类和数量,视杂质种类、燃烧不完全程度而定。常见的有 CO、硫氧化物、氮氧化物、醛类、炭粒、多环芳烃等。燃料的燃烧越不完全,产生的污染物的种类、数量及其毒作用就越大。

（2）生产过程中排出的污染物 工业生产过程中,由原料到成品,各个生产环节都可能会有污染物排出。污染物的种类与生产性质和工艺过程有关。

2. 生活性 生活炉灶和采暖锅炉燃煤排出的烟尘、二氧化硫等。

3. 交通运输 这类污染源是流动污染源,其污染范围与流动路线有关。交通频繁地区和交通灯管制的交叉路口,污染更为严重。

4. 其他污染源 地面尘土飞扬,垃圾被风刮起,都可能将化学性污染物(如铅、农药等)和生物性污染物(如结核杆菌、粪链球菌等)转入大气层。沥青路面也可由于车辆频繁摩擦而扬起多环芳烃、石棉等有害物质。水体和土壤中的挥发性化合物(如挥发酚、氢氰酸、硫化氢)也很容易进入大气,危害人体健康。

某些意外事故如工厂爆炸、火灾、油田失火、化学战争、核战争等都能严重污染大气。虽然此类情况仅为偶然发生,但一旦发生,造成的危害是很严重的。

（二）大气中常见污染物及其危害

1. 二氧化硫 以煤和石油为燃料的火力发电厂、工业锅炉、垃圾焚烧、生活取暖、柴油发动机、金属冶炼厂、造纸厂等是主要排放源。主要危害:形成工业烟雾,高浓度时使人呼吸困难,是著名的伦敦烟雾事件的元凶;进入大气层后,氧化为硫酸(H_2SO_4)在云中形成酸雨,对建筑、森林、湖泊、土壤危害大;形成悬浮颗粒物,又称气溶胶,随着人的呼吸进入肺部,对肺有直接损伤作用。

2. 悬浮颗粒物 总悬浮颗粒物(total suspended particles,TSP)是指悬浮在空气中粒径小于 100 μm

的颗粒物。燃煤排放烟尘、工业废气中的粉尘及地面扬尘是大气中总悬浮微粒的重要来源。粒径小于 10 μm 而大于 2.5 μm 的颗粒物称为可吸入颗粒物(inhalable particle,IP;thoracic particulate matter,PM_{10}),能够进入上呼吸道,但部分可通过痰液等排出体外,另外也会被鼻腔内部的绒毛阻挡,对人体健康危害相对较小。粒径小于或等于 2.5 μm 的颗粒物称为可入肺颗粒物,即 $PM_{2.5}$,被吸入人体后会直接进入支气管,干扰肺部的气体交换,引发包括哮喘、支气管炎和心血管病等方面的疾病。

 知识链接

霾天气的危害

灰霾又称大气棕色云,在中国气象局发布的《地面气象观测规范》中,灰霾天气被这样定义:"大量极细微的干尘粒等均匀地浮游在空中,使水平能见度小于 10 km 的空气普遍有混浊现象,使远处光亮物微带黄、红色,使黑暗物微带蓝色。"目前,在中国的部分区域存在着 4 个灰霾严重地区:黄淮海地区、长江河谷、四川盆地和珠江三角洲。

灰霾的组成成分非常复杂,包括数百种大气颗粒物。其中有害人类健康的主要是直径小于 10 μm 的气溶胶粒子,如矿物颗粒物、海盐、硫酸盐、硝酸盐、有机气溶胶粒子等,它们能直接进入并黏附在人体上下呼吸道和肺叶中。由于灰霾中的大气气溶胶大部分均可被人体呼吸道吸入,尤其是亚微米粒子会分别沉积于上、下呼吸道和肺泡中,引起鼻炎、支气管炎等病症,长期处于这种环境还会诱发肺癌。此外,灰霾天气导致近地层紫外线的减弱,易使空气中的传染性病菌的活性增强,传染病增多。灰霾天气容易让人产生悲观情绪,如不及时调节,很容易失控。出现灰霾天气时,室外能见度低,污染持续,会导致交通阻塞,事故频发。

3. 氮氧化物 以煤和石油为燃料的火力发电厂、工业锅炉、垃圾焚烧、使用汽油的汽车等是氮氧化物的主要来源。主要包括 NO、NO_2、N_2O_3、N_2O_5 等,其中以 NO、NO_2 最常见。它们能刺激人的眼、鼻、喉和肺,增加病毒感染的发病率,例如引起导致支气管炎和肺炎的流行性感冒,诱发肺细胞癌变;形成城市的烟雾,影响可见度;破坏树叶的组织,抑制植物生长;在空中形成硝酸小滴,产生酸雨等。

4. 一氧化碳 使用汽油和柴油的汽车、燃料燃烧等可产生一氧化碳(CO),它极易与血液中运载氧的血红蛋白结合,结合速度比氧气快 250 倍,因此,在极低浓度时就能使人或动物遭到缺氧性伤害。轻者眩晕、头疼,重者脑细胞受到永久性损伤,甚至窒息死亡。对心脏病、贫血和呼吸道疾病的患者伤害性大,还可引起胎儿生长受损和智力低下。

5. 挥发性有机化合物 来自汽油发动机废气、加油站泄漏气体、油漆涂料厂、家庭装修的苯、碳氢化合物、甲醛等均属于挥发性物质。其中的碳氢化合物容易在太阳光作用下产生光化学烟雾;甲醛在一定的浓度下对植物和动物有直接毒性;苯对人体有致癌、引发白血病的危险。

6. 光化学烟雾 光化学烟雾是二次污染物,主要是由汽车尾气排入城市大气中的碳氢化合物和氮氧化合物在强烈阳光紫外线的作用下发生的一系列链式大气化学反应生成的一种刺激性很强的浅蓝色混合烟雾。其中臭氧约占 80%,过氧乙酰基硝酸酯(PAN)约占 10%,另外还有醛类等多种复杂化合物。光化学烟雾对健康的危害主要是对眼睛和呼吸道黏膜的刺激作用,可引起眼红肿、流泪、头痛、喉痛、咳嗽、气喘、呼吸困难等症状,严重者可导致肺水肿。

7. 二噁英类 二噁英类是无色无味的脂溶性物质,包括 210 种化合物,其每种异构体因氯原子的数量和位置不同毒性各异,其中毒性最大的是 2,3,7,8-四氯二苯-p-二噁英,或称 2,3,7,8-TCDD。二噁英是含氯碳氢化合物的燃烧产物,环境中 95% 的二噁英来源于含氯垃圾的燃烧。此外,二噁英类化合物是农药合成反应的副产物,也可来源于聚氯乙烯塑料的生产过程,还可来源于造纸生产过程中使用氯作为漂白原料而产生的副产物等。

国际癌症研究中心已将 2,3,7,8-TCDD 列为明确的人类致癌物,它可引起多种组织、器官肿瘤,还可

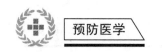

引起严重的生殖和发育障碍,是典型的环境内分泌干扰物。

第二节 水质与健康

水是生命的摇篮,是构成机体的重要成分,是一切生命过程必需的基本物质。地球上的淡水分布不均匀,使得我国的人均淡水资源很少,尤其是我国北方地区缺水更为严重。面对珍贵的水资源,并且由于污染所导致的缺水和事故不断发生,如不及时采取有效措施,水环境污染将导致可供利用的水资源枯竭,严重影响经济发展和人民生活。

一、饮用水的卫生学意义

(一)水的卫生学意义

水是一切生命过程必需的基本物质,成人体内水分含量占体重的 65% 左右,儿童可达 80% 左右;水中常含有多种无机盐类,是供给机体所需盐类的重要来源之一;水的比热和蒸发潜热很高,能储存和吸收大量的热,有调节体温的作用。

水不仅为人的生理功能所必需,还与人们的日常生活、生产关系密切。水在保持个人卫生、改善生活居住环境、饮食等方面起着重要作用;水不但可以促进植物的生长,还可以调节气候;许多工农业的生产、水力发电等与水息息相关。为了使人们日常生活维持在较高卫生水平,城乡给水必须充分满足多项用水量。国际上已把城市人均耗水量作为衡量一个国家、城市居民生活水平和经济发展的重要标志。

(二)水体污染的来源

1. 工业废水 在工业生产中,热交换、产品输送、产品清洗、选矿、除渣、生产反应等过程均会产生大量废水。产生工业废水的主要企业有初级金属加工、食品加工、纺织、造纸、开矿、冶炼、化学工业等。

2. 生活污水 生活污水是来自家庭、机关、商业和城市公用设施及城市径流的污水。生活污水的成分 99% 为水,固体杂质不到 1%,大多为无毒物质,其中无机盐有氰化物、硫酸盐、磷酸盐、铵盐、亚硝酸盐、硝酸盐和一些重碳酸盐等;有机物质有纤维素、淀粉、糖类、脂肪、蛋白质和尿素等。另外还有各种微量金属和大量的杂菌,前者如锌、铜、铬、锰、镍和铅等,后者主要为大肠菌群。另外生活污水中氮的磷的含量比较高,主要来源于商业污水、城市地面径流和粪便、洗涤剂等。

3. 医院污水 一般综合医院、传染病医院、结核病医院等排出的污水含有大量的病原体,如伤寒杆菌、痢疾杆菌、结核杆菌、致病原虫、肠道病毒、腺病毒、肝炎病毒、血吸虫卵、钩虫、蛔虫卵等,这些病原体在外环境中往往可生存较长时间。因此,医院污水污染水或土壤后,能在较长时间内通过饮水或食物途径传播疾病。此外,水体中贝类具有浓缩病菌和病毒的能力,故水体污染后,生食水中贝类有很大的危险(如上海甲型肝炎暴发流行)。因为有放射科、放射性药物及各种诊治的化学药物,医院污水还含有大量的有害化学物质和放射性物质,所以医院污水必须通过专业人士按照相关要求经过严格处理才能排放。

4. 农田水的径流和渗透 我国广大农村,习惯使用未经处理的人畜粪便、尿液浇灌菜地和农田。近几十年来,化肥、农药的用量在迅速增加,土壤经施肥或使用农药后,通过雨水或灌溉用水的冲刷及土壤的渗透作用,可使残存的肥料及农药通过农田的径流,而进入地面水和地下水。农田径流中往往含有大量有病原体、悬浮物、化肥、农药及分解产物。农药种类繁多,性质各异,故毒性大小也不相同,有的农药无毒或基本无毒,有的可引起急慢性中毒,有的可能致癌、致突变和致畸,有的对生殖和免疫机能有不良影响。

5. 废物的堆放、掩埋和倾倒 一些暂时堆放于露天的废物可以因雨水淋湿或刮风等原因被带入水体中,一些废弃物被人为倾倒进入水体,一些难以处置的废弃物被人们掩埋在地下深层,但如地下处置工程设置不当或不加任何处理填埋,会影响处置地区周围的地质与环境,使被处置的污染物进入水体,引起水体污染。

(三)水污染的危害

1. 介水传染病 病原体可随人畜粪便、生活污水、医院污水、畜牧屠宰以及其他污染物进入水体,引起细菌、病毒、寄生虫等污染,导致介水传染病的传播流行,常见的如伤寒、细菌性痢疾、霍乱、甲型病毒性肝炎、阿米巴痢疾等疾病。介水传染病发生的主要原因:水体受微生物污染后,未经处理直接供居民饮用;处理后的饮用水在输配水和储水过程中,由于管道渗漏、出现负压等原因,再次被病原体污染,即二次污染。

2. 急慢性中毒 当饮水中有害物质超过允许浓度时,饮用后就可能产生急性或慢性中毒。如氰化物在水中含量过高,人饮用后就会产生急性中毒,造成细胞内窒息,表现为中枢神经系统症状;酚类化合物经消化道吸收后可引起急性中毒,出现腹泻、口腔炎、黑尿等,慢性危害表现为记忆力减退、头昏、失眠、贫血、皮疹等。环境污染物常常是低浓度的,长期反复作用于人体,使机体抵抗力和一般健康状况低下,并造成人群中慢性疾病的发病率和死亡率增加,另外环境毒物有的也可在体内蓄积引起慢性中毒。

3. 致突变、致癌和致畸作用 水中比较常见的致突变物质有氯化甲烷、溴化甲烷、溴仿、1,2-二氯乙烷、氯丹、丙烯腈、苯并芘、氯乙烯、四氯乙烯等,而四氯乙烯、氯仿、氯丹、林丹、狄氏剂、艾氏剂、四氯化碳、苯并芘、丙烯腈等具有潜在的致癌作用。国内外一些调查和研究发现,长期接触或饮用受致突变、致癌物质污染的水,可能使当地人群中一些癌症的发病率增高。例如,对纽约州 7 个县的调查表明,饮水中氯化有机物的存在可使胃肠道癌和泌尿道癌患者死亡率增高。

4. 其他危害 ①水体受含氮、磷的污水污染后,藻类会大量繁殖,水体溶解氧减少,影响鱼类和其他生物的生存。这种现象如果发生在海湾,称为"赤潮"。②工矿企业生产过程中常常会产生高温,为了使生产过程顺利进行,往往要使用循环水对产热设备进行冷却,大量的热水直接流入水体,导致水温增高,水中生化反应加快,溶解氧降低,一些水生动、植物的生存和繁殖受到威胁,将此称为热污染。③许多内分泌干扰物排放到水体,对机体的内分泌或生殖系统造成危害。

二、水源的种类及其卫生特征

地球上的天然水资源分为降水、地表水和地下水三类。

1. 降水 降水(precipitation)是指雨、雪、雹水。水质不稳定,矿物质含量较低,水中微生物较多,水中氯化物或硫酸盐含量较高,水量没有保证。

2. 地表水 地表水(surface water)是指降水在地表径流和汇集后形成的水体,包括江河水、湖泊水、水库水等。感官性状不好,水质较软,有机物多,细菌含量较高,混浊度大,受污染机会较大,矿物质含量较低,溶解氧含量高,但自净能力强,水量充足,取用方便。地表水是生活用水和工业用水的主要来源。

3. 地下水 地下水(underground water)是由于降水和地表水经土壤地层渗透到地面以下而形成。水质清洁,有机物和细菌含量很少,水的硬度高(含矿物质多),受污染机会极小,溶解氧很少,自净能力很差。地下水可分为浅层地下水、深层地下水和泉水。深层地下水是生活饮用水的最好来源。

三、饮用水的基本卫生要求

1. 感官性状良好 饮用水应透明、无色,适口而无异味,无任何肉眼可见物,为人们饮用。

2. 流行病学安全 饮用水不得含有病原微生物和寄生虫卵,以防止介水传染病的发生和传播。生活饮用水应经消毒处理。

3. 化学组成安全 饮用水应含有适量人体必需的微量元素,有毒、有害化学物质及放射性物质的含量应控制在安全限值内,以防止对人体造成急性、慢性中毒及任何潜在性危害。

4. 水量充足,取用方便 饮用水应该取用便利,水量应该能满足居民需要(每人每日需总水量约为 50 L,生理需求为 2~3 L)。

四、生活饮用水水质卫生标准

生活饮用水水质卫生标准是确保饮水卫生和安全的法规,特别在集中式供水的安全方面起着重要作用。各国政府都十分重视饮用水水质卫生标准的制订工作。随着科技的进步,认识的深入,生活水平的提高,生活饮用水卫生标准也在不断地修订、补充。

我国政府一向十分关心和重视饮用水卫生工作,多次发布和修改饮用水卫生标准。1956 年制订的饮

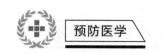

用水卫生标准及 1959 年、1976 年修订的标准分别包括 15 项、17 项、23 项微生物、一般化学和感官指标，着重技术要求，均未列为强制性卫生标准。

1985 年卫生部组织饮水卫生专家结合国情，吸取了世界卫生组织(WHO)《饮用水质量标准》和发达国家饮用水卫生标准中的先进部分，制订了我国的《生活饮用水卫生标准》，将水质指标由 23 项增至 35 项，由卫生部以国家强制性卫生标准发布，增加了饮用水卫生标准的法律效力。

2006 年年底，卫生部会同各有关部门完成了对 1985 年版《生活饮用水卫生标准》的修订工作，并正式颁布了新版《生活饮用水卫生标准(GB 5749—2006)》，规定自 2007 年 7 月 1 日起全面实施。其包含水质标准 106 项，和过去的标准比较具有以下特点：一是加强了对水质有机物、微生物和水质消毒等方面的要求；二是统一了城镇和农村饮用水卫生标准；三是实现了饮用水标准与国际接轨。该"标准"适用于各类集中式供水的生活饮用水，也适用于分散式供水的生活饮用水，详见附录 A。

五、改良饮用水质的卫生措施

(一) 水源的选择

选择水源时，必须综合考虑以下原则。

1. 水量充足 水源的水量，应能满足城镇或居民点的各种总用水量，每人每日需总水量不低于 50 L。

2. 水质良好 水源水经净化消毒处理后，应符合生活饮用水卫生标准的要求。

3. 便于防护 目的在于保证水源水质不致因污染而恶化。为此，有条件时宜优先选用地下水。采用地表水作水源时，应结合城市发展规划，将取水点设在城镇和工矿企业的上游。

4. 技术经济合理 选择水源时，在分析比较各个水源的水量、水质后，可进一步结合水源水质和取水、净化、输水等具体条件，考虑基本建设投资费用最小的方案。

(二) 水源卫生防护

1. 地表水水源卫生防护

(1) 取水点周围半径 100 m 的水域内，严禁捕捞、网箱养殖、停靠船只、游泳和从事其他可能污染水源的任何活动。

(2) 取水点上游 1000 m 至下游 100 m 的水域不得排入工业废水和生活污水；其沿岸防护范围内不得堆放废渣，不得设立有毒、有害化学物品仓库、堆栈，不得设装卸垃圾、粪便和有毒有害化学物品的码头，不得使用工业废水或生活污水灌溉及施用难降解或剧毒的农药，不得排放有毒气体、放射性物质，不得从事放牧等有可能污染该水域水质的活动。

(3) 以河流为给水水源的集中式供水，由供水单位及其主管部门会同卫生、环保、水利等部门，根据实际需要，可把取水点上游 1000 m 以外的一定范围河段划为水源保护区，严格控制上游污染物排放量。

(4) 受潮汐影响的河流，其生活饮用水取水点上游及其沿岸的水源保护区范围应相应扩大，其范围由供水单位及其主管部门会同卫生、环保、水利等部门研究确定。

(5) 作为生活饮用水水源的水库和湖泊，应根据不同情况，将取水点周围部分水域或整个水域及其沿岸划为水源保护区，并按(1)、(2)项的规定执行。

(6) 对生活饮用水水源的输水明渠、暗渠，应重点保护，严防污染和水量流失。

2. 地下水水源卫生防护

(1) 生活饮用水地下水水源保护区、构筑物的防护范围及影响半径的范围，应根据生活饮用水水源地所处的地理位置、水文地质条件、供水的数量、开采方式和污染源的分布，由供水单位及其主管部门会同卫生、环保及规划设计、水文地质部门研究确定。

(2) 在单井或井群的影响半径范围内，不得使用工业废水或生活污水灌溉和施用难降解或剧毒的农药，不得修建渗水厕所、渗水坑，不得堆放废渣或铺设污水渠道，并不得从事破坏深层土层的活动。

(3) 工业废水和生活污水严禁排入渗坑或渗井。

(4) 人工回灌的水质应符合生活饮用水水质要求。

(三) 饮用水的净化与消毒

当生活饮用水受到人为或自然因素的污染，达不到饮用水的水质标准时，需要对饮水进行卫生学处理,常见的处理方法有净化和消毒。

饮用水净化的主要目的是除去悬浮物质及少量的病原体,改善水的感官性状。净化的方法有混凝沉淀和过滤。

1. 混凝沉淀 水中的细小颗粒如硅酸、腐殖质等胶体微粒,因表面带负电互相排斥,难以自然沉淀,是水混浊的主要根源。因此需加混凝剂,混凝剂与水中的重碳酸盐生成带正电荷的胶状物,能与带负电的胶体微粒发生电中和,吸附凝集形成絮状物进行混凝沉淀,此过程称为混凝沉淀(coagulation precipitation process)。

用化学物质来澄清浑水称为混凝。所加入的物质称为混凝剂。有些混凝剂本身在澄清浑水中只起辅助作用,称为助凝剂。常用的混凝剂有金属盐类和高分子化合物两类:前者如铝盐和铁盐等;后者如聚合氯化铝和聚丙烯酰胺等。铝盐是最常用的混凝剂,其中有明矾[$Al_2(SO_4)_3 \cdot K_2SO_4 \cdot 24H_2O$]、硫酸铝[$Al_2(SO_4)_3 \cdot 18H_2O$]、铝酸钠($Na_3AlO_3$)和三氯化铝($AlCl_3 \cdot 6H_2O$)等。它的优点是腐蚀性小,使用方便,混凝效果好,且对水质无不良影响。其缺点是水温低时,絮状体形成慢且松散,效果不如铁盐。铁盐也是最常用的混凝剂,包括三氯化铁($FeCl_3 \cdot 6H_2O$)和硫酸亚铁($FeSO_4 \cdot 7H_2O$)等。三氯化铁是具有金属光泽的黑褐色结晶,易溶于水,含杂质少。操作液浓度宜高,可达 45%。它的优点是适应的 pH 范围较广(5~9),絮状体大而紧密;对低温、低浊水的效果较铝盐好。其缺点是腐蚀性强,易潮湿,水处理后含铁量高。聚合氯化铝:化学式有多种。我国常用的是聚合氯化铝[$Al_2(OH)_nCl_{6-n}]_m$($n=1$~5,$m \leqslant 10$)。聚丙烯酰胺:它是一种非离子型线型高分子聚合物,具有吸附架桥作用。

2. 过滤 过滤(filtration)是指浑水通过石英砂等滤料层以截留水中悬浮杂质和微生物等的净水过程。过滤的净水原理有:①筛除作用:水通过滤料时,比滤层孔隙大的颗粒被截留;随着过滤的进行,被截留的颗粒增多,滤层孔隙越来越小,较小的颗粒也被截留。②接触凝聚作用:水在滤层孔隙内的流动,一般呈层流状态,而层流产生的速度梯度会使细小絮状体和脱稳颗粒不断旋转,并跨越流线向滤料表面运动,当它们接近滤料颗粒表面时,就会产生接触吸附。当滤料吸附絮状体后,其接触凝聚作用会进一步加强。

饮用水消毒的目的是杀灭病原体,保证饮用水在流行病学上的安全性。目前我国用于饮用水消毒的方法主要有氯化消毒、煮沸消毒、臭氧消毒和紫外线消毒。

1. 氯化消毒 氯化消毒(chlornation)是化学药剂消毒饮用水中一种最普及和最有效的方法。供饮用水消毒的氯制剂主要有液氯(Cl_2)、漂白粉[$Ca(OCl)Cl$]、漂白粉精[$Ca(OCl)_2$]和有机氯制剂等。

氯的杀菌作用机制是几乎所有的氯化消毒剂在水中会生成次氯酸(hypochlorous acid),即 HOCl。由于次氯酸体积小,电荷中性,易于穿过细胞壁;同时,它又是一种强氧化剂,能损害细胞膜,使蛋白质、RNA和 DNA 等物质释出,并影响多种酶系统(主要是磷酸葡萄糖脱氢酶的巯基被氧化破坏),从而使细菌死亡。氯对病毒的作用,在于对核酸的致死性损害。

影响氯化消毒效果的因素如下。

(1)加氯量和接触时间 用氯及含氯化合物消毒饮用水时,氯不仅与水中细菌发生作用,还要氧化水中的有机物和还原性无机物,其需要的氯的总量为"需氯量"。为保证消毒效果,加氯量必须超过水消毒的需氯量,使在氧化和杀菌后还能剩余一些有效氯,称为"余氯"。一般要求氯加入水中后,接触 30 min,有 0.3~0.5 mg/L 的游离性余氯。

(2)水的 pH 值 HOCl 是弱电解质,在水中可以电离,其离解程度与水温和 pH 值有关。当 pH < 5.0时,HOCl 以原形形式存在于水中。随着 pH 值的增高,HOCl 逐渐减少,而 OCl^- 逐渐增多,根据对大肠杆菌的实验,HOCl 的杀菌效率比 OCl^- 高约 80 倍。因此,水的 pH 值低,氯的消毒效果好,pH 值高,消毒效果差。

(3)水温 水温高,杀菌效果好。水温每提高 10 ℃,病菌杀灭率提高 2~3 倍。

(4)水的混浊度 用氯消毒时,必须使 HOCl 和 OCl^- 直接与水中细菌接触,方能达到杀菌效果。如水的混浊度很高,悬浮物质较多,细菌多附着在这些悬浮颗粒上,则氯的杀菌效果降低。

(5)水中微生物的种类和数量 不同微生物对氯的耐受性不同,一般来说,大肠杆菌抵抗力较低,病毒次之,原虫包囊抵抗力最强。水中微生物的数量过多,则消毒后水质较难达到卫生标准的要求。

2. 二氧化氯消毒 二氧化氯(ClO_2)在常温下为橙黄色气体,有很强的刺激性,易溶于水,但不与水起

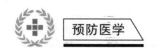

化学反应,在水中极易挥发,故需在临用时配制。当空气中 ClO_2 浓度大于 10% 或水中浓度大于 30% 时,都具有爆炸性。

ClO_2 是极为有效的饮水消毒剂,对细菌、病毒及霉菌孢子的杀灭能力均很强。对微生物的杀灭原理:ClO_2 对细胞壁有较好的吸附性和渗透性,可有效地氧化细胞内含硫基的酶;可与半胱氨酸、色氨酸和游离脂肪酸反应,快速控制蛋白质的合成,使膜的渗透性增高;并能改变病毒衣壳,导致病毒死亡。

3. 臭氧消毒 臭氧(O_3)是极强的氧化剂,在水中的溶解度比 O_2 大 13 倍。O_3 极不稳定,需在临用时制备,并立即通入水中。臭氧的杀菌作用比氯快 15~30 倍,在灭活病毒方面,由于臭氧的高氧化电位容易通过微生物细胞膜扩散,能氧化微生物细胞的有机物或破坏有机体链状结构而导致细胞死亡。臭氧对其他病毒、芽胞等具有强大的杀伤力,而氯对病毒作用很小或不起作用。

O_3 消毒的优点如下:消毒效果较 ClO_2 和 Cl_2 好,用量少,接触时间短;pH 值在 6~8.5 内均有效;不影响水的感官性状,同时还有除臭、除色等多种作用;不产生三卤甲烷;用于前处理时尚能促进絮凝和澄清,降低混凝剂用量。其缺点如下:投资大,费用较氯化消毒剂的高;水中 O_3 不稳定,控制和检测 O_3 需一定的技术;消毒后对管道有腐蚀作用,故出厂水无剩余 O_3,因此需要第二消毒剂;与铁、锰、有机物等反应,可产生微絮凝,使水的浊度提高。

4. 紫外线消毒 波长 200~295 nm 的紫外线具有杀菌作用,其中以波长 254 nm 的紫外线杀菌作用最强。紫外线对病原微生物杀灭作用的原理是,当微生物被照射时,紫外线可透入微生物体内作用于核酸、原浆蛋白与酶,使其发生化学变化而造成微生物死亡。紫外线用于消毒的设备有两种,即浸入式和水面式,浸入式消毒效率较高。不管何种形式,消毒时要求原水色度和浊度较低,水深最好不要超过 12 cm。

紫外线消毒的优点是接触时间短、杀菌效率高;缺点是消毒后无持续杀菌作用,价格高。

知识链接

南 水 北 调

我国水资源的时空分布差异较大,北方水资源贫乏,南方水资源丰富。长江流域及其以南的河川径流量占全国七大河流总径流量的 81%,是水资源相对丰富的地区,而北方人口约占全国总人口的 46.5%,耕地占 65%,但水资源只占 19%。北方地区河流断流,地下水严重超采,大面积地下水位下降现象日趋严重。联合国亚太经合会在《2000 年亚太地区环境状况》的报告中,将我国的北方地区与中亚的里海盆地并列为严重缺乏淡水资源的地区。

从 20 世纪五十年代提出"南水北调"的设想后,经过几十年研究,南水北调的总体布局确定为,分别从长江上、中、下游调水,以适应西北、华北各地的发展需要,即南水北调西线工程、中线工程和东线工程。

南水北调工程是从根本上解决我国华北、西北地区水资源短缺的一项战略性基础设施工程。从国家和区域层次上讲,其重大意义超过美国加州调水工程,可以与以色列国家调水工程相比,是中国可持续发展的支撑工程,具有重大的战略意义。

第三节 住宅与健康

一、住宅的基本卫生要求

住宅(residential building)是人类为了防御各种不良气象条件修建而成的相对密闭的空间。

(一)住宅的卫生学意义

1. 住宅是人们生活、居住、学习、工作的最重要的环境 随着社会进步和科技发展,人们在室内的时间开始大于或远远大于在室外的时间,部分人群在室内时间已超过 2/3,因此,住宅卫生对健康的影响将越来越大。

住宅内环境因素包括小气候、日照、采光、噪声、绿化和空气质量等。其低作用剂量、长时期影响将对人群产生重大影响,有些影响可覆盖几代人。

2. 住宅的卫生条件和人类健康密切相关

(1)良好的住宅环境有利于人体健康。

(2)不良住宅环境不利于人体健康。

(3)住宅卫生状况可影响数代人和众多家庭成员的健康。

(4)住宅环境对健康影响的特点:长期性和复杂性,单一污染物的室内浓度并不太高,不易在较短的时间内对健康产生影响,因而其对健康的影响往往表现为慢性、潜在性和功能上的不良影响。

(二)住宅的基本卫生要求

1. 小气候适宜 室内应有适宜的小气候,冬暖夏凉,干燥,防止潮湿,必要时应有通风、采暖、防寒、隔热等设备。

2. 采光照明良好 白天充分利用阳光采光,晚间照明适当。

3. 空气清洁卫生 应避免室内外各种污染源对室内空气的污染,冬季室内也应有适当的换气。

4. 环境安静整洁 应保证休息、睡眠、学习和工作。

5. 卫生设施齐全 应有上、下水道和其他卫生设施,以保持室内清洁卫生。

二、室内空气污染及其防治

(一)室内空气污染的来源

1. 各种燃烧产物造成的污染 燃烧产物主要是指室内由于使用各种燃料取暖、烹调过程中产生的油烟以及吸烟等人类活动产生的污染物。目前常用的燃料一般有煤和气(包括煤气、石油液化气和天然气),不同的燃料品种造成的室内污染性质也不同。室内燃料燃烧产物主要有一氧化碳(CO)、二氧化碳(CO_2)、氮氧化物(NO_x)、二氧化硫(SO_2)、颗粒物和多环芳烃等物质。

我国的烹调方法主要采用高温(一般为 220～280 ℃)烹调,食用油使被加工食品中的蛋白质在烹调过程中被氧化和裂解,产生大量油烟,污染厨房和居室空气。油烟气中含有 220 多种组分,主要有醛、酮、烃、脂肪酸、醇、芳香族化合物、酯、内酯和杂环化合物等,其中还含有多种已知致突变、致癌物如苯并芘(BaP)、挥发性亚硝胺和杂环胺类化合物等。

2. 人的室内活动 人体通过气体、粪便、尿液、汗液等排出大量代谢废弃物,谈话、咳嗽、喷嚏时的飞沫等都是室内空气污染的来源。人的呼吸可向空气中排放 CO_2、氨类化合物等有害气态物及水蒸气,并使空气氧含量减少;呼吸道传染病患者及带菌者随飞沫可排出流感病毒、结核杆菌、链球菌等病原体;人的排泄物、汗液、皮肤脱屑等,也可散发出多种不良气味。

吸烟者吐出的烟雾,是一般家庭空气污染的重要原因。烟草烟气中至少含有 3800 种成分,主要有尼古丁、焦油、氰氢酸等。

3. 建筑材料和装饰材料 建筑、装饰材料是目前室内空气污染的主要来源,如油漆、涂料、胶合板、刨花板、泡沫塑料、塑料贴面、树脂黏合剂等,含有甲醛、苯、甲苯、氯仿等挥发性有机化合物(VOCs)。石材、矿渣砖、地砖、瓷砖等建筑材料中含有镭、钍等较高时,室内氡及其子体的浓度会明显增高。此外,用于隔热、防火的板壁或管道的石棉材料,可向室内散布石棉。

4. 来自室外 室外大气的严重污染和生态环境的破坏,使人们的生存条件十分恶劣,加剧了室内空气的污染。SO_2、NO_x、CO、铅、颗粒物等大气污染物可以通过机械通风和自然通风进入室内。1984 年印度帕博尔农药厂发生异氰酸甲酯泄漏,毒气使该市住宅内的居民受到不同程度的影响,20 多万人中毒、2500 余人丧生,是至今人类史上最惨重的一次室外污染源引起室内外居民中毒事件。

5. 其他 室内喷洒使用各种杀虫剂、清洁剂、除臭剂、化妆品(如发胶)等家用化学品,可造成 VOCs 污染;电视机、组合音响、微波炉、空调、电热器等家用电器,增加了人们接触电磁辐射和噪声污染的机会;

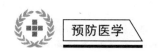

狗、猫、鸟类等宠物不但可传播支原体病、弓形虫病、狂犬病、鹦鹉热,而且也是室内空气污染的来源;隐藏在床铺、家具、地毯等处的尘螨和霉菌,可引起人的过敏性反应。

（二）室内主要空气污染物对健康的危害

室内空气污染物的种类很多,包括化学的、生物的、物理的三大类。这三大类污染物往往相互有关、共同存在。

1. 甲醛 甲醛是一种无色易溶于水的刺激性气体。各种人造板材(刨花板、密度板、纤维板、胶合板等)中由于使用了脲醛树脂黏合剂,因而可含有甲醛。新式家具的制作,墙面、地面的装饰铺设,都要使用黏合剂。凡是大量使用黏合剂的地方,总会有甲醛释放。此外,某些化纤地毯、油漆涂料也含有一定量的甲醛。甲醛还可来自化妆品、清洁剂、杀虫剂、消毒剂、防腐剂、印刷油墨、纸张、纺织纤维等多种化工轻工产品。

甲醛可以经呼吸道吸收,对黏膜和皮肤有强烈的刺激作用,使细胞中的蛋白质变性,抑制一切细胞机能,对视丘、视网膜有较强的损害。长期接触低剂量甲醛可引起慢性呼吸道疾病、鼻咽癌。高浓度的甲醛对神经系统、免疫系统、肝脏等都有毒害作用。当甲醛浓度为 0.25 mg/L 时,气喘患者和儿童就会面临威胁;浓度为 0.1 mg/L 时,可刺激咽喉和肺上部;浓度为 0.05～0.06 mg/L 时,儿童发生气喘。

2. 苯类 苯及苯化合物主要来自于合成纤维、塑料、燃料、橡胶等,也可隐藏在油漆、各种涂料的添加剂及各种胶黏剂、防水材料中,还可来自燃料和烟叶的燃烧。

苯及同系物为无色具有特殊芳香味的液体,已经被世界卫生组织(WHO)确定为强烈致癌物质,苯可引起白血病和再生障碍性贫血。人在短时间内吸入高浓度的甲苯或二甲苯会出现中枢神经麻醉的症状,轻者头晕、恶心、胸闷、乏力,严重的会出现昏迷甚至因呼吸循环衰竭而死亡。慢性苯中毒会对皮肤、眼睛和上呼吸道有刺激作用,长期吸入苯能导致再生障碍性贫血,若造血功能完全破坏,可发生致命的颗粒性白细胞消失症,并引起白血病。

3. 氡及其子体 氡气是一种无色无味的惰性气体,是天然石材放射性元素的产物。一般岩石中都含有镭,镭在衰变过程中会产生氡气。氡气游离到空气中被人类吸入,进一步衰变成放射性元素钋,钋在人类的呼吸道黏膜上继续衰变成稳定元素铅,同时放出 α 射线。当达到一定浓度后,就会对人体造成危害。人类在各种活动中,每时每刻都会接触到氡气。它对人体的辐射伤害占人体一生中所受到的全部辐射伤害的 55% 以上。

氡气对人体的潜在危害主要是导致肺癌,其诱发肺癌的潜伏期大多都在 15 年以上。世界上 1/5 的肺癌患者与氡有关,它是除吸烟以外引起肺癌的第二大因素,世界卫生组织把它列为使人致癌的 19 种物质之一。

 知识链接

金字塔"毒咒"原是氡在作祟

"谁要是干扰了法老的安宁,死亡就会降临到他的头上"。这是古埃及第十八王朝法老图坦卡蒙国王(又简称为图坦国王)的陵墓上镌刻的墓志铭。1922 年英国考古学家霍华德·卡特及其同伴进入图坦国王的墓穴,此后一直到 1935 年,与图坦卡蒙陵墓发掘工作直接或者间接相关的 21 名人员先后死于非命,这些人中包括主要发掘人卡特的助手、秘书及其家属等,自此法老"毒咒"之说不胫而走。人们都传说古埃及人在金字塔里下了毒咒,使得擅自闯入金字塔的人中毒咒而死亡。经过研究,加拿大及埃及的室内环境专家破解了这个"毒咒之谜"。室内环境专家巴克斯特表示:"是高含量氡气损害了当年埃及考古学家的健康。"专家发现金字塔的石块、泥土中的衰变铀释放出大量氡气,千百年来在密封的空间里聚集,达到致命浓度,令接触者患肺癌而死亡。

4. 氨 室内氨污染主要来源于建筑施工中使用混凝土添加剂,尤其是北方冬季施工,为了防止混凝土冻结,在墙体混凝土中加入主要原料为尿素或氨水的防冻剂。另外氨还来自于室内装饰、装修材料,如家具涂装时作为添加剂和增白剂均使用氨水,氨水为建筑材料市场常用商品之一。

氨是一种无色而具有强烈刺激和腐蚀性臭味的碱性气体,氨对接触组织有腐蚀刺激作用,可吸收组织水分,使组织蛋白质变性,并使组织脂肪皂化破坏组织膜结构。氨的溶解性极强,浓度过高时除腐蚀刺激作用外,还可通过三叉神经末梢反射引起心脏停搏、呼吸停止。短期内吸入大量的氨气会出现流泪、咽痛、声音嘶哑、咳嗽、胸闷、呼吸困难,并伴有头痛、恶心、呕吐、乏力等,严重者发生水肿、呼吸窘迫综合征。

(三)室内空气污染的防治措施

1. 室内污染源的控制 室内污染源的存在是造成室内污染的根本原因。可采取以下措施来防止污染的发生:①对超标准释放甲醛及其他挥发性有机物的人工合成板材应禁止销售;②住房设计中要保证住房的自然通风,并注意两幢楼之间的回风;③对新装修的房屋应进行通风,待室内空气质量符合标准后才入住;④建立室内空气质量的监测系统;⑤公共场合禁止吸烟。

2. 通风 通风可以有效地降低室内空气污染物的浓度。由于室外空气的污染物浓度远低于室内,因此可以对室内的污染物进行稀释,以改善室内的空气质量。

3. 采用空气净化设备 空气净化设备有许多,但就净化原理来说,主要有吸附式、过滤式。①吸附式空气净化设备:吸附是利用多孔固体材料(吸附剂)从气体混合物中有选择地吸着某些组分,它对低浓度的挥发性有机物、恶臭和其他有害气体具有良好的处理效果。吸附实际上是物质浓度的自动富集过程。因此,吸附式空气净化设备使用了一段时间后,内装的吸附剂会达到饱和,此时需及时更换,否则非但达不到空气净化作用,反而会起反作用。②过滤式空气净化设备:过滤是利用过滤介质将空气中的颗粒物截留,从而起到净化空气的作用。使用这种设备,应注意过滤介质的定时清洗,否则会使过滤介质表面的颗粒越积越多,使得阻力增大,气体难以通过,无法起到净化作用。

4. 养殖植物法 吊兰、芦荟、虎尾兰能大量吸收室内甲醛等污染物质,消除并防止室内空气污染;茉莉、丁香、金银花、牵牛花等花卉分泌出来的物质能够杀死空气中的某些细菌,抑制结核、痢疾病原体和伤寒病菌的生长,使室内空气清洁卫生;仙人掌可以吸收二氧化碳,释放氧气,有利于人的休息、睡眠。

第四节 地 方 病

一、概述

地方病(endemic disease)是指在某些特定地区内相对稳定并经常发生的疾病。

中国是世界上地方病病种最多、分布最广的国家之一,也是世界上受地方病危害最严重的国家。地方病尤其多发生在山区、农村、边疆和少数民族地区,并且已成为一些地方致残、致贫阻碍社会发展的主要因素。

目前,我国有5.1亿人口生活在缺碘地区,占全世界总缺碘人口的一半,据统计,我国1000余万智力残疾人中80%以上是由碘缺乏造成的。全国有10万多个村庄在高氟区,而大骨节病的受威胁人数超过1亿,克山病受威胁人数也在7000万以上。从病种上看,我国共有70余种地方病,其中克山病、大骨节病、碘缺乏病(地甲病、克汀病)、鼠疫、布氏杆菌病、地方性氟中毒被列为国家重点防治病种。

经过建国后半个世纪的努力,我国各地建立了各级地方病防治机构,开展了大规模群防群治工作,防治工作取得了明显成效。全国80%的省、市、区实现了全民食盐加碘;氟中毒病区中50%以上中、重度病区完成了改水降氟任务;血吸虫患者数下降了42%,其中急性感染患者下降了91.8%;大骨节病和克山病病情稳中有降。控制和根治地方病比起其他类疾病的防治要困难得多,特别是由于种种原因,在我国不少地方近年来出现了地方病的回升情况,因此我们还需要更加努力才能从根本上控制地方病的危害。

(一)地方病的病因分类

1. 生物地球化学性地方病 由于原生环境的土壤、饮水中某些元素过多或不足造成的人体摄入量与

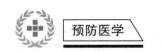

生理需要量的不相适应而引起的疾病,往往表现为特异地区人群中的特异性疾病,所以此类疾病又称为水土疾病。

(1) 元素缺乏性　如碘缺乏病(iodine deficiency disorders,IDD)。

(2) 元素过剩性(中毒性)　如地方性氟中毒(endemic fluorosis)、地方性砷中毒、地方性硒中毒。

生物地球化学性疾病目前已查明与10余种元素有关,如碘、氟、砷、硒、钼、钴、铜、镍、铝和硼等,均可引起动物和人类的生物地球化学性疾病,其中分布最广的是碘缺乏病、地方性氟中毒,还有地方性砷中毒、钼中毒、硒中毒。克山病、大骨节病虽然病因未彻底明确,但是发病也与生物地球化学性因素具有某些确定的关系。

2. 生物源性地方病　在人畜共患疾病中有些是自然疫源性疾病,也称传染性地方病,如森林脑炎、狂犬病、鼠疫、布氏杆菌病、炭疽病、血吸虫病等。

3. 病因未明地方病　如大骨节病、克山病等一些原因不明的地方病,一旦基础医学搞清病因也可归入如上两类。

(二)地方病的基本特征

(1) 病区内该种地方病的发病率、患病率都显著高于非病区,周围非地方病病区很少或没有该种疾病发生。

(2) 非病区健康人口进入该地方病区也可患同类疾病,属于高危险人群。

(3) 从地方病病区迁出的健康人口(潜伏者除外)不会再患该种地方病,原有患者症状不再加重并可能逐渐减轻。

(4) 地方病病区内的某些易感动物也可以罹患同类疾病。

(5) 地方病病区的自然环境中存在着引起该种地方病的自然因素。

(6) 彻底根除地方病病区自然环境中的致病因子,地方病病区可以转化为健康化地区。

(三)地方病监测控制策略

(1) 牢固树立长期防治的思想,有计划、有系统、有规律地连续监测病区中地方患者群患病率的消长动态和有关影响因素的变化情况。

(2) 重点抓好地方病的第一级预防,对病因明确的补充环境中和机体缺乏的元素,限制环境中过多的元素进入机体,消灭生物源性地方病的传染源,切断传播途径。

(3) 政府干预措施与宣传教育相结合,提高群众的防治参与意识,将社会发展的脱贫致富与治病治愚相结合。

二、碘缺乏病

碘缺乏病(iodine deficiency disorder,IDD)是指机体在不同生理阶段因碘缺乏而引起的一系列疾病,包括胎儿早产、死产、先天畸形、单纯聋哑、克汀病、亚临床克汀病以及单纯性甲状腺肿。中国是碘缺乏病流行严重的国家,全国31个省、市、自治区除上海市外都有地方性甲状腺肿流行,除上海、江苏省外都有地方性克汀病流行。我国每年约有600万新生儿在严重缺碘地区出生,如不尽快消除碘缺乏危害,每年将有大批智力低下患儿出现。

(一)我国碘缺乏病流行特征

1. 地区分布　在我国除上海市外,全国各省市均有发病。严重病区主要集中在东北、华北、西南、西北等地的山区,一些丘陵、平原地带也有不同程度的流行。总体来看碘缺乏病在地区分布上的特点是山区多于平原、内陆多于沿海、农村多于城市、不发达地区多于发达地区。

2. 人群分布　从年龄分布看,往往从儿童期就开始出现,青春发育期急剧升高,40岁以后逐渐下降。从性别分布看,女性的最高患病率年龄组在12～18岁,男性在9～15岁。由于女性的生理特点,怀孕期、哺乳期也成为碘缺乏病的高发期。

3. 时间分布　从长期趋势看碘缺乏病的长期变异与社会防治措施的强化程度明显相关,特别是碘化食盐的质量和覆盖率直接影响着碘缺乏病一定时期内的发病水平。

（二）碘缺乏病的病因

1. 碘缺乏的原生地质环境因素 世界绝大多数国家均有不同程度的碘缺乏病的流行,其流行原因主要是环境碘的缺乏。人体内碘的来源主要是由土壤经食物链传递得到,地壳表面富含碘元素的成熟土壤多被雨水冲刷带入海洋。其他如饮用水中碘含量偏低、降雨集中造成碘化合物随水流失,都可以成为缺碘环境。

2. 影响食物摄入的社会环境因素 人体需要的碘90％来自食物,由于经济、交通不发达,病区群众食物单一且大多数为当地自己种植的品种;再加上贫穷所造成的不合理膳食,如低蛋白质、低热能食谱,不但造成碘的摄入不足,还可以出现碘的吸收转化率低下。因此从某种意义上说,IDD是以碘缺乏为主的多种营养素的缺乏症。

3. 致甲状腺肿物质 硫氰酸盐(杏仁、木薯、核桃仁中含有)、硫葡萄糖苷(存在于卷心菜、芥菜、甘蓝等蔬菜中)、某些药物(如硫脲类抗甲状腺药物、洋地黄、秋水仙碱)可以干扰甲状腺素的合成、释放、代谢而致甲状腺肿大。

4. 其他因素 膳食中蛋白质、热量、维生素不足,高钙膳食,环境中其他矿物质不平衡,镁、锰、铁含量偏高,硒、钴、钼含量偏低,也可以加重碘的缺乏。

（三）碘缺乏病的主要临床表现形式

1. 地方性甲状腺肿 地方性甲状腺肿是碘缺乏病的主要表现形式之一。机体因碘摄入不足,甲状腺素合成减少,导致甲状腺滤泡增生而出现甲状腺代偿性肿大。其主要临床症状是单纯性甲状腺肿大。早期病变是可逆的,经过适当的补碘完全可以恢复正常,若继续发展反复增生形成了结节,则病变成为不可逆的。因此本病一定要强调早治疗、早预防。

我国现行的地方性甲状腺肿诊断标准如下:①居住在地方性甲状腺肿的病区;②甲状腺肿大超过本人拇指末节;③排除甲状腺功能亢进症、甲状腺炎、甲状腺癌等其他甲状腺疾病。尿碘值低于 $50\ \mu g/g$ 肌酐,甲状腺吸碘率呈现"饥饿曲线"可作为参考指标。

2. 地方性克汀病 地方性克汀病是严重缺碘地区碘缺乏病的最严重表现形式。多因孕期妇女、哺乳期妇女和婴幼儿期严重缺碘影响了胎儿和发育前期儿童的中枢神经系统大脑皮层神经细胞的分化增殖,使大脑发育、机体生长明显落后,引起耳聋、言语障碍、智力低下、身材矮小,故有人又称之为地方性呆小症。

地方性克汀病的诊断标准如下。

必备条件:①出生居住在碘缺乏地区;②精神发育不全,主要表现为不同程度的智力障碍。

辅助条件:①神经系统症状,不同程度的言语、听力障碍,不同程度的运动神经障碍;②甲状腺功能低下症状,不同程度的身体发育障碍,不同程度的克汀病形象。

有上述必备条件,再具有辅助条件中神经系统或甲状腺功能低下症状任何一项或一项以上者,同时排除分娩损伤、脑炎、脑膜炎、先天性愚型、大脑性瘫痪及药物中毒,即可诊断为地方性克汀病。

（四）碘缺乏病的防治措施

1. 一级预防措施 在缺碘地区实行全民补碘,是我国为消灭碘缺乏病所采取的主要手段。常见补碘的措施如下。①碘盐:食盐加碘最安全、经济、简便、易行,是预防碘缺乏病的首选方法。②碘油:碘和植物油制成的有机碘化物,有注射用针剂和口服用胶囊两种制剂。其应用范围小,主要用于交通不便及严重缺碘地区以应急补碘。③海产品:紫菜、海带、海鱼等海产品具有丰富的碘,经常食用可以预防碘的缺乏。

2. 二级预防措施 加强防治监测,为保证加碘食盐的碘含量,要常抽查监测加碘食盐从加工厂、批发、销售、入户、食用各个环节,同时注意加碘食盐的防潮、防晒、密闭保存。对人群进行定期调查,比较食用加碘食盐前后甲状腺肿发病率的动态变化。

3. 预防补碘副作用 有些个别个体补碘后可出现碘性甲状腺功能亢进症(多见于40岁以上的节结型甲状腺肿)、碘过敏、碘中毒。

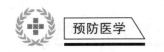

知识链接

碘 过 量

碘过量近年来受到了国际甲状腺学界和地方病学界的高度重视。国际权威学术组织于 2001 年首次提出了碘过量的定义（尿碘大于 300 $\mu g/L$），一致认为碘过量可导致甲状腺功能减退症、自身免疫甲状腺病和乳头状甲状腺癌的发病率显著增加。专家认为，碘摄入的推荐剂量是成人 1100 $\mu g/d$，尿碘中位数应当控制在 100～200 $\mu g/L$。

我国卫生部在进行了大量的调查研究后，于 2010 年公开承认"碘过量对健康的潜在危害""目前食盐中碘含量偏高"，并决定将食盐中碘含量上限标准大幅降低。2011 年卫生部发布食用盐碘含量新的食品安全国家标准，对食用盐中碘含量的平均水平（以碘元素计），由原来加工水平的 35 mg/kg 下调至产品水平 30 mg/kg 甚至更低。新标准缩小了食用盐碘含量的允许波动范围，由原来的（35±15）mg/kg 调整为食用盐碘含量平均水平的±30%。此外，新标准规定各地可结合本省人群碘营养水平供应一种、两种或三种碘含量的碘盐。

三、地方性氟中毒

地方性氟中毒是由于外界环境中氟元素过多，使生活在该环境中的居民长期摄入过量氟所引起的一种慢性中毒性地方病。病变以氟斑牙和氟骨症为特征，同时也可以累及中枢神经、心血管、胃肠道、肌肉等多个系统。世界上五大洲的五十多个国家都有本病的存在，我国流行病区分布于 1187 个县，受威胁人口达 3.3 亿。

（一）地方性氟中毒病区的划分标准与分型

由于高氟来源和环境介质不尽相同形成的高氟区有如下两种不同类型。

1. 饮水型病区 以饮用水为高氟摄入的主要来源。

2. 生活燃煤污染型病区 多为高寒高海拔地区，由于室内取暖燃烧含氟煤炭污染室内空气、饮用水、食物，大量氟元素经呼吸道、消化道进入人体。另外磷肥厂、化肥厂、铝厂、钢铁厂也可排出含氟气体污染大气环境造成周围人群的中毒。

某些长期饮用劣质粗茶的人群也可经消化道途径摄入过量的氟。

3. 病区的划分与确定根据 ①当地居民人均摄入氟在 3.59 mg/d 以上；②该地区人群尿氟平均浓度在 1.5 mg/L 以上；③其他生物样品氟含量明显高于非病区；④当地出生的 8～15 岁儿童恒牙氟斑牙检出率大于 30%；⑤检出有氟骨症患者，并且可以根据氟骨症、氟斑牙的患病率以及水源中氟含量以村为单位划分出轻、中、重不同程度的病区。

（二）我国地方性氟中毒的流行现状与影响因素

1. 流行现状

（1）地区分布 长白山以西、长江以北的广大区域为浅层高氟地下水病区，是我国面积最广的病区类型；渤海湾滨海平原等地区为深层高氟地下水病区；北京小汤山、广东丰顺等地是高氟泉水病区；昆明、桂阳等地区为高氟岩矿病区；另外四川、广西、湖北等 12 省的 150 个县主要为生活燃煤污染型病区。

（2）人群分布 ①年龄分布：恒牙形成期生活在病区的儿童均可患氟斑牙。氟骨症多见于成人，并且随着年龄的增高患氟骨症的患者增多。②性别分布：一般认为氟斑牙、氟骨症无明显性别差异，但女性由于生育原因常出现氟骨症患者多于男性，且病情随生育次数增多而加重。③家庭分布：从非病区迁入户比当地户容易患病且病情严重。

（3）时间分布 ①氟斑牙的发病与居住在病区的年限无关；②氟骨症表现为居住年限越长患病率越

高、病情越严重。

2. 影响发病率和疾病严重程度的因素

（1）氟元素的摄入量　饮用水中、食物中、空气中氟的浓度与病区地方性氟中毒病情呈高度正相关。

（2）营养状况　高蛋白质、高钙、高维生素 C 的膳食结构有抗氟中毒的作用。

（3）水质状况　低硬度、高 pH 值的饮用水也可促进氟中毒的发病。

（三）地方性氟中毒的作用与发病机理

1. 氟斑牙　超过饮用水卫生标准的氟含量（1 mg/L），可以使牙齿成釉细胞中毒变性造成釉质矿化不良，牙齿出现釉质缺损，变脆易磨损。

2. 氟骨症　每日氟摄入量超过 6 mg，入血的氟离子与血液中钙离子大量结合，形成不溶的氟化钙沉积于骨皮质甚至韧带、肌腱等软组织。氟元素过多和血钙的减少使多种酶的活性受到抑制导致体内许多代谢过程紊乱，从而引起临床出现氟骨症及其他的一系列症状。氟结合大量血钙后，刺激机体对骨钙再动员加强，造成溶骨脱钙，而氟化钙的沉积又造成骨质硬化，上述两种作用对骨骼及骨旁软组织造成严重损害，使机体产生严重而广泛的结构形态改变和功能障碍。

（四）地方性氟中毒的临床表现及分型

1. 氟斑牙　氟斑牙是氟中毒的早期临床表现，牙齿出现白垩、缺损、着色，并呈现出浅黄、黄褐、深褐或黑色等不同程度的颜色。

2. 氟骨症　氟骨症是氟中毒的重要临床表现，体征以躯干、四肢运动受限及肢体变形为主。严重者出现腰椎弯曲、骨盆变形，并且伴有肌肉挛缩和废用性萎缩，甚至出现劳动能力丧失成为残疾。患者自觉症状主要为腰背部、四肢大关节持续性疼痛，部分患者有肢体蚁走感、知觉减退等现象。其他症状有消化功能减退、代谢功能紊乱、神经系统症状等。

（五）地方性氟中毒的防治措施

1. 改水降氟　如果更换水源有困难可采用饮用水除氟的方法来降低氟的摄入量。集中式供水可用混凝沉淀法和活性氧化铝法，分散式供水可直接加入碱式氯化铝 0.5 g/L。其他如明矾法、骨灰法、电渗法也可以降低水中氟含量。

2. 改良炉灶、更换燃料　少用或不用含氟高的煤作为市内燃料，改进室内燃煤方式，加强排烟措施，减少室内空气污染。

3. 控制食物氟污染　改良食物干燥方法，避免烟气直接接触食物。

4. 综合措施　改造盐碱土壤、疏通河道、植树造林，以减少氟化物积蓄。改善饮食结构，多摄入蛋白质和新鲜蔬菜，增强体质和抗氟能力。注意个人防护，少饮用高氟劣质茶，不用含氟牙膏、含氟药物。

 知识链接

贵州燃煤污染型氟中毒

贵州省是氟中毒的高发地，全省有 1000 万氟斑牙患者，64 万氟骨患者。贵州全省共有 37 个地方性氟中毒流行县，其中 15 个县为重灾区，病区受中毒威胁总人口约 1500 万人。由于贵州省 80% 以上的县出产煤炭，广大农村居民多年来一直使用散灶做饭、取暖，燃煤过程中排放的大量氟化物造成空气和食物污染，导致地方性氟中毒。

贵州氟中毒最严重的地区是位于黔西北的织金县，离织金县城 10 公里的地方叫荷花村，荷花村周围郁郁葱葱，空气清新，但是荷花村的人们长期以来都认为这里"风水不好"。在荷花村，随处可见弯腰驼背的人，村里几乎没有身高达到 1.7 米的人，并且大都干瘦。只要上了点年纪，身体的残疾就会让这里的人丧失劳动能力，行走困难，并且如果摔了一跤，往往就爬不起来，只有卧床等死。这里几乎没有活到七十岁的，一般五六十岁的时候就死了。

在贵州,农村的粮食主要是玉米,秋天收玉米时,天气潮湿,为了避免发霉变质,人们都要用煤火烘干玉米。辣椒是主要调料,人们也用同样的方式烘干辣椒。经调查,当地经烘烤的玉米、辣椒等农作物的含氟量超过国家标准的几十倍甚至数百倍。

(董海娜)

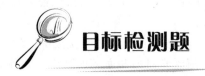 目标检测题

一、名词解释

1. 可吸入颗粒物　　2. IDD　　3. 空气离子　　4. 过滤　　5. 地方病

二、单项选择题

1. 饮用水净化的主要目的是(　　)。

A. 杀灭水中的病原微生物　　　　　　　　B. 除去水中的有毒物质

C. 改善水质的感官性状　　　　　　　　　D. 降低水中的悬浮物质和胶体物质

E. 使水质达到卫生学要求

2. 通常首选的饮用水水源是(　　)。

A. 降水　　　　　　　　B. 江、河水　　　　　　　　C. 泉水

D. 深层地下水　　　　　E. 水库水

3. 地方性克汀病的发生,缺碘的关键发育期是(　　)。

A. 胎儿期　　　　　　　B. 幼儿期　　　　　　　　C. 童年期

D. 青春发育期　　　　　E. 青春期

4. 除了(　　)外,其他都是光化学烟雾的主要成分。

A. 臭氧　　　　　　　　B. 醛类　　　　　　　　　C. PAN

D. 过氧酰基硝酸酯　　　E. 酯类

5. 预防地方性氟中毒的根本性措施是(　　)。

A. 改善营养　　　　　　B. 补钙　　　　　　　　　C. 药物预防

D. 计划生育、移民　　　E. 改水、改灶、控制食品污染

6. 光化学烟雾污染主要来自于(　　)。

A. 燃煤排放的烟尘　　　B. 工厂排放的废气　　　　C. 汽车尾气

D. 生产事故排出的毒气　E. 火灾事故排出的烟气

三、简答题

1. 举例阐述大气污染的危害。

2. 列出空气污染物的主要来源及对健康造成的危害。

3. 改良饮用水水质应该采取哪些综合性措施?

4. 详述甲醛、苯、氡、氨的主要来源、危害和预防要点。

5. 地方性甲状腺肿的预防策略与措施是什么?

第三章 饮食与健康

学习目标

1. 掌握　营养素的概念、种类、特点、评价方法,膳食营养素参考摄入量内容;合理营养与平衡膳食的概念及基本要求;食物中毒的概念、分类、特征、调查与处理措施。

2. 熟悉　人体热能的来源及分配;主要营养素的食物来源;常见细菌性食物中毒的病原、流行病学特点、临床表现特点与预防措施。

3. 了解　营养评价的对象、目的与内容;特殊人群的营养要求;中国居民膳食指南与膳食宝塔;非细菌性食物中毒的特点。

民以食为天,人类为了维持生命和健康,每天都必须从食物中获取机体所需的各种营养素,以满足机体的需要。人们对食物摄取的质量和数量与健康有直接关系。合理的营养能促进生长、利于发育、防治疾病、保证健康。如果营养不合理,就会导致各种营养性疾病的发生,并引发一系列并发症,直接威胁人们的健康和生命。

第一节　人体需要的主要营养素

一、营养及营养素的基本概念

（一）营养素

1. 营养(nutrition)　从字义上讲就是谋求养生的意思。具体是指人体通过摄取、消化、吸收、利用食物中的营养物质,以构建机体组织、满足自身生理需要的必要生物学过程。

2. 营养素(nutrients)　食物中可给人体提供能量、机体构成成分和组织修复以及生理调节功能的化学成分。人类必须每日从外界环境摄入必要的物质,除空气和水外,还要通过各种食物组成的膳食,获得人体需要的各种营养素,以满足机体的正常生长发育,新陈代谢和工作、劳动的需要。目前,人体所需的营养素可概括为六大类:蛋白质、脂肪、糖类、矿物质、维生素和水。其中机体摄入蛋白质、脂肪、糖类的量较大并能通过氧化分解而产生热量,故被称为宏量营养素或产能营养素;机体对矿物质和维生素的需要量较小,被称为微量营养素。

```
                      ┌ 蛋白质
          宏量营养素  ┤ 糖类
          │           └ 脂肪
营养素 ┤
          │           ┌ 维生素
          微量营养素  ┤           ┌ 常量元素
                      └ 矿物质 ┤
                                  └ 微量元素
```

（二）膳食参考摄入量

我国自 1955 年开始制订了"每日膳食中营养素供给量(recommended dietary allowance,RDA)"来表示人群营养素摄入水平,以作为评价人群膳食的依据。随着社会的发展和营养科学研究的深入,在 RDA

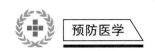

的基础上形成了系列的膳食营养素参考摄入量(DRIs)。DRIs是指一组每日平均膳食营养素摄入量的参考值,包括平均需要量(EAR)、推荐摄入量(RNI)、适宜摄入量(AI)、可耐受最高摄入量(UL)四项指标。

1. 平均需要量(estimated average requirement,EAR) 某一特定性别、年龄及生理状况群体中对某种营养素需要量的平均值。EAR是制订RDA的基础,当摄入量达到EAR水平时可以满足50%个体的需要量,但不能满足群体中另外50%个体对该营养素的需要。

2. 推荐摄入量(recommended nutrient intake,RNI) 相当于传统使用的RDA,是个体每日摄入该营养素的目标值。它可以满足某一特定性别、年龄及生理状况群体中绝大多数(97%～98%)个体需要量的摄入水平。长期摄入RNI水平,可以满足身体对该营养素的需要,保持健康和维持组织中有适当的储备。RNI是以EAR为基础制定的,如果已知EAR的标准差,则RNI定为EAR加两个标准差SD,即RNI＝EAR＋2SD。不能计算SD时,则RNI＝1.2×EAR。

3. 适宜摄入量(adequate intakes,AI) 通过观察或实验获得的健康人群某种营养素的摄入量。在个体需要量的研究资料不足不能计算EAR时,可设定适宜摄入量(AI)来代替RNI。例如纯母乳喂养的足月生产健康婴儿,从出生到4个月,他们的营养素全部来自母乳,那么母乳中供给的营养素量就是他们的AI。

AI能满足目标人群中几乎所有个体的需要,当健康个体摄入量达到AI时,出现营养缺乏的危险性很小。如果长期摄入超过AI,则可能产生毒副作用。AI的准确性远不如RNI,因此使用AI时要比使用RNI更加小心。

4. 可耐受最高摄入量(tolerable upper intake level,UL) 平均每日可以摄入某营养素的最高限量,这个量对一般人群中的几乎所有个体不致引起不利于健康的作用。主要用于检查个体摄入量过高的可能,避免中毒。当某营养素摄入量超过UL并进一步增加时,损害健康的危害性随之增加,人群中发生中毒反应的个体也增加。

二、蛋白质

在人体各个器官、组织和体液内,蛋白质都是必不可少的成分,蛋白质是一切生命的物质基础,如果蛋白质长时间地摄入不足,正常代谢和生长发育便会无法进行。

(一)蛋白质的组成

蛋白质(protein)由碳、氢、氧、氮等元素组成,有些蛋白质还含有硫、磷、铁等其他元素。氨基酸是蛋白质的基本单位。构成人体蛋白质的氨基酸有20种,其中有8种为必需氨基酸(essential amino-acid,EAA)。必需氨基酸是指在人体内不能合成或合成量甚微不能满足机体的需要,必须从食物中摄取的氨基酸,包括赖氨酸、蛋氨酸、异亮氨酸、亮氨酸、苯丙氨酸、色氨酸、苏氨酸和缬氨酸。对婴儿来说,组氨酸也是必需氨基酸。其余的氨基酸可在人体内合成或从其他氨基酸转变而来并在一定条件下合成,称为非必需氨基酸。组成人体蛋白质时,必需氨基酸与非必需氨基酸具有同等重要的生理作用,缺一不可。不过,当非必需氨基酸不足时,人体可以合成或利用必需氨基酸转变成非必需氨基酸,但是,当必需氨基酸不足或缺少时,就会直接影响体内蛋白质合成,此时必须从食物中补充一定量的必需氨基酸。

(二)蛋白质的分类

营养学上根据食物蛋白质所含氨基酸的种类和数量将食物蛋白质分三类。

1. 完全蛋白质 这是一类优质蛋白质,它所含有的必需氨基酸种类齐全,数量充足,彼此比例适当。这一类蛋白质不但可以维持人体健康,还可以促进生长发育。奶、蛋、鱼、肉中的蛋白质属于完全蛋白质。

2. 半完全蛋白质 这类蛋白质所含氨基酸虽然种类齐全,但其中某些氨基酸的数量不能满足人体的需要。它们可以维持生命,但对促进生长发育的作用较小。例如,小麦中的麦胶蛋白便是半完全蛋白质,含赖氨酸很少。

3. 不完全蛋白质 这类蛋白质不能提供人体所需的全部必需氨基酸,单纯靠它们既不能促进生长发育,也不能维持生命。例如,肉皮中的胶原蛋白便是不完全蛋白质。

（三）蛋白质的生理功能

1. 构成和修补人体组织　蛋白质是构成细胞、组织和器官的主要成分,人体各组织无一不含蛋白质,在人体的瘦组织中(如心、肾等器官)、骨骼、牙齿、指、趾等都含有大量蛋白质。人体的生长发育、衰老组织的更新、损伤组织的修复,都需要依靠蛋白质,机体必须摄入足够的蛋白质才能维持组织的修补、更新。

2. 组成体内各种重要生理活性物质,参与调节生理功能　体内新陈代谢过程中起催化作用的酶,调节生长代谢的各种激素以及有免疫功能的抗体都是由蛋白质构成的。此外,肌肉收缩、血液凝固、渗透压的维持、酸碱度的调节、物质的运输等生理功能也是由蛋白质来实现的。蛋白质在遗传、记忆和解毒方面也起着重要作用。

3. 供给能量　蛋白质是三大产热营养素之一。当食物中糖类与脂肪供给不足时,或摄入蛋白质过多超过身体合成蛋白质的需要时,食物蛋白质就会被当做能量来源氧化分解放出热能。1 g 蛋白质在体内氧化分解可产生约 16.7 kJ(4.0 kcal)的能量。

（四）食物蛋白质的营养价值评价

食物蛋白质的营养价值,主要从食物中蛋白质含量、蛋白质消化率、蛋白质利用率三方面进行评价。

1. 蛋白质含量　食物蛋白质含量是蛋白质营养价值的基础,食物蛋白质含量的多少尽管不能决定一种食物蛋白质营养价值的高低,但是没有一定的数量,再好的蛋白质其营养价值也有限,因而它是评价食物蛋白质营养价值的重要指标。食物中蛋白质的含量一般用微量凯氏定氮法测定。由于蛋白质含氮量较稳定,平均含氮量为 16%,故常将所测得的含氮量乘以系数 6.25 来表示蛋白质含量。

2. 蛋白质消化率　食物蛋白质的消化率用该蛋白质中被消化、吸收的氮量与其蛋白质含氮总量的比值表示。蛋白质消化率不仅反映食物蛋白质在消化道内被消化酶分解的程度,同时还反映消化后被吸收的程度。消化率愈高,被机体利用的可能性就愈大,其营养价值也愈高。不同的食物或同一种食物的不同加工方式,其蛋白质的消化率不一样。一般动物蛋白质比植物蛋白质的消化率高(表 3-1)。

$$蛋白质消化率 = \frac{吸收氮}{食物氮} \times 100\%$$

$$吸收氮 = 食物氮 - (粪氮 - 粪代谢氮)$$

表 3-1　几种食物蛋白质的消化率

食　物	真消化率/(%)	食　物	真消化率/(%)	食　物	真消化率/(%)
鸡蛋	97±3	大米	88±4	大豆粉	87±7
牛奶	95±3	面粉(精致)	96±4	菜豆	78
肉、鱼	94±3	燕麦	86±7	花生酱	88
玉米	85±6	小米	79	中国混合膳	96

摘自 WHO Technical Report Series 724,第 119 页,1985 年。

3. 蛋白质利用率　蛋白质的利用率是指食物蛋白质被消化、吸收后在体内被利用的程度。衡量蛋白质利用率的常用指标主要有以下几种。

（1）生物价(biological value,BV)　蛋白质的生物学价值简称生物价,是机体的氮储留量与氮吸收量之比。某种蛋白质的生物价的值越高,表明它被机体利用的程度越高,最大值为100。计算公式如下:

$$生物价 = \frac{储留氮}{吸收氮} \times 100$$

$$吸收氮 = 食物氮 - (粪氮 - 粪代谢氮)$$

$$储留氮 = 吸收氮 - (尿氮 - 尿内源性氮)$$

食物蛋白质的生物学价值高低主要取决于食物中必需氨基酸的含量和比值。食物蛋白质必需氨基酸比值越接近人体必需氨基酸需要量比值,则该食物的生物价越高。常见食物蛋白质的生物学价值见表3-2。

表3-2　常见食物蛋白质的生物学价值

蛋白质	生物学价值	蛋白质	生物学价值	蛋白质	生物学价值
鸡蛋黄	96	牛肉	76	玉米	60
全鸡蛋	94	白菜	76	花生	59
鸡蛋白	83	猪肉	74	绿豆	58
牛奶	90	小麦	67	小米	57
鱼	83	豆腐	65	生黄豆	57
大米	77	熟黄豆	64	高粱	56

（2）蛋白质净利用率（net protein utilization，NPU）　蛋白质净利用率是机体的氮储留量与氮食入量之比，表示蛋白质在体内的净利用的情况，它考虑了蛋白质在消化、利用两个方面的因素，因此更为全面，目前使用较多。

$$蛋白质净利用率 = 生物价 \times 消化率 = 蛋白质消化率 = \frac{储留氮}{食入氮} \times 100\%$$

（3）蛋白质功效比值（protein efficiency ratio，PER）　蛋白质功效比值是用处于生长阶段中的幼年动物体重的增加与所摄入的蛋白质的量之比来表示，该指标被广泛用作婴儿食品中蛋白质的评价。

$$蛋白质功效比值 = \frac{实验期内动物体重增加量(g)}{实验期内蛋白质摄入量(g)} \times 100\%$$

（4）氨基酸评分（amino acid score，AAS）　氨基酸评分也叫蛋白质评分，其基本步骤是将被测食物蛋白质的必需氨基酸组成与推荐的理想蛋白质或参考蛋白质氨基酸模式进行比较。食物蛋白质氨基酸模式与人体蛋白质构成模式越接近，其营养价值就越高。

氨基酸模式是指某种蛋白质中各种必需氨基酸的构成比例，计算方法是将该种蛋白质中的色氨酸含量定为1，分别计算出的其他必需氨基酸的相应比值，这一系列的比值就是该蛋白质的氨基酸模式（表3-3）。

表3-3　几种中国食物和人体蛋白质氨基酸模式

氨 基 酸	人体	全鸡蛋	鸡蛋白	牛奶	瘦猪肉	牛肉	大豆	面粉	大米
异亮氨酸	4.0	2.5	3.3	3.0	3.4	3.2	3.0	2.3	2.5
亮氨酸	7.0	4.0	5.6	6.4	6.3	5.6	5.1	4.4	5.1
赖氨酸	5.5	3.1	4.3	5.4	5.7	5.8	4.4	1.5	2.3
蛋氨酸＋半胱氨酸	3.5	2.3	3.9	2.4	2.5	2.8	1.7	2.7	2.4
苯丙氨酸＋酪氨酸	6.0	3.6	6.3	6.1	6.0	4.9	6.4	5.1	5.8
苏氨酸	4.0	2.1	2.7	2.7	3.5	3.5	2.7	1.8	2.3
缬氨酸	5.0	2.5	4.0	3.5	3.9	3.2	3.5	2.7	3.4
色氨酸	1.0	1.0	1.0	1.0	1.0	1.0	1.0	1.0	1.0

食物蛋白质的氨基酸模式与人体蛋白质越接近，就越能被机体充分利用，其营养价值也越高。当食物中任何一种必需氨基酸缺乏或过量时，可造成体内氨基酸的不平衡，使其他氨基酸不能被利用，影响蛋白质的合成。因此，在饮食中提倡食物多样化，将多种食物混合食用，使必需氨基酸互相补充，使其模式更接近人体的需要，以提高蛋白质的营养价值，这种现象称为"蛋白质的互补作用"。一般地讲，鱼肉奶蛋等动物蛋白质的氨基酸模式与人类接近，因此，营养价值也较高，被称为优质蛋白质。其中鸡蛋蛋白质中的氨基酸模式与人体最接近，被称为参考蛋白质。在氨基酸模式中，食物蛋白质中含量相对较低的必需氨基酸导致其他必需氨基酸在体内不能充分利用而影响其营养价值，我们称为限制氨基酸。如谷类食物中赖氨酸含量最低，为谷类食物的第一限制氨基酸。

（五）蛋白质营养不良

蛋白质缺乏在成人和儿童中都有发生，但处于生长发育阶段的儿童更为明显。蛋白质-热能营养不良

(protein-energy malnutrition,PEM)是一种因缺乏能量和(或)蛋白质而引起的营养性疾病,这是目前发展中国家较为严重的一种营养缺乏性疾病,多见于3岁以内的婴幼儿。在经济落后、卫生条件差的地区尤为多见,是危害小儿健康、导致死亡的主要原因。PEM可分为两型。一种是营养消瘦症,也称消瘦型PEM,这是一种多见于婴幼儿的极度消瘦症,是由于长期摄食过少引起的,蛋白质和能量均长期严重缺乏出现的疾病,表现为生长发育缓慢或停止,明显消瘦,体重减轻(重者只为同龄儿童平均体重的60%),全身抵抗力低下,易发生感染,但无水肿。另一种是恶性营养不良,也称水肿型PEM。这是因蛋白质严重缺乏而能量供应可以维持最低需要水平的极度营养不良症,多见于断乳期的婴幼儿,表现为下肢呈凹陷性水肿、虚弱、反应冷淡、体重不增或减轻、皮肤干燥、易感染其他疾病等。

（六）食物来源与膳食参考摄入量

人体所需蛋白质来自动物性食物和植物性食物。动物性食物蛋白质含量高、质量好,如奶、蛋、鱼、瘦肉等。大多数植物性食品如大米、玉米、小麦、高粱、杂豆类等所含蛋白质数量较少,必需氨基酸的种类不全或某种必需氨基酸的比值过低,长期食用某种单一植物性食品对健康不利。大豆含有丰富的优质蛋白质,应大力提倡多吃。谷类是我国人民的主食,也是我国人民膳食蛋白质的主要来源。蔬菜、水果等食品蛋白质含量很低,在蛋白质营养中作用很小。

中国膳食以植物性食物为主,蛋白质质量较差,所以成人蛋白质推荐摄入量为1.0～1.2 g/(kg·d)。孕妇、乳母、婴幼儿、儿童、少年和体力劳动者供应量应有所增加。蛋白质的供给量按能量计算,占总能量的11%～14%,其中儿童青少年为13%～14%,以保证膳食中有充足的蛋白质供给生长发育的需要,成年人为11%～12%,可以确保维持正常的生理功能。

三、脂类

（一）脂类的分类

脂类(lipids)也称脂质,是机体内的一类有机小分子物质,不溶于水而溶于有机溶剂,包括脂肪和类脂两类物质。

1. 脂肪 脂肪又称中性脂肪,是由一分子甘油和三分子脂肪酸组成的甘油三酯。

脂肪酸是由碳、氢、氧三种元素组成的一类化合物,因其所含的脂肪酸的链的长短、饱和程度和空间结构不同,而呈现不同的特性和功能。按其碳链长短可分为长链脂肪酸(14碳以上)、中链脂肪酸(8～12碳)和短链脂肪酸(6碳以下)。根据其饱和程度,可以分为饱和脂肪酸、单不饱和脂肪酸、多不饱和脂肪酸。富含单不饱和脂肪酸和多不饱和脂肪酸组成的脂肪在室温下呈液态,大多为植物油。以饱和脂肪酸为主组成的脂肪在室温下呈固态,多为动物脂肪。但也有例外,如深海鱼油虽然是动物脂肪,但它富含多不饱和脂肪酸,如二十碳五烯酸(EPA)和二十二碳六烯酸(DHA),因而在室温下呈液态。

必需脂肪酸是指人体不可缺少而自身不能合成,必须由食物供给的脂肪酸。n-6系列中的亚油酸和n-3系列中的α-亚麻酸是人体必需的两种脂肪酸。必需脂肪酸是人体不可缺少的营养素,其重要生理功能包括:构成磷脂、线粒体和生物细胞膜;亚油酸是合成前列腺素的前体;降低血浆胆固醇和甘油三酯;维持正常视觉功能。

2. 类脂 除以上所述的油脂外,生物体还含有许多类似油脂的化合物,在营养学上较重要的类脂有磷脂、糖脂、胆固醇、脂蛋白等。

（二）脂类的生理功能

1. 供给能量和储能 脂肪是体内的供能物质之一,每1 g脂肪在体内发生氧化可释放37.8 kJ(9 kcal)的能量。脂肪是体内储存能量的仓库,体内营养过多时,过剩的蛋白质、糖等可以转变成脂肪的形式储存起来。

2. 构成人体的重要生理物质 磷脂、糖脂和胆固醇构成细胞膜的类脂层,胆固醇又是合成胆汁酸、维生素D_3和类固醇激素的原料。

3. 维持体温和保护内脏 皮下脂肪可防止体温过多向外散失,也可阻止外界热能传导到体内,有维持正常体温的作用。内脏器官周围的脂肪垫有缓冲外力冲击以保护内脏的作用。

4. **提供必需脂肪酸**　人体所需的必需脂肪酸是靠食物脂肪提供的。必需脂肪酸能提高免疫功能,也是合成前列腺素不可缺少的前质。

5. **脂溶性维生素的重要来源**　鱼肝油和奶油富含维生素 A、维生素 D,许多植物油富含维生素 E。脂肪还能促进这些脂溶性维生素的吸收。

6. **促进食欲、增加饱腹感**　脂肪能改善食物色、香、味,增强食欲;脂肪在胃内消化停滞不前,停留时间长,所以有增加饱腹感的作用。

（三）营养价值的评价

脂类具有很高的营养价值,其营养价值可从脂肪消化率、必需脂肪酸含量和脂溶性维生素含量三个方面进行评价。

1. **脂肪消化率**　脂肪的消化率与它的熔点有关,不饱和脂肪酸越多,熔点越低,越容易消化。因此,植物油的消化率相当高,动物脂肪含饱和脂肪酸多,熔点都在 40 ℃以上,消化率较低。

2. **必需脂肪酸含量**　衡量油脂营养价值的重要依据,植物油中含有较多的必需脂肪酸,其营养价值比动物油脂高。但椰子油例外,其亚油酸含量很低,且不饱和脂肪酸含量也少。

3. **脂溶性维生素含量**　脂溶性维生素是维持人体健康所必需的,动物贮存的脂肪几乎不含维生素,但肝脏、奶和蛋类富含维生素 A 和维生素 D,植物油富含维生素 E,特别以谷类种子的胚油含量突出。

4. **脂类的稳定性**　耐储藏、稳定性高的油脂不易发生酸败。影响油脂稳定性的因素很多,主要与油脂本身所含的脂肪酸、天然抗氧化剂及油脂的储存条件和加工方法等有关。不饱和脂肪酸是不稳定的,容易氧化酸败,但植物油脂中含有丰富的维生素 E,它是天然抗氧化剂,使油脂不易氧化变质,有助于提高植物油脂的稳定性。

（四）食物来源与膳食参考摄入量

人类膳食脂肪主要来源于动物脂肪组织、肉类以及植物种子,如猪油、羊油、牛油、菜子油、大豆油、花生油等以及坚果类食品。果仁脂肪含量高,各种肉类居中,米、面、蔬菜、水果中含量很少。

不同地区由于经济发展水平和饮食习惯的差异,脂肪的实际摄入量有很大差异。我国营养学会建议一般成年人膳食脂肪供给量应占总能量的 20％～30％,其中饱和、单不饱和、多不饱和脂肪酸的比例约为 1∶1∶1,胆固醇的摄入量不超过 300 mg/d。

 知识链接

鱼油中的 EPA 和 DHA

EPA 和 DHA 这两种脂肪酸都是多不饱和脂肪酸。近年来它们之所以引起人们重视是因为相关研究发现居住在北极圈内的爱斯基摩人的膳食虽然以鱼、肉为主,脂肪、能量和胆固醇摄入量都很高,但冠心病、糖尿病的发生率和死亡率却都远低于其他地区的人群。经进一步研究发现,鱼油中富含 EPA 和 DHA,它们有降低胆固醇,增加高密度脂蛋白的作用,而高密度脂蛋白是一种能移去血管壁上积存的胆固醇,疏通血管的物质。它们还有抑制血小板聚集、降低血液黏滞度和扩张血管等作用。动物实验还发现 DHA 可促进脑的发育,据此推测对儿童的生长发育很可能也有好处。有些植物油中含量丰富的亚麻酸在体内可以转变成 EPA 和 DHA,与深海鱼油所含的 EPA 和 DHA 有同样的生物效用。

四、糖类

糖类是由碳、氢、氧三种元素组成的一类化合物,又称碳水化合物(carbohydrate)。它是人体最主要、最经济的能量来源。

（一）糖类的分类

根据分子结构的繁简,糖类分为单糖、双糖和多糖三大类。多糖包括淀粉和非淀粉多糖(如纤维素、果胶等膳食纤维)。

1. 单糖 最简单的糖类,易溶于水,可直接被人体吸收利用。最常见的单糖有葡萄糖、果糖和半乳糖。葡萄糖主要存在于植物性食物中,人血液中的糖是葡萄糖。果糖存在于水果中,蜂蜜中含量最高。果糖是甜度最高的一种糖,它的甜度是蔗糖的 1.75 倍。半乳糖是乳糖的分解产物,吸收后在体内可转变为葡萄糖,母乳中的半乳糖是在体内重新合成,而不是由食物中直接获得的。

2. 双糖 由两分子单糖缩合而成,易溶于水。最常见的双糖是蔗糖、麦芽糖和乳糖,白糖、红糖、砂糖都是蔗糖。麦芽糖在谷类种子发芽时含量较高,麦芽中含量尤其高。乳糖不易溶于水,因而在肠道中吸收较慢,从而有助于乳酸菌的生长繁殖,对预防婴幼儿肠道疾病有益。

3. 多糖 由许多单糖分子结合而成的高分子化合物,无甜味,不溶于水。多糖主要包括淀粉、糊精、糖原和膳食纤维。

（二）糖类的生理功能

1. 供给能量 糖类是供给人体能量的最主要、最经济的来源。它在体内可迅速氧化及时提供能量。1 g 糖类可产生 16.7 kJ(4 kcal)能量。脑组织、心肌和骨骼肌的活动需要靠糖类提供能量。葡萄糖是所有系统特别是神经系统最主要的能量来源,血糖的 2/3 被大脑消耗。

2. 构成机体重要生理物质 糖类是细胞膜的糖蛋白、神经组织的糖脂以及传递遗传信息的脱氧核糖核酸(DNA)的重要组成成分。

3. 节约蛋白质 糖类的摄入充足时,人体首先使用糖类作为能量来源,从而避免将宝贵的蛋白质用来提供能量。

4. 抗生酮作用 脂肪代谢过程中必须有糖类存在才能完全氧化而不产生酮体。酮体是酸性物质,血液中酮体浓度过高会发生酮血症。

5. 糖原有保肝解毒作用 肝糖原充足可增强肝脏对某些有害物质如细菌毒素的解毒作用,糖原不足时机体对酒精、砷等有害物质的解毒作用减弱,葡萄糖醛酸直接参与肝脏解毒。

6. 提供膳食纤维 膳食纤维(dietary fiber)是指存在于食物中不能被人体胃肠道中的消化酶所消化的多糖。

（三）膳食纤维的生理功能

膳食纤维包含纤维素、半纤维素、果胶、树脂及木质素等。膳食纤维是人类健康饮食不可缺少的营养素,具有重要的生理功能:①改善大肠功能,防治便秘和痔疮,预防结肠和直肠癌;②降低血脂和血浆胆固醇,具有预防冠心病的作用;③改善血糖生成反应,摄入某些可溶性纤维可降低餐后血糖升高的幅度并提高胰岛素的敏感性;④增加胃部饱腹感,减少食物摄入量,具有预防肥胖症的作用;⑤减少胆汁酸的再吸收,改变食物消化速度和消化道激素的分泌量,可预防胆结石。过多摄入膳食纤维对人体健康有一定的副作用,它会影响某些维生素和矿物质的吸收率。

（四）食物来源与膳食参考摄入量

人类膳食中糖类的主要来源是谷类和薯类食物,它们富含淀粉。食糖(白糖、红糖、砂糖)几乎 100% 是糖类。食用糖或纯糖制品被摄取后迅速吸收,但其营养密度较低,且易于以脂肪形式储存,一般认为摄入量不宜过多。蔬菜水果除含少量果糖外还含纤维素和果胶。而谷类、薯类、根茎类除了含有复合糖类(如淀粉、非淀粉多糖、低聚糖等)外,还含有蛋白质、维生素、矿物质,是糖类良好的食物来源。

膳食纤维主要来源于谷、薯、豆类及蔬菜、水果等植物性食品中。

植物的成熟度越高,其纤维素含量也就越多。谷类加工越精细则所含的纤维素越少。我国居民自古以来以植物性膳食结构为主,膳食纤维摄入量较多,对预防一些慢性病的发生有一定的作用。

我国营养学会建议一般成年人膳食中由糖类供给的能量以占摄入总能量的 55%～65% 为宜。建议限制纯热能食物如糖的摄入量,提倡摄入以谷类为主的多糖食物,以保障人体能量充足和营养素的需要,改善胃肠道环境和预防龋齿。

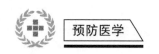

五、热能

(一)概述

1. 能量的作用及意义　能量(energy)是指人体维持生命活动所需要的热能。能量是人类赖以生存的基础。人们为了维持生命、生长、发育、繁殖后代和从事各种活动,必须每天从各种食物中获得能量。

在人体代谢过程中,产能营养素在人体内氧化成水和二氧化碳,释放能量供机体利用。人体所需要的能量都来自三大产能营养素,即蛋白质、脂肪和糖类。

2. 能量单位与能量系数　能量单位,传统上单位常用卡(cal)或千卡(kcal)表示。目前,国际上通用的能量单位是焦耳(J),营养学上常使用千焦耳(kJ)和兆焦耳(MJ)。其换算关系为 1 千卡(kcal)＝4.184 千焦耳(kJ);1 千焦耳(kJ)＝0.239 千卡(kcal);1 兆焦耳(MJ)＝239 千卡(kcal)。

每 1 g 产能营养素在体内氧化所产生的能量称为能量系数或称为热能系数,产能营养素所产能量值可以通过测热器进行测量。因此,在营养学上三大产能营养素糖类、脂肪和蛋白质的能量系数分别为 4.0 kcal(16.7 kJ)/g、9.0 kcal(37.6 kJ)/g 和 4.0 kcal(16.7 kJ)/g。

(二)人体的能量消耗

健康人体从食物中摄取的能量和机体消耗量应保持相对平衡状态,否则会引起体重减轻或体重增加。人体的能量消耗包括基础代谢、体力活动和食物特殊动力作用三个方面。对于生长发育中的儿童,还包括生长发育和身体各种组织增长及更新所需要的能量。

1. 基础代谢　基础代谢是维持生命最基本活动的代谢状态,即身体完全安静松弛,无体力脑力负担,无胃肠消化活动,清醒静卧于室温 18～20 ℃舒适条件下的代谢状态。基础代谢消耗的能量是维持生命活动最起码的能量需要,以维持体温、心跳、呼吸,以及各组织器官和细胞的基本功能。

基础代谢所消耗的能量通常以人体每小时每平方米体表面积所消耗的能量来表示,即基础代谢率(BMR)。基础代谢消耗能量的数量受许多因素的影响,如体型、性别、年龄和生理状态等。一般来说,男性比女性高,儿童和青少年比成年人高,寒冷气候下比温热气候下高,严重饥饿和长期营养不良期间,身体基础代谢率的降低可多达 50%,疾病和感染可提高基础代谢率,甲状腺功能亢进时肾上腺素可增加基础代谢。

2. 体力活动　体力活动的能量消耗也称运动的生热效应,是构成人体总能量消耗的主要部分,占人体总能量消耗的 15%～30%,体力活动一般包括职业活动、社会活动、家务活动和休闲活动等。一般肌肉越发达、体重越重、劳动强度越大、持续时间越长,能量消耗就越大。此外,体力活动消耗能量的数量还与工作性质、劳动姿势及工作熟练程度有关,其中以劳动强度对能量代谢的影响最为显著。我国相关专家委员会将劳动强度分为轻、中、重三级,并根据三级的体力活动水平(PAL)推算能量消耗量。相关劳动强度分级见表3-4。

表 3-4　我国建议成人劳动强度分级

活动水平	工作内容举例	PAL 系数	
		男	女
轻	办公室工作、修理电器钟表、售货员、酒店服务员、化学实验操作、讲课等	1.55	1.56
中	学生日常活动、机动车驾驶、电工安装、车床操作、金工切割等	1.78	1.64
重	非机械化农业劳动、炼钢、舞蹈、体育运动、装卸、采矿等	2.10	1.82

3. 食物特殊动力作用　人体由于摄入食物而引起能量消耗额外增高的现象称为食物的特殊动力作用,也称为食物的热效应,它同时引起体温升高和散发热量。它是由于食物在消化、转运、代谢及储存过程中需要消耗的能量。各种营养素的特殊动力作用强弱不同,不同食物或营养素的热效应不同,蛋白质最大,约相当于本身产热能的 30%,糖类为 5%～6%,脂肪为 4%～5%。一般混合膳食的特殊动力作用所消耗的能量约为每日消耗能量总数的 10%。此外,食物的热效应与进食量和进食频率也有关,吃得越多,消耗也越多,吃得快比吃得慢的人食物热效应高。

4. 生长发育 儿童和青少年的生长发育需要能量来建立新的组织。每增加 1 g 新组织约需要消耗 20 kJ 能量。同样,孕妇体内胎儿的生长发育和自身生殖器官的增生也需要消耗相应的能量。能量摄入必须与生长速度相适应,否则生长便会减慢甚至停止。

(三)能量的供给量

我国建议三大产能营养素供能占能量的比例分别为,糖类占 55%～65%,脂肪占 20%～30%,蛋白质则以 10%～14% 较宜(儿童青少年为 12%～14%)。中国居民膳食能量和蛋白质的参考摄入量见附录 C。

(四)能量与健康

正常情况下,人体每日摄入的能量与消耗的能量应基本保持平衡,则体重可维持正常。当机体摄入的能量不足时,机体会运用自身储备的能量甚至消耗自身的组织以满足生命活动的能量需要。人长期处于饥饿状态,则引起成人消瘦、贫血、骨骼肌退化、免疫力下降甚至会造成死亡,幼儿还会出现生长发育迟缓等一系列蛋白质缺乏症。反之,多余的能量以脂肪的形式储存,则易导致肥胖,增加高血压、冠心病、高胆固醇血症、关节炎、糖尿病、癌症等疾病的发病危险性。

六、矿物质

矿物质存在于人体内的各种元素中,除了碳、氢、氧、氮主要以有机物形式存在外,其余的各种元素均统称为矿物质(mineral)或无机盐。矿物质不能在人体内合成,必须由外界环境供给,不能提供热量,但为构成人体组织和维持正常生理功能所必需。

(一)矿物质的分类

根据矿物质在机体内含量的多少,常将其分为两大类。

1. 常量元素 在机体内含量大于 0.01% 的矿物质,称为常量元素,也称为宏量元素。主要有钙、镁、钾、钠、硫、磷和氯 7 种元素。

2. 微量元素 在机体内含量小于 0.01% 的矿物质,称为微量元素,也称为痕量元素。目前认为,铁、锌、铜、钴、锰、铬、钼、硒、碘和氟 10 种微量元素,是维持人体正常生命活动不可缺少的必需微量元素。

(二)重要的矿物质

1. 钙 人体必需的常量元素之一,是人体含量最高的一种无机元素,占体重的 1.5%～2%。体内 99% 的钙以羟基磷灰石 $[Ca_{10}(PO_4)_6(OH)_2]$ 的形式存在于骨骼和牙齿中,剩余约 1% 的钙以游离或结合状态存在于软组织、细胞外液及血液中,这部分钙称为混溶钙池,并与骨骼钙保持动态平衡。

(1)生理功能 钙是骨骼、牙齿的重要组成部分。钙是血液凝结,心脏和肌肉的收缩与弛缓,经兴奋与传递,细胞膜通透性的维持,多种酶的激活及体内酸碱平衡等不可缺少的物质。

(2)钙的吸收 食物中的钙以钙盐形式存在,人体对钙的吸收不完全,小肠是钙吸收的主要场所。人们饮食中钙含量并不恒定,由于存在多种因素影响肠道中钙的吸收利用,因此个体吸收率也不相同,一般为 25%～40%,有时可达 70%。

影响人体内钙吸收的主要因素如下:钙盐的溶解度,膳食中草酸、植酸、磷酸可与钙形成不溶性钙盐,降低钙吸收;膳食纤维过多,脂肪摄入过多或脂肪吸收不良,可干扰钙的吸收;年龄大者,钙的吸收率下降;过量的酒精、尼古丁均可妨碍钙的吸收,为此要限酒戒烟。

促进人体内钙吸收的主要因素如下:维生素 D 是影响钙吸收最重要的因素之一,它的缺乏是造成儿童佝偻病的主要原因,因此,儿童经常晒太阳,对促进骨骼发育有益;乳糖能促进钙的吸收,由于乳糖和钙形成低分子可溶性络合物;膳食蛋白质供应充足,有利于钙的吸收;适宜的钙、磷比值可促进钙吸收,一般认为钙、磷比值在 2:1 有益于钙的吸收。

(3)缺乏与过量 人群中钙的缺乏比较普遍,婴幼儿缺钙会引起手足抽搐症;儿童长期缺钙可导致生长发育迟缓,易患龋齿,严重缺乏时可引起佝偻病;成人缺钙,骨骼钙质丢失,易发生骨质软化症;老年人及绝经后妇女缺钙易患骨质疏松症。钙摄入过多会给机体造成不利影响,可增加肾结石的危险性;抑制铁、磷的吸收;持续摄入过量钙可使降钙素分泌增多,以及发生骨硬化。

(4)食物来源 乳和乳制品中钙含量和吸收率均高,是人体的理想钙源。虾皮、鱼、海带含钙量较多,

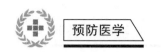

豆制品、芝麻酱也是钙的良好来源,绿叶蔬菜如油菜、芹菜叶、雪里红含钙量也较多。

(5)膳食参考摄入量　我国营养学会推荐18~50岁成年人的钙每天适宜摄入量(AI)为800 mg。青少年、孕妇、乳母及50岁以后的中老年人对钙的需要量增加,必要时可以添加钙制剂。

2. 铁　人体必需微量元素之一,人体内含铁3~5 g,是人体内含量最多的微量元素。其中78%的铁以血红蛋白等化合物形式存在,其余的22%是以储藏性化合物形式存在。和其他微量元素相比,它对人的生命和健康具有更直接、更敏感的影响。

(1)生理功能　构成血红蛋白和肌红蛋白,参与氧的运输;构成细胞色素和含铁酶,参与能量代谢;为细胞色素酶、过氧化酶、过氧化氢酶的组成成分;维持正常的造血功能;与维持正常免疫功能有关。

(2)铁的吸收　食物中的铁,以血红素铁和非血红素铁两种形式存在。其中血红素铁主要来自肉、禽、鱼,其吸收率可达20%以上;非血红素铁一般来自植物性食物,它在吸收前必须与其结合的有机化合物分离,并且还原成为二价的亚铁离子后,才能被吸收,吸收率为1%~5%。

影响人体内铁吸收的因素有谷类中的植酸盐、草酸盐、过多的膳食纤维、茶中的鞣酸、咖啡。某些单糖、有机酸、维生素C及动物性食物有促进铁吸收的作用。膳食中可降低血红素铁吸收的因素是钙,而植酸、磷酸对其吸收无影响。

(3)缺乏与过量　长期膳食中铁供给不足,可引起体内缺铁或导致缺铁性贫血,多见于婴幼儿、孕妇及乳母。我国7岁以下儿童贫血平均患病率高达57.6%,其中1~3岁的幼儿患病率最高。孕妇贫血率平均为30%左右,孕晚期更高。

铁缺乏可分为如下三个阶段:第一阶段为铁减少期(ID),主要是体内储存铁减少,血清铁蛋白浓度下降;第二阶段为缺铁性红细胞生成期(IDE),此期除血清铁蛋白浓度下降外,血清铁也下降,同时铁结合力上升(运铁蛋白饱和度下降),游离原卟啉(FEP)浓度上升;第三阶段为缺铁性贫血期(IDA),血红蛋白和红细胞压积下降,有乏力、面色苍白、心悸、头晕、眼花、免疫功能降低等临床表现。

(4)食物来源　铁的主要来源有内脏、蛋黄、干豆类、可可、甘蔗糖蜜和香菜,不仅含铁丰富而且吸收率很高。中等铁含量的食品有鱼、禽、瘦肉、干坚果、绿叶蔬菜。奶及奶制品、精米和大多数新鲜水果含铁量较低。

(5)膳食参考摄入量　我国营养学会建议膳食中铁的AI,成年男性为15 mg,成年女性为20 mg,孕妇早期15 mg、中期25 mg、晚期35 mg,乳母25 mg。成年人铁的UL为50 mg。

 知识链接

贫困山区儿童缘何反复感染

北京某医生初到某贫困山区支援基层工作,在接诊大量因上呼吸道感染而就诊的患病儿童时,发现许多患儿面色苍白、口唇黏膜与眼结膜苍白、疲倦乏力、头晕耳鸣、烦躁、低热、活动后呼吸急促。有的患儿因反复感染就诊,常规的对症治疗效果不佳。这是什么原因呢?

贫困山区膳食常发生营养素缺乏。易患呼吸道感染,当患者同时具有面色苍白、口唇黏膜与眼结膜苍白、疲倦乏力、头晕耳鸣、记忆力减退、低热等症状,实验室检查见红细胞数减少、血红蛋白降低、细胞低色素性贫血,血清铁蛋白和血运铁蛋白饱和度下降时,提示为缺铁性贫血。应在治疗感染性疾病的同时给予铁剂治疗,并指导患儿食用富含铁的食品,以纠正贫血、提高机体抵抗力。

3. 锌　人体含锌2~2.5 g,锌分布于人体所有器官,对人体正常的生长发育有重要作用。

(1)生理功能　锌可以作为多种酶的功能成分或激活剂;促进生长发育,促进核酸及蛋白质的生物合成;修复创伤;维持器官和性功能的正常发育;锌影响味觉及食欲;维持视力需要锌;提高免疫功能,延缓衰老;维护细胞膜的结构和功能。

(2)锌的吸收　锌由小肠吸收,吸收率为20%~30%。食入锌15 min后开始被吸收,开始集中于肝,然后分布到其他组织。许多因素可影响膳食中锌的吸收:植物性食物中的植酸、纤维素等均不利于锌的吸收;铁抑制锌的吸收;酗酒可妨碍锌的吸收;动物性食物中的锌生物利用率较高;某些药物如苯妥英钠、维生素 D 也能促进锌的吸收。

(3)缺乏与过量 锌缺乏主要表现为儿童生长发育迟缓、身材矮小、性器官发育不良、味觉异常、异食癖、厌食、抵抗力下降、皮肤伤口愈合慢等。长期过量补锌可导致机体代谢紊乱,引起机体的免疫功能下降、贫血。

(4)食物来源 贝类海产品、红色肉类、肝脏、海鱼及蛋类含锌丰富;植物性食品如谷类胚芽、豆类、花生等含锌也丰富,但吸收率低;白糖和水果中锌含量最低。食物经过精制后锌的含量大为减少,如磨成粉的小麦。

(5)膳食参考摄入量 中国营养学会提出膳食中锌的推荐摄入量(RNI)为成年男性 15 mg/d,女性 11.5 mg/d,成年男性 UL 定为 45 mg/d,女性为 37 mg/d。

4. 碘 碘是人体必需微量元素之一。成人体内含碘 20～50 mg,其中 70%～80%存在于甲状腺中。

(1)生理功能 构成机体甲状腺素。甲状腺素具有调节机体能量代谢和物质代谢作用,可促进机体的生长发育,是胎儿神经发育的必需物质。

(2)缺乏与过量 碘缺乏是世界上广泛存在的公共卫生问题。人体缺碘时会导致甲状腺组织增生、腺体肿大,俗称大脖子病。孕妇缺碘时,可导致早产、流产、死产、先天畸形儿、先天聋哑儿;胚胎和婴幼儿严重缺碘时会出现智力、体格发育障碍,引起地方性克汀病。碘过量摄入可导致高碘性甲状腺肿,特别是老年人。

(3)食物来源 含碘量丰富的食品有海产品,如海带、紫菜、海参等,海盐中也含有少量碘。植物性食物含碘量较低。预防碘缺乏最好的方法是采用碘强化措施,如在食盐中加碘。

(4)膳食参考摄入量 中国营养学会提出的每人每日碘的 RNI,成年人为 150 μg,孕妇和乳母 200 μg。碘的成年人 UL 为 1000 μg。

5. 硒 人体内硒总量为 14～20 mg,遍布于人体各组织器官和体液中,肾中硒浓度最高,肝脏次之,血液中相对低些。

(1)生理功能 构成含硒蛋白与含硒酶的成分:抗氧化作用,延缓衰老;对甲状腺素产生有调节作用;增强人体免疫功能;保护心血管和心肌健康;促进生长、抗肿瘤作用;有毒重金属的解毒作用。

(2)缺乏与过量 硒缺乏是发生克山病的重要原因,临床主要症状为心脏扩大、心功能失代偿、心力衰竭或心源性休克、心率失常、心动过速或过缓等;缺硒与大骨节病也有关;此外,缺乏硒会导致未老先衰、精神萎靡不振,精子活力下降,易患感冒。硒摄入过量可引起中毒,表现为头发变干、变脆、易断裂及脱落、皮肤损伤,精神系统异常等。

(3)食物来源 海产品和动物内脏是硒的良好食物来源。精制的食品含量减少,烹调加热,硒可挥发,会造成一定的损失。食物中硒的含量因地区而异,特别是植物性食物的硒含量与地表土壤层中硒元素的水平有关,我国恩施地区食物中硒含量很高。

(4)膳食参考摄入量 中国营养学会制定的每日推荐硒摄入量(RNI):成人 50 μg,孕妇 50 μg,乳母 65 μg。成年人硒的 UL 为 400 μg/d。

七、维生素

维生素(vitamin)又名维他命,是促进人体生长发育和调节生理功能所必需的一类低分子有机物。维生素存在于天然食物中,人体几乎不能合成,需要量甚微,既不参与机体的组成,亦不能提供能量,但在人体生长、代谢、发育过程中却发挥着重要的作用。合理地选择食物,正确的加工和烹调方法,对保证人体获得足够的维生素很重要。

(一)维生素的分类

维生素种类较多,按其溶解性质可分为脂溶性维生素和水溶性维生素两大类。

1. 脂溶性维生素 溶解于脂肪和有机溶剂,经胆汁乳化后在小肠内吸收,在体内可储存,排泄率低,易中毒。包括维生素 A、维生素 D、维生素 E、维生素 K 等。

2. 水溶性维生素 易溶于水而不易溶于非极性有机溶剂,吸收后体内储存量很少,过量的多从尿中排出,不易中毒。包括 B 族维生素(维生素 B_1、维生素 B_2、维生素 B_6、维生素 PP 等)和维生素 C 等。

(二)常见主要维生素

1. 维生素 A(视黄醇) 人体维生素 A 来源有两种,一种是维生素 A 醇,是最初的维生素 A 形态,只存在于动物性食物中;另一种是胡萝卜素,存在于植物性食品中,为维生素 A 的前体物质,能在体内转变成视黄醇,又称维生素 A 原。胡萝卜素中最重要的是 β-胡萝卜素。维生素 A 的计量单位有 USP 单位、IU 单位、RE 单位三种。

(1)生理功能 合成视网膜视紫质的原料,以维持弱光下的视力;促进生长发育;与免疫功能密切相关,能增强抵抗力;维持正常上皮的生长与分化;清除自由基,抗氧化作用;抗感染、抗癌作用。

(2)缺乏与过量 缺乏维生素 A 会引起夜盲症、干眼病,可使视力衰退;儿童缺乏会引起生长缓慢,骨骼、牙齿发育不正常,皮肤干燥以及生殖失调等。摄入过量的维生素 A 将引起中毒,表现为食欲减退、头痛、视力模糊、腹泻等;孕妇摄入过量,有可能生育先天畸形的婴儿。

(3)食物来源 膳食中维生素 A 的最好来源是动物肝脏,其次是奶油和蛋黄。植物性食物中以红、黄、绿色的蔬菜和瓜果中 β-胡萝卜素的含量最为丰富,如胡萝卜、红心甜薯、菠菜、南瓜、韭菜、芒果、杏、柿等。

(4)膳食参考摄入量 维生素 A 的供给量常以视黄醇当量(RE)来表示,它包括维生素 A 和 β-胡萝卜素在内的全部具有视黄醇活性的物质总量,用 μg 表示。我国营养学会推荐的维生素 A 的推荐摄入量(RNI):成年男性 800 μgRE/d,成年女性 700 μgRE/d,UL 为 3000 μgRE/d;孕妇、乳母 800~1200 μgRE/d,UL 为 2400 μgRE/d。

食物中视黄醇当量(μgRE)＝视黄醇(μg)＋β-胡萝卜素(μg)×0.167＋其他维生素 A 原(μg)×0.084

2. 维生素 D(钙化醇) 包括维生素 D_2(麦角钙化醇)和维生素 D_3(胆钙化醇)两种物质,它们具有相同的生理功能。自然界中有些植物或酵母含麦角固醇,动物和人皮肤内含 7-脱氢胆固醇,这两种物质是维生素 D 的前体,在日光中紫外线照射下分别能转变成具有活性的维生素 D_2 和维生素 D_3。

(1)生理功能 促进钙、磷在肠道内的吸收和肾小管内的再吸收,从而维持血液中钙、磷的正常浓度;钙化骨骼和牙齿,保证其正常生长发育;维生素 D 还有调节免疫功能作用;此外,在防止氨基酸通过肾脏的丢失方面有着重要作用。

(2)缺乏与过量 维生素 D 缺乏,常发生在日照不足,婴幼儿喂养不当,肝中维生素 D 及钙储存量较少且出生后生长又较快的早产儿与多胎儿中。某些疾病,特别是肠道吸收障碍,是维生素 D 缺乏的常见原因之一。维生素 D 缺乏,引起钙、磷吸收减少,血钙水平下降,骨骼成骨受阻,到骨质软化、变形,在婴幼儿期发生佝偻病;成人可发生骨质软化症,特别是妊娠、哺乳期妇女易出现骨质疏松症、手足痉挛症。维生素 D 摄入过量将引起中毒,表现为食欲减退、过度口渴、恶心、呕吐、便秘或便秘与腹泻交替出现。妊娠期和婴儿初期过多摄取维生素 D,可引起出生体重低,严重者可出现智力发育不良及骨硬化。

(3)食物来源 天然食物中维生素 D 的含量较低,主要存在于海鱼、动物肝脏、禽蛋等动物性食品及鱼肝油制剂中,人奶、牛奶、蔬菜、谷类及制品和水果中维生素 D 含量很少或几乎没有维生素 D 的活性。日光直接照射皮肤可产生胆钙化醇,经常在户外活动较多的人不易缺乏维生素 D。

(4)膳食参考摄入量 我国对膳食中维生素 D 的每日推荐摄入量(RNI):18 岁以前 10 μg,成年人 5 μg,孕妇、乳母 10 μg。成年人维生素 D 的 UL 为 20 μg/d。

3. 维生素 E(生育酚) 维生素 E 是一组具有 α-生育酚生物活性的化合物。在自然界以生育酚和三烯生育酚的形式存在,各有 α、β、γ、δ 四种化学结构,其中 α-生育酚的活性最强。维生素 E 在酸性或无氧条件下较稳定,一般烹调、加工、储存,特别是在脂肪酸败时有一定的损失。

(1)生理功能 抗氧化作用,保护维生素 A、维生素 C 和不饱和脂肪酸免受氧化;保护细胞膜免受自由基的危害,维持细胞的完整性和正常功能;与发育、抗衰老有密切关系;改善动脉硬化,预防血栓产生,改善高脂血症;与精子的生成和繁殖能力有关,可防治先兆性或习惯性流产。

(2)缺乏与过量 人类较少发生维生素 E 缺乏症,长期缺乏可引起溶血性贫血。过量或长期大量摄入维生素 E 可引起头晕、恶心、疲倦、胃肠气胀、腹泻和心脏急速跳动等不良反应。

（3）食物来源　维生素 E 广泛存在于各种油料种子及植物油中,谷类、坚果类、绿叶类以及肉、奶、蛋和鱼肝油中也有一定含量。

（4）膳食参考摄入量　我国规定 14 岁以上及成人膳食维生素 E 的每日适宜摄入量(AI)为 14 mg,儿童为 3～10 mg。维生素 E 的需要量与膳食成分有关,当多不饱和脂肪酸摄入增多时,需增加维生素 E 的需要量。

4. 维生素 C(抗坏血酸)　维生素 C 是维生素中需要供给量最大的一种,溶于水,在水溶液中易氧化,热、光、碱性物质、铁等金属离子存在时,可促进氧化破坏过程。酸性、冷藏、隔氧条件可延缓食品中维生素 C 的破坏。

（1）生理功能　参与胶原蛋白的合成,以免微血管因脆弱而产生不同程度的出血;增进钙、铁和叶酸的吸收与利用,防治贫血;阻止营养素的氧化,如维生素 C 能防止或延缓维生素 A、维生素 E 和不饱和脂肪酸的氧化以及阻止某些氧化物的形成;参与肾上腺皮质激素的合成与释放,降低血胆固醇水平;促进抗体生成和白细胞噬菌作用,增强机体免疫功能;阻止亚硝酸盐转化成亚硝胺,有抗癌作用;参与酪氨酸代谢,防止黑色素形成;其是一些重金属毒物如铅、汞、砷及细菌毒素的解毒剂。

（2）缺乏与过量　严重缺乏可引起坏血病,特征为出血,类骨质及牙本质形成异常。儿童表现为骨发育障碍、肢体肿痛、假性瘫痪、皮下出血。成人表现为齿龈肿胀、出血,皮下淤点,关节及肌肉疼痛,毛囊角化等。此外,缺乏维生素 C 时机体抗病能力降低,易感染,外伤不易愈合,严重时老伤口也会变红并开裂。缺乏维生素 C 可使机体对铁的吸收效率、对叶酸的利用效率降低,可使骨髓萎缩、生血功能下降,导致贫血。过量地服用维生素 C 对人体有害,会引起腹痛、腹泻,容易发生结石病。

（3）食物来源　维生素 C 主要来源是新鲜蔬菜和水果,卷心菜、菜花、青菜、辣椒中维生素 C 含量较多,水果类中柑橘、红果、柚子和枣等维生素 C 含量特别高,野生的苋菜、苜蓿、猕猴桃、酸枣等维生素 C 含量尤其丰富。

（4）膳食参考摄入量　我国规定每日膳食中维生素 C 的推荐摄入量(RNI):儿童 40～90 mg/d,14 岁以上及成人 100 mg/d,孕妇、乳母 130 mg/d。建议维生素 C 摄入的 UL 值为 RNI×10。

5. 维生素 B_1(硫胺素)　维生素 B_1 又称硫胺素或抗神经炎素。在酸性溶液中很稳定,在碱性溶液中不稳定,易被氧化和受热破坏。

（1）生理功能　参与糖类和脂肪的代谢,在能量代谢中起辅酶作用,没有硫胺素就没有能量;提供神经组织所需要的能量,维持神经、肌肉特别是心肌的正常功能,预防和治疗脚气病;保护乙酰胆碱免受破坏,利于胃肠蠕动;维持肌肉弹性和健康的精神状态。

（2）缺乏与过量　长期缺乏可引起脚气病,主要损害神经和血管系统。易患人群长期以精白米面为主食,而又缺乏其他副食补充者。脚气病根据临床症状分为三型:①干性脚气病,以多发性神经炎为主要症状,食欲减退、烦躁、全身无力、腓肠肌压痛痉挛、腿沉重麻木,肌肉萎缩,共济失调;②湿性脚气病,以循环系统症状为主,表现为水肿,多见于足踝,严重者整个下肢水肿,同时出现活动后心悸、气促、心动过速,并有右心室扩大,常可导致心力衰竭;③婴儿型脚气病,多发生于 2～5 月龄的婴儿,且多是维生素 B_1 缺乏的母乳所喂养的婴儿,表现为发绀、失声症、水肿、心脏扩大和心动过速,其发病突然,病情急。维生素 B_1 过量会随尿液排出,毒性极低。

（3）食物来源　维生素 B_1 在谷类种子外皮及胚芽中,以及豆类、坚果类、瘦肉和动物内脏中含量最丰富。粮食中的维生素 B_1,因碾磨过于精细而损失较多,烹调时加碱或用高压锅蒸煮,也会使维生素 B_1 遭到破坏。

（4）膳食参考摄入量　中国营养学会的《中国居民膳食营养素参考摄入量》提出,成年男女的 RNI 分别为 1.4 mg/d 和 1.3 mg/d,孕妇为 1.5 mg/d,乳母为 1.8 mg/d,可耐受最高摄入量(UL)为 50 mg/d。

6. 维生素 B_2(核黄素)　维生素 B_2 在自然界中主要以磷酸醋的形式存在于黄素单核苷酸和黄素腺嘌呤二核苷酸两种辅酶中。其水溶性较低,在强酸溶液中稳定,但在碱性环境中易于分解破坏,光照及紫外照射可引起不可逆的分解。

（1）生理功能　参与体内生物氧化与能量生成,保证物质代谢和能量代谢的正常进行,促进生长;维护皮肤和黏膜的完整性;作为黄素酶-谷胱甘肽还原酶的辅酶,具有抗氧化活性;与机体铁的吸收、储存

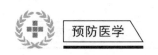

有关。

（2）缺乏与过量　维生素 B_2 缺乏时导致物质代谢紊乱,呈现特殊的上皮损害、口角炎、唇炎、舌炎、阴囊皮炎、眼睑炎、脂溢性皮炎及神经紊乱;维生素 B_2 缺乏导致能量、氨基酸和脂类代谢受损;常伴有其他营养素缺乏,如影响烟酸的代谢;引起继发性铁营养不良,导致继发性贫血;维生素 B_2 严重缺乏可引起免疫功能低下和胎儿畸形。过量吸收的维生素 B_2 会从尿中排出体外,一般来说,维生素 B_2 不会出现过量中毒。

（3）食物来源　维生素 B_2 在动物性食品如奶类、蛋类、各种肉类、动物内脏中含量较高,植物性食品中以豆类和绿叶蔬菜含量较多,谷类和一般蔬菜含量较少。谷类的维生素 B_2 主要分布在谷皮和胚芽中,碾磨加工可丢失一部分维生素 B_2,因而谷类加工不宜过于精细。

（4）膳食参考摄入量　中国营养学会制定的居民膳食维生素 B_2 推荐摄入量(RNI):成年男性 1.4 mg/d,成年女性 1.2 mg/d,孕妇、乳母 1.7 mg/d。

7. 维生素 B_3(烟酸)　烟酸又可称为维生素 PP、尼克酸或抗癞皮病因子。它是人体必需的 13 种维生素之一,属于 B 族维生素。烟酸在人体内转化为烟酰胺,烟酰胺是辅酶Ⅰ和辅酶Ⅱ的组成部分,参与体内脂质代谢,组织呼吸的氧化过程和糖类无氧分解的过程。

（1）生理功能　参与生物氧化和脂肪、激素的合成,与 DNA 复制、修复等有关;烟酸还是葡萄糖耐量因子 GTF 的重要组分,具有增强胰岛素效能的作用;此外,烟酸还能降低血甘油三酯、总胆固醇、低密度脂蛋白(LDL),升高高密度脂蛋白(HDL),有利于改善心血管功能;烟酸对维护神经系统、消化系统和皮肤的正常功能亦起着重要的作用。

（2）缺乏　烟酸缺乏时可生癞皮病,引起消化道、神经系统和皮肤病变,以皮炎(dermatiti)、腹泻(diarrhea)和痴呆(dementia)为其典型症状,简称三 D 症状。初起时体重减轻、疲劳乏力、记忆力差、失眠等。进一步发展可出现皮肤症状:常见在肢体暴露部位,如两手、两颊、颈部、手背、脚背等裸露部分出现对称性皮炎。消化系统症状:主要有口角炎、舌炎、腹泻等,腹泻是本病的典型症状。神经症状:初期很少出现,至皮肤和消化系统症状明显时出现,表现为紧张、抑郁、失眠、记忆力减退,甚至发展成痴呆症。

（3）食物来源　烟酸及烟酰胺广泛存在于动植物组织中,其中含量丰富的为酵母、动物肝脏、肉类、花生、全谷及豆类。如玉米中烟酸为结合型,不能被人体吸收利用,故有些以玉米为主食的人群易发生癞皮病,但加碱处理后游离烟酸可以从结合型中释放,易被机体利用。

（4）膳食参考摄入量　烟酸除了直接从食物中摄取外,也可以从体内色氨酸转化而来,平均约 60 mg 色氨酸转化 1 mg 烟酸。我国营养学会推荐烟酸的 RNI:成年男性 14 mgNE/d,成年女性 13 mgNE/d,UL 35 mgNE/d。

膳食中烟酸的参考摄入量采用烟酸当量(NE)为单位,即 NE(mg) = 烟酸(mg) + 1/60 色氨酸(mg)。

第二节　各类食物的营养价值

食物是人体获得所需能量和各种营养素的基本来源,是满足人类营养需要的物质基础。自然界食物的种类繁多,依其性质和来源可大致分为三类,即动物性食品、植物性食品、各种食物的制品。不同的食物所含营养素种类、数量不同,营养价值自然有区别。食物的营养价值是指食物中所含营养素和热能满足人体营养需要的程度,主要取决于营养素的种类、数量、相互比例以及是否易被人体消化、吸收及利用。食物品种虽然很多,但没有一种食物含有人体所需的一切营养素。为了满足机体对营养素的需要,应多种食物搭配食用,这就需要了解各类食物的营养价值。

一、谷类

谷类食物包括大米、小麦、荞麦、玉米、小米、高粱等。我国居民膳食中,谷类是我国人民的主要食物,是供给热能最主要的来源,约有 70% 的热能和 50% 的蛋白质来自谷类,是膳食中 B 族维生素的重要来源,同时也提供一定量的无机盐。

（一）谷类的主要营养成分

1. 蛋白质 含量一般在 7.5％～15％，由醇溶蛋白、谷蛋白、白蛋白、球蛋白等组成。谷类食物中必需氨基酸组成不平衡，赖氨酸含量低，为第一限制氨基酸，苏氨酸、色氨酸、苯丙氨酸、蛋氨酸含量偏低，因此谷类蛋白营养价值低于动物性食物蛋白质。但是由于谷类食物在膳食中所占比例较大，因而也是膳食蛋白质的重要来源。

2. 糖类 其主要成分为淀粉，其中在胚乳的淀粉细胞内，含量在 70％以上，除淀粉外还有糊精、戊聚糖、葡萄糖和果糖等。淀粉是人类最理想、最经济的能量来源，它可分为直链淀粉和支链淀粉，含量因品种而异，可直接影响食用风味。支链淀粉遇碘产生棕色反应，易使食物产生糊化，提高消化率。大米直链淀粉与支链淀粉的比例为 2：8，而糯米则几乎全为支链淀粉，因此，糯米所致的血糖反应高于大米。

3. 脂肪 谷类中脂肪含量一般都不高，大米、小麦为 1％～2％，玉米和小米可达 4％，主要集中在糊粉层和谷胚中。从米糠中可提取与机体健康有密切关系的米糠油、谷维素和谷固醇。从玉米和小麦胚芽中提取的胚芽油，80％为不饱和脂肪酸，其中亚油酸占 60％，具有降低血清胆固醇、防止动脉粥样硬化的作用。

4. 矿物质 谷类含矿物质为 1.5％～3％，主要在谷皮和糊粉层中。其中主要是磷和钙，多以植酸盐形式存在，因而消化吸收较差。谷类食物含铁少。

5. 维生素 谷类是膳食中 B 族维生素的重要来源，其中维生素 B_1 和烟酸含量较高，主要分布在糊粉层和胚部。谷胚含有较多的维生素 E，谷类不含维生素 C、维生素 A 和维生素 D。玉米中烟酸为结合型，不易被人体利用，需经过适当加工后转变成游离型烟酸才能被吸收利用。

（二）谷类加工、烹调及储存对营养素的影响

1. 谷类的加工 谷类的加工是指通过适当的碾磨去除杂质和谷皮，使之呈粉状或颗粒状，以便于烹饪，利于消化吸收。谷物加工的精度与其营养素的保留有着密切关系，谷类加工越精细，糊粉层和胚芽损失越多，营养素损失越大，尤以 B 族维生素和矿物质改变显著。但加工粗糙，残留大量纤维素和植酸，会使食物感官性状差，还影响其他营养素的吸收利用。我国的标准米（又称 95 米）和标准粉（又称 85 面）比精白米、面保留了较多的维生素和无机盐，在节约粮食和预防某些营养缺乏性疾病方面收到了良好的效益。目前应对居民普遍食用的精白米、面进行营养强化，可克服其缺陷。

2. 谷类食品的烹调 米类营养素（主要是水溶性维生素和矿物质）损失程度与淘洗次数、浸泡时间、用水量及温度密切相关。通常淘米水温越高、搓洗次数越多、力度越大、浸泡时间越长，营养素损失越严重。不同烹饪方法可使营养素发生不同程度的损失，一般蒸馒头、包子时营养素损失较少；煮饺子、面条时可使部分营养素转入汤内；炸制面食可使维生素几乎全部破坏。

3. 谷类的储存 若在适宜条件（避光、通风、干燥、阴凉）下长期储存，营养质量变化不大。

二、豆类及其制品

豆的种类很多，按营养成分不同，可将豆类分为两类：一类是含较高蛋白质和脂肪的大豆类（黄豆、黑豆和青豆）；一类是除大豆类以外的其他豆类。豆类及其制品是廉价的蛋白质来源，不仅可补充谷类蛋白质的不足，而且可增加膳食中的无机盐和 B 族维生素等。尤其是大豆及其制品因其优良的营养价值和保健作用，在我国膳食中占有重要地位。

（一）大豆的营养成分

1. 蛋白质 大豆中蛋白质含量为 35％～40％，大豆也是植物中蛋白质质量和数量最佳的作物之一。大豆蛋白质的氨基酸组成接近人体需要，具有较高的营养价值，而且富含谷类蛋白质较为缺乏的赖氨酸，是与谷类蛋白质互补的天然理想食物，故大豆蛋白质为优质蛋白质。

2. 糖类 大豆中含 25％～30％的糖类，主要为淀粉、蔗糖、阿拉伯糖、棉籽糖、水苏糖、半乳聚糖等，其中一半是可以利用的，而另一半是人体不能消化吸收的棉籽糖和水苏糖，存在于大豆细胞壁，在肠道细菌作用下发酵产生二氧化碳和氨，可引起腹胀。同时有研究发现它们可促进肠道内双歧杆菌的增殖，对抑制病原菌、防止便秘与腹泻、保护肝脏等具有重要的作用。

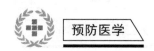
3. 脂肪　大豆含脂肪 15%～20%，其中不饱和脂肪酸占 85%，且以亚油酸最多，高达 50% 以上。此外，大豆油中还含有较多的磷脂，有利于预防动脉粥样硬化。

4. 矿物质和维生素　含量为 4.5%～5.0%，其中钙含量高于普通的谷类食品，大豆中还含有丰富的铁、核黄素、硫胺素及抗氧化能力较强的维生素 E。

（二）大豆中的抗营养因素

过去认为，大豆中含有一些天然的抗营养因子，可影响人体对某些营养素的吸收，如蛋白酶抑制剂、胀气因子、植酸、皂苷、异黄酮以及植物红细胞凝集素等，使大豆蛋白质的消化率只有 65% 左右。近年的研究发现，上述因子具有很多对人体有益的生理功能或保健功能，如抗氧化、降血脂、抗突变及抑制肿瘤等作用。合理处理抗营养因子，如水泡去除蛋白酶抑制剂，加热破坏植物红细胞凝集素，加工成豆制品去除胀气因子等，可提高大豆的消化率，充分发挥其营养价值。

（三）豆制品的营养价值

豆制品是指以大豆及其他豆类为原料生产的制品，包括非发酵豆制品和发酵豆制品两种。非发酵豆制品有豆浆、豆腐脑、豆腐、豆腐干、腐竹等，这些豆制品在经浸泡、磨细、过滤、加热等处理后，其中的纤维素和抗营养因子等减少，从而使蛋白质的消化率提高。发酵豆制品有豆豉、黄酱、豆瓣酱、腐乳等，此类豆制品的蛋白质在加工时已被分解，更易被消化和吸收，且发酵能使其中的谷氨酸游离出来，维生素 B_{12} 和核黄素的含量亦有所增加。

豆制品富含蛋白质，其含量与动物性食品相当，也是矿物质的良好来源。如：豆腐的钙含量很高，是膳食中钙的重要来源；豆芽是维生素 C 的良好来源，但豆制品中铁的含量和利用率很低。

三、蔬菜和水果类

蔬菜和水果是膳食的重要组成部分，含有人体所需的多种营养成分，有增进食欲、促进消化、维持体内酸碱平衡的作用，近年来其在防病治病中的特殊功效也引起人们的重视。

（一）蔬菜的营养价值

蔬菜含水分多，能量低，是提供微量营养素、膳食纤维和天然抗氧化物的重要来源。一般新鲜蔬菜含 65%～95% 的水分，多数蔬菜含水量在 90% 以上。蔬菜含纤维素、半纤维素、果胶、糖类等，也是胡萝卜素、维生素 B_2、维生素 C、叶酸、钙、磷、钾、铁的良好来源。菌藻类（香菇、木耳、紫菜等）含有蛋白质、多糖、胡萝卜素、铁、锌和硒等矿物质，在海产菌藻类（紫菜、海带）中还富含碘。

（二）水果的营养价值

多数新鲜水果含水分 85%～90%，是膳食中维生素、矿物质和膳食纤维的重要来源。红色和黄色水果中胡萝卜素含量较高；枣类、柑橘类、浆果类（如猕猴桃、沙棘、黑加仑等）中维生素 C 含量较高；成熟水果所含的营养成分一般比未成熟的水果高；水果中糖类较蔬菜多，主要以双糖或单糖形式存在；水果中的有机酸如果酸、柠檬酸等含量比蔬菜丰富，能刺激人体消化腺分泌，增进食欲，有利于食物的消化；水果含有丰富的膳食纤维，有促进肠道蠕动、降低胆固醇、预防动脉粥样硬化作用。此外，水果中还含有黄酮类物质、芳香物质、香豆素等植物化学物质，它们具有特殊生物活性，有益于机体健康。

（三）烹调、加工对营养价值的影响

蔬菜的营养价值除了受品种、产地、季节等因素影响外，还受烹调加工方法的影响。加热烹调可降低蔬菜的营养价值，西红柿、黄瓜、生菜等可生吃的蔬菜应在洗净后食用。烹调蔬菜的正确方法：先洗后切，蔬菜在水中浸泡时间不宜过久，否则会使蔬菜中的水溶性维生素和无机盐流失过多；烹调的较好方式是凉拌、急火快炒和快速蒸煮；烹调时适当加些醋，可以提高维生素 C 对热的稳定性，减少烹调损失；炒好即食，现做现吃，防止营养素随储存时间延长而丢失。水果生食营养价值高，当加工成罐头、果脯时，其营养素会有一定程度的损失。

四、畜肉、禽肉、鱼类

畜、禽、鱼等动物性食物是优质蛋白质、脂溶性维生素和矿物质的良好来源。动物性蛋白质的氨基酸组成更适合人体需要,且赖氨酸含量较高,有利于补充植物性蛋白质中赖氨酸的不足。我国一部分居民平均吃动物性食物的量还不够,应适当增加摄入量。

（一）畜肉类的营养价值

畜肉类是指猪、牛、羊等牲畜的肌肉、内脏及其制品,主要提供蛋白质、脂肪、无机盐和维生素。动物因其种类、肥瘦程度及部位的不同营养素的分布也不同。

1. 蛋白质 畜肉中的蛋白质含量占 10%～20%。畜肉中的蛋白质含有充足的人体必需氨基酸,而且在种类和比例上接近人体需要,易消化吸收,营养价值高。此外,畜肉中含有可溶于水的含氮浸出物,包括肌凝蛋白原、肌酸、肌苷、嘌呤和氨基酸等,使肉汤具有鲜味。

2. 糖类 畜肉中的糖类以糖原形式存在于肌肉和肝脏中,含量极少。宰后的动物肉尸在保存过程中,由于酶的分解作用糖原含量会逐渐下降。

3. 脂肪 畜肉中的脂肪含量因牲畜的肥瘦程度及部位有较大差异,如肥猪肉脂肪含量达 90%,猪里脊肉含脂肪 7.9%。畜肉类脂肪以饱和脂肪酸为主,熔点较高,主要成分是甘油三酯,少量卵磷脂、胆固醇和游离脂肪酸,其中胆固醇多存在于动物内脏,脑中最高。猪肉胆固醇为 81 mg/100 g,猪脑为 2571 mg/100 g,猪肝为 288 mg/100 g,猪肾 345 mg/100 g。

4. 矿物质 畜肉中的矿物质总含量占 0.8%～1.2%,其中钙含量低,铁、磷较多,铁以血红素铁的形式存在,因其生物利用率高,是膳食铁的良好来源。

5. 维生素 畜肉中的维生素含量丰富,尤其内脏,如肝脏中富含维生素 A、核黄素。

（二）禽肉类的营养价值

禽肉类包括鸡、鸭、鹅、鸽、鹌鹑等的肌肉、内脏及其制品。禽肉的营养成分与畜肉相似,其氨基酸组成也与人体氨基酸模式很接近。其不同在于禽肉中脂肪含量少,含有 20% 的亚油酸,易于消化吸收。此外,禽肉含氮浸出物较多,因而其肉汤更鲜美。

（三）鱼类的营养价值

1. 蛋白质 鱼类中的蛋白质含量一般为 15%～25%,易于消化吸收,其营养价值与畜肉、禽肉类相似。氨基酸组成中,色氨酸含量偏低,存在于鱼类结缔组织和软骨中的含氮浸出物主要为胶原和黏蛋白,是鱼汤冷却后形成凝胶的主要物质。

2. 脂肪 鱼类中的脂肪含量一般为 1%～3%,脂肪在肌肉组织中含量很少,主要分布在皮下和内脏周围。鱼类脂肪多由不饱和脂肪酸组成,占 80%,熔点低,消化吸收率达 95%。鱼类脂肪中含有长链多不饱和脂肪酸,如二十碳五烯酸（EPA）和二十二碳六烯酸（DHA）,具有降低血脂、防治动脉粥样硬化的作用。鱼类胆固醇含量一般为 100 mg/100 g,但鱼子、虾子中含量较高。

3. 矿物质 鱼类中的矿物质含量比畜肉类高,为 1%～2%,尤其是钙、锌、镁、硒含量丰富,如虾皮中钙含量高达 1000 mg/100 g。海产鱼类还含有丰富的碘。

4. 维生素 鱼肝中含有丰富的维生素 A 和维生素 D,鱼类肌肉中含有较高的维生素 B_1 和维生素 B_2。

五、蛋类

常见的蛋类有鸡蛋、鸭蛋、鹅蛋和鹌鹑蛋等。各种蛋的结构和营养价值基本相似,在我国人民膳食中,是优质蛋白质的主要来源。

（一）蛋的营养价值

蛋类含有丰富的蛋白质、脂肪、矿物质和多种维生素。营养成分全面而均衡,除缺乏维生素 C 外,几乎含有人体必需的所有营养素。蛋清和蛋黄分别约占总可食部的 2/3 和 1/3。蛋清中营养素主要是蛋白质,必需氨基酸组成与人体组成模式接近,生物学价值达 95 以上。全蛋蛋白质几乎能被人体完全吸收利用,是食物中最理想的优质蛋白质。在进行各种食物蛋白质的营养质量评价时,常以全蛋蛋白质作为参考蛋白。蛋类脂肪含量为 9%～15%,大多存在于蛋黄内,蛋黄中 30% 为脂肪,大部分为中性脂肪,还有一定量的卵磷脂和胆固醇。脂肪分散成细小颗粒,故易消化吸收。蛋类含有较多的钙、磷、铁,蛋清中含钠、钾

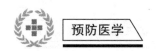

较多,蛋黄中含有较多的维生素 A、维生素 D、维生素 B_1、维生素 B_2 等,是矿物质和多种维生素的重要来源之一。

(二)加工烹调对营养价值的影响

一般烹调加工方法,如煮、煎、炒、蒸等,除维生素 B_2 少量损失外,对其他营养成分影响不大。烹调过程中的加热不仅具有杀菌作用,而且具有提高其消化吸收率的作用,因为生蛋清中存在抗微生物素和抗胰蛋白酶,经加热后被破坏,蛋白质的消化吸收和利用更完全,因此,不宜生吃鲜蛋。

 知识链接

土鸡蛋比普通鸡蛋更有营养吗?

鸡蛋是普通市民"菜篮子"里最常见的一种食品。鸡蛋品种的多样和价格的差别却让主妇们也犯了迷糊——普通鸡蛋和土鸡蛋有什么差别? 高价的土鸡蛋是否比普通鸡蛋更有营养、更安全? 几位业内育种和营养相关专家一致持否定态度。

据鸡蛋养殖的业内人士介绍,人们总认为土鸡蛋营养比普通鸡蛋高,这是一种认识误区。专家表示,土鸡蛋与普通鸡蛋的营养价值相差无几,从科学家对两种鸡蛋的 17 种氨基酸含量进行测定分析,二者并没有明显差异。据有关资料统计,土鸡蛋的维生素 E 和不饱和脂肪酸比普通鸡蛋多,脂肪含量也高,但在维生素 A 和维生素 B 的含量上不如普通鸡蛋。

国内著名育种专家表示,有规模的养鸡场给鸡吃的饲料都是经过科学配制的,如普通鸡蛋中的钙、镁、铁等微量元素含量要高于土鸡蛋。试验表明,普通鸡蛋在鸡中形成需要 6.25 天,而"土鸡蛋"则要 7.21 天,所以,土鸡蛋的脂肪酸含量要比普通鸡蛋高。脂肪酸含量的高低直接影响着鸡蛋的风味。

因此,有业内人士指出,土鸡蛋和普通鸡蛋的营养价值不相上下,是否值得花比较贵的价格来购买土鸡蛋,消费者可以根据自身需要进行衡量。

六、奶类

奶类主要包括牛奶、羊奶、马奶等。奶类所含的营养素比较全面,组成比例适宜,营养价值很高又易于消化吸收,它是婴幼儿主要食物,也是患者、老人、孕妇、乳母以及体弱者的良好营养品。对初生婴儿来说,牛奶是较为完善的食物,但是其营养成分的组成及其某些营养素之间的比例,仍不如母乳。

(一)蛋白质

奶类中蛋白质含量约为 3.0%,牛奶和羊奶较高,达 3.5%~4.0%。牛奶的蛋白质组成,以酪蛋白为主(约占 79.6%),另外还有乳清蛋白、乳球蛋白、血清免疫球蛋白和多种酶类等。牛奶蛋白质的消化吸收率高,可达 87%~89%,生物效价为 85,仅次于蛋类,属优质蛋白。与牛乳相比,人乳中酪蛋白和乳白蛋白所占的比例相反,酪蛋白少,而乳清蛋白含量高,更易于被婴幼儿消化吸收。

(二)糖类

奶类中糖类含量为 4%~6%,主要是乳糖。乳糖有调节胃酸,促进胃肠蠕动和消化腺分泌作用,还能促进肠道乳酸菌的繁殖,抑制腐败菌的生长,可改善幼儿肠道细菌的分布状况。人乳中乳糖比例较高,为 7.0%~7.9%,牛奶中则较少,为 4.6%~4.7%,对婴儿来说,母乳比牛奶要好得多。有一些人,肠道乳糖酶缺乏,喝牛奶后出现腹胀、腹泻甚至腹痛的症状,这种现象称为乳糖不耐受症。乳糖不耐受症在我国成年人中有较高的发生率,对于这些人,可以用酸奶代替牛奶。

(三)脂肪

奶类中脂肪含量为 3%~4%,马奶较低。奶中的脂肪颗粒很小,呈高度分散状态,易于消化,吸收率高达 97％,乳脂肪中油酸占 30％、亚油酸占 5.3％、亚麻酸占 2.1％,此外还含有少量卵磷脂、胆固醇。

（四）矿物质

矿物质含量为 0.6％～0.75％,其中钙含量尤为丰富,且容易消化吸收。每 1 L 牛奶可提供 1200 mg 钙,是婴幼儿、孕妇和乳母膳食钙的良好来源。但是,奶类中铁含量较少,如以牛奶喂养婴儿,应同时补充含铁高的食物以增加铁的供给。

（五）维生素

奶类中含有人体所需的各种维生素,主要为维生素 A、维生素 B_2,维生素 D 含量不高。

第三节 合理营养与膳食指导

一、营养调查

（一）概述

1. 概念 营养调查(nutritional survey)是运用调查检验手段准确而全面地了解某人群或个体在某一时间内各种营养指标的水平,用来判定其当前膳食结构是否合理和营养状况是否良好,以便提出相应措施和合理化建议。

2. 调查目的

（1）了解居民膳食营养摄取情况与其需要量之间的对比。

（2）了解与营养状况有密切关系的居民体质与健康状态,发现营养不平衡人群,为进一步的营养监测和研究营养政策提供基础资料。

（3）通过综合和专题性研究,如某些地方病、营养相关性疾病与营养的关系,研究某些生理常数、营养水平判定指标,复核营养参考摄入量。

（4）为国家制定政策和社会发展规划提供科学依据。

3. 调查内容 全面的营养调查工作由如下四部分内容组成:膳食调查、体格检查、营养不足或缺乏的临床检查、人体营养水平的生化检验。

（二）膳食调查

膳食调查是对被调查对象在一定时间内通过膳食所摄取的能量和各种营养素的数量和质量进行调查,以此来评定该调查对象日常营养得到满足的程度,为改进食物结构、合理安排膳食、合理营养提供科学依据。膳食调查是营养调查的一个基本组成部分,也是营养工作的基本手段。

1. 膳食调查的注意事项

（1）调查前,一般要通过当地卫生行政部门及居民委员会介绍和联系调查单位;调查者应当详细说明调查目的和方法,并了解当时市场上主要食物的供应情况和当地居民一般的生活和饮食习惯。

（2）调查对象应具有代表性。考虑年龄、性别、民族、地区、生活水平等因素。

（3）调查人员必须参与统一培训,熟悉调查内容和掌握调查方法后才能担任调查工作。做到调查、填表、统计、结果评价方法一致,调查完成后要对自己填写的调查表全面复核,并签写调查者的姓名。

（4）质量控制人员要对调查表进行抽查,如发现漏项、错项等应及时纠正。

2. 膳食调查的方法 膳食调查通常采用的方法有称重法、记账法、询问法、化学分析法。这些方法可单独进行,也可联合进行。可根据调查研究的目的、研究人群、对结果的精确性要求、经费以及研究时间的长短来确定适当的调查方法。

（1）称重法 称重法是一种比较准确而又复杂的方法,又称为称量法,即实际称量调查对象每日各餐食物的重量,称量和记录各种食物的生重、烹调后的熟重,统计及记录每餐进食人员组成及其人数,由此求得此餐每人所进食的各种食物的重量,从而计算出每人每日的营养素的摄入量。一般需要连续调查 4～

7天。

该方法较为仔细精确,可调查出每日膳食的变动情况和三餐食物的分配情况。此法可应用于集体食堂、家庭以及个人的膳食调查,但环节多、工作量大,一般用于比较严格的调查研究中,不适合于大规模的个体调查工作。

(2)记账法　记账法是由调查或研究者根据被调查单位每日购买食物的发票和账目、出勤人数的记录,得到在一定期限内的各种食物消耗总量和就餐者的人日数(一个人一天吃早午晚三餐时算一个人日),从而计算出平均每人每日各种食物的平均摄入量。

记账法的操作较简单,节省人力和经费,可以调查较长的时间,减少时间和季节间的误差。该法适用于账目清楚的单位,比如幼儿园、中小学校或部队的调查。缺点是调查结果只能得到人均的膳食摄入量,没有个人数据,不能反映某一个体的实际摄入水平和个体间的差异,不能对出现营养问题的个体进行评估和解释。此外,记账法存在所得数据不够准确的缺点。

(3)询问法　询问法又称24 h回忆法,即通过询问并记录调查对象一天24 h内各种主、副食品的摄入情况,一般调查3天以上,然后计算平均每天营养素的摄入量,并进行初步的评价。询问法根据调查对象所提供的膳食情况,对其食物摄入量进行计算和评价,同时了解被调查者的饮食史、饮食习惯及有无忌食、偏食等情况。此方法适合于个体调查及特种人群的调查。

询问法主要优点是简便易行,所用时间短、应答者不需要较高文化,能得到个体的膳食营养素摄入状况。缺点是资料粗糙,应答者的回顾依赖于短期记忆,同时对调查者要严格培训,不然调查者之间的差别很难标准化。

(4)化学分析法　按照调查对象一日中每餐进食的熟食和无需烹调的蔬菜水果,另备等质量的一份送实验室进行营养成分的分析,由此得知该调查对象一日的能量和各种营养素的摄入量,这种分析测定一般连续进行3~5天,最后取其平均值。

(三)体格检查

体格测量数据是评价群体或个体营养状况的有用指标。常用的测量指标包括身高、体重、上臂围、腰围、臀围及皮褶厚度等。

(四)人体营养水平的生化检验

借助生化实验手段,测定人体内各种营养素水平,发现人体临床营养不足、营养储备水平低下或营养素过量状况。可以较早掌握营养失调征兆和变化动态,及时采取必要的预防措施。

(五)临床检查

运用营养学和临床医学知识,借助于感观或有关的器材来检查营养缺乏性疾病的相应体征和症状,了解机体营养以及健康状况,然后做出营养正常或失调的临床诊断。

二、膳食结构、合理营养与平衡膳食

(一)膳食结构

膳食结构又称为膳食模式,是指膳食中各类食物的数量及其在膳食中所占的比重。目前,全世界膳食结构基本上可以分为四种模式,即东方膳食模式、欧美经济发达国家膳食模式、日本膳食模式和地中海膳食模式。这四种模式在我国居民饮食中或多或少均有体现,如果能吸取其优点,摒弃其缺点,膳食结构将会更合理。

1. 东方膳食模式　该膳食模式以植物性食物为主,动物性食物为辅,大多数发展中国家如印度、巴基斯坦和非洲一些国家属此类型。此类模式谷物食品量大,动物性食品量小,能量基本满足需要,但蛋白质、脂肪摄入量均低,某些矿物质和维生素常显不足,以致健康状况不良,劳动能力降低,容易患营养缺乏性疾病、传染病,但较少患血脂异常和冠心病等慢性病。

2. 欧美经济发达国家膳食模式　该膳食模式以动物性食物为主,是多数欧美发达国家如美国、西欧、北欧诸国的典型膳食结构,属于营养过剩型膳食。主要特点是高能量、高脂肪、高蛋白质而膳食纤维较低,这种膳食模式容易造成肥胖、高血压、冠心病、糖尿病等营养过剩型慢性病发病率上升。

3. 日本膳食模式 一种动物性食物和植物性食物较为平衡的膳食模式,以日本为代表。该膳食模式既保留了东方膳食的特点,又吸取了西方膳食的长处,少油、少盐、多海产品,蛋白质、脂肪和糖类的供能比合适,有利于避免营养缺乏性疾病和营养过剩性疾病,膳食结构基本合理。

4. 地中海膳食模式 该膳食模式以希腊为代表。其主要特点为富含植物性食物,每天食用适量的鱼、禽、蛋、奶酪和酸奶,每月食用红肉的次数不多,主要的食用油是橄榄油,大部分成年人有饮用葡萄酒的习惯。饱和脂肪摄入量低,不饱和脂肪摄入量高,膳食中含大量复合糖类,蔬菜、水果摄入量较高。地中海地区居民心脑血管疾病和癌症的发生率很低,平均寿命更是比西方高17%,已引起了西方国家的注意,并纷纷参照这种膳食模式改进自己国家膳食结构。

我国居民以食用植物性食品为主,谷类、薯类、蔬菜摄入较多,肉类摄入较少,奶类大部分地区摄入不高。但近几年来,随着经济的发展,我国居民的膳食结构正慢慢地发生变化。城市的膳食,正在向发达国家模式迈进,营养过剩和营养缺乏共存,食用动物性食品增多,富贵病增多,农村仍是以食用植物性食品为主。

（二）合理营养与平衡膳食

1. 合理营养 平衡而全面的营养。合理营养包括两方面内容:一方面为满足机体对各种营养素及能量的需要;另一方面为各营养素之间比例要适宜。

2. 平衡膳食 膳食所提供的能量及营养素在数量上能满足不同生理条件、不同劳动条件下用膳者的要求,并且膳食中各种营养素之间比例适宜的膳食,故也称为合理膳食。合理营养是通过合理膳食来实现的。

3. 平衡膳食的基本要求

（1）选择食物要多样化,合理配餐,保证满足能量和各种营养素供给量,且比例合理。

（2）合理科学的烹调加工方法,尽可能地减少食物中营养素的损失。

（3）合理的膳食制度和良好的进食环境,一日三餐定时、定量,热能分配比例恰当。

（4）食物应感官性状良好,多样化,促进食欲并能满足饱腹感。

（5）食物应无毒、无害,保证食用者安全。

三、中国居民膳食指南与平衡膳食宝塔

（一）中国居民膳食指南

膳食指南（dietary guidelines,DG）是根据营养学原则,结合国情,教育人民群众采用平衡膳食,以达到合理营养促进健康的指导性意见。

为了给居民提供最基本、科学的健康膳食信息,卫生部委托中国营养学会组织专家,制定了《中国居民膳食指南（2011 年版）》,由一般人群膳食指南、特定人群膳食指南和平衡膳食宝塔三部分组成。

一般人群膳食指南适用于 6 岁以上正常人群,共有 10 条基本原则。

（1）食物多样,谷类为主,粗细搭配。

（2）多吃蔬菜、水果和薯类。

（3）每天吃奶类、大豆或其制品。

（4）吃适量鱼、禽、蛋、瘦肉。

（5）减少烹调油用量,吃清淡少盐膳食。

（6）食不过量,天天运动,保持健康体重。

（7）三餐分配合理,零食要适当。

（8）每天足量饮水,合理选择饮料。

（9）饮酒应限量。

（10）吃新鲜卫生的食物。

（二）中国居民平衡膳食宝塔

中国居民平衡膳食宝塔是根据《中国居民膳食指南（2011 年版）》的核心内容,结合中国居民膳食的实

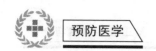

际状况,将平衡膳食的原则转化成各类食物的重量,便于人们在日常生活中实行。该膳食宝塔提出了一个在营养上比较理想的膳食模式,同时注意了运动的重要性。

1. 中国居民平衡膳食宝塔的结构 该膳食宝塔共分五层(图 3-1),包含我们每天应吃的主要食物种类和数量。该膳食宝塔各层位置和面积不同,这在一定程度上反映出各类食物在膳食中的地位和应占的比重。谷类及杂豆位居底层,每人每天应该吃 250~400 g;蔬菜类和水果类居第二层,每天应分别吃 300~500 g、200~400 g;鱼、禽、肉、蛋等动物性食物位于第三层,每天应该吃 125~225 g(鱼虾类 50~100 g,畜、禽肉类 50~75 g,蛋类 25~50 g);奶类及奶制品和豆类及坚果食物合居第四层,每天应吃相当于鲜奶 300 g 的奶类及奶制品和相当于干豆 30~50 g 的豆类及坚果;第五层塔顶是烹调油和食盐,每天烹调油用量为 25~30 g,食盐用量为 6 g(低于此值更佳)。

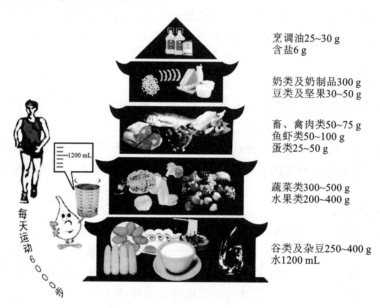

烹调油25~30 g
含盐6 g

奶类及奶制品300 g
豆类及坚果30~50 g

畜、禽肉类50~75 g
鱼虾类50~100 g
蛋类25~50 g

蔬菜类300~500 g
水果类200~400 g

谷类及杂豆250~400 g
水1200 mL

1200 mL

每天运动6000步

图 3-1 中国居民平衡膳食宝塔

2. 中国居民平衡膳食宝塔的应用原则

(1) 确定个人的食物需要。

(2) 同类互换,调配丰富多彩的食物。

(3) 要合理分配三餐食量,一般建议早、晚餐占 30%,午餐占 40% 为宜,特殊情况可适当调整。

(4) 要因地制宜充分利用当地资源。

(5) 每天喝 1200 mL 水,每天运动 6000 步。

(6) 要养成习惯,长期坚持。

第四节 特殊人群的营养

生命周期是一个连续的过程,不同生理阶段人群在生理状况及营养代谢方面有其各自的特点,因此对营养的需求存在着差异。特殊人群是指婴幼儿、儿童青少年、孕妇、乳母、老年人及特殊环境人群等。处于这些生理阶段的人群,全身各系统变化较大,对各种健康危害因素较敏感,易发生多种疾病,故应注意特殊人群的营养保健。

一、孕妇和乳母的营养

妊娠期和哺乳期妇女的营养,不仅要提供满足胎儿生长发育和乳汁分泌所必需的各种营养素,而且要满足自身的营养素需要,从而达到预防可能出现的母体和胎儿营养缺乏及某些并发症的目的。因此,保证妊娠期和哺乳期的合理营养对母体健康和下一代的正常身心发育有重大的意义。

(一)妊娠期的营养需要

1. 能量 适宜的能量对孕妇及胎儿都很重要。孕妇除了维持自身所需能量外,还要负担胎儿的生长发育及胎盘和母体组织增长所需要的能量。一般将妊娠分为早、中、晚三期,孕早期(1~12周),孕妇的基础代谢并无明显变化,对能量的需要基本与非孕时相近,可不增加能量。从孕中期(13~28周)开始,母体能量需求量增加,增加量为每日 0.84 MJ,至孕晚期(29~40周),孕妇虽体重增加较快,但由于此时孕妇活动量减少,能量消耗较低,不宜过分增加体重,故仍以每日增加 0.84 MJ 为宜。若在孕中期、孕晚期,孕妇体重增加每周低于 0.4 kg,需适当调整能量摄入。孕晚期能量摄入过多,易形成巨大胎儿,导致难产。

2. 蛋白质 为了满足胎儿的生长发育以及孕体自身的子宫、胎盘和乳房等的发育,孕期对蛋白质的需要量增加。中国营养学会建议蛋白质的增加量为:孕早期每日膳食较成人增加 5 g,孕中期增加 15 g,孕晚期增加 20 g。其中优质蛋白质应占三分之一以上。

3. 脂类 从妊娠开始,母体需要储备大量的脂肪,整个过程中体内脂肪平均增加 2~4 kg,胎儿储存的脂肪占体重的 5%~15%。脂类是胎儿神经系统的重要组成部分,脑细胞在增殖、生长过程中需要一定量的必需脂肪酸。我国膳食营养素参考摄入量建议,孕妇每日脂肪摄入量占总能量的 20%~30% 为宜。

4. 糖类 葡萄糖为胎儿代谢所必需,多用于胎儿呼吸,五碳糖可被用来合成核酸,为胎盘蛋白质合成所需。一般糖类供热比为 62% 左右。孕妇易患便秘,故应摄入适量的膳食纤维,多吃些蔬菜和水果。

5. 钙 妊娠期妇女对钙的需要量显著增加,以满足胎儿骨骼和牙齿生长发育的需要。当缺钙严重或长期缺钙时,血钙浓度下降,母亲可发生小腿抽筋或手足抽搐,严重时导致骨质软化症,胎儿也可发生先天性佝偻病。我国 DRIs 建议孕中期每日摄入 1000 mg,孕晚期每日摄入 1200 mg。除胎儿需要外,母体尚需储存部分钙以备泌乳需要。

6. 铁 孕期母体对铁的需要量增加,主要是由于以下原因:①妊娠期母体生理性贫血,需额外补充铁;②母体需储备铁,以补偿分娩时由于失血造成的铁损失;③胎儿肝脏内也需要储存部分铁,以供出生后6 个月之内婴儿对铁的需要。由于我国膳食中铁的来源主要为非血红素铁,吸收率低,因而孕妇膳食中铁的摄入量应适当增加,每日铁的适宜摄入量在孕早期、孕中期和孕晚期应分别为 15 mg、25 mg 和 35 mg。妊娠期妇女多摄入一定量动物肝、动物血、瘦肉等食物,必要时可在医生指导下加服铁剂。

7. 锌 锌对孕早期胎儿器官的形成及生长发育极为重要,我国 DRIs 建议孕妇每日锌的摄入量为孕早期 11.5 mg,孕中、后期均为 16.5 mg。其中 2/3 最好来自高利用率的动物性食物。

8. 碘 妊娠期妇女碘缺乏可能导致胎儿甲状腺功能低下,从而引起以生长发育迟缓、认知能力降低为特征的呆小症。我国 DRIs 建议孕妇每日膳食碘供给量为 200 μg。

9. 叶酸 孕期对叶酸的需要量大大增加,孕早期缺乏是导致胎儿神经管畸形(无脑儿、脊柱裂等)的主要原因。孕期叶酸缺乏还可引起胎盘早剥或新生儿低出生体重。我国建议孕妇每日供给量 600 μg,但不能超过 1000 μg。

(二)孕期营养不良对母体胎儿的影响

1. 妊娠期营养不良对母体的影响

(1)营养性贫血,以缺铁性贫血为主,当叶酸和维生素 B_{12} 缺乏时会出现巨幼红细胞性贫血。

(2)当维生素 D 和钙严重缺乏时,出现骨质软化症。

(3)蛋白质和维生素 B_{12} 缺乏时,出现营养不良性水肿。

(4)营养不良会导致妊娠并发症,如妊娠高血压。

2. 妊娠期营养不良对胎儿的影响

(1)低出生体重儿:新生儿出生体重小于 2500 g。在膳食因素中,与孕期热能摄入关系最密切。

(2)早产儿及小于胎龄儿:前者是指妊娠少于 37 周即出生的婴儿,后者指胎儿的大小与妊娠月份不符。

(3)围产期新生儿死亡率高。

(4)脑发育受损:孕期营养状况,特别是蛋白质关系到胎儿大脑发育和脑细胞数的增殖,以及以后的智力发育。

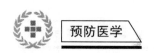

(5)先天畸形:营养缺乏或过多,可导致出生婴儿先天畸形。维生素 A 过多可致先天畸形,孕早期叶酸缺乏可造成神经管畸形,其中以无脑儿和脊柱裂最为严重。

(三)乳母的营养需要

1. 能量 乳母对热能的需要量较大,以满足泌乳所消耗的热能和提供乳汁本身的热能。我国 DRIs 建议乳母热能供给每日增加 2.09 MJ。

2. 蛋白质 蛋白质的质和量都会影响乳汁的分泌量和蛋白质氨基酸的组成。中国营养学会建议的乳母蛋白质的 RNI 为在非孕妇女基础上每日增加 20 g,其中优质蛋白质最好占 1/3～1/2,并建议乳母应多吃蛋类、乳类、瘦肉类、动物肝肾、豆类及其制品,以保证蛋白质的质和量。

3. 脂类 脂肪是乳儿能量的重要来源,乳儿中枢神经系统的发育及脂溶性维生素的吸收也需要脂肪。故乳母膳食中应有适量的脂肪,尤其深海鱼类可以增加 DHA 的摄入量,有利于婴儿脑神经和视力的发育。乳母脂肪的摄入量以占总能量的 20%～30% 为宜。

4. 钙 人乳中钙的含量较为稳定,如乳母的钙供给不足就会动用自身骨骼中的钙来满足乳汁中钙含量。为保证乳汁中正常的钙含量,并维持母体钙平衡,应增加乳母钙的摄入量,同时多晒太阳。乳母每日膳食中钙的适宜摄入量为 1200 mg。

5. 铁 铁不能通过乳腺输送到乳汁,因而人乳中铁含量低。我国建议乳母每日膳食中铁的适宜摄入量为 25 mg。

6. 维生素 乳母膳食中各种维生素必须相应增加,以维持乳母健康,促进乳汁分泌,保证乳汁中营养成分的稳定,满足乳儿及乳母的营养需要。但是,维生素 D 几乎不能通过哺乳使婴儿吸收,婴儿应通过多晒太阳或补充鱼肝油及其他制剂获得维生素 D。

知识链接

母 乳 喂 养

研究结果显示,母乳中含有预防传染病(包括肠胃炎、呼吸系统疾病、尿路感染和耳部感染等)的抗体。此外,母乳能降低婴幼儿患儿童期糖尿病、白血病,以及如哮喘和湿疹等过敏情况的风险。

母乳不但一直都含有抗感染成分,而且母乳喂养的母亲一旦患某种传染病后,就会产生特别的抗体。这些抗体会进入到她的母乳中,传递给吃奶的婴幼儿。母乳喂养不仅对婴幼儿有益,也是其自身最健康的选择,因为母乳喂养会降低母亲绝经前患乳腺癌、卵巢癌和由骨质疏松症造成的骨折的风险。

二、儿童青少年营养

(一)学龄儿童的营养需要

学龄儿童指的是 6～12 岁进入小学阶段的儿童,此期儿童体格仍维持稳步的增长,独立活动能力逐步加强,可以接受成人的大部分饮食。

1. 学龄儿童的生理特点 处于学龄期的儿童生长迅速、代谢旺盛,每年体重增加 2～3 kg,身高每年可增高 4～7.5 cm。各系统器官的发育快慢不同,神经系统发育较早,生殖系统发育较晚。

2. 学龄儿童的营养需要 学龄期儿童处于生长发育阶段,基础代谢率高,活泼爱动,体力脑力活动量大,故他们需要的能量(按每千克体重计算)接近或超过成人。由于学龄儿童学习任务繁重,思维活跃、认识新事物多,必须保证供给充足的蛋白质、糖类和脂肪。另外学龄儿童骨骼生长发育快,矿物质的需要量明显增加。为使各组织器官达到正常的生长发育水平,必须保证供给充足的矿物质和维生素。

3. 学龄儿童的合理膳食 《中国居民膳食指南(2011 年版)》中关于学龄儿童的膳食指南特别强调:①保证吃好早餐;②少吃零食,饮用清淡饮料,控制食糖摄入;③重视户外活动。学龄儿童的合理膳食原则包括：学龄儿童应该食物多样化,应摄入粗细搭配的多种食物,保证鱼、禽、蛋、肉、奶类及豆类等食物的供应,每日饮用 300 mL 左右的牛奶,谷类及豆类食物的供给应为 300～500 g。早餐的食量应相当于全日量的 1/3。此外,学龄儿童应培养良好生活习惯及卫生习惯,定时定量进食,少吃零食,不挑食、不偏食或暴饮暴食,重视口腔卫生和牙齿的保健。

(二)青少年的营养需要

青少年期一般指的是 12～18 岁这一阶段,包括青春发育期及少年期,相当于初中和高中学龄期。

1. 青少年的生理和营养特点 从青春期开始出现第二个生长高峰;身高每年可增加 5～7 cm,个别的可达到 10～12 cm;体重年增长 4～5 kg,个别可达到 8～10 kg。第二性征逐步出现,加上活动量大、学习负担重,对能量和各种营养素的需求超过成人。

2. 青少年的合理膳食

(1) 多吃谷类,供给充足的能量:谷类是我国膳食中主要的能量和蛋白质来源,青少年每日需要 400～500 g,宜选用加工较为粗糙、保留大部分 B 族维生素谷类,条件允许时应适当选择杂粮及豆类。

(2) 保证足量的鱼、禽、肉、蛋、奶、豆类和新鲜蔬菜水果的摄入:供给的蛋白质中来源于动物和大豆的优质蛋白质应达 50% 以上,鱼、禽、肉、蛋每日供给量共 200～250 g,奶不低于 300 mL,每日蔬菜和水果的总供给量约为 500 g,其中绿叶蔬菜类不低于 300 g。

(3) 平衡膳食,鼓励参加体力活动,避免盲目节食:近年来,我国青少年肥胖发生率逐年增长,对那些超重或肥胖的青少年,应引导他们通过合理控制饮食,少吃高能量的食物(如肥肉、油炸垃圾食品等),同时应增加体力活动,使能量摄入和消耗保持平衡,逐步减轻体重。

三、老年人营养

我国界定 60 岁以上的公民为老年人。老年人营养状况与其健康、疾病和衰老进程有密切关系,合理膳食有助于预防疾病、延缓衰老、健康长寿。

(一)老年人的生理代谢特点

老年人的生理代谢特点如下:①代谢功能降低,尤其分解代谢大于合成代谢;②机体成分改变,主要表现为细胞量下降、机体水分减少、骨组织矿物质减少;③器官功能改变,主要表现为消化系统消化液、消化酶及胃酸分泌量的减少,心脏功能、脑功能、肾功能及肝代谢能力均随年龄增高而有不同程度的下降。

(二)老年人的营养需要

1. 能量 由于基础代谢下降和体力活动减少,老年人能量需要量降低,能量的摄入与消耗应保持平衡,以能维持恒定的理想体重为标准,使基础代谢率(BMI)在 18.5～23.9 之间。

2. 蛋白质 老年人容易出现负氮平衡,且由于老年人肝、肾功能降低,摄入蛋白质过多可增加肝、肾负担,故以每天每千克体重 1.0～1.2 g 为宜,优质蛋白质应占 1/3 以上。

3. 脂肪 由于老年人胆汁分泌减少和酯酶活性降低而对脂肪的消化功能下降,因此,脂肪的摄入不宜过多,且应以富含多不饱和脂肪酸的植物油为主,控制富含饱和脂肪酸和胆固醇食物的摄入。

4. 糖类 应随能量供给的减少而减少,注意选择富含淀粉和膳食纤维的食物,控制蔗糖摄入。

5. 矿物质 老年人应供给充足的钙、铁、硒、铬等。老年人钙的吸收率降低,骨质丢失增加,易引起骨质疏松;老年人对铁的吸收利用率下降且造血功能减退,血红蛋白含量减少,易出现缺铁性贫血;硒具有抗氧化作用,对延缓衰老、防止慢性病的发生有一定作用;充足的铬摄入对于改善葡萄糖耐量有作用。老年人食盐摄入以小于 6 g/d 为宜,高血压、冠心病患者以低于 5 g/d 为宜。

6. 维生素 为调节体内代谢、延缓机体功能衰退和增强抗病能力,各种维生素的摄入量应充足。

(三)老年人的合理膳食

《中国居民膳食指南(2011 年版)》中关于老年人的膳食指南特别强调:食物要粗细搭配,易于消化;积极参加适度体力活动,保持能量平衡。老年人的合理膳食原则如下:①食物多样化,合理搭配平衡;②食物宜清淡少盐、少油腻,易消化;③少食多餐,不暴饮暴食,不吸烟,不过量饮酒;④保证充足的新鲜蔬菜和水果摄入,补充老年人机体所需的抗氧化营养素(β-胡萝卜素、维生素 E、维生素 C 和硒等);⑤能量及各种营

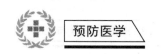

养素符合老年人供给量标准,防止热量过剩引起肥胖;⑥安静、良好的进餐环境,享受进食乐趣;⑦纠正不良嗜好。

第五节 食品污染与腐败变质

食品从生产到食用各个环节,接触到有毒有害物质,就会受到污染。被污染的食品不但对健康有损害,还可能发生腐败变质,导致食物的质量下降、感官性状恶化而不能食用。因此,防范食品污染具有重要的意义。

 知识链接

三鹿奶粉事件

2008 年 9 月,三鹿婴幼儿奶粉事件曝光后,全国一片哗然。3000 多万名婴幼儿被家长争先恐后地带到医院检查,其中有 29 万名婴幼儿被检出患有三聚氰胺结石,数万名婴幼儿实施了取石手术。三鹿集团为此支付了 9 亿多元的医疗费用和赔偿费用。因为此起事件,这个总资产为 15 亿元、2007 年销售收入达 100 亿元的全国著名乳制品巨无霸轰然倒下。

一、食品污染

(一)基本概念

凡是通过摄食而进入人体的致病因子所造成的人体患感染性或中毒性的疾病,我们将其称为食源性疾病。

食品污染是指食品在生产、加工、贮藏、运输、销售及烹调到食用的过程中,对人体健康有害的生物性、化学性、物理性物质进入食品,从而降低食品的营养价值和卫生质量,引起可能的食源性疾病。

(二)食品污染的分类和来源

1. 生物性污染 常见的有微生物、寄生虫和昆虫的污染,主要以微生物污染为主,危害较大。微生物包括细菌及其毒素、霉菌及其毒素、酵母菌及病毒等的污染,其中细菌及其毒素污染最为常见。致病菌及其毒素可引起急性感染或中毒,非致病菌一般不会引起疾病,但常常是导致食品腐败的主要原因,所以也称其为腐败菌。

2. 化学性污染 来源复杂,种类繁多,其主要来源如下:来自生产、生活和环境中的污染物,如农药、多环芳烃化合物、N-亚硝基化合物;食品添加剂的滥用;不合格的或受污染的食品容器、包装材料、运输工具;食品在加工、储存过程中产生的物质,如酒类中有害的醇类、醛类等;掺假、制假过程中加入的物质。

3. 放射性污染 放射性物质的开采和应用,核能的发展,人工放射性同位素的应用等直接或间接地对食品造成污染。

(三)食品污染的危害

1. 影响食品的感官性状 食品被污染会腐败变质,使食品变酸、变臭而失去食用价值。

2. 急性中毒 食品被微生物及其毒素、有毒化学物质大量污染,可引起急性中毒。其中,通过消化道进入人体内而引起的急性中毒,称为食物中毒。

3. 慢性中毒 污染物随食品长期少量并连续进入人体而引起的中毒。

4. "三致"作用 有些污染物会引起机体的致癌、致畸、致突变作用。

（四）食品中常见污染物的健康效应

1. 黄曲霉毒素（aflatoxin，AF） 黄曲霉毒素是由黄曲霉和寄生曲霉产生的一种严重危害人体和动物健康的有毒致癌物质，其基本结构含有一个双氢呋喃环和一个氧杂萘邻酮，包括 B_1、B_2、G_1、G_2、M_1、M_2、P_1、Q_1 等 17 种异构体。在天然污染的食品中以黄曲霉毒素 B_1（AFB_1）为最多，而且其致癌性和毒性也最强，故在食品卫生监督中常以 AFB_1 作为黄曲霉毒素污染指标。黄曲霉毒素难溶于水，易溶于油脂、甲醇和氯仿等有机溶剂。其热稳定性好，分解温度达 280 ℃，所以一般加热烹调温度不能破坏黄曲霉毒素。在中性及酸性溶液中很稳定，在 pH 9～10 的强碱溶液中，能迅速被分解和破坏。

1）污染食品 黄曲霉毒素主要污染粮油及其制品，如花生、玉米、花生油、大米、棉籽等。其中，以花生和玉米的污染最为严重，成为一些地区肝癌发病率高的主要原因。食物在生长、收获和储存过程中都可被污染。由于地理环境的差异，污染情况各地有所不同，非洲某些国家花生和玉米的污染较为严重，美国棉籽和玉米也易被污染，亚洲的菲律宾和泰国污染的主要是花生及其制品、玉米和熟食等。我国南方高温高湿地区一些粮油及其制品也受污染，而华北地区除个别样品外，一般检不出黄曲霉毒素。

2）黄曲霉毒素的毒性 黄曲霉毒素有很强的急性毒性，以及明显的慢性毒性和致癌性。

（1）急性毒性 根据动物的半数致死量 LD_{50} 试验，发现黄曲霉毒素属于剧毒物，其毒性为氰化钾的 10 倍，砒霜的 68 倍。大量摄入可发生急性中毒，主要表现为肝脏和肾脏细胞发生变性、坏死、出血。临床表现有胃部不适、食欲减退、恶心、呕吐、腹胀及肝区触痛等，严重者出现水肿、昏迷甚至抽搐而死。

（2）慢性毒性 持续少量摄入黄曲霉毒素，会引起慢性中毒，主要表现为动物生长障碍，肝脏出现慢性损害。具体表现为，肝功能变化、肝脏组织学变化、食物利用率下降、体重减轻、母畜不育或产仔少等。

（3）致癌性 黄曲霉毒素是目前发现的最强的化学致癌物。亚非国家和我国肝癌流行病学调查研究发现，黄曲霉毒素污染严重程度与肝癌的发病成正相关。除引起肝癌以外，也能诱发胃癌、肾癌、直肠癌等。

3）预防措施 主要预防措施有防霉和去毒。

（1）防霉 预防食品被黄曲霉毒素及其他霉菌毒素污染的最根本的措施。最主要的方法是控制温、湿度，即食品中的水分与食品储存环境中的温度与湿度。从田间做起，迅速将食品中的水分降到安全水分以下，就可减少霉菌的生长繁殖。各种食品的安全水分不尽相同，玉米含水分 12.5%、花生含水分 8% 以下则霉菌不易生长。

（2）去毒 常采用挑选霉粒法、碾扎脱壳法、加碱去毒法、加水揉搓法和高温高压法。

2. 多环芳烃化合物 多环芳烃化合物（polycyclic aromatic compounds，PAHs）主要由各种有机物，如煤、汽油及香烟等有机物不完全燃烧时产生的挥发性碳氢化合物，是重要的环境和食品污染物。目前已发现 200 多种，其中有相当部分具有致癌性，苯并芘是其中的代表。

1）污染来源 ①食品在烘烤或熏制时直接受到污染；②食品成分在烹调加工时受高温作用是食品中多环芳烃的主要来源；③植物性食物可吸收土壤、水中污染的多环芳烃，并可受大气飘尘直接污染；④食品加工过程中，受机油污染，或食品包装材料的污染，以及在柏油马路上晾晒粮食可使粮食受到污染；⑤污染的水体可使水产品受到污染；⑥植物和微生物体内可合成微量多环芳烃。

2）苯并芘的毒性 苯并芘是世界公认的三大强致癌物质之一，长期生活在含苯并芘的环境中，会造成慢性中毒，空气中的苯并芘是导致肺癌的最重要的因素之一。我国云南省宣威县由于长期室内燃煤，空气中苯并芘污染严重，而成为肺癌高发区。

3）预防措施

（1）改进食品加工烹调方法，尽量少用熏、烤、炸等方式。

（2）加强环境管理，改变炉灶燃烧结构，避免使食品直接接触炭火。

（3）尽量避免油脂的反复加热使用。

（4）粮食、油料种子不在沥青路上晾晒，以防被沥青污染。

（5）食品生产加工过程中要防止润滑油污染食品，或改用食用油做润滑剂。

（6）采取吸附法、日光暴晒等方法去除毒素。

（7）制订食品中允许含量标准，并加强食品卫生监督。

3. N-亚硝基化合物(N-nitroso compounds)　分为 N-亚硝胺和 N-亚硝酸胺两大类,前者的化学性质较稳定,而后者化学性质活泼,在酸性和碱性条件中均不稳定,但两者在紫外线作用下均可发生分解反应。食物中 N-亚硝基化合物天然含量极微,一般由两类称为前体的化合物(一类为仲胺和酰胺(蛋白质的分解物),一类为硝酸盐和亚硝酸盐)在人体内或体外适合的条件下化合而成。

1) 污染来源　N-亚硝基化合物的两类前体物质广泛存在于各种食物中,蔬菜是硝酸盐的主要来源,很多蔬菜如萝卜、大白菜、芹菜、菠菜中含有较多的硝酸盐。亚硝酸盐主要存在于腌菜、泡菜、香肠、火腿中。仲胺、酰胺主要来自动物性食品如肉、鱼、虾等的蛋白质分解物,尤其当这些食品腐败变质时,仲胺等可大量增加。

2) 危害　N-亚硝基化合物,是一类致癌性很强的化学物质,可诱发动物的食道癌、胃癌、肝癌、结肠癌、膀胱癌、肺癌等各种癌症。尽管目前还不能完全证明 N-亚硝基化合物与肿瘤有关,但很多研究表明,N-亚硝基化合物是引起人类胃、食道、肝和鼻咽癌的危险因素。我国河南林州市是食管癌高发区,在当地人们经常吃的酸菜中,发现霉菌合成的 N-亚硝基化合物及其前体,这些因素可能与该地区食道癌的高发生率有关。

3) 预防措施

(1) 阻断或减少 N-亚硝基化合物的合成:防止食物霉变以及其他微生物污染;控制食品加工中硝酸盐及亚硝酸盐的使用量;施用钼肥;改进食品加工工艺。

(2) 防止或减少亚硝基化合物的危害作用:提高维生素 C、维生素 E 和鞣酸的摄入量;许多食物成分可阻断 N-亚硝胺的形成;吃新鲜食物,减少腌制食品的摄入量;暴晒污染的粮食和饮水。

(3) 制定并严格执行食品中 N-亚硝基化合物限量标准。

知识链接

食品安全法颁布的背景及意义

我国政府历来重视食品安全,早在 1982 年,全国人大常委会就通过了食品卫生法(试行),将我国的食品卫生事业推上了法治轨道;在总结试行法实施经验的基础上,食品卫生法于 1995 年正式颁布施行,对保证食品安全,保障人民身体健康发挥了重要作用。但随着社会的快速转型,我国食品安全领域出现了一些新情况、新问题:食品行业迅速发展、食品安全监管体制不顺、食品标准不统一等。这些问题给食品安全埋下了隐患,导致食品安全事故频发。特别是 2008 年发生的三鹿奶粉事件,暴露了食品安全领域的诸多漏洞。从保障人民健康权利出发,食品安全法于 2009 年 6 月 1 日正式实施,该法针对当前食品安全监管的薄弱环节,对监管制度作了重要的补充和完善。法律进一步明确了打造从农田到餐桌的全程监管,建立食品安全风险评估和食品召回等制度,统一食品安全标准,加强对食品添加剂和保健食品的监管,完善食品安全事故的处置机制,强化监管责任,加大处罚力度,体现预防为主、科学管理、明确责任、综合治理的食品安全工作指导思想,为我国食品从生产经营到使用奠基了法制基础。

二、食品腐败变质

食品腐败变质(food spoilage)是指在微生物等各种因素的作用下,食品的化学组成、理化性质和感官指标等品质发生的不良改变,此时,食品的食用价值降低或完全消失,如肉类、鱼类的腐臭等。

(一)食品腐败变质的原因和条件

食品的腐败变质主要是指食品中的蛋白质、脂肪和糖类等发生降解反应的过程。其发生原因主要有微生物的作用、食品本身的因素、环境因素。

1. 微生物的作用　微生物的污染是引起食品腐败变质的主要原因,其中以非致病菌为主,霉菌和酵母菌次之。这些微生物通常广泛存在于土壤、空气、水、动物和人的粪便中。在从事食品生产经营时，若不注意卫生，微生物就会污染食品，使食品发生一系列变化，甚至腐败变质。

2. 食品本身的组成和性质 ①食品的水分含量：食品中的水分以自由水和结合水两种状态存在。食品变质主要由自由水引起。自由水又称游离水，常用水分活性 A_w 表示（$A_w=1$ 表示纯水，$A_w=0$ 表示无水）。一般水分活性高，微生物易生长繁殖，当 A_w 在 0.6 以下时，则微生物不能生长。一般干制品 A_w 控制在 0.64（含水量 12%～14%）以下较为安全。②食品中的营养物质：蛋白质、糖类、脂肪、无机盐、维生素等是微生物的良好培养基，因而微生物污染食品后很容易迅速生长繁殖造成食品的变质。如肉、鱼等富含蛋白质的食品，容易受到对蛋白质分解能力很强的变形杆菌微生物的污染而发生腐败。③食品的组织结构：疏松、细胞壁已破坏的食品如肉馅、水果泥之类，最易腐败变质。

3. 环境因素 温度、湿度、空气等自然条件，对微生物的生长繁殖有着重要的影响，在促进食品本身发生各种变化上起着重要作用，从而成为影响食品变质的重要条件，如天热饭菜容易变坏、潮湿粮食容易发霉等。

（二）食品腐败变质的危害

腐败变质的食品常常表现为难以接受的感官性状，如刺激气味、异常颜色、酸臭味道、组织溃烂、黏液污秽等。当食品腐败变质时，其蛋白质、脂肪、糖类、维生素、无机盐大量被破坏和流失，食品失去营养价值。

食入腐败变质的食物可致人体发生不良反应，甚至中毒。例如，某些鱼类腐败产生的组织胺可使人体中毒，脂肪酸败产物可引起不良反应及中毒等。

（三）食品防腐与合理储存

1. 低温保藏法 包括冷藏和冷冻两种方法。

2. 高温杀菌保藏法 常用的加热杀菌法有高温灭菌法、巴氏消毒法、超高温消毒法、微波加热杀菌和一般煮沸法。一些不适合加热的食品或饮料，常采用滤过除菌的方法。

3. 脱水与干燥保藏法 一种常用的保藏食品的方法，其原理是，将食品中的水分降至微生物繁殖所必需的水分以下。

4. 食品腌渍和烟熏保藏法 常见的腌渍方法有提高酸度、盐腌、糖渍、烟熏保藏。

5. 食品的辐射保藏法 主要是将放射线用于食品灭菌、杀虫、抑制发芽等，以延长食品的保藏期限。

第六节 食 物 中 毒

一、概述

（一）食物中毒的概念

食物中毒（food poisoning）是指健康人经口摄入正常数量可食状态的"有毒食物"（指被致病菌及其毒素、化学毒物污染或含有毒素的动、植物食物）后所引起的以急性感染或中毒为主要临床特征的疾病。

食物中毒不包括如下几种情况：①食入非可食状态食物、暴饮暴食所引起的急性胃肠炎；②因摄入食物而感染的传染病、寄生虫病、人畜共患传染病等食源性疾病；③摄食者本身有胃肠道疾病、过敏体质者食入某食物后发生的疾病；④以慢性毒害为主要特征的中毒。

（二）食物中毒的特点

食物中毒虽然原因不同，症状各异，但是其发病一般都具有以下共同特点。

（1）潜伏期短，发病突然 短时间内出现大批患者，常为集体暴发。

（2）患者临床表现相似 以急性胃肠道症状为主，常常出现恶心、呕吐、腹痛、腹泻等症状。

（3）发病均与食入某种食物有关 患者在近期内都食用过同样的食物，发病范围局限在食用该类有毒食物的人群，停止食用该食物后发病很快停止。

（4）患者对健康人无传染性。

（5）有明显的季节性　夏秋季多发生细菌性中毒和有毒动、植物食物中毒,冬春季多发生肉毒中毒和亚硝酸盐中毒等。

（三）食物中毒的原因

（1）原料本身有毒,或受大量活菌及其毒素污染,或已经腐败变质。

（2）食品在生产、加工、运输、储存、销售等过程中不注意卫生、生熟不分造成食品污染,食前又未充分加热处理。

（3）食品保藏不当,如马铃薯发芽、食品中亚硝酸盐含量增高、粮食霉变等。

（4）加工烹调不当,如肉块太大,内部温度不够,细菌未被杀死。

（5）食品从业人员本身带菌,个人卫生不好,造成对食品的污染。

（6）有毒化学物质混入食品中并达到中毒剂量。

（四）食物中毒的分类

1. 细菌性食物中毒　包括感染型食物中毒和毒素型食物中毒两大类。沙门菌属、变形杆菌属、副溶血性弧菌和致病性大肠菌属等引起的食物中毒属于感染型,而肉毒杆菌毒素、葡萄球菌肠毒素等引起的食物中毒就属于毒素型。

2. 有毒动植物食物中毒　例如,河豚、有毒贝类、腺体（甲状腺等）所引起的动物性食物中毒,毒蕈、木薯、四季豆、发芽马铃薯、新鲜黄花菜、生豆浆等引起的植物性食物中毒。

3. 化学性食物中毒　食物被某些金属、类金属及其化合物、亚硝酸盐、农药等污染,或因误食引起的食物中毒。

4. 霉菌毒素和霉变食物中毒　食入含有被大量霉菌毒素污染的食物引起的食物中毒,如霉变甘蔗、赤霉病麦等。

二、细菌性食物中毒

细菌性食物中毒,是食物中毒中最常见的一类。这类食物中毒的主要特征:①通常有明显的季节性,多发生于气候炎热的季节,一般以5～10月份最多。②引起细菌性食物中毒的食品,主要是动物性食品,如肉、鱼、奶和蛋类等,少数是植物性食品,如余饭、糯米凉糕等。③抵抗力降低的人,如病弱者、老人和儿童易发生细菌性食物中毒,发病率较高,急性胃肠炎症较严重,但此类食物中毒病死率较低,预后良好。我国细菌性食物中毒多以沙门菌、葡萄球菌、副溶血性弧菌食物中毒为主。

（一）沙门菌属食物中毒

1. 病原体　沙门菌属属于肠杆菌科,广泛存在于自然界中,有2300多个血清型,我国已发现255个血清型。常致病的有猪霍乱沙门菌、鼠伤寒沙门菌、肠炎沙门菌、纽波特沙门菌、鸭沙门菌。它们在自然界存活力较强,20～37 ℃条件下可迅速繁殖。沙门菌属不耐热,55 ℃加热1 h或60 ℃加热15～30 min可被杀灭,100 ℃立即死亡。水经氯化物处理5 min可杀灭其中的沙门菌属。

2. 流行病学特点　沙门菌属食物中毒全年均可发生,多见于夏秋季（5～10月）。食物中毒多由于动物性食品而引起,尤其是肉类,其次是蛋类、奶类及其他动物性食品。发病范围广,暴发与散在并存。由于沙门菌属不分解蛋白质,因此被沙门菌属污染的食品无感官性状的变化而容易被人们忽视。如果畜、禽肉类蒸煮加热不当或在冰箱中放置时间过长,都容易发生沙门菌属感染或中毒。

3. 中毒原因　沙门菌属可通过生前感染和宰后污染途径污染动物性食品。生前感染指家畜、家禽在宰杀前已感染沙门菌属,宰后污染是指屠宰运输到烹调加工过程中被带菌的粪便、带菌的容器、污水等污染。引起沙门菌属中毒的原因主要由加工食品用具或食品存储场所生熟不分,交叉污染,食用前没加热处理或加热不彻底引起。

4. 临床表现　潜伏期一般为12～24 h,短的数小时,长则2～3天。开始表现为恶心、头痛、食欲减退,后出现呕吐、腹泻、腹痛,腹泻一日数次至十余次,黄绿色水样便,大便有恶臭味,少数带有脓血和黏液。一般发热38～40 ℃。重症患者出现寒战、痉挛、脱水和休克等。一般病程为3～5天,预后良好。

但是,老人、儿童和体弱者如不及时进行急救处理也可导致死亡。沙门菌属食物中毒的临床表现有较大的差别,有五种临床类型,即胃肠炎型、类霍乱型、类伤寒型、类感冒型和类败血症型,其中以胃肠炎型最为多见。

5. 预防措施

(1)防止食品被沙门菌属污染:①牲畜宰前检查,防止病畜混入;②避免肉尸和内脏被粪便、污水、容器污染;③严禁出售病死牲畜和禽肉;④熟食品必须与生食品分别储存,防止污染。

(2)控制沙门菌属在食品中繁殖:沙门菌属繁殖的最适温度为 37 ℃,但在 20 ℃左右即能繁殖。防止其繁殖,必须低温储存。

(3)彻底杀灭沙门菌属:对污染的食品加热,彻底杀死沙门菌属。例如,蛋类煮沸 8~10 min,即可杀灭沙门菌属。

(二)副溶血性弧菌食物中毒

1. 病原体 副溶血弧菌是一种革兰氏染色阴性嗜盐菌,存在于海水、海底沉积物和鱼、贝类等海产品中。在 30~37 ℃、含 NaCl 3.5% 的培养基和食物中生长最佳,无盐条件下不生长。该菌不耐热,56 ℃ 加热 5 min 或 90 ℃ 加热 1 min 即可灭活;对酸敏感,50% 的食醋处理 1 min 或 1% 的食醋处理 5 min 可将其杀灭。副溶血性弧菌还可产生耐热性溶血毒素,该毒素在 100 ℃ 加热 10 min 仍不被破坏,除有溶血作用外,还具有细胞毒、心脏毒、肝脏毒和致腹泻作用。

2. 流行病学特点 副溶血性弧菌食物中毒具有明显的季节性,7~9 月为高发季节,冬季很少发生,是我国沿海地区最常见的一种食物中毒,常造成集体发病。中毒食物主要为海产品或咸肉、咸蛋、咸菜等盐淹食品,男女老幼均可患病,但以青壮年为多,病后免疫力不强,可重复感染。

3. 中毒的原因 造成副溶血弧菌食物中毒的主要原因:一是海产品或咸肉未经烧熟煮透,或半熟的鱼虾、腌肉在适宜的温度下放置时间较长,食用前未经充分加热;二是煮熟的食物又被生鱼或接触过生鱼的刀、板、抹布等污染;三是生吃海产品如凉拌海蜇丝、生鱼片前,未充分漂洗干净和食醋浸泡。

4. 临床表现 潜伏期多为 11~18 h,短者 4~6 h,长者 32 h。主要症状有恶心、呕吐、上腹部阵发性剧烈腹痛继而腹泻,腹泻每日 5~6 次,多达 20 多次。大便多呈黄水样或黄糊便,有时也呈洗肉水样血水便,部分有脓血样或黏液样便,很少有里急后重,体温常在 37.5~39 ℃ 之间。重症患者可有脱水、血压下降、意识不清等。病程为 1~6 天,一般预后良好,少数患者因休克昏迷而死亡。近年来国内报道的副溶血弧菌食物中毒,临床类型多样,可呈胃肠炎型、菌痢型、中毒性休克型等。

5. 预防措施 预防副溶血性弧菌食物中毒,关键在于加强卫生宣传,提高人们的卫生素质。

(1)加强海产品卫生处理 对海产品清洗、盐渍、冷藏、运输应严格按卫生规定管理。

(2)防止生熟食物交叉污染,不生吃海产品 做到生菜和熟菜分开,防止交叉感染;对海产品要煮熟炒透,储存的食品在进食前要重新煮透;如生吃海产品,一定要用食醋浸泡 10 min,以杀死病原菌。

(3)控制食品中细菌生长 食品应放在凉爽通风处或保存在冰箱内;隔餐的剩菜,食前应充分加热,不宜在室温下放置过久。

(三)葡萄球菌肠毒素食物中毒

1. 病原体 该菌为革兰氏阳性球菌,主要是金黄色葡萄球菌,多为致病菌,不耐热,但能耐受干燥和低温。在 28~37 ℃ 生长良好,繁殖的最适温度为 37 ℃,最适酸碱度为 pH 7.4,对营养要求不高,有糖类存在时可促进毒素形成。该肠毒素耐热性强,在食品中一般烹调方法不能破坏,须在 100 ℃ 持续煮沸 2 h 方可被破坏。

2. 流行病学特点 葡萄球菌广泛分布于自然界,食品受污染的机会很多。葡萄球菌肠毒素食物中毒全年均可发生,多见于夏、秋季。引起中毒的食物种类很多,主要为肉制品、剩米饭、糯米糕、鱼和奶类及其制品。我国以奶类及其制品如奶油糕点、冰淇淋最为常见。

3. 食物中葡萄球菌来源及肠毒素形成的条件

(1)来源 葡萄球菌污染食物主要来源如下:①人的鼻腔、咽、消化道带菌对各种食物的污染;②奶牛患化脓性乳腺炎时,乳汁中可能带有葡萄球菌;③畜、禽肉体局部患化脓性感染时,球菌对肉体其他部位的

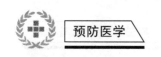
污染。

(2) 条件　肠毒素形成的条件如下:①食物被葡萄球菌污染;②在28~37 ℃的范围内食物存放温度越高,产生肠毒素需要的时间越短;③通风不良、氧分压降低时,肠毒素易于形成;④含蛋白质、淀粉丰富、水分较多,易形成毒素。

4. 临床表现　潜伏期短,一般2~4 h。主要症状为恶心、剧烈而频繁呕吐,呕吐物常有胆汁黏液与血,同时伴有上腹部剧烈疼痛。腹泻为水样便,体温一般正常,严重时可产生严重的脱水和虚脱。病程短,1~2天即可恢复,预后良好。儿童对肠毒素比成人敏感,发病率也比成人高。

5. 预防措施　高温处理不能破坏肠毒素毒性,应以防止污染为主要措施。

(1) 防止污染　防止奶及奶制品的污染;防止带菌人群对各种食物的污染,对有化脓性皮肤病或伤口的食品,从业人员暂时调离岗位;患局部化脓性感染的禽、畜肉按规定处理后,可食肉部分需经高温处理才能以熟制品出售。

(2) 防止肠毒素的形成　食物在低温、通风条件下放置时间不应超过6 h,食前还应彻底加热。

(四)肉毒杆菌食物中毒

1. 病原体　肉毒杆菌是一种革兰氏阳性厌氧菌,具有芽胞,主要存在于土壤、江河湖海的淤泥及人畜粪便中。肉毒杆菌一旦形成芽胞,其抵抗力会大大增强,芽胞耐高温,干热180 ℃ 5~15 min或湿热100 ℃ 6 h才能杀死,10%盐酸需60 min才能破坏芽胞。在酒精中可存活2个月。食物中毒是由肉毒杆菌产生的肉毒毒素引起的,它是一种强烈的神经毒素,该毒素不耐热,在80 ℃加热30 min或100 ℃加热10~20 min可被破坏。

2. 流行病学特点　肉毒杆菌广泛分布于土壤、尘土及动物粪便中,其引起的食物中毒全年均可发生,一般以3~5个月多见。引起中毒的食品主要是家庭自制谷类或豆类发酵食品:带菌土壤、尘埃及粪便污染食品后,在较高温度密闭环境中发酵或装罐,易于产生毒素从而可引起食物中毒。

3. 临床表现　本病潜伏期一般为1~7天。中毒主要表现为运动神经麻痹症状,如头晕、无力、视力模糊、眼睑下垂、复视、咀嚼无力、张口困难、伸舌困难、咽喉阻塞感、饮食发呛、吞咽困难、呼吸困难、头颈无力、垂头等,可因呼吸衰竭而死亡。患者症状的轻重程度可有所不同,病死率较高。

4. 预防措施

(1) 停止食用可疑中毒食品。

(2) 不吃生酱。

(3) 自制发酵酱类时,原料应清洁新鲜,腌前必须充分冷却,盐量要达到14%以上,并提高发酵温度。要经常日晒,充分搅拌,使氧气供应充足。

(4) 防止病原菌污染食物,食品加工后避免高温密闭保存,食用前进行彻底加热。

三、非细菌性食物中毒

(一)霉菌毒素和霉变食物中毒

中毒发生主要通过被霉菌污染的食品,用一般的烹调方法加热处理不能破坏食品中的霉菌毒素。霉菌生长繁殖及产生毒素需要一定的温度和湿度,因此中毒往往有比较明显的季节性和地区性。发病率较高,病死率因菌种及其毒素种类而异。常见的种类有赤霉病麦食物中毒、霉玉米中毒、霉变甘蔗中毒、麦角食物中毒等。

1. 赤霉病麦和霉玉米中毒　该种食物中毒是指麦子、玉米等谷物被镰刀菌(最主要的是禾谷镰刀菌)感染产生赤霉病麦毒素所致。

(1) 流行情况　麦类赤霉病每年都会发生,我国麦类赤霉病每3~4年有一次大流行,一般多发生于麦收以后吃了受病害的新麦,也有因误食库存的赤霉病麦或霉玉米引起中毒的。

(2) 中毒症状　赤霉病麦中的有毒成分为赤霉病麦毒素。赤霉病麦中毒潜伏期一般为十多分钟至半小时,长的可延至2~4 h,快的在十几分钟内即出现恶心、头痛、头晕、眼花、神志抑郁、步伐紊乱,有醉酒样和欣快感,面部潮红或发紫,故有"醉谷病"之称。症状以呕吐最明显,可持续 2 h。中毒症状一般在 1 天左右,重者在 1 周左右可自行消失,预后良好。

(3)治疗 一般无须治疗可自愈,呕吐严重者可补液。

(4)预防措施 预防赤霉病粮中毒的关键在于防止麦类、玉米等谷物受到霉菌的侵染和毒害。主要措施:①加强田间和储藏期的防菌措施,包括选用抗霉品种,降低田间水位,使用高效、低毒、低残留的杀菌剂,及时脱粒、晾晒、降低谷物水分含量至安全水分,储存的粮食要勤翻晒,注意通风;②制订粮食中赤霉病麦毒素的限量标准,加强粮食卫生管理;③去除或减少粮食中病粒或毒素。

2. 霉变甘蔗食物中毒 霉变甘蔗中毒是指食用了保存不当而霉变的甘蔗引起的急性食物中毒,常发生在我国北方地区的初春季节。

(1)中毒症状 潜伏期短,最短仅十多分钟,中毒症状最初表现为消化道功能紊乱,随后出现神经系统症状,如头昏、眼黑和复视。重者可出现阵发性抽搐,抽搐时四肢强直,继而进入昏迷状态。患者可能死于呼吸衰竭,幸存者则留下严重的神经系统后遗症。

(2)预防措施 ①甘蔗必须成熟后收割,不成熟的甘蔗容易霉变;②甘蔗应随割随卖,不要存放;③甘蔗在储存过程中应防止霉变,存放时间不要过长,并定期对甘蔗进行感官检查,已霉变的甘蔗禁止出售;④加强预防甘蔗霉变中毒的教育工作,教育群众不买不吃霉变的甘蔗。

(二)有毒动植物中毒

有些动物和植物,或含有天然有毒成分而人无分辨能力而引起中毒,如毒蕈;或本身含有毒物质,但加工、烹调方法不当未能将其除去而中毒,如河脉鱼、木薯;或由于储存条件不当,在储存过程中产生有毒物质而中毒,如发芽土豆等。此类食物中毒的特征主要:①季节性和地区性较明显,这与有毒动物和植物的分布、生长成熟、采摘捕捉、饮食习惯等有关;②散在性发生,偶然性大;③潜伏期较短,大多在数十分钟至十多个小时;④发病率和病死率较高。

1. 河豚中毒 河豚又名鲀,有上百个品种,是一种味道鲜美但含剧毒的鱼类。民间有"拼死吃河豚"的说法,可见该鱼味美诱人,食之却要冒生命危险。中毒多发生在日本、东南亚及我国沿海、长江下游一带。

(1)毒性 有毒物质为河豚毒素,是一种神经毒,其理化性质稳定,对热稳定,220 ℃以上才可使其分解,盐腌或日晒也不能破坏。鱼体中含毒量在不同部位和季节有差异,卵巢和肝脏有剧毒,其次为肾脏、血液、眼睛、鳃和皮肤。新鲜洗净鱼肉一般不含毒素,鱼死后内脏毒素可渗入肌肉,使本来无毒的肌肉也含毒。产卵期时,其卵巢毒性最强,每年 2~5 月为河豚的产卵期,因此春季易发生中毒。

(2)中毒机制 河豚毒素主要作用于神经系统,阻碍神经传导,使末梢神经与中枢神经麻痹,最初为感觉神经,继而使运动神经麻痹,并引起外周血管扩张、血压下降,最后出现呼吸中枢、血管运动中枢麻痹。

(3)临床表现 发病急剧,自食用至出现中毒的时间很短,0.5~3 h 出现症状。首先出现的症状是剧烈的恶心、呕吐、腹泻等胃肠道症状,同时伴有四肢无力、发冷、口唇及肢端麻痹,并有眩晕。继而表现为神经损害:感觉丧失、痛觉消失、上眼睑下垂、口唇及四肢麻木,然后肌肉瘫痪、行走困难、共济失调、呼吸浅而不规则、血压下降、昏迷不醒、瞳孔散大,最后呼吸麻痹死亡。一般预后不良,常因呼吸麻痹、循环衰竭而于 4~6 h 内死亡,最快者可于食后 1.5 h 内死亡。若病程超过 8~9 h 未死亡者,多能恢复。

(4)防治措施 尚无特效解毒药,如发生中毒要迅速抢救,以尽快排出毒物并对症治疗。主要是大力开展宣传教育,使群众了解河豚有毒,并能识别河豚。新鲜河豚应统一加工处理,经鉴定合格后方可出售。

2. 毒蕈中毒 蕈类通称菇类,属于霉菌植物,是一类被广泛应用的重要的营养物质。除可食用之外,蕈类长期被认为具有一定的药用功能。有一些蕈类含有毒素,可引起食物中毒,称为毒蕈类。我国目前有可食用蕈近 300 种,有毒蕈类 100 多种,其中含有剧毒可致死的不到 10 种。毒蕈的有毒成分十分复杂,一种毒蕈可以含有几种毒素,而一种毒素又可以存在于数种毒蕈之中,毒蕈中毒的发生往往是由于个人采集野生鲜蘑,误食毒蕈而引起的。

1）中毒临床表现　不同毒蘑菇所含的毒素不同,引起的中毒表现也各不相同,一般可分为以下四型。

（1）胃肠炎型　此型患者一般在进食蘑菇后 10 min 到 2 h 发病,少数患者长达 6 h。表现为无力、恶心、呕吐、腹痛、水样腹泻等症状,恢复较快,预后好。

（2）神经精神型　进食后 10 min 至 6 h,除出现胃肠炎型症状外,尚有瞳孔缩小、多汗、唾液增多、流泪、兴奋、幻觉、步态蹒跚、心率缓慢等。少数病情严重者可有谵妄、幻觉、呼吸抑制等表现。个别病例可因此而死亡,此型多预后良好。

（3）溶血型　潜伏期为 6～12 h,除胃肠炎表现外,还有溶血表现,可出现贫血、肝脾肿大,少数患者出现蛋白尿。此型多伴有中枢神经系统表现。

（4）多脏器损伤型　中毒最为严重,进食后 10～30 h 出现胃肠炎型表现。部分患者可有假愈期,然后出现以肝、脑、心、肾等多脏器损害的表现,但以肝脏损害最为严重。部分患者可有精神症状。一般病程为 2～3 周,死亡率极高。

2）防治措施　目前对毒蕈中毒尚无特效疗法。如果不慎食入,应及早采用催吐、洗胃、导泻等措施迅速排出毒物,可应用阿托品缓解腹痛、吐泻等胃肠道症状,应用二巯丁二钠等巯基药物解毒,对各型中毒的肠胃炎症状,应积极纠正脱水、酸中毒及电解质紊乱。对有肝损害者应给予保肝支持治疗,对有精神症状或有惊厥者应予镇静或抗惊厥治疗,并可试用脱水剂。

广泛宣传毒蕈中毒的危险性,有组织地采集蕈类。在采集时应由有经验的人指导,不采不认识或未吃过的蕈类,特别是要教育儿童。提高鉴别毒蕈的能力,熟悉和掌握各种毒蕈的形态特征和内部结构,再根据当地群众的经验来鉴别有毒蕈类,防止误食中毒。

（三）化学性食物中毒

化学性食物中毒是指食物被某些金属、类金属及其化合物、亚硝酸盐、农药等化学物质污染,或因误食而引起的食物中毒。化学性食物中毒的主要特征如下:①发病快,潜伏期较短,多为数分钟至数小时;②中毒程度严重,病程较长,发病率和死亡率较高;③季节性和地区性均不明显,中毒食品无特异性,多为误食或食入被化学物质污染的食品而引起,其偶然性较大。

1. 亚硝酸盐中毒

（1）亚硝酸盐来源及危害　储存过久的蔬菜,原有的硝酸盐转化为亚硝酸盐;腌菜含有大量亚硝酸盐,如加盐量少于 12％、气温高于 20 ℃时,一般腌后 20 天亚硝酸盐会消失;苦井水含较多硝酸盐,可被还原成亚硝酸盐;食用蔬菜过多,肠道内的细菌可将硝酸盐转化为亚硝酸盐,若形成的过多过快,进入血液导致中毒,出现青紫,称为肠源性青紫症;腌肉制品时加入过量硝酸盐,或误将亚硝酸盐当作食盐加入食品。

（2）预防措施　保持蔬菜的新鲜,勿食变质蔬菜、暴腌菜;食剩的熟蔬菜不可在高温下存放较长时间后再食用;肉制品中硝酸盐和亚硝酸盐的用量严格按国家卫生标准的规定,不可多加;苦井水勿用于煮粥;妥善保管亚硝酸盐,防止误食。

2. 砷化合物中毒

（1）砷化物危害及中毒原因　元素砷对人体无毒,其化合物则有毒。引起食源性中毒的砷化合物最常见的是三氧化二砷,又名砒霜,可用作杀虫剂、杀鼠剂、药物、染料工业和皮毛工业及消毒防腐剂等。三氧化二砷可导致毛细血管扩张,通透性增强,引起肝、肾、心、脑和周围神经等的损伤。常见的砷化物中毒的原因:食用盛放过三氧化二砷的容器盛放的粮食或其他食品;食用三氧化二砷拌过的种子;误将三氧化二砷作食盐、面碱、小苏打等使用;误食含砷化合物的毒饵;食用喷洒过含砷农药不久的蔬菜;饮用砷化合物污染的水。

（2）预防措施　严格保管好砷化合物,要有明显的标记,不得与食品、调料、粮食等混放在一起;严禁食用砒霜拌过的种子;严禁用盛装过砷化合物的容器存放粮食或食品;严禁食用喷洒过砷化合物不久的蔬菜。

知识链接

高危蔬菜、食物要当心

● 四季豆

四季豆中毒多因没有炒熟而发生。生四季豆中含有有毒物质——毒蛋白和皂素,前者具有凝血作用,后者是一种能破坏红细胞的溶血素并对胃肠有强烈的刺激作用。尤其是立秋后的四季豆含这两种物质最多,如果没有煮熟煮透,人吃了之后会中毒,表现为轻者头痛、头昏,重者恶心、呕吐、腹痛。预防:四季豆必须充分煮透,在外用餐时,若发现上桌的四季豆色彩鲜绿,应先浅尝一口,没有生味和苦硬感,说明毒素已被破坏,方可食用。

● 鲜黄花菜

鲜黄花菜里含有秋水仙碱,它在人体内被氧化成毒性很大的物质——二秋水仙碱,能强烈刺激胃肠和呼吸系统。成年人如果一次摄入 0.1~0.2 mg 的秋水仙碱(相当于鲜黄花菜 50~100 g),即可中毒,出现咽干、呕吐、腹痛、腹泻等症状,严重者可出现血便、血尿或尿闭等现象。所以鲜黄花菜每次不要多吃,吃前用开水烫,再用清水浸泡 2 h 以上,捞出后挤尽汁液再吃。

● 新鲜木耳

新鲜木耳含有一种咻类光感物质,它对光线敏感。该物质进入食用者体内后,经太阳光照射可引发日光性皮炎,严重的会引发咽喉水肿,从而导致呼吸困难。不过木耳干与黄花菜干一样,在制作加工的过程中已经把有毒物质排除了。

● 发霉甘蔗

民谚曾说"清明蔗,毒过蛇",指的是不新鲜的甘蔗,尤其是霉变的甘蔗会引起食物中毒。预防:购买甘蔗,应选择新鲜干净、无霉点和霉斑、去皮后色白不发红、无酸霉味及酒糟味的甘蔗。

四、食物中毒的调查与处理

(一)食物中毒的调查

一旦发生食物中毒事件,应及时组织流行病学专家进行认真调查,明确临床诊断,及时处理患者是食物中毒发生后应采取的重要措施。同时查明原因,提出改进措施,以免同类食物中毒事件再次发生。

1. 明确诊断和抢救患者 医生通过询问病史和体检,初步确定是否为食物中毒,可能由何种食物引起,并将情况及时向卫生防疫站报告,通知有关食堂、餐馆暂时封存可疑食物,保护好现场。同时,尽早及时就地抢救患者,重点是老人、儿童和重症患者。对已摄入可疑食物而无症状者也应严密观察。

2. 现场调查

(1)首先对中毒情况进行调查 当地卫生防疫站和有关部门接到报案后立即组织人员到现场进行调查,进一步了解发病经过,主要临床表现,发生中毒的时间、地点、单位,中毒人数,重患者数及死亡人数,可疑食物,进食范围及发病趋势,已采取的措施和待解决的问题等。

(2)现场一般卫生情况调查 了解餐具、炊具、用具等是否符合卫生要求,炊事人员个人卫生习惯和健康状况、用膳制度等,分析可能引起中毒的原因和条件。

(3)确定中毒食物 详细了解患者发病前 24~48 h 内进食的各餐食谱,找出可疑食物。进一步了解可疑食物的来源、运输、贮存情况、制作过程及出售过程中有无污染的可能。

(4)采样检验 对食剩的可疑食物、餐具及用具涂抹物、患者排泄物、炊事人员的手部等进行采样检验,查明病原。

(二)食物中毒的处理

1. 立即向当地卫生监督及有关部门报告 报告内容如下:中毒时间、地点、人数、发病经过和主要表现;波及范围,发展趋势,引起中毒的食品;已经采取的措施和需要解决的问题。

2. 现场处理　确定食物中毒类型后,针对原因立即对现场进行处理,以防止事件扩大蔓延:①积极处理患者,应迅速、及时、有效地进行治疗;②重点可疑食品,应立即封存。已封存食品未经卫生部门或专业人员许可,不得解除封存,如确认是引起中毒的食物,则销毁剩余食物;③患者用过的餐具,应加碱煮沸消毒;④患者呕吐物、排泄物可用漂白粉消毒处理;⑤针对污染原因及时督促改进,有传染病的炊事人员应暂时调离饮食服务工作;⑥对故意投毒者,应追究法律责任;⑦总结上报当地卫生防疫部门。

3. 认真贯彻执行食品卫生法　追究引起中毒的当事人的法律责任;对中毒加工场所进行卫生整改;针对中毒原因总结经验教训,制定严格的卫生制度和预防措施;加强卫生宣教工作,增强个人卫生意识,严格执行食品卫生法和食品卫生标准,搞好食品卫生工作。

(易艳妮)

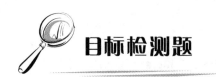 目标检测题

一、名词解释

1. 食品腐败变质　　2. 蛋白质互补作用　　3. 食物中毒　　4. 必需氨基酸

5. 合理膳食

二、单项选择题

1. 以下哪种氨基酸对于婴幼儿来说是必需氨基酸?(　　)

A. 精氨酸　　　　B. 组氨酸　　　　C. 丝氨酸　　　　D. 胱氨酸　　　　E. 赖氨酸

2. 食物中长期缺乏维生素 B_1 易引起(　　)。

A. 蛋白质热能营养不良　　　　　　B. 癞皮病　　　　　　　　　　C. 脚气病

D. 败血症　　　　　　　　　　　　E. 佝偻病

3. 食物中毒的发病特点为(　　)。

A. 集体进餐　　　　　　　　　　　　B. 潜伏期短、呈暴发

C. 密切接触时可相互传染　　　　　　D. 临床表现基本相似

E. 以上都是

4. 消瘦型蛋白质热能营养不良症主要是由于缺乏哪种营养素?(　　)

A. 蛋白质　　　　B. 热能　　　　C. 维生素　　　　D. 矿物质　　　　E. 水

5. 与儿童佝偻病关系较密切的营养素有(　　)。

A. 铁、碘　　　　　　　　　　　　　B. 氯化钾、必需脂肪酸

C. 钙、维生素 D　　　　　　　　　　D. 葡萄糖、必需氨基酸

E. 铁、铜

6. 硫胺素缺乏所致疾病是(　　)。

A. 光过敏性皮炎　　　　　　　　　　B. 癞皮病　　　　　　　　　　C. 骨质疏松症

D. 脚气病　　　　　　　　　　　　　E. 克山病

7. 基础代谢的测定条件为(　　)。

A. 安静状态　　　　　　　　B. 禁食 8 h　　　　　　　　C. 恒温 18~25 ℃

D. 静坐、清醒　　　　　　　E. 以上都是

8. 下列哪种情况属于食物中毒的范畴?(　　)

A. 伤寒　　　　　　　　B. 甲型肝炎　　　　　　　　C. 肉毒杆菌中毒

D. 暴饮暴食性胃肠炎　　E. 胃溃疡

9. 引起副溶血性弧菌属食物中毒的中毒食品主要是(　　)。

A. 奶类   B. 畜、禽肉类   C. 海产品   D. 粮豆类   E. 水果

10. 下列哪种方法可去除食品中的黄曲霉毒素？（   ）

A. 加碱   B. 加酸   C. 加热

D. 紫外线照射   E. 加水

三、简答题

1. 简述人体热能需要的影响因素。

2. 试述食物蛋白质评价的内容和主要指标。

3. 试述维生素 A、维生素 C 的生理功能与缺乏症。

4. 食物中毒的发病特点是什么？

5. 细菌性食物中毒的预防措施是什么？常见各类细菌性食物中毒的特点是什么？

6. 说出预防 N-亚硝基化合物和苯并芘污染食物的具体措施。

职业环境与健康

1. 掌握 职业病的概念、特点、诊断和处理;常见铅中毒、汞中毒、苯中毒的特点及防治;矽肺的临床表现、诊断和防治。
2. 熟悉 职业性有害因素的来源及分类;职业性有害因素进入机体的途径;职业病的监测和管理。
3. 了解 职业性物理因素对人体健康的危害。

劳动是人类生存的第一需要,通过生产劳动,可以创造人类所需要的物质文明和精神文明。但是,在劳动过程中,劳动条件的好坏会直接影响劳动者的健康。为保护劳动者的身体健康,我们要充分认识生产环境和劳动过程中存在的危险因素,并加以控制和消除,促进劳动者健康,同时提高劳动能力。

第一节 职业性有害因素与职业性损害

一、职业性有害因素的来源及分类

在生产过程、劳动过程和生产环境中存在的可危害劳动者健康的因素称为职业性有害因素(occupational hazards)。按其来源一般分为三大类。

(一)生产过程中的有害因素

生产过程是指按成品工艺要求利用生产设备对原材料进行处理的连续作业过程。其中存在和产生的有害因素与生产工艺过程密切相关,它随着生产技术、生产设备、使用材料和工艺流程变化而改变。按性质可分为三类。

1. 化学因素 ①生产性毒物:金属(如铅、汞、镉及其化合物)和类金属(如磷、砷及其化合物)毒物,有机溶剂(如苯、甲苯、汽油等),刺激性、窒息性气体(如氯气、氨气、一氧化碳等),高分子化合物和农药等。②生产性粉尘:有机粉尘(如棉麻、兽毛、面粉等)、无机粉尘(如水泥粉尘、石英粉尘、煤尘等)和混合粉尘。

2. 物理因素 ①异常气象条件:如高温、高湿、低温等。②异常气压:如高、低气压。③噪声。④振动,包括全身振动和局部振动。⑤电离辐射及非电离辐射,如 X 射线、β 射线、激光、红外线、紫外线等。

3. 生物因素 ①细菌:如畜牧业、毛纺、制革等行业中可能接触到的炭疽杆菌、布氏杆菌等。②病毒:如森林脑炎病毒、乙肝病毒等。③致病寄生虫:如钩虫、螨类等。

(二)劳动过程中的有害因素

劳动过程是指生产中劳动者为完成某项生产任务的各种操作的总和,涉及针对生产工艺流程中的劳动组织、生产设备布局、作业结构、作业内容等。常见的不良因素如下:①劳动组织和制度不合理;②长期超负荷加班加点或工作强度过大;③工作中精神过度紧张,如机动车驾驶;④长时间处于某种不良的强迫体位;⑤个别器官或系统过度紧张,如歌唱时发音器官的过度紧张等。

(三)生产环境中的有害因素

生产环境是指作业场所环境,包括室内作业环境和周围大气环境及户外的自然环境。常见的不良因素如下:①生产场所设计不符合卫生标准或卫生要求,如厂房车间狭小,车间布局不合理(有毒和无毒工段安排在一个车间);②基本的卫生防护措施缺乏,如照明不足、通风不良、及缺乏防尘、防暑降温、隔音等措施;③自然环境中的因素,如太阳辐射等。

在实际工作中,这些职业性有害因素不是单一存在的,而是多种因素并存,它们加重了对劳动者的危害。随着科技的发展,高新技术在生产中的不断应用,有些职业性有害因素会被逐渐控制或消除,但同时也会有新的有害因素产生,需要进一步研究解决。

二、职业性损害

职业性有害因素对劳动者健康的损害称为职业性损害,主要包括工伤、工作相关疾病和职业病。

(一)工伤

工伤,即职业伤害,是指劳动者在生产劳动过程中,由于受到外部因素的直接作用,而引起机体组织的突发性意外损伤,分为机械伤、烧伤、化学伤、电伤等。工伤轻者可以造成劳动者劳动能力下降或缺勤,重者可导致残疾甚至死亡。

工伤属于工作中的意外事故,其原因虽多属偶然,但隐含着必然的因素,如生产设备落后或本身存在缺陷,安全生产制度不健全或落实不够,对劳动者的安全教育欠缺,劳动组织不合理或生产管理不善,劳动者违反操作规程以及某些个人或生产环境因素等。

(二)工作相关疾病

生产环境或劳动过程中存在的对健康不利的因素可导致劳动者机体抵抗力下降,使职业人群中常见病、多发病发病率增高,使潜伏的疾病发作或现患疾病的病情加重,这样一类与职业有关的非特异性疾病,称为工作相关疾病,又称职业性多发。工作相关疾病与职业性有害因素有关,但不是唯一的直接病因,而是多因素综合作用的结果。

常见的工作相关疾病如下。与职业有关的行为心身疾病:工作繁重、加班等引起的精神和身心疾病,如焦虑、忧郁、神经衰弱综合征等。与职业有关的肺部疾病:空气污染引起的慢性非特异性呼吸道疾病,如慢性支气管炎、支气管哮喘等。与职业有关的其他疾病:银行工作人员、司机等紧张作业人群中高血压患病率、建筑工人中的腰背痛、矿工中的消化性溃疡等都明显高于一般人群。

(三)职业病

1. 职业病的概念及种类 广义上讲,职业病是指与工作有关并直接与职业性有害因素存在因果关系的疾病。具体地说,当职业性有害因素作用于劳动者的强度与时间超过一定限度时,人体不能代偿其所造成的功能或器质性病理改变,从而出现相应的临床征象,影响劳动能力,这类疾病统称为职业病(occupational disease)。

医学上所指的职业病泛指各种职业性有害因素引起的疾病,而在立法意义上,职业病有其严格的范围,即法定职业病。我国1957年公布的《职业病范围和职业病患者处理办法规定》将危害比较严重的14种职业病列为我国法定职业病。2002年4月,卫生部和劳动保障部联合发布了最新的职业病名单,包括尘肺(13种)、职业性放射性疾病(11种)、职业中毒(56种)、物理因素所致职业病(5种)、生物因素所致职业病(3种)、职业性皮肤病(8种)、职业性眼病(3种)、职业性耳鼻喉口腔病(3种)、职业肿瘤(8种)及其他职业病(5种)在内的共十大类115种职业病(详见附录F 我国法定职业病目录)。

2. 职业病发病特点

(1)病因明确 在控制职业性有害因素后,可以消除或减少发病。

(2)有剂量-反应关系 职业病的病因大多是可检测的,劳动者接触生产性有害因素,需达到一定的强度(浓度或剂量)才能致病,即存在接触剂量(水平)-效应(反应)关系。

(3)具有群发性 在接触同样的职业性有害因素的人群中,常有一定的发病率。

(4)大多数目前尚无特效疗法 由于发病机制不明,很多职业病的治疗较困难,若能早期发现并及时处理,预后较好。

（5）发病可以预防　由于职业病的病因明确，因此只要有效地控制和消除病因就可预防职业病的发生。

3. 职业病的诊断和处理　职业病诊断应当依据职业病诊断标准，结合患者的职业病危害接触史（是诊断的前提条件）、现场危害调查与评价、临床表现及辅助检查结果等资料，进行综合分析作出诊断。

职业病患者依法享受国家规定的职业病待遇，除依法享有工伤社会保险外，依照有关民事法律，尚有获得赔偿的权利，有权向用人单位提出赔偿要求。

三、职业性有害因素的预防和控制

预防职业病的发生需要采取综合治理措施，从根本上消除、控制或尽可能减少职业性有害因素对机体健康的影响。

（一）职业卫生法规、标准与卫生监督

《职业病防治法》及其配套法规对预防、控制和消除职业病危害，保护劳动者权益都进行了明确立法规定，各种职业卫生标准如《工作场所有害因素职业接触限值》对劳动条件、卫生要求都有规定，是预防和控制职业危害的最主要措施。

卫生监督按照性质可以分为预防性卫生监督和经常性卫生监督。预防性卫生监督是指对新建、改建、扩建企业的建设项目中的劳动卫生防护设施，是否与主体工程同时设计、同时施工、同时投产所进行的劳动卫生监督。经常性卫生监督包括对作业场所有害因素和作业者接触水平的监测、监督，对安全操作规程、个人防护用品使用、企业执行卫生法规和标准情况等进行的常规监督。

（二）工程技术措施

该措施为防治职业有害因素的第一道防线，可通过预防职业有害因素的发生（如用低毒、无毒物质代替高毒物质），限制职业有害因素的扩散（例如，产生有害物质的生产过程在密闭条件下进行，并辅以局部吸风排毒），防止直接接触（如采取机械化、自动化、远距离操作）等措施来消除或减少职业有害因素的危害。它是预防职业病发生的最根本措施。

（三）个人防护与卫生保健措施

个人防护不能根除有害因素，但却能起到重要辅助作用，对某些作业来说可能是唯一可行的防护手段。个人防护用具，包括呼吸防护器（面罩、口罩）、面具、防护服、手套（防振动）、眼镜、耳塞等，应根据职业有害因素的接触情况，有针对性地选用。此外对接触某些职业有害因素的作业，应提供保健膳食。加强健康教育宣传工作，使劳动者正确认识有害因素接触的危害性，提高自我保护意识，自觉参与预防，培养良好的卫生习惯，纠正不良生活方式和行为倾向。

（四）健康监护

健康监护是以预防为目的，对劳动者的健康状况定期进行系统的检查和分析，包括就业前健康检查、定期健康检查。就业前健康检查是指对准备从事某种作业的劳动者进行的健康检查，其目的在于发现职业禁忌证，掌握就业者就业前的健康状况，获得基础数据。定期健康检查是指按一定时间间隔，对接触有害作业工人进行常规的健康检查，可及时发现职业性疾病的可疑征象，早期发现健康损害。

（五）生产环境监测

生产环境监测是通过对生产环境中有害因素的定性、定量分析测定，评价生产环境污染的原因、程度及动态变化，以及工人接触有害因素的水平。

通过将健康监护与环境监测所获得的资料进行定期分析及汇总评价，可及早识别危害，合理评价危害因素及其作用条件，以便及时采取有效措施，消除有害因素或降低其强度，使其符合国家标准规定的允许限值，从而达到控制职业病危害的目的。

第二节　职业性化学因素的危害与控制

一、概述

生产环境中的化学性有害因素主要有生产性毒物和生产性粉尘。

（一）生产性毒物

1. 概念　毒物是指在一定条件下,摄入较小剂量即可造成机体功能或结构损害的化学物质。在生产过程中存在的可能对人体产生影响的各种毒物为生产性毒物或职业性毒物。在生产劳动过程中,劳动者接触毒物而引起的中毒,称为职业中毒。职业中毒是最常见的一类职业病。

2. 生产性毒物的来源、存在状态与接触机会

（1）来源　生产性毒物可能存在于生产过程的各个环节中,可有多种形式,而且同一毒物在不同行业或不同生产环节中各有差异,可来自于原料、中间产品(中间体)、辅助原料、成品、夹杂物、副产品或废物。

（2）存在形态　生产性毒物存在状态可以是固体、液体、气体和烟雾等,但在生产环境中主要以气体、蒸气、烟、雾和粉尘等形式悬浮于空气中,对生产车间空气造成污染。①气体:在常温常压下呈气态的物质,如氯气、一氧化碳、二氧化硫等。②蒸气:由液体蒸发或固体升华时形成,前者如溴、苯、汞蒸气,后者如萘、磷、硫蒸气等。③粉尘:悬浮于空气中的直径大于 $0.1\ \mu m$ 的固体微粒,它是在固体物质粉碎、过筛、包装、运输时形成的,如煤尘、铅尘、游离二氧化硅粉尘。④烟:悬浮于空气中的直径小于 $0.1\ \mu m$ 的固体颗粒,多由物质燃烧产生或由某些金属熔融时产生的蒸气在空气中冷凝或氧化而成,如煤烟、铅烟等。⑤雾:悬浮于空气中的液体微粒,多由蒸气冷凝或用液体喷洒形成,如电镀时逸出的铬酸雾等。悬浮于空气中的粉尘、烟和雾统称为气溶胶。

（3）接触机会　常见接触机会如下。①原料的开采、提炼和使用:如煤的开采,矿石的粉碎、运输、冶炼,矿石成品的处理、包装等作业都可接触生产性毒物。②生产环节中的接触:如化学管道的渗漏,化学物的包装或储存气态化学物钢瓶的泄漏,作业人员进入反应釜出料和清釜,物料输送管道或出料口发生堵塞,废料的处理和回收,化学物的采样和分析,设备的保养、检修等。

3. 生产性毒物进入机体的途径和体内过程

1) 进入机体的途径　在生产条件下,毒物主要经呼吸道进入人体,皮肤次之,消化道少见。

（1）呼吸道　呈气体、蒸气和气溶胶形式存在的毒物都可经呼吸道进入人体。经呼吸道吸收的毒物不经肝脏转化或解毒就通过肺泡直接吸收入大循环,并且由于呼吸道具有特殊的解剖生理特点(如肺泡总面积大、肺泡壁薄、肺组织毛细血管丰富等),使得整个呼吸道吸收毒物迅速而完全。毒物经呼吸道吸收的速度和数量,与空气中毒物的浓度、分散度及溶解度的大小等有密切关系。

（2）皮肤　在生产过程中,毒物经皮肤吸收引起中毒者也较常见。有些毒物可通过无损的皮肤吸收,如有机磷农药、苯胺、汞、砷等毒物。生产性毒物经皮肤吸收的数量除与毒物的脂溶性、水溶性有关外,还与接触的皮肤部位、面积和是否有皮肤破损以及生产环境的气温、湿度、劳动强度等因素有关。经皮肤吸收的毒物也不经肝脏解毒而直接进入血液循环。

（3）消化道　生产性毒物经消化道进入人体的机会较少,常因不遵守操作规程和不注意个人卫生所致,如在车间内进食、饮水、吸烟等。另外,由呼吸道清除或吸入后黏附于鼻咽部的粉末状毒物,可被吞入消化道。经消化道进入的毒物主要在小肠与胃吸收,其吸收速度受胃肠内容物、pH 值及其蠕动的影响,毒物部分在肝脏转化解毒后进入体循环分布全身。

2) 在体内的主要过程

（1）分布与蓄积　分布是指毒物进入血液循环进而到全身各组织器官的过程。毒物在体内的分布主要与毒物通过生物膜的能力、体内各组织对毒物的选择性亲和力及各器官血流量的差异有关,因此在体内各器官的分布是不均匀的和有选择性的。如:铅在体内早期主要分布在肝、肾,最后主要集中在骨骼;苯、二硫化碳等脂溶性毒物主要分布于骨髓等富脂肪组织,并可通过血脑屏障作用于中枢神经系统。

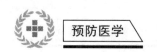

蓄积是指毒物与机体反复接触并在体内的某些组织和器官中逐渐积聚并储存的现象。此时毒物大多相对集中于某些组织和器官,蓄积达一定量则导致中毒。还有一种情况是,在体内检测不到毒物的累积增多,但毒物多次接触造成的功能损害却可积累起来而引起慢性中毒。因此,蓄积有物质蓄积与功能蓄积之分。总之,蓄积现象是慢性中毒发生的基础。

（2）转化　转化是指进入机体的毒物参与体内生化代谢过程,使其化学结构发生变化。毒物的转化过程包括氧化、还原、水解和结合等几种方式。大多数毒物经转化后可使其毒性降低或消失,这种现象称为解毒。解毒能力是机体的一种防御功能,但这种功能是有限的,而且受年龄、性别、营养状况及遗传特性的影响。也有些毒物经转化后使其毒性增强,这种现象称为活化。大多数致癌物都需经体内活化形成激活产物后才具有致癌作用。

（3）排泄　毒物排泄的主要途径是肾脏,其次是呼吸道与肠道。此外,乳汁、毛发、唾液、月经、皮脂腺和汗腺等也可成为毒物的排泄途径。体内毒物的排出可以是毒物原形,也可以是其代谢产物。某些毒物在排出过程中可引起排出器官的损害,如镉、汞经尿排出引起肾近曲小管损害,汞随唾液排出时可引起口腔炎,砷经汗腺排出可引起皮炎等。经乳汁排出的毒物可对哺乳期婴儿产生危害。

4. 生产性毒物的毒性　毒性是毒物引起生物损害的能力。实际上,毒性或毒物是相对的,任何一种化学物只要摄入剂量足够大,进入途径异常,机体反应过强,都可称为毒物。因此,化学物之间仅具有毒性大小的差别,而不存在有毒无毒的差别。

毒物的毒性大小,通常以引起动物某种毒反应所需的剂量来表示。引起某中毒反应所需毒物的剂量越小,则表明该毒物的毒性愈大。最常用的毒性参数是半数致死剂量（LD_{50}）,它是指使半数实验动物死亡的剂量,是由动物实验数据经统计分析得到的统计量。

5. 职业中毒的临床类型　由于生产性毒物的毒性、接触浓度和时间、个体差异等因素的影响,职业中毒可表现为多种临床类型,一般可分为三种类型。

（1）急性中毒　毒物一次性或短时间内大量进入人体而引起的中毒,如急性氯气中毒、汞中毒等。

（2）慢性中毒　毒物少量长期进入人体而引起的中毒,如慢性铅中毒、苯中毒等。

（3）亚急性中毒　发病情况介于急性和慢性之间的中毒,称为亚急性中毒,如亚急性铅中毒等。

此外,脱离接触毒物一定时间后才呈现的中毒临床病变,称为迟发性中毒,如锰中毒。毒物或其代谢产物在体内超过正常范围,但没有该毒物所产生的临床表现,称为毒物的吸收,如铅吸收。

（二）生产性粉尘

1. 概念及来源　在生产过程中形成的,能较长时间悬浮在空气中的固体微粒称为生产性粉尘。生产性粉尘的来源非常广泛,几乎所有的工农业生产过程均可产生粉尘:矿山开采、爆破、凿岩、运输、筑路等;冶金工业中的原材料准备、矿石粉碎、配料等;耐火材料、水泥、陶瓷、玻璃等工业的原料加工;机械制造业中原料破碎、配料等;化学工业中固体原料加工处理,宝石首饰加工等工艺过程中都能产生大量粉尘。

2. 理化特性及其卫生学意义

（1）粉尘的化学组成　直接决定对人体危害性质和严重程度的重要因素。如含有游离二氧化硅的粉尘可引起矽肺,含铅、锰等有毒物质的粉尘可引起相应的铅、锰中毒等。

（2）粉尘浓度和暴露时间　粉尘浓度和暴露时间也是决定其对人体危害严重程度的重要因素。生产环境中的粉尘浓度越高,暴露时间越长,进入人体内的粉尘剂量越大,对人体的危害就越大。

（3）分散度　物质被粉碎的程度。分散度越高,粉尘的颗粒越细小,在空气中飘浮的时间也越长,进入呼吸道深部的机会就越多,危害就越大。

（4）溶解度　有毒粉尘（如铅尘）的溶解度越高,毒作用越强;而相对无毒尘（如面粉）的溶解度越高,毒作用越低。

（5）硬度　硬度越高的粉尘,对呼吸道黏膜和肺泡的物理损伤越大。

3. 生产性粉尘对健康的影响

（1）尘肺　在生产环境中长期吸入生产性粉尘而引起的以肺组织纤维化为主的一类疾病。我国法定的尘肺有13种,其中矽肺是最常见且危害最大的一种。

（2）呼吸系统肿瘤　石棉、放射性矿物、铬、砷等粉尘均可导致肺部出现肿瘤。

（3）局部作用　吸入的粉尘颗粒作用于呼吸道黏膜并引起上呼吸道炎症。沉着于皮肤的粉尘颗粒可堵塞皮脂腺，易继发感染引起毛囊炎、脓皮病等；沥青粉尘可引起光感性皮炎。

（4）中毒作用　吸入含有铅、砷等毒物的粉尘可引起全身性中毒。

（5）变态反应　吸入棉、麻等粉尘可引起支气管哮喘、上呼吸道炎症、间质性肺炎等。

二、铅中毒

（一）理化特性

铅（Pb）为蓝灰色重金属。比重为 11.3，熔点为 327 ℃，沸点为 1620 ℃，当加热至 400 ℃以上时即有大量铅的蒸气逸出，在空气中迅速氧化，冷凝形成氧化铅烟。随着熔铅温度升高，还可逐步生成氧化铅、三氧化二铅、四氧化三铅。

（二）接触机会

铅的用途很广，是我国最常见的职业性毒物之一，接触铅的作业有一百二十多种，接触金属铅如铅矿开采，含铅金属冶炼、熔铅、造船工业中的熔割、电焊，印刷业的浇版铸字，接触铅化合物如制造蓄电池、涂料、玻璃、搪瓷及橡胶制品等。此外，用含铅锡壶烫酒饮用，滥用含铅的偏方治疗慢性疾病等都有可能接触到铅及铅化合物。

（三）毒理

在生产条件下铅及其化合物主要以粉尘、烟或蒸气形态经呼吸道进入人体，少量经消化道摄入。铅的吸收和毒性主要取决于铅尘分散度和在组织中的溶解度，铅烟颗粒小，化学活性大，溶解度大，易经呼吸道吸收，发生中毒的可能性较铅尘大。铅的无机化合物不能通过完整的皮肤吸收。经呼吸道吸收的铅烟有40％被吸收进入血液循环，其余由呼吸道排出。进入血液中的铅约90％与红细胞结合，其余在血浆中。血浆中的铅一部分为可溶性磷酸氢铅，另一部分为与血浆蛋白结合的铅。血液中的铅初期分布于肝、肾、肺等脏器的软组织中，数周后有 95％的磷酸氢铅离开该组织成为稳定而不溶的磷酸铅，沉积于骨、毛发、牙齿等组织中。骨骼内的铅可长期储存，当机体在感染、饥饿、酗酒、服用酸性药物等使血液 pH 值改变时，骨骼内的磷酸铅可转变为溶解度增大 100 倍的磷酸氢铅进入血液中，产生毒性作用。吸收的铅主要随尿排出，小部分随粪、毛发、胆汁、乳汁、唾液排出。血铅可通过胎盘影响胎儿，乳汁内的铅也可以影响婴儿。

铅作用于全身很多系统和器官，可造成神经、造血、消化、心血管系统及肾的多系统损害。铅中毒的机制中，对于铅所致卟啉代谢紊乱导致的血红素合成障碍的了解比较深入。卟啉代谢紊乱是铅中毒重要的和较早的变化之一。

机体的卟啉代谢和血红素合成是在一系列酶促作用下发生的。铅能抑制含巯基的酶，主要抑制 δ-氨基酮戊酸脱水酶（δ-ALAD）和血红素合成酶，其结果如下：①使尿中 δ-氨基酮戊酸（δ-ALA）增加；②使红细胞中游离原卟啉（FEP）和锌原卟啉（zPP）增加；③尿粪卟啉（UCP）增高。除此之外，铅还可作用于血管引起血管痉挛，还能直接作用于红细胞，使其脆性增加，铅还可干扰肾小管上皮细胞线粒体功能，引起肾脏损伤。

（四）临床表现

急性中毒在生产中极为少见，职业性铅中毒多为慢性，主要有神经系统、血液系统和消化系统三个方面的症状。

1. 神经系统　①神经衰弱综合征：铅中毒早期的常见症状，表现为头痛、肌肉和关节酸痛、全身无力、睡眠障碍、食欲缺乏等。②周围神经病：早期出现感觉和运动神经传导速度减慢，肢端麻木或呈手套、袜套样感觉迟钝或缺失，肌运动无力，重者瘫痪，呈腕下垂状。③中毒性脑病：出现在重症铅中毒时，极为少见，其主要表现为表情淡漠、精神异常、运动失调，严重时可出现昏迷、惊厥、呕吐，呈癫痫病样发作。

2. 消化系统 ①一般症状:口内有金属味、食欲缺乏、腹胀、腹部隐痛、恶心、便秘或腹泻等,便秘有时与腹泻交替出现,如果出现顽固性便秘,则常为铅性腹绞痛的先兆。②腹绞痛:铅中毒的典型症状之一,表现为突然发作,呈持续性绞痛,部位多在脐周,称为"脐周痛"。发作时患者面色苍白、体位蜷曲、出冷汗,并常有呕吐。检查时腹软、喜按,无固定的压痛点,肠鸣音减弱。③铅线:口腔卫生不好者,在齿龈与牙齿交接边缘上可出现由硫化铅颗粒沉淀形成的蓝灰色的着色带,即"铅线"。

3. 造血系统 贫血,多属轻度低血色素性正常细胞型贫血。骨髓幼稚红细胞代偿增生,导致外周血点彩红细胞、网织红细胞和嗜碱性粒红细胞增多。

4. 其他 肾脏损害较重时,可出现蛋白尿及肾功能减退,尿中有红细胞、管型,也可引起月经失调、流产。

（五）诊断

铅中毒诊断,应密切结合接触史、生产现场调查和临床表现及实验室检查结果等情况进行诊断。我国现行《职业性慢性铅中毒诊断标准》(GBZ 37—2002)原则如下。

1. 铅吸收 有密切铅接触史,尚无铅中毒的临床表现,尿铅≥ 0.39 $\mu mol/L$;血铅≥ 2.40 $\mu mol/L$;或者诊断性驱铅试验后尿铅≥ 1.44 $\mu mol/L$ 而尿铅< 3.84 $\mu mol/L$ 者。

2. 轻度中毒 常有轻度神经衰弱综合征,可伴有腹胀、便秘等症状,尿铅或血铅量增高。同时具有下列一项表现者:①尿 ALA≥ 23.8 $\mu mol/L$ 或 35.7 $\mu mol/24 h$(6 mg/24 h);②尿粪卟啉半定量$\geq$（＋＋）;③FEP> 2.34 $\mu mol/L$ 或 ZPP> 2.07 $\mu mol/L$。经诊断性驱铅试验,尿铅≥ 3.84 $\mu mol/L$。

3. 中度中毒 在轻度中毒的基础上,具有下列一项表现者:①腹绞痛;②贫血;③中毒性周围神经病。

4. 重度中毒 具有下列一项表现者:①铅麻痹;②铅脑病。

（六）防治原则

1. 驱铅治疗 首选的金属络合剂是依地酸二钠钙($CaNa_2$-EDTA)及二巯丁二钠(Na-DMS),一般3～4天为1个疗程。两疗程间隔停药3～4天,疗程视患者情况而定,轻度铅中毒一般不超过3个疗程。依地酸二钠钙剂量每日 1.0 g 加于葡萄糖注射液中静脉注射或静脉滴注。

2. 对症治疗 根据病情给予支持疗法。如有类神经症者给以镇静剂,腹绞痛发作者可静脉注射10%葡萄糖酸钙10～20 mL 或皮下注射阿托品。

3. 处理原则 铅吸收后可继续原工作,3～6个月复查一次;轻度中毒驱铅治疗后可恢复工作,一般不必调离铅作业;中度中毒驱铅治疗后原则上调离铅作业;重度中毒必须调离铅作业,并根据病情给予积极治疗和休息。

4. 预防 关键在于降低生产环境空气中铅浓度,使之达到卫生标准要求,同时应加强个人防护。

（1）用无毒或低毒物质代替铅 如用锌钡白、钛白代替铅,用铁红代替铅丹等。

（2）降低车间空气中铅浓度 改革生产工艺,使生产过程机械化、自动化、密闭化;加强生产环境通风,如可设置吸尘排气罩;控制熔铅温度,减少铅蒸气产生。

（3）加强个人防护和卫生操作制度 铅作业工人应穿工作服,戴防护口罩。严禁在车间内吸烟、进食。饭前洗手,下班后淋浴。定期监测车间空气中铅浓度,及时进行设备检修。

（4）定期体检 建立定期体检制度,对工人进行定期体检,以便做到早发现、早诊断、早治疗。

铅作业工人职业禁忌证:明显贫血,神经系统器质性疾病,明显的肝、肾疾病,心血管器质性疾病。

 知识链接

铅中毒吃什么好?

民间铅中毒食疗方(资料仅供参考)如下。

（1）胡萝卜牛奶　胡萝卜 50 g，煮熟后取出压烂，调入牛奶 200 mL 中服食。

（2）金菇虾肉　金针菇 100 g，煮熟去汤，虾皮 50 g，瘦肉 200 g 温水略洗。将上述三物共剁成泥，加调味品制成馅，包成饺子（或馄饨）煮食，可分数次食用。

（3）蒜泥海带粥　大米 50 g，海带 15 g，切碎，大蒜两瓣捣烂。大米、海带加适量水先煮，待成粥后再加入蒜泥和调味，稍煮片刻即成，可分数次食用。

三、汞中毒

（一）理化特性

汞（Hg）俗称水银，为银白色液态金属。比重为 13.59，沸点为 357 ℃，不溶于水和有机溶剂，能溶于脂肪，在常温下即能蒸发。汞的表面张力大，溅落地面或桌面后很快形成很多小汞珠，增加蒸发表面积，且可被泥土、地面缝隙、衣物等吸附，造成持续性污染。

（二）接触机会

汞矿开采、冶炼与成品加工；仪器仪表制造和维修，如温度计、气压表；电器器材制造或维修，如整流器、石英灯、荧光灯等；化学工业中用汞作阴电极和催化剂；生产含汞药物及试剂；口腔科用银汞剂补牙；用金汞齐镀金与镏金；原子能工业中反应堆冷却剂等作用也可接触到汞。

（三）毒理

在生产条件下，金属汞及其化合物主要以蒸气、粉尘形式经呼吸道进入体内。由于汞蒸气具有脂溶性，与皮肤接触时也可经完整皮肤进入人体。汞可迅速弥散，透过肺泡壁被吸收，吸收率可达 70% 以上。金属汞经消化道的吸收量极少，但汞盐及有机汞易被消化道吸收。

汞及其化合物进入人体后随血流分布到全身很多器官，主要分布于肾，其次为肝脏、心脏及中枢神经系统。汞还易透过血脑屏障及胎盘，主要随尿排出。此外，粪便、唾液、汗腺、乳汁、月经等也可排出少量汞。进入脑组织的汞不易排出。汞可进入毛发中储存。

汞中毒的机制目前还不完全清楚。汞在体内被氧化为二价汞离子发挥毒性作用。由于二价汞离子具有高度亲电子性，对体内含有硫、氧、氮等电子供体的基团具有很强的结合力。汞离子与蛋白质的巯基结合，而巯基又是细胞代谢过程中许多重要酶的活性部分，结果使含巯基酶活性降低，从而影响机体代谢。如汞与细胞表面巯基结合，可以改变其结构和功能，进而损害整个细胞。

（四）临床表现

1. 急性中毒　急性中毒较少见，主要是短期内吸入高浓度汞蒸气所致。多见于在密闭空间内工作或意外事故造成。起病急剧，有头痛、头晕、乏力、咳嗽、呼吸困难、口腔炎、皮炎和胃肠道症状等，继之可发生化学性肺炎、肺水肿等。口服汞盐可引起胃肠道症状，并可引起肾脏和神经损害。

2. 慢性中毒　慢性中毒较为常见。早期主要表现为神经衰弱综合征，进一步发展出现特异症状和体征，主要表现为易兴奋症、震颤和口腔炎三大典型症状。易兴奋表现为性格改变乃至精神症状，如易激动、烦躁、焦虑、记忆力减退和情绪波动；汞性震颤开始时为手指、舌、眼微小震颤，进一步可发展成意向性粗大震颤，也可伴有头部震颤和运动失调，后期可出现幻觉和痴呆；口腔炎为黏膜糜烂、牙龈肿胀、牙齿松动，有时可见汞线。

（五）诊断

根据职业接触史、症状、尿汞、驱汞试验等进行诊断，我国现行《职业性汞中毒诊断标准》（GBZ 89—2002）原则如下：

1. 急性汞中毒　有明显的口腔炎、流涎、情绪易激动、手指震颤等。可出现汞中毒性皮炎、发热、肝肾损害，尿汞增高。

2. 汞吸收　尿汞超过正常，无明显中毒症状。目前规定尿汞正常上限值为 250 nmol/L（0.05 mg/L）（二硫腙法）和 100 nmol/L（0.01 mg/L）（冷原子吸收法）。

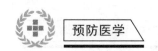

3. 慢性汞中毒 ①轻度中毒:有类神经征和轻度易兴奋症表现,可伴有轻微震颤、口腔炎、尿汞增高。②中度中毒:上述症状加重,尚有精神性格改变,震颤加剧,牙龈萎缩,牙松动,尿汞增高。③重度中毒:上述症状加重,汞中毒性脑病,精神性格改变显著,四肢共济失调。

(六)防治原则

1. 驱汞治疗 主要应用巯基络合剂,既可保护人体含巯基酶不受汞的毒害,又可解救被汞作用而失去活性不久的酶。首选药物为二巯基丙磺酸钠和二巯丁二钠。

2. 对症治疗 注意休息,避免精神刺激,适当使用镇静安神的药物。

3. 经口中毒的治疗 口服汞盐患者不应洗胃,需尽快灌服蛋清、牛奶或豆浆,以使汞与蛋白质结合,保护被腐蚀的胃壁。

4. 处理原则 汞吸收和轻度中毒者不必调离原工作,中、重度中毒者应调离原工作。

5. 预防

(1)改革工艺及生产设备 少用或不用汞,如用电子仪表、气动仪表代替汞仪表,氯碱工业用隔膜电极代替汞电极。

(2)防止汞的污染和沉积 工作场所地面、墙面、桌面、天花板、操作台等宜用不吸附汞的光滑材料,便于冲洗。

(3)加强个人防护和卫生操作制度 如戴防毒口罩或用碘处理过的活性炭口罩。定期监测车间空气中汞浓度。

(4)定期体检 作业工作每年至少体检一次。

职业禁忌证:肝肾疾病、精神疾病、慢性胃肠疾病、严重口腔炎等。

四、苯中毒

(一)理化特性

苯(benzene)属芳香烃类化合物,主要从煤焦油提炼或石油高温裂解获得。在常温下,具有特殊芳香味的无色液体,沸点为 80.1 ℃,极易挥发,蒸气比重为 2.77,易着火,微溶于水,易溶于乙醇、氯仿、己醚、汽油、二硫化碳等有机溶剂。

(二)接触机会

苯在工农业生产中应用非常广泛,常见的有如下几种类型:苯的制造,如焦炉气、煤焦油的分馏、石油的裂化重整与乙炔合成苯;以苯作为溶剂、稀释剂,用于生药的浸渍、提取、重结晶,以及油漆、油墨、树脂、人造革、粘胶和喷漆制造;以苯作为有机化学合成中的常用原料,如制造苯乙烯、苯酚、药物、农药、合成橡胶、塑料、洗涤剂、染料、炸药等。

(三)毒理

苯在生产环境中以蒸气形式由呼吸道进入人体,皮肤吸收很少,虽然经消化道吸收完全,但实际意义不大。苯进入人体后,主要分布在含类脂质较多的组织和器官中,如骨髓、脂肪组织、脑、肝、肾等。一次大量吸入高浓度的苯时,以大脑、肾上腺与血液中的含量最高;中等量或少量长期吸入时,以骨髓、脂肪和脑组织中含量较多。

苯中毒的发病机制尚未完全阐明,目前认为主要是由于苯的代谢产物(主要是酚类物质)被转运到骨髓或其他器官而表现出的对骨髓造血功能的毒性和致白血病作用。

(四)中毒表现

1. 急性中毒 急性苯中毒是由于短时间内大量吸入苯蒸气而引起,主要损伤中枢神经系统,临床上以中枢神经系统的麻痹作用表现为主。轻者呈现酒醉(苯醉)状态,主要表现为兴奋、面色潮红、眩晕、恶心、呕吐,可伴有流泪、咳嗽等黏膜刺激症状。严重者可出现昏迷、谵妄、抽搐、瞳孔放大、对光反射消失、血压下降等症状,如抢救不及时可因呼吸中枢麻痹而死亡。

2. 慢性中毒 慢性中毒是职业性苯中毒的主要类型,以造血系统损害为主。严重者则会发生再生障碍性贫血,甚至白血病。其临床表现主要是神经系统和造血系统的变化:①神经衰弱和植物神经功能紊乱,是慢性苯中毒的最早期征象,患者可表现为头痛、头晕、乏力、失眠、多梦、记忆力减退以及心动过速或过缓,皮肤划痕反应阳性等;②造血系统的损害,是慢性苯中毒的主要特征,早期以白细胞总数和中性粒细胞减少为主,进而出现血小板减少和出血倾向;③经常接触苯,皮肤因脱脂而表现为干燥、皲裂,有的可出现疱疹、湿疹或毛囊炎等改变。

(五)诊断

急性苯中毒根据短期内吸入大量高浓度苯蒸气接触史,有意识障碍表现,并排除其他疾病后方可诊断。慢性苯中毒根据长期密切接触苯的职业史,结合环境空气苯浓度监测和临床表现,进行综合分析做出诊断。我国《职业性苯中毒诊断标准(GBZ 68—2002)》对慢性中毒分级要点如下。

1. 观察对象 有下列改变之一者:①白细胞计数波动于$(4\sim4.5)\times10^9/L$;②血小板波动于$(60\sim80)\times10^9/L$;③红细胞计数,男性小于$4\times10^{12}/L$,女性小于$3.5\times10^{12}/L$。

2. 轻度苯中毒 白细胞计数小于$4\times10^9/L$,或中性粒细胞小于$2\times10^9/L$者,常有头晕、头痛乏力、失眠、记忆力减退等症状。

3. 中度苯中毒 多有慢性中毒症状,并有易感染和(或)出血倾向。符合下列之一者:①白细胞计数低于$4\times10^9/L$或中性粒细胞小于$2\times10^9/L$,伴血小板计数小于$60\times10^9/L$;②白细胞计数低于$3\times10^9/L$,或中性粒细胞小于$1.5\times10^9/L$。

4. 重度苯中毒 出现下列之一者:①全血细胞减少症;②再生障碍性贫血;③骨髓增生异常综合征;④白血病者。

(六)防治原则

1. 治疗 急性中毒患者应立即移至空气新鲜处,脱去污染的衣服,用肥皂水清洗被污染的皮肤,注意保温和卧床休息。急救原则同内科急症,可静脉注射大剂量维生素 C 和葡萄糖醛酸,忌用肾上腺素。慢性中毒治疗的关键是使用有助于骨髓造血功能恢复的药物,并对症治疗。发生再生障碍性贫血或白血病者,治疗原则同内科。

2. 处理原则 苯中毒一经确诊,即应调离苯作业。

3. 预防

(1)改革生产工艺,使工人不接触或少接触苯,以无毒或低毒的物质代替苯,如制药工业以酒精代替苯作为萃取剂,印刷工业中以汽油代替苯作为溶剂等。喷漆作业可根据具体情况采用无苯喷料、静电喷漆、自动化淋漆或浸漆,制鞋工业中改用无苯胶等。

(2)生产过程密闭化、自动化。

(3)抽风排毒以降低空气中苯浓度。

(4)加强个人防护,如作业时戴防苯口罩或使用送风式面罩。

(5)体检:做好就业前及工作后定期体检工作。

苯作业工人职业禁忌证:各种血液病、月经过多、血常规检查各项指标偏低等。

五、硅沉着病(矽肺)

硅沉着病,又称矽肺,是指由于在生产过程中长期吸入游离二氧化硅含量较高的粉尘而引起的以肺组织纤维化为主的疾病,是尘肺中最常见、进展最快、危害最严重的一种。我国矽肺病例约占尘肺总病例的50%,位居第一。

(一)病因及接触机会

游离二氧化硅(SiO_2)在自然界广泛分布,它是地壳的主要成分,约95%的矿石中含有游离二氧化硅,其中石英含量最高,可达99%,故通常以石英代表游离二氧化硅。其次,花岗岩、大理石、煤等许多矿石中均含有游离二氧化硅。通常将接触含有10%以上游离二氧化硅的粉尘作业,称为矽尘作业。

常见的矽尘作业如下:煤矿、金属矿、岩石采掘、选矿等矿山作业;石英粉厂、玻璃厂、耐火材料厂的原料破碎、碾磨、筛选、拌料等作业;机械厂的型砂调制、铸件清砂、喷砂、砂轮研磨等作业;水利工程、开山筑

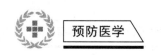

路及开凿隧道等。

（二）影响矽肺发病的因素

矽肺的发病与粉尘中 SiO_2 的含量、SiO_2 的类型、粉尘浓度、分散度以及接尘时间、防护措施和接尘者个体因素等有关。如：粉尘中游离 SiO_2 含量越高，病情越严重；分散度越大，矽肺的发病率就越高。此外，个体因素如年龄、健康和营养状况、个人卫生习惯等，在矽肺的发生和发展上也有一定的影响。呼吸道疾病特别是呼吸道结核病患者，能加速矽肺的发生和加重病情。

矽肺发病一般较慢，多在持续吸入矽尘 5~10 年发病，有的长达 15~20 年或以上。但持续吸入高浓度的矽尘，有的 1~2 年内即可发病，称为速发性矽肺。有些矽尘作业工人在吸入矽尘期间虽未发病，但脱离矽尘作业后若干年才发病，称为迟发性矽肺。

（三）发病机制及病理改变

1. 发病机制 矽肺的发病机制有多种说法，目前多数学者认为：进入肺内的矽尘能被巨噬细胞吞噬，在巨噬细胞内的 SiO_2 硅氧键断裂，形成活性羟基并与巨噬细胞溶酶体膜上的受氢体（如氧、硫、氮等原子）形成氢键，从而改变细胞膜的通透性，逸出水解酶，导致巨噬细胞自溶；硅氧键的断裂还可促使氧自由基和过氧化氢形成，参与细胞膜的脂质过氧化反应而导致巨噬细胞的死亡；巨噬细胞损伤后释放出一系列生物活性物质，如白细胞介素-1、肿瘤坏死因子和转化生长因子 β 等这些都是致纤维化因子，能刺激成纤维细胞增生，合成胶原纤维；巨噬细胞损伤或死亡后还可释放脂蛋白等，成为自身抗原，刺激产生抗体，抗原抗体复合物沉积于胶原纤维上发生透明性变；矽肺除激发炎症反应外还伴随有免疫反应，促使多种不同细胞增生，它们在肺纤维化过程中起协同作用。

2. 病理改变 肉眼观察，早期可见矽肺体积增大，晚期矽肺体积缩小，色灰白或黑白，呈花岗岩样。触及表面有散在、孤立的结节如沙粒状，肺弹性消失，硬似橡皮。

镜下，矽肺的病理改变有矽结节、弥漫性间质纤维化。①矽结节：矽肺的特征性病理改变。典型的矽结节是多层排列的胶原纤维构成，内含闭塞小血管或小支气管，断面似洋葱头状。结节越成熟，尘细胞或成纤维细胞成分越少，而胶原越粗大密集，并可透明性变。矽结节增多、增大融合，在其间继发纤维化则可形成团块状。②弥漫性间质纤维化：在肺泡和肺小叶以及小血管和呼吸性小支气管周围，纤维组织弥漫性增生，相互连接成放射状、星芒状，使肺泡容积缩小，有时形成大块纤维化，其间夹杂粉尘颗粒和尘细胞。

（四）临床表现和诊断

1. 症状与体征 由于肺的代偿功能很强，矽肺患者可在相当长时间内无明显自觉症状，但 X 线胸片上已呈现较显著的矽肺影像改变。随着病情的进展，或有并发症时，可出现胸闷、气短、胸痛、咳嗽、咯痰等症状和体征，肺部可听到摩擦音、干性或湿性啰音、哮鸣音，其症状轻重与胸片上改变程度不一定平行。

2. X 线胸片表现 主要表现为肺纹理增多、增粗，出现圆形、不规则形小阴影和大阴影。X 线胸片上的其他影像，如肺门变化、肺气肿、肺纹理和胸膜变化，对矽肺诊断也有参考价值。

（1）圆形小阴影 矽肺最常见和最重要的一种 X 线表现形态，其病理变化以结节型矽肺为主，呈圆形或近似圆形，边缘整齐或不整齐，直径小于 10 mm，按直径大小分为 p（不足 1.5 mm）、q（1.5~3 mm）、r（3.0~10 mm）三种类型。吸入粉尘中的游离二氧化硅越高，矽结节的成熟程度越高，圆形小阴影致密度越高，直径越大。p 类小阴影主要是不太成熟的矽结节或非结节性纤维化灶的影像，q、r 类小阴影主要是成熟和较成熟的矽结节，或为若干个小矽结节的影像重叠。圆形小阴影早期多分布在两肺中下区，随病变进展，数量增多，直径增大，密集度增加，波及两肺上区。

（2）不规则形小阴影 多为接触游离二氧化硅含量较低的粉尘所致，病理基础主要是肺间质纤维化。表现为粗细、长短、形态不一的致密阴影。之间可互不相连，或杂乱无章的交织在一起，呈网状或蜂窝状，致密度多持久不变或缓慢增高。按其宽度可分为 s（小于 1.5 mm）、t（1.5~30 mm）、u（3.0~10 mm）三种类型。早期也多见于两肺中下区，弥漫分布，随病情进展而逐渐波及肺上区。

（3）大阴影 长径超过 10 mm 的阴影，为晚期矽肺的重要 X 线表现。形状有长条形、圆形、椭圆形或不规则形，病理基础是团块状纤维化。大阴影的发展可由圆形小阴影增多、聚集，或不规则阴影增粗、靠拢、重叠形成，多在两肺上区出现，常对称呈"八"字形，也有先在一侧出现。大阴影周围一般有肺气肿带。

（4）胸膜变化　胸膜粘连增厚。先在肺底部出现,可见肋膈角变钝或消失。晚期膈面粗糙。由于肺纤维组织收缩和膈胸膜粘连,呈天幕状阴影。

（5）肺气肿　多为弥漫性、局限性、灶周性和泡性肺气肿,严重者可见肺大泡。

（6）肺门和肺纹理变化　早期肺门阴影扩大,密度增高.有时可见淋巴结增大,包膜下钙质沉着呈蛋黄壳样钙化,肺纹理增多或增粗变形。晚期肺门上举外移,肺纹理减少或消失。

3. 肺功能变化　患者早期肺功能变化不明显,与 X 线胸片影响变化不一致。病变进展并发肺气肿时,肺活量进一步降低,一秒钟用力呼气容量也减少,耗气量及其占肺总量比值增加。当大量肺泡遭受破坏和肺毛细血管增厚时,导致弥散功能障碍。

4. 并发症　矽肺常见并发症有肺结核、肺及支气管感染、自发性气胸、肺心病等。其中,肺结核是最常见的并发症,矽肺一旦出现并发症,则往往会促使病情进展加剧,甚至死亡。

5. 诊断　主要依据是矽尘作业史以及 X 线后前位胸片表现,结合现场职业卫生学、尘肺流行病学调查资料和健康监护资料,参考临床表现和实验室检查,排除其他肺部类似疾病后,对照尘肺病诊断,按我国《尘肺病诊断标准(GBZ 70—2009)》的具体要求,做出尘肺病的诊断和分级。

2009 年 11 月 1 日,我国发布了相关新标准。新标准将尘肺明确分为三期,删除了旧版(2002 年版)中"无尘肺 0"和"无尘肺 0＋"的表述。新标准增加了观察对象,具体为,粉尘作业人员健康检查发现 X 线胸片有不能确定的尘肺样影像学改变,其性质和程度需要在一定期限内进行动态观察。

根据新标准,X 线胸片表现分为三期。

（1）一期尘肺　有总体密集度 1 级的小阴影,分布范围至少达到两个肺区。

（2）二期尘肺　有总体密集度 2 级的小阴影,分布范围超过 4 个肺区;或有总体密集度 3 级的小阴影,分布范围达到 4 个肺区。

（3）三期尘肺　有下列三种表现之一者:有大阴影出现,其长径不小于 20 mm,短径不小于 10 mm;有总体密集度 3 级的小阴影,分布范围超过 4 个肺区并有小阴影聚集;有总体密集度 3 级的小阴影,分布范围超过 4 个肺区并有大阴影。

尘肺病诊断结论的表述是,具体尘肺病名称加期别,如矽肺一期、煤工尘肺二期等。未能诊断为尘肺病者,应表述为无尘肺。

（五）治疗与处理

1. 治疗　目前尚无根治办法,我国学者多年来研究了数种治疗矽肺药物,如克矽平、柠檬酸铝、汉防己甲素、羟基哌喹、磷酸哌喹等,在临床试用观察到某种程度上的减轻症状、延缓病情进展的疗效,但有待继续观察和评估。积极对症治疗和预防并发症尤为重要,还应注意增强营养、生活规律化和适当的体育锻炼。

2. 处理　凡确诊为尘肺的患者均应调离粉尘作业;劳动能力在正常范围或只有轻度减退者,应安排其工作;劳动能力显著减退者,应在劳动条件良好的环境中,从事力所能及的工作;劳动能力丧失者,不担负任何生产劳动,并给予积极的医疗照顾。

（六）预防

矽肺预防的关键是贯彻执行国家有关防止矽尘危害的法令和条例,坚持综合防尘,降低粉尘浓度。多年来,我国各级厂矿企业和卫生防疫机构,在防尘工作中结合国情,做了不少工作,总结出了非常实用的"革、水、密、风、护、管、教、查"防尘八字方针,并取得了巨大的成就,防尘八字方针在今后的防尘工作中仍然是必不可缺的指导方针。"革"是指工艺改革和技术革新;"水"是指湿式作业;"密"是指密闭尘源;"风"是指通风除尘;"护"是指个人防护;"管"是指组织和制度管理;"教"是指宣传教育;"查"是指定期健康检查和粉尘检查。

第三节　职业性物理因素的危害与控制

职业性物理因素如可见光、红外线、紫外线、气温、气流、气压、噪声和振动、电离辐射、辐射线等,在生

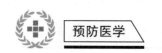

产环境中均可存在。在正常条件下,如强度低、剂量小或作用时间短则对人体不会有什么危害,而且有些是人体各器官系统生理功能活动所必需的外界条件,但是当物理因素的强度、剂量或作用于人体的时间超出一定范围,就会对机体产生不良影响,甚至引起病损。在一般情况下多为功能性改变,脱离接触后可以恢复,但严重时也能引起持久性损害。这里仅对高温、噪声和电离及非电离辐射做阐述。

一、高温作业与中暑

(一)高温作业

高温作业指在生产环境中存在有高气温与强热辐射,或高气温与高湿度相结合的异常气象条件的工作。

1. 干热(高温、强热辐射)型作业　高温和强热辐射同时存在。如炼钢、轧钢、炼焦、铸造、锻造、砖瓦、玻璃作业等。这类作业夏季车间内气温可高达40～50℃。

2. 湿热(高温、高湿)型作业　高气温与高湿度同时存在,如造纸、印刷、纺织及深井煤矿等作业。这类作业夏季气温可高达35℃以上,相对湿度达85%～90%。

3. 夏季露天作业　如夏季从事农业、建筑、搬运作业等。

(二)中暑

中暑是高温环境下由于热平衡和(或)水盐代谢紊乱而引起的一种以中枢神经系统或心血管系统障碍为主要表现的急性疾病。

1. 病因　环境温度过高、湿度大、风速小、劳动时间过长、劳动强度过大是中暑的主要因素。过度疲劳、睡眠不足、肥胖等都是中暑的诱发因素。

2. 临床分型　根据发病机制,中暑可分为以下三种类型。

(1)热射病　因人体在热环境下,散热途径受阻,体温调节机制紊乱,体内蓄热所致,是最严重的一型,死亡率较高。表现为突然发病,体温可达40℃以上。大汗以后出现汗闭,皮肤干热发红,可伴有不同程度的意识障碍、嗜睡、昏迷、抽搐等。抢救不及时者,可死于循环、呼吸衰竭。

(2)热痉挛　由于大量出汗,体内钠、钾过量丢失及水盐平衡失调所致。患者体温正常,神智清楚。主要表现为明显的肌肉痉挛,伴收缩疼痛。热痉挛好发于活动较多的四肢肌肉及腹肌等,尤以腓肠肌为最明显,常呈对称性,时而发作,时而缓解。

(3)热衰竭　在高温、高湿环境下,外周血管扩张,皮肤血流量增加,但不伴有内脏血管收缩或血容量的相应增加,以致不能足够地代偿,加上大量出汗,导致脑部供血不足的结果。其发病特点是起病迅速,体温不高或稍高,可出现头痛、头晕、恶心、呕吐、多汗、皮肤湿冷、面色苍白、血压下降、脉搏细微,继而晕厥。

3. 中暑的诊断　根据职业史及临床表现,按照《职业性中暑诊断标准(GBZ 41—2002)》,其诊断分级如下。

(1)中暑先兆(即观察对象)　指在高温作业场所劳动一定时间后,出现头痛、头晕、多汗、全身疲乏、心悸、注意力不集中、动作不协调等症状,体温正常或略有升高。

(2)轻症中暑　①头昏、胸闷、心悸、面色潮红、皮肤灼热;②有呼吸与循环衰竭的早期症状,如大量出汗、面色苍白、血压下降、脉搏加快;③肛温升高达38.5℃以上。具备以上情况之一者诊断为轻症中暑。

(3)重症中暑　出现上述热射病、热痉挛或热衰竭的主要临床症状之一者。

4. 中暑的治疗　主要是根据中暑的严重程度不同,对症治疗。

中暑先兆与轻症中暑患者应立即脱离高温现场,转移到通风阴凉处休息,补充清凉含盐饮料,并对症处理。

重症中暑者必须紧急抢救,主要是纠正水、电解质紊乱及防止休克和脑水肿。①物理降温:可用冷水浴、冰浴、放置冰袋、酒精擦身、风扇等。②药物降温:应与物理降温同时进行,如静脉滴注氯丙嗪。③纠正电解质紊乱:根据损失情况酌量补充水、盐,输液不可过快,以免发生心力衰竭和肺、脑水肿。④维持良好的呼吸循环,给氧并注意保持呼吸道通畅,对脉细弱者立即注射中枢兴奋剂,同时给升压药以防休克。

5. 防暑降温措施

(1)技术措施　合理设计工艺流程,改进生产设备和操作方法;隔热、通风、降温,隔热是防止热辐射的重要措施,通风、降温是排出余热的主要措施。

(2)保健措施 供给充足的饮料,及时补充水分和盐分,还可以适当补充维生素和钙等。

(3)加强个人防护 用耐热、导热系数小、透气性能好的布料制作工作服,并按照不同作业需要,供给防护帽、防护眼镜、面罩等。

(4)定期体检 加强医疗预防,定期对高温作业工人进行体检。

高温作业工人禁忌证:心血管疾病、高血压、溃疡病、肝肾疾病、活动性肺结核、甲亢等。

二、生产性噪声

(一)基本概念

声音是物体振动的振动能量在弹性介质中以波的形式向外传播,传到人耳引起的音响感觉。一般人耳能听到的声波频率在20～2000赫兹(Hz)。噪声是由各种不同频率和强度的声音,无规律地杂乱组合,或单一频率、一定强度的声音的持续刺激;但从生理上讲,所有使人厌烦的、不需要的声音都可称为噪声。生产性噪声是在生产过程中产生的声音频率和强度没有规律,使人感到厌烦的声音。

声音的大小以声压级来表示,单位为分贝(dB)。人对声音强弱的主观感觉不仅和声压有关,还与声音的频率有关。通常以1000 Hz纯音为基准音,以1000 Hz、声压级为40 dB的声音作为噪声测定单位,其他频率的声音强度均通过基准音等响度比较而得出。将这种把声压级和频率统一起来表示声音响度的主观量称为A声级,单位为dB(A)。A声级可以用声级计直接测出。人耳刚能听到声音的声级是0～10 dB(A),一般两人间普通谈话约为60 dB(A),城市交通平均为80 dB(A)。

(二)生产性噪声的来源及分类

生产性噪声广泛存在于生产环境中。接触作业主要有矿山、筑路爆破、凿岩、冶炼、风钻、球磨机;机械行业的轧钢、铆接、电锯;纺织行业的织布机、纺纱机;建筑行业的打桩机、搅拌机;交通运输业的内燃机、发动机等。

分类:按其来源可分为流体动力性、机械性和电磁性三类;按频率大小分为低频(300 Hz以下)、中频(300～800 Hz)和高频(800 Hz以上);按噪声的作用特点分为连续性噪声和脉冲噪声。

(三)噪声对人体的危害

长期接触一定强度的噪声,可以对人体产生不良影响,除听觉系统可能受损外还可危害神经系统、心血管系统等非听觉系统。

1. 听觉系统 噪声引起的听觉器官损伤一般经历由生理变化到病理改变的过程,即先出现暂时性听阈位移,经过一定时间逐渐成为永久性听阈位移。

(1)暂时性听阈位移 人或动物接触噪声后引起听阈变化,脱离噪声环境后经过一段时间听力可以恢复到原来水平。根据变化程度不同分为听觉适应和听觉疲劳。听觉适应是指人体短时间暴露在强噪声环境中,听觉器官敏感性下降,听阈可上升10～15 dB,脱离噪声环境后数分钟内即可恢复正常,它是一种正常的生理保护现象。听觉疲劳是指较长时间停留在强烈噪声环境中,引起听力明显下降,听阈上升超过15～30 dB,离开噪声环境后,需要数小时甚至数十小时听力才能恢复。听觉疲劳是病理前状态,多在十几小时内可以完全恢复,属于生理性变化范围。

(2)永久性听阈位移 随着接触噪声的时间继续延长,如果前一次接触引起的听力变化未能完全恢复又再次接触,可使听觉疲劳逐渐加重,听力不能完全恢复,形成永久性听阈位移。它属于不可恢复的改变,根据损伤的程度,永久性听阈位移又分为听力损伤和噪声性耳聋(噪声聋)。噪声聋也称职业性耳聋,是我国法定职业病之一,主要表现为听力下降。

2. 非听觉系统

(1)对神经系统的影响 噪声经听神经传入并作用于植物神经中枢,引起一系列神经系统反应,出现头痛、头晕、睡眠障碍和全身乏力、情绪不稳、烦躁、易激怒、易疲倦表现的神经官能症。

(2)对心血管系统的影响 在噪声作用下,血管紧张度增加,弹性下降,表现为心率加快或减慢,血压升高等。

（3）对消化系统的影响　受噪声的影响,可以出现胃肠功能紊乱、食欲缺乏、胃液分泌减少、胃肠蠕动减慢等变化。

（4）对生殖功能及胚胎发育的影响　引起月经周期异常、经期延长等。

（5）对内分泌及免疫系统的影响　其主要表现为机体免疫力降低。

（四）影响噪声对机体作用的因素

1. 噪声的强度和频谱特性　噪声的危害随着噪声强度增加而增加,在接触相同强度的噪声情况下,高频噪声对机体的影响比低频噪声大。

2. 接触时间　同样的噪声,接触时间越长对人体影响越大。

3. 机体健康状况及个人敏感性　在相同条件下,患有耳病或对声音敏感的个体,对噪声的影响比较敏感,加重噪声的危害程度。

4. 其他有害因素共存　振动、高温、寒冷或某些有毒物质共同存在时,即可加大噪声的不良作用。

（五）噪声聋的诊断和治疗

噪声聋的诊断需有明确的接触噪声的职业史,有自觉听力损失或耳鸣症状,纯音测听为感音性耳聋,并结合现场卫生学调查,排除非职业性致聋的原因,如中耳炎、头部外伤或药物中毒等。按照国家《职业性听力损伤诊断标准》(GBZ49—2002)进行诊断。

诊断时,需经测听得到各频率的听阈值,然后分别按下式计算左、右耳的单耳平均听阈,以及双耳平均听阈。

$$单耳平均听阈(dB)=(500\ Hz\ 听阈值+1000\ Hz\ 听阈值+2000\ Hz\ 听阈值)/3$$

$$双耳平均听阈(dB)=(较好耳平均听阈\times4+较差耳平均听阈\times1)/5$$

根据计算结果来分级评定。听力下降26~40 dB、41~55 dB 和56~70 dB 分别定为轻度、中度和重度听力损伤,听力下降71~90 dB 定为噪声聋。

噪声聋目前还缺乏有效的治疗方法,可试用药物以扩张血管、改善循环代谢、增加营养,高压氧及中药丹参可能有一定疗效。

（六）噪声危害的预防

1. 制定与执行噪声卫生标准　制定合理的卫生标准,将噪声控制在一定范围内,是防止噪声危害的重要措施之一。我国标准规定,作业场所噪声不得超过85 dB(A),对暂时达不到这一标准的现有企业,可以放宽到90 dB(A)。根据等能量原则,如果接触时间减少一半,标准允许放宽3 dB(A),无论接触噪声时间多短,其强度均不应超过115 dB(A)。

2. 控制和消除噪声源　控制和消除噪声源是噪声危害控制的最根本措施,它可以通过改革技术手段、工艺过程和生产设备等来实现,如:①合理布局:将高噪声与低噪声车间分开。②改革生产工艺:用焊接代替铆接、压铸代替锻造、无梭织机等无声低声设备代替高噪声设备等。

3. 控制噪声的传播与反射　此方法可以有效地降低作业场所的噪声。如采用多孔材料悬挂或覆盖内墙以吸声,在风道、排气管上安放装置以消声,用隔声材料封闭声源等措施。

4. 卫生保健措施　①个人防护:如坚持佩戴耳塞、耳罩、耳帽是有效的辅助措施。②合理安排劳动和休息:噪声作业应避免加班或连续工作时间过长。③加强健康监护:定期对接触噪声的工人进行健康检查,特别是听力检查,观察听力变化情况,以便及时发现并采取有效的防护措施。

噪声作业工人职业禁忌证:神经功能障碍、心脑血管疾病、青光眼、重症贫血、高血压等。

三、非电离辐射

量子能量小于12 eV,不足以导致组织电离的辐射称为非电离辐射(non-ionizing radiation),包括射频辐射、工频电磁场、紫外辐射、红外辐射、激光和可见光等。

1. 射频辐射　射频辐射又称无线电波,是指频率在100 kHz~300 GHz 的电磁辐射,为电磁辐射中能量最小、波长最长的频段。包括高频电磁场和微波。

（1）接触作业　广播、电视、雷达发射塔和移动、寻呼通信基站以及工业、科技和医疗射频设备等。

（2）对健康的影响 射频辐射对人体的危害主要为慢性低强度辐射对健康的影响。高强度的急性作用可以伤害人体，但极少发生，而且仅限于微波辐射。①急性微波辐射损害:过量微波辐射到人体可造成急性损害。其症状为头痛、恶心、眩晕、激动、彻夜失眠及辐射局部烧灼感等。②慢性辐射对健康的影响:长时间接受低强度射频辐射，可引起慢性辐射综合征的表现，主要为神经衰弱综合征。此外，常伴有多汗、脱发、易激动以及月经紊乱，甚至出现性欲减退等症状。

2. 红外辐射 红外辐射即红外线，又称热射线。凡是温度大于 −273 ℃的物体都能发射红外线。物体温度高，产生的红外线波长越短，辐射强度越大。

（1）接触作业 主要有太阳光下露天作业、金属加热、熔融玻璃和强红外线光源等。

（2）红外线对健康的促进 红外线对人体皮肤、皮下组织具有强烈的穿透力。外界红外线辐射人体产生的一次效应可以使皮肤和皮下组织的温度相应增高，促进血液循环和新陈代谢，促进人的健康。红外线理疗对组织产生的热作用、消炎作用及促进再生作用已被临床所肯定，通常治疗均采用对病变部位直接照射。近红外微量照射治疗对微循环的改善效果显著，尤以微血流状态改善明显，表现为辐射后毛细血管血流速度加快，红细胞聚集现象减少，乳头下静脉丛淤血现象减轻或消失，从而对改善机体组织、重要脏器的营养、代谢、修复功能有积极作用。

（3）红外线对健康的危害 太阳光中的红外线对皮肤的损害作用不同于紫外线。紫外线主要引起光化学反应和光免疫学反应，而红外线照射所产生的反应是由分子振动和温度升高所引起的。红外线通过其热辐射效应使皮肤温度升高、毛细血管扩张及充血、增加表皮水分蒸发等直接对皮肤造成不良影响。红外线还能增强紫外线对皮肤的损害作用，也能促进紫外线引起的皮肤癌的发展。

3. 紫外辐射 紫外辐射即紫外线，紫外线的波长范围为 10～400 nm。由于只有波长大于 200 nm 的紫外线，才能在空气中传播，所以人们通常讨论的紫外线效应及其应用，只涉及 200～400 nm 范围内的紫外线。根据紫外线生物学效应分为三段:短波紫外线（波长 200～280 nm），具有杀菌和微弱致红斑作用；中波紫外线（波长 281～320 nm），具有明显致红斑和抗佝偻病作用及角膜、结膜炎症效应；长波紫外线（波长 321～400 nm），有色素沉着作用，可产生光毒性和光敏性效应。和其他辐射一样，紫外线既会给人类带来有利方面，又会带来有害方面。

（1）杀菌效应 一定量的短波紫外线对微生物有很大的破坏作用，它可以杀灭大肠杆菌、葡萄球菌、结核菌、枯草菌、谷物霉菌、红痢菌、伤寒菌等。紫外线的灭菌效应在医疗保健和食品行业已经得到广泛应用，最常见的是用于对病房中的空气、医用物品灭菌。

（2）红斑效应 在受到强烈的中波紫外线辐射后，表皮会生成各种化学介质，并释放、扩散到真皮，引起局部血管扩张，具体表现为皮肤出现红斑，严重的会诱发皮肤癌变。医学研究发现，与灼伤形成的红斑不同，紫外线所致的红斑消失得很慢。

（3）角膜、结膜炎症效应 科学研究发现，强烈的紫外线能够损伤眼组织，导致结膜炎，损害角膜、晶状体，是白内障的主要诱因。

（4）色素沉着效应 色素沉着效应又称黑斑效应。它是指紫外线透入皮肤深部，其中的准黑色素物质被氧化形成黑色素，使皮肤变黑。如果紫外线继续照射，持续生成的黑色素将形成色素沉着。现代医学中，科学家利用色素沉着效应治疗白斑。适量的色素沉着不仅迎合了一些人对健康美的追求，而且对真皮和角质层都有保护作用。

（5）健康效应 紫外线辐射到人体上，人体的有机醇吸收了紫外线以后，会合成维生素 D，这就是人们常说的健康效应，这对防治佝偻病和骨质疏松是很有效的。利用健康效应的典型例子，医生时常建议家长们，在冬季带婴幼儿参加一定量的户外活动、晒太阳，这样对促进婴幼儿的骨骼发育十分有利。在医院临床上，还可利用其健康效应使用专门的紫外灯照射人体，以达到保健的目的。

（6）光敏效应 光敏效应又称光化学效应，它是指某些物质在紫外线照射下会产生分解、聚合和蜕变的现象。

（7）荧光效应 荧光效应是短波紫外线照射荧光物质后，荧光物质在长波段发光的现象。荧光效应应用范围非常广泛，甚至渗透到我们的日常生活中。例如，家家户户都用的日光灯，就是荧光效应的实际应用产物。人们在重要票据上用无色荧光油墨加印图案或标记，平时看不到，只有在一定波长的紫外线

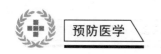

下,由于荧光油墨被激发出可见光,才能看出,由此达到防伪的目的。

紫外线接触作业主要有高炉、平炉冶炼,电焊、气焊、电炉炼钢及紫外线消毒等工作场所。

4. 激光　激光是物质受激辐射所发出光放大的简称。它是一种人工的、特殊类型的非电离辐射。激光在医学上治疗眼科、皮肤科等多种疾病。接触作业主要有:工业上激光打孔、切割、焊接等;军事上激光雷达、激光通信、激光制导、激光瞄等。

第四节　职业人群健康监护与职业病管理

一、职业人群健康监护

职业人群健康监护是指以预防为目的,对接触职业性有害因素人员的健康状况进行系统的检查、分析和评价,及时发现健康损害征象,以便适时地采取相应的预防措施,防止有害因素所致疾病的发生和发展。职业人群健康监护内容包括医学监护、职业环境监测和职业健康监护信息管理。

（一）医学监护

医学监护（medical surveillance）是指对职业人群进行医学检查和医学实验以确定他们在所处的职业危害中是否出现了职业性疾病。

医学检查包括就业前健康检查、定期健康检查、离岗或转岗时体格检查和应急的健康检查。2002 年 3 月,卫生部发布了《职业健康监护管理办法》,规定了职业健康检查应由省级卫生行政部门批准,由从事职业卫生检查的医疗卫生机构承担。职业健康检查的结果应当客观、真实,体检机构对健康检查结果承担责任。

1. 就业前健康检查　就业前健康检查是指用人单位对准备从事某种作业的劳动者进行的健康检查。其目的在于掌握从业者就业前的健康状况及有关健康的基础资料,发现职业禁忌证。职业禁忌证是一种身体状态,处于这种状态的人,接触特定职业有害因素时,比一般人更易遭受职业危害,罹患职业病或者导致自身原有疾病病情加重。不同的作业其职业禁忌证也不同,具有职业禁忌证的人员不宜从事该作业。各种作业的职业禁忌证在我国《职业病范围和职业病患者处理办法》中作出了明确规定。

2. 定期健康检查　定期健康检查是指用人单位按一定时间间隔,对接触有害作业的工人进行常规的健康状况检查。其目的在于可及时发现职业性有害因素对职业人群的健康损害和健康影响,及时采取有效的治疗和预防措施。定期健康检查间隔时间应根据所接触有害因素的性质和危害程度、接触方式和接触水平而定。一般每年可检查 1 次,对疑似职业病者,应定期体检复查,及时观察病情进展情况。

3. 离岗或转岗时体格检查　离岗或转岗时体格检查是指职工调离当前工作岗位时或者转换为即将从事的岗位前所进行的健康检查。目的是为了掌握职工离岗或转岗时的健康状况,分清健康损害责任。要求根据从业者从事的工种和工作岗位,确定特定的健康检查项目。有些职业有害因素的健康损害效应是远期的,甚至在从业者脱离该作业几十年后才出现,如粉尘作业与尘肺病、苯作业人员的再生障碍性贫血和白血病及接触放射性有害因素的肿瘤等。对接触这些有害因素的从业人员离岗后还要进行长期的医学观察。

4. 职业病的健康筛检　职业病的健康筛检（health screening）是指在接触职业性有害因素的从业人群中所进行的筛选性医学检查。目的是从表面健康的从业人群中早期发现某职业性疾病的可疑患者,或发现未被识别的可疑健康危害并进一步进行确诊,进而早期采取干预措施和治疗措施;也可评价有害因素控制措施和其他初级预防措施效果。健康筛检的检查方法应具有足够的灵敏度和特异度,且简单、经济、快速、安全,易被受检者接受。

（二）职业环境监测

职业环境监测是指通过对生产环境中有害因素进行定性、定量分析测定,评价作业环境污染的原因、程度和动态变化及从业者接触有害因素的水平。

（三）职业健康监护信息管理

信息管理是以现代信息技术为手段,对信息资源进行计划、组织、领导和控制的社会活动。职业健康监护信息管理是对职业健康监护的环境监测资料和有关个人健康资料(劳动者的职业史、职业病危害接触史、职业健康检查结果和职业病诊疗等)建立健康监护档案,并及时整理、分析、评价和反馈,实现职业健康监护工作的信息化管理,以利于职业病的防治。

1. 建立健康监护档案　职业健康监护档案包括生产环境监测资料和健康检查资料两部分。从业者健康档案主要包括基本情况资料、定期健康检查记录及原始资料。职业健康监护档案应由用人单位负责建立,并按规定期限妥善保存。从业者有权查阅、复印本人的职业健康监护档案。职业健康监护档案是职业病诊断鉴定的重要依据之一,也是区分健康损害责任的重要依据,同时又是评价用人单位职业病危害治理情况的依据。

2. 健康状况分析　对职业健康监护资料应及时整理、分析、评价和反馈。评价方法分为:①个体评价,主要反映个体接触职业有害因素的剂量及其对健康产生的影响;②群体评价,主要是反映作业环境中有害因素的强度范围、接触水平与机体产生的效应等。

3. 职业健康监护档案管理　职业健康监护档案管理应利用数字化的科学技术进行管理,提高职业健康监护档案的科学性、规范性、实用性和查找资料的快速性。建立全国职业健康网络管理系统,落实职业病网络直报制度,加强职业健康监护工作的网络信息管理,不断提高职业健康监护工作管理的系统性和先进性,以使之符合我国经济快速发展的要求。

二、职业病管理

职业病管理已由行政管理、经验管理转向依法监督管理。各级政府卫生行政部门是管理主体,它依据职业卫生法规,对公民、法人和其他组织遵守职业卫生法规的情况进行监督检查,对违反职业卫生法规、危害职业人群健康的行为追究法律责任。我国 2001 年 10 月 27 日颁布并于 2002 年 5 月 1 日实施的《职业病防治法》,对于职业病的诊断、鉴定,职业病患者的权利以及用人单位的责任和义务都进行了明确规定。

职业病的管理主要包括职业病诊断管理、职业病报告管理与处理管理、职业病患者管理和职业病预防管理等内容。

（一）职业病诊断管理

1. 职业病诊断资质　职业病诊断应当由省级以上卫生行政部门批准的医疗卫生机构承担。承担职业病诊断的医疗卫生机构应当具备下列条件。

（1）持有医疗机构执业许可证。

（2）具有与开展职业病诊断相适应的医疗卫生技术人员。

（3）具有与开展职业病诊断相适应的仪器、设备。

（4）具有健全的职业病诊断质量管理制度。

承担职业病诊断的医疗卫生机构在进行职业病诊断时,应当由 3 名以上取得职业病诊断资格的执业医师组成诊断小组进行集体诊断,诊断应按照国务院卫生行政部门颁布的职业病诊断标准和职业病诊断办法进行,并向当事人出具职业病诊断证明书。

2. 职业病诊断程序　先由用人单位或劳动者依据职业史、健康检查资料和工作环境卫生监测等资料提出诊断申请,诊断机构受理并进行现场调查取证,最后提出诊断意见,出具由参与职业病诊断的执业医师共同签署,并经承担职业病诊断的医疗卫生机构审核盖章的职业病诊断证明书,以确保诊断证明书的法律效应。

3. 职业病诊断原则　职业病诊断和处理是一项政策性和科学性很强的工作,它涉及劳动者、企业与国家三方利益。职业病诊断依据应当遵循下列原则:①职业接触史:确定职业病的先决条件,按时间顺序追溯,重点收集记录既往所在厂矿、车间、工种,接触有害因素种类、时间与程度等。②现场劳动卫生学调查与评价:对职业场所进行调查,了解职业性有害因素的种类、特点、作用方式、强度及同行人员健康受损情况。③临床表现以及辅助检查结果等。凡是没有证据否定职业病危害因素与患者临床表现之间的必然

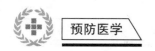

联系的,在排除其他致病因素后,应当诊断为职业病。当事人对职业病诊断有异议的,可以向上级卫生行政部门申请鉴定。鉴定由5人以上的相关专业专家组成的职业病诊断鉴定委员会负责。

职业病患者依法享受国家规定的职业病待遇,除依法享有工伤社会保险外,依照有关民事法律,尚有获得赔偿的权利,有权向用人单位提出赔偿要求。

(二)职业病报告管理与处理管理

用人单位和医疗卫生机构发现职业病患者或者疑似职业病患者时,应当及时向所在地卫生行政部门报告。确诊为职业病的,用人单位还应当向所在地劳动保障行政部门报告。县级以上地方人民政府卫生行政部门负责本行政区域内的职业病统计报告的管理工作,并按照规定上报。

(三)职业病患者管理

凡经确诊患有职业病者,享受国家规定的工伤保险待遇或职业病待遇。职业病患者一经确诊,其所在单位应根据职业病诊断机构的处理意见,安排其医治或疗养。若被确认不宜继续从事原有害作业时,应调离原工作岗位,并妥善安置。

(四)职业病预防管理

1. 职业病预防原则　遵循三级预防原则,因为职业病病因明确,所以应以第一级预防为主,同时结合第二级预防与第三级预防。

(1)第一级预防　主要是通过改革生产工艺,合理利用防护设备及加强个人防护,控制作业场所有害因素的水平使其达到卫生标准,或使作业者尽可能不接触职业性有害因素,同时要注意职业禁忌证的检查,从根本上阻止职业性有害因素对人体产生的损伤作用。

(2)第二级预防　即"早发现、早诊断、早治疗",防止病情发展。

(3)第三级预防　对已确诊为职业病的患者,给予积极合理的治疗和处理,预防并发症和伤残,促进其康复。

2. 职业病防治管理

(1)卫生行政部门的监督管理　卫生行政部门负责职业病防治的监督管理工作,包括预防性卫生监督、经常性卫生监督和事故性处理。

(2)医疗卫生机构职业病防治　依法取得相关职业病防治资质认证的医疗单位,负责职业健康检查、职业病诊断和治疗工作。

(3)有害作业单位职业病防治管理　有害作业单位应设置相应管理机构或组织,配备专业人员,建全防治制度和操作规程、有害因素监测及评价制度,建立职业卫生档案和劳动者健康监护档案及职业病危害事故应急救援预案等职业病防治措施。

(王改霞)

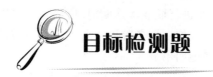

一、名词解释

1. 职业性有害因素　　2. 职业病　　3. 矽肺　　4. 中暑

二、单项选择题

1. 慢性汞中毒的三大特征性临床表现是(　　)。

A. 口腔炎、发热、皮疹　　　　　　　　　　B. 易兴奋、震颤、口腔炎

C. 周围神经炎、腹痛、贫血　　　　　　　　D. 口腔炎、腹痛、肾功能损害

E. 贫血、易兴奋、皮疹

2. 中暑按发病机制分为(　　)。

A. 热射病、热痉挛、热衰竭
B. 热射病、热辐射、热衰竭
C. 热适应、热射病、热衰竭
D. 热适应、热痉挛、热衰竭
E. 热辐射、热痉挛、热衰竭

3. 驱铅治疗的首选药物是（   ）。

A. 亚硝酸钠
B. 依地酸二钠钙
C. 阿托品
D. 亚甲蓝
E. 青霉胺

4. 预防职业中毒的中心环节是（   ）。

A. 通风排毒
B. 降低空气中毒物浓度
C. 个人防护
D. 安全生产管理
E. 个人卫生

5. 易引起白血病的生产性毒物是（   ）。

A. 苯
B. 汞
C. 甲苯
D. 硝基苯
E. 苯胺

6. 防止噪声对人体危害的最根本措施是（   ）。

A. 规定合理的噪声卫生标准
B. 控制噪声的传播和反射
C. 合理设计厂房和厂区规划
D. 控制和消除噪声源
E. 采取有效的个人防护措施

7. 典型的硒结节横断面似（   ）。

A. 葱头状
B. 星芒状
C. 网状
D. 不规则状
E. 颗粒状

8. 高温作业工人的胃肠道疾病应归类于（   ）。

A. 职业病
B. 法定职业病
C. 职业性多发病
D. 职业性疾病
E. 职业特征

9. 矽肺患者最常见的并发症是（   ）。

A. 肺源性心脏病
B. 结核性胸膜炎
C. 自发性气胸
D. 支气管炎
E. 肺结核

三、理解讨论题

1. 职业病的特点和诊断原则是什么？

2. 常见的职业中毒的临床表现及防治原则有哪些？

3. 防尘"八字方针"是什么？

4. 职业人群健康监护包括哪些内容？

临床预防服务与社区卫生服务

　　1. 掌握　临床预防服务的概念、内容和意义；健康教育和健康促进的概念；社区卫生服务的基本概念、特点。

　　2. 熟悉　健康相关行为概述；居民健康档案的类型及我国老年保健。

　　3. 了解　健康危险因素评价的概念；健康维护计划的制订。

第一节　临床预防服务

　　很多情况下，患者所经历的疾病或死亡在生命的早期都可以有效预防。在发生疾病（如冠心病和肠癌）、外伤（如车祸）的几个月、几年或几十年以前就可发现有一定的危险因素或亚临床疾病状态，如果在患者看似健康的时候就能检测和处理这些危险因素，就可以避免危险因素的长期作用而导致最终不得不进行创伤性治疗及发展为慢性疾病，这就要求临床医生必须把预防保健与医疗工作相结合。

一、临床预防服务的概述

　　临床预防服务（clinical preventive service）是指由医务人员在临床场所（包括社区卫生服务工作者在家庭和社区场所）对健康者和无症状"患者"的健康危险因素进行评价，实施个性化的预防干预措施来预防疾病和促进健康。健康者和无症状"患者"并非指患者目前没有任何主诉，而是针对某些严重威胁生命的特定疾病而言目前没有相应的症状和体征；服务提供者是临床医生。在具体的预防措施上，它强调纠正人们不良的生活习惯、推行临床与预防一体化的卫生服务。

　　这要求医生在处理患者目前疾病的同时，着眼于其将来的健康问题。

　　（一）临床预防服务的内容

　　1. 健康咨询　通过收集就医者的健康危险因素，与就医者共同制订改变不健康行为的计划，督促就医者执行干预计划等，促使他们自觉地采纳有益于健康的行为和生活方式，消除或减轻影响健康的危险因素，预防疾病、促进健康、提高生活质量。许多国家的临床预防服务指南均建议临床医生采用 5A 模式来开展健康咨询。5A 模式：①评估（ask/assess）；②劝告（advise）；③达成共识（agree）；④协助（assist）；⑤安排随访（arrange）。

　　2. 健康筛检　健康筛检指运用快速、简便的体格检查或实验室检查以及危险因素监测与评估等手段，在健康人群中发现未被识别的患者或有健康缺陷的人。目前较为常见的筛检疾病有：①高血压；②高胆固醇血症；③肥胖；④宫颈癌；⑤乳腺癌；⑥结肠直肠癌。

　　3. 免疫接种　免疫接种是指将抗原或抗体注入机体，使人体获得对某些疾病的特异性抵抗力，从而保护易感人群，预防传染病发生。目前我国儿童实行计划免疫程序，成年人免疫程序在我国还没正式颁布，但建议一些特殊职业者和高危人群有相应的免疫接种计划。如医务工作者进行乙型肝炎疫苗接种，慢性支气管炎患者进行流感疫苗接种等。

　　4. 化学预防　化学预防指对无症状者使用药物、营养素（包括矿物质）、生物制剂或其他天然物质作为第一级预防措施,提高人群抵抗疾病的能力,防止某些疾病的发生。如准备怀孕和怀孕早期的妇女补充叶酸可预防神经管缺陷患儿的出生等。

（二）临床预防服务的意义

临床医生占整个卫生队伍的大多数,且大约78%的人每年至少要去看一次医生,平均一年三次。医务人员以其特殊的方式与"患者"直接接触,可以了解患者很多具体实际的第一手资料,通过实现个体健康危险性的量化评估,获得控制疾病危险因素的健康干预策略,能有效地调动个人改善不良行为与生活方式的积极性和主动性,使提出的建议有针对性,使患者对医生的建议也有较大的依从性;医务人员可通过随访了解患者的健康状况和行为改变的情况,及时有针对性地提出预防保健的建议,有利于管理个人的健康状况、纠正不良的健康行为、早期发现疾病并及时治疗,有利于改善患者生活质量并延长寿命。

临床医生能在健康促进和疾病预防中发挥作用将其效果扩大,临床医生从事个体化预防工作最适宜。一是因为临床医务人员占整个卫生队伍的大多数,且大约78%的人每年至少要去看医生一次,平均一年三次。如果临床医生能在健康促进和疾病预防中发挥作用其效果将提高。二是临床医生以其特殊的形式直接与患者接触,可以了解患者很多具体实际的第一手资料,所提出的建议有针对性,患者对医生的建议有较大的依从性。所以临床医生从事个体化预防工作最适宜。

（三）实施临床预防服务的原则

（1）重视个人健康相关信息的收集。

（2）医患双方共同决策。

（3）以健康咨询与教育为先导。

（4）合理选择健康筛检的内容。

（5）根据不同个体特点开展针对性的临床预防服务。

二、健康危险因素评价

（一）健康危险因素及其评价的概念

1. 健康危险因素的概念及分类　健康危险因素(health risk factors)是指能使疾病和死亡发生的可能性增加的因素。主要包括四大类:①环境危险因素;②个人行为危险因素;③生物遗传危险因素;④医疗卫生服务中的危险因素。研究表明,在许多慢性病的发生中,个人行为危险因素已成为危害人类健康的主要因素,所以从一定程度上说,健康掌握在自己手中。

2. 健康危险因素评价的概念　健康危险因素评价(health risk factors appraisal,HRA)是研究危险因素与慢性病发病及死亡之间数量依存关系及其规律的一种技术方法。健康危险因素评价是由Robbins和Lewis提出来的,他们根据慢性病患者危险因素的严重程度来预测患者疾病恢复的可能性以及估计患者预后,同时根据健康人群中危险因素存在的严重程度来估计疾病发生和死亡的概率。它研究在生产环境、生活环境和医疗卫生服务中存在的各种危险因素对人们疾病发生和发展的影响程度,以及通过改变生产和生活环境,改变人们不良的行为生活方式,降低危险因素的作用,可能延长寿命。其目的是促进人们改变不良的行为生活方式,降低危险因素,提高生活质量和改善人群健康水平。

健康危险因素评价是从疾病自然史的第一阶段开始,即在疾病尚未出现时就采取措施,通过评价危险因素对健康的影响,教育人们保持良好的生活习惯,防止危险因素出现。

（二）健康危险因素资料收集

危险因素是指机体内外存在的使疾病发生和死亡率增加的因素。如不良的行为(如吸烟)、疾病家族史、暴露于不良的环境以及有关的职业、血压、血清胆固醇浓度过高、超重、心电图异常、病史等。健康危险因素资料收集就是收集这些危险因素的过程。由于至少有几百种健康危险因素可以增加个体未来患病的危险性,因此,应根据下面的原则来确定收集危险因素的优先次序:①危险因素导致的特定疾病的严重性;②危险因素是否有普遍性;③危险因素的危险程度;④某个危险因素能否被准确地检测;⑤有无证据表明采取干预措施后可促进健康;⑥上述诸方面与其他优先的健康问题相比较。

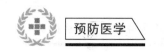

（三）健康危险度评估

健康危险度评估是指综合分析服务对象存在的危险因素,包括个人特征、生理参数、症状或亚临床疾病状态等,采用定性或定量的方法估算这些危险因素对个体健康的影响程度。健康危险度评估的基本步骤:①采集服务对象健康的相关信息;②应用健康危险度评估软件,计算健康危险度得分;③医生根据危险度评分情况,对服务对象给出健康风险的结果评价。

三、健康维护计划的制订与实施

（一）健康维护计划概念

健康维护计划(health maintenance schedule)是指在特定的时期内,依据患者的年龄、性别以及具体的危险因素等而计划进行的一系列干预措施。具体包括:做什么、间隔多久、何时做等。

（二）健康维护计划制订的原则

（1）根据危险度评估结果找出最主要的危险因素进行干预。

（2）结合"患者"的具体情况、资源的可用性和实施的可行性,选择合适的、具体的干预措施。

（3）计划的制订应与"患者"共同商量确定。

（4）制订行为改变的目标要切实可行,应该从小而简单开始。

（5）确定筛检频率的两个因素是筛检试验的灵敏度和疾病的进展,而不是疾病发生的危险度。

（三）健康维护计划的实施

首先是建立健康维护流程表,主要内容包括三部分:健康指导、疾病筛检、免疫接种;其次,为了有效地纠正某些高危人群的行为危险因素,在此基础上,还需与"患者"共同制订另外一份单项健康危险因素干预行动计划,如吸烟者的戒烟计划、肥胖者的体重控制计划等。在实施过程中,需要加强健康维护的随访,跟踪"患者"执行计划的情况以及感受和要求,以便及时发现曾被忽视的问题。

第二节　社区卫生服务

一、社区卫生服务的基本概念、特点

（一）社区的概念及构成要素

社区是以家庭为基础的社会共同体,为血缘共同体和地缘共同体的集合,或是指由一定数量、具有共同意愿、相同习俗与规范的社会群体结合而成的生活共同体。一个有代表性的社区,人口为 10 万～30 万,面积在 0.5～5 km²。

构成社区的要素:①一定人群;②一定地域;③一定生活服务设施;④一定行为规范;⑤一定的生活制度和管理机构。

（二）社区卫生服务的概念和特点

1. 社区卫生服务的概念　社区卫生服务是社区建设的重要组成部分,是采用健康促进的策略,以健康为中心、以社区为范畴、以人群为对象,动员社区内多部门合作和人人参与的综合性服务;是在政府领导、社区参与、上级卫生机构指导下,以基层卫生机构为主体,全科医生为骨干,合理使用社区资源和适宜技术,以人的健康为中心,家庭为单位、社区为范围、需求为导向,以妇女、儿童、老年人、慢性病患者、残疾人、贫困居民等为服务重点,以解决社区主要卫生问题、满足基本卫生服务需求为目的,融预防、医疗、保健、康复、健康教育、计划生育技术服务功能等为一体的,有效、经济、方便、综合、连续的基层卫生服务。

社区卫生服务是卫生服务中一种最基本、最普通的服务,是由全科医生为主要卫生人力的卫生组织机构所从事的一种面向社区的卫生服务。社区卫生服务的对象是社区内的全体人群。根据社区人群的基本情况,可将社区卫生服务对象分为 5 大类:①健康人群;②亚健康人群;③高危人群;④重点保健人群;

⑤患者。

2. 社区卫生服务特点

（1）初级卫生保健服务　各种类型的社区医疗服务机构和服务人员是基层群众同医疗卫生部门接触的第一步，他们应该充分了解辖区内居民的主要健康问题，并提供基本的预防、医疗和康复服务。

（2）综合性服务　社区卫生服务，就其服务对象而言，不分性别、年龄和疾病类型，既包括患者，也包括非患者；就其服务内容而言，包括疾病预防、治疗、康复、健康促进等涉及生理、心理和社会各个方面的健康问题；就其服务范围而言，包括个人、家庭和社区。

（3）持续性服务　社区卫生服务人员为社区居民提供的连续性卫生服务主要体现在：①对人生各个阶段即从围产保健开始，经过婴幼儿期、青年期、中老年期，到濒死患者的临终关怀，几乎人的一生都处在社区卫生服务人员的照顾之中；②主动关心社区内所有成员，对各种健康问题，无论新、旧、急性或慢性问题都要照顾到，以维护居民的健康；③从健康危险因素的监测，到机体出现功能失调及疾病发生、发展、演变，康复的各个阶段，包括患者住院、出院或请专科医生会诊等不同时期，提供不间断的连续性服务。

（4）协调性服务　社区医生的职责是向患者提供广泛而综合性的初级卫生保健服务，这种服务不可能包罗万象，不可能代替各专科医疗。所以社区医生应当掌握各级各类医疗机构和专家以及家庭和社区内外的各种资源的情况，并与之建立相对固定的联系，以便协调各专科的服务，为居民提供全面深入的医疗服务。

（5）可及性服务　可及性或方便性是社区卫生的一个显著特点。具体表现为价格可接受、时间方便、地理位置可及等。

二、社区卫生服务的内容

社区卫生服务是将健康教育、预防、康复、医疗、保健、计划生育技术指导等融为一体，即"六位一体"的卫生服务。

1. 社区健康教育　社区健康教育是以社区为单位，以社区人群为教育对象，结合社区健康促进目标要求，以促进社区居民健康行为和健康生活方式，从而到达增进健康的目的。通过社区健康教育提高社区居民的健康意识和技能，促进健康相关行为的改变。社区健康教育需建立组织机构，由社区领导和社区卫生服务机构负责，组织各有关部门和人民团体、社会各有关人士参加。常见的健康教育形式如讲座、发放教育材料、座谈会、个别访谈、放录像等，也可将教育内容融入到小品、歌词等丰富多彩的文艺活动中。

2. 社区预防　社区预防包括：①传染病和多发病的预防；②卫生监督和管理；③慢性病控制。

3. 社区康复　社区康复是指患者或残疾者经过临床治疗后，为促进患者或残疾者的身心进一步地康复，由社区继续提供的医疗保健服务。社区康复不同于医疗康复，它体现了医疗与预防保健于一体，心身全面兼顾，连续性、协调性的全科医疗服务的基本原则。社区康复的宗旨是充分利用社区资源，使患者或残疾者在社区或家庭通过康复训练使患者的疾病好转或痊愈，生理功能得到恢复，心理障碍得到解除。

4. 社区医疗和慢性病的管理　医疗是社区卫生服务工作量最多的部分，但不是社区卫生服务的重点。很多常见病、多发病，都可以在社区进行治疗。社区医疗应特别强调使用适宜技术、中医中药等，以适应广大人民群众的需求，减轻人民负担和控制医疗费用的迅速上涨。

随着疾病谱和死亡谱的变化，对慢性病的防治与管理已成为社区卫生服务的一项重要内容。据有关专家预测，到2030年，我国城乡慢性病患病率将达到65.7%，为1993年的4.3倍。在慢性病病因中，包括生物因素和生活行为等社会因素，前者为不可控因素，后者为可控因素。对本社区已确诊的重点疾病患者建立档案并进行分级管理，定期随访，给予针对性指导，80%的慢性病可在社区进行治疗和康复。因此，加强对社区慢性病的防治与管理，可带来巨大的社会效益和经济效益。

5. 社区保健　开展社区各种人群的保健，是社区卫生服务重要内容之一，尤其是妇女孕前保健、孕期保健、哺乳期保健、婴幼儿保健、更年期保健和老年保健。

6. 计划生育技术指导　计划生育是我国的一项基本国策，社区卫生服务可为晚婚晚育、优生优育、计划生育提供方便、有效的技术指导和宣传教育。

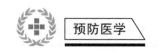

三、社区卫生服务的原则

（1）坚持政府主导，各部门协调，社会参与，多渠道发展的社区卫生服务。

（2）坚持社区卫生服务的公益性质，注重卫生服务的公平性、效率性和可及性。

（3）坚持公共卫生和基本医疗并重，中西医并重，防治结合。

（4）坚持实行区域卫生规划，调整现有卫生资源，健全社区卫生服务网络。努力提高卫生服务的可及性，做到成本低、覆盖广、效益高、方便群众。

（5）坚持以地方为主，因地制宜。

四、发展社区卫生服务的意义

（1）这是提供基本卫生服务，满足人民群众日益增长的卫生服务需求，提高人民健康水平的重要保障。社区卫生服务覆盖广泛、方便群众，能使广大群众获得基本卫生服务，也有利于满足群众日益增长的多样化卫生服务需求。社区卫生服务强调预防为主、防治结合，有利于将预防保健落实到社区、家庭和个人，提高人群健康水平。

（2）这是深化卫生改革，建立与社会主义市场经济体制相适应的社区卫生服务体系的重要基础。社区卫生服务可以将广大居民的多数基本健康问题解决在基层。积极发展社区卫生服务，有利于调整我国卫生服务体系的结构、功能、布局，提高效率，降低成本，形成以社区卫生服务机构为基础，大中型医院为医疗中心，预防、保健、健康教育等机构为预防、保健中心，适应我国国情和社会主义市场经济体制的卫生服务体系新格局。

（3）这是建立城镇职工基本医疗保险制度的迫切要求。社区卫生服务可以为参保职工就近诊治一般常见病、多发病、慢性病，帮助参保职工合理利用大医院服务，并通过健康教育、预防保健，增进职工健康，减少发病，既保证基本医疗，又降低成本，符合"低水平、广覆盖"原则，对职工基本医疗保险制度长久稳定运行，起重要支撑作用。

（4）这是有效控制各种疾病流行的有力举措。社区卫生服务人员通过直接接触个别病例，及时掌握、预测有关疾病在社区的流行趋势和规律，同时可迅速采取有效的预防和控制措施，以便及时阻止疾病的扩散、蔓延及流行。

（5）这是加强社会主义精神文明建设，密切党群干群关系，维护社会稳定的重要途径。社区卫生服务通过多种形式的服务为群众排忧解难，使社区卫生人员与广大居民建立起新型医患关系，有利于加强社会主义精神文明建设。积极开展社区卫生服务是为人民办好事、办实事的德政民心工程，充分体现全心全意为人民服务的宗旨，有利于密切党群干群关系，维护社会稳定，促进国家长治久安。

五、社区健康教育与健康促进

健康教育（health education）指的是通过信息传播和行为干预，帮助个体和群体掌握卫生保健知识，树立健康观念，自觉采纳有益于健康的行为和生活方式的教育活动和过程。其目的是减轻或消除影响健康的危险因素，预防疾病，增进健康，提高生活质量。社区健康教育指以社区为单位，以社区人群为对象，以促进社区健康为目标，有组织、有计划、有评价的健康教育活动和过程。

健康教育的核心是促进个体或群体改变不良的行为与生活方式。但当行为改变后，新行为建立往往在原有环境中很难维系，就如同吸烟者在戒烟后往往呈现很高的复吸率，而导致复吸的原因通常主要是由于负面周围环境的影响，使戒烟行为很难持久。于是在20世经80年代后期，国际上逐步发展为健康促进理论，这也是考虑到健康教育工作效果通常受到环境影响的强大制约而导致效果的萎缩。而健康促进的本质实际上就是营造一个支持性的良好环境，以支持已经发生了的行为改变并维持其效果。

健康促进是指一切能使行为和生活条件向有益于健康的方向改变的教育与环境、支持的综合体。其中，环境指社会、经济、政治和自然环境；支持指政策、立法、财政、组织、社会发展等各个系统。社区健康促进指通过健康教育和社会支持，改变个体和群体行为、生活方式和环境影响，降低社区的发病率和死亡率，提高社区人群的健康水平和生活质量的所有社会活动过程。

健康教育是健康促进不可缺少的组成要素之一,没有健康教育,健康促进就将成为徒有虚名的概念;同时,如果健康教育得不到有效的环境(包括政治、经济、社会、自然)支持,尽管对帮助个体改变行为作出努力,但终因效果难以维持而显得软弱无力。

第三节　健康相关行为及其行为干预

个人行为对健康的影响人们早有察觉,而随着疾病谱和死因谱的改变,如心脑血管疾病、恶性肿瘤等"生活方式病"越来越成为威胁人类健康的主要疾病,人们对行为与健康关系的认识更加深刻。1992 年WHO 报告,全球 50%以上的死亡与不良生活方式和行为有关。

影响人类健康的行为有多种,通常把人所表现出来的与健康或疾病有关的行为称为健康相关行为,它是指人在生理、心理和社会适应各方面都处于良好状态时的行为表现。根据行为对健康的作用性质和结果,健康相关行为可以分为两类:危害健康行为和促进健康行为。

一、危害健康行为及干预

危害健康行为是指个体或群体表现出的偏离个人、他人和社会健康期望的一组行为。它常常存在于人们的日常生活中,往往易被忽视。其特点:有害性、潜在性、习得性。该行为是个体在后天生活经历中获得的,表现多种多样,目前常见的且危害较大的有吸烟、酗酒、吸毒、静坐生活方式等。

(一)吸烟与健康

1. 吸烟的危害　目前,中国的吸烟人数达 3.5 亿,占全球吸烟总人数的 1/3。中国每年约有 100 万人死于吸烟导致的疾病,平均每分钟就有两个中国人因吸烟而死亡。从 20 世纪 70 年代至今,由吸烟引起的肺癌上升的比例是我国癌症中最高的一个。据估计,到 2050 年,中国将有 300 万人死于吸烟导致的疾病,平均每 11 s 就有一个中国人死亡。1990 年,吸烟所致的死亡约占中国中年男性死亡的 12%,预计到 2030年这一比例将上升至 33%。我国是男性吸烟率最高的国家之一,达 57%。

吸烟危害健康,已为众所周知。卷烟点燃后产生的烟雾中含有 3000 多种有毒化学物质,其中最重要的有尼古丁、一氧化碳、存在于烟焦油中的多种致癌物质、放射性同位素,以及重金属元素等。烟草燃烧所产生的致癌物质有苯并芘、亚硝胺、乙萘胺、镉、放射性钋等,还有酚化合物等促癌物质。

(1)致癌作用　吸烟增加人群患多种癌的危险性,特别是肺癌。吸烟者患肺癌的危险性是不吸烟者的 3～30 倍。吸烟者喉癌发病率较不吸烟者高十几倍。此外,吸烟与唇癌、舌癌、口腔癌、食管癌、胃癌、宫颈癌等发生都有一定关系。

(2)对心、脑血管的影响　许多研究表明吸烟是许多心、脑血管疾病的主要危险因素,吸烟者的冠心病、高血压、脑血管病的发病率均明显升高。有资料显示冠心病和高血压患者中 75%有吸烟史。冠心病发病率吸烟者较不吸烟者高 3～5 倍,病死率前者较后者高 6 倍左右,病理解剖也发现,冠状动脉粥样硬化病变前者较后者广泛而严重。高血压、高胆固醇及吸烟三项具备者,冠心病发病率增加 9～12 倍。

(3)对呼吸道的影响　吸烟是慢性支气管炎、肺气肿和慢性气道阻塞的主要诱因之一。实验研究发现,长期吸烟可使支气管黏膜的纤毛受损、变短,影响纤毛的清除功能。家庭有人吸烟,子女支气管炎患病率比不吸烟家庭高 2～3 倍。

(4)其他　吸烟对妇女的危害更甚于男性,吸烟妇女可引起月经紊乱、受孕困难、宫外孕、雌激素低下、骨质疏松以及更年期提前。孕妇吸烟易引起自发性流产、胎儿发育迟缓和新生儿低体重。其他如早产、死产、胎盘早期剥离、前置胎盘等均可能与吸烟有关。妊娠期吸烟还可增加胎儿出生前后的死亡率和先天性心脏病的发生率。

吸烟不仅危害吸烟者本人的健康,还能影响他人及后代的健康。吸烟量越大、起始吸烟年龄越小、吸烟的烟龄越长,对健康的危害越大。

2. 戒烟和控制措施　吸烟是最可预防的导致人类早亡或致残的因素,对吸烟者的干预比治疗任何慢性病的成本-效益都好,而实际工作中控烟效果却非常不理想。最主要原因是人们把吸烟当作是个体行为

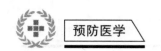
来进行干预,忽视了吸烟行为的出现与坚持深深植根于特定的文化、习俗、社会经济环境影响之中。因此提倡以社区、学校、医院、工厂等场所为载体,以全人群为干预对象,采取包括政策、环境改变为主的综合策略来开展控烟工作。

在此介绍一些有实际效果的控烟干预措施。归纳为减少被动吸烟、减少新吸烟者及增加戒烟者三个方面;根据适合的场所分为适合于社区的戒烟措施和临床场所戒烟措施。

(1)减少被动吸烟的策略及措施　在指定区域内制订禁止和限制吸烟的政策、规章制度和法律。

(2)减少新吸烟者的策略及措施　提高香烟的单位价格(政府立法提高烟草税);大众媒体教育,通过长期、反复使用简要的信息进行宣传来提醒与督促儿童与青少年远离烟草。

(3)适合于社区戒烟的策略及措施　提高香烟的单位价格(政府立法提高烟草税)。大众媒体教育,通过长期、反复使用简要的信息进行宣传来提醒与督促吸烟者戒烟。社区卫生人员提供戒烟健康教育及随访等服务。

(4)临床场所医生日常诊疗时的戒烟策略及措施　吸烟因有成瘾性而被看做是一种慢性病,需要提供反复的干预服务。吸烟者每年有许多接触医生、护士、药剂师等卫生保健人员的机会,因此,医务人员特别是临床医生及牙医是对吸烟者进行戒烟干预的最佳人选。临床医生特别是社区医生可采取"5A 戒烟法",即询问吸烟情况、劝阻吸烟、评估戒烟意愿、帮助尝试戒烟、安排随访。在帮助尝试戒烟这一环节能做具体些,如确定戒烟日,制订戒烟计划,提供咨询帮助及培训解决问题技巧,帮助患者获得外部支持及提供戒烟材料等。

 知识链接

世界无烟日

1987 年 11 月,联合国世界卫生组织建议将每年的 4 月 7 日定为"世界无烟日",并于 1988 年开始执行。自 1989 年起将世界无烟日改为每年的 5 月 31 日。

2005 年第 18 个世界无烟日主题:卫生工作者与控烟。

2006 年第 19 个世界无烟日主题:烟草吞噬生命。

2007 年第 20 个世界无烟日主题:创建无烟环境,构建和谐社会。

2008 年第 21 个世界无烟日主题:无烟青少年。

2009 年第 22 个世界无烟日主题:烟草健康警示。

2010 年第 23 个世界无烟日主题:性别与烟草——抵制针对女性的市场营销。

2011 年第 24 个世界无烟日主题:烟草控制框架公约。

2012 年第 25 个世界无烟日主题:警惕烟草业干扰控烟。

(二)酗酒与健康

1. 酗酒的危害　近几年来,酗酒带来的健康问题和社会问题,已越来越引起人们的注意,酒依赖及其相关问题是仅次于心脑血管疾病、肿瘤的第三位公共卫生问题。在美国、法国和许多国家,酒精中毒已达到流行的程度。酒精在美国已成为第二大致命因素;据俄罗斯国家统计委员会提供的数据,该国每年有超过 3.7 万人死于酒精中毒;我国酒依赖比例也逐年上升。

研究表明,酗酒对肝脏的损害最大。由于酒精要在肝脏分解,长期饮酒会造成脂肪肝和肝硬化。据报道,肝硬化的发病率,饮酒者比不饮酒者高 7 倍。长期过量饮酒,还会导致酒瘾综合征、胃溃疡、心脑血管疾病、神经系统疾病、消化系统癌症等。且有研究表明酒和烟对癌症和心脑血管疾病的发生有协同作用。如果孕妇酗酒,酒精会通过胎盘侵入损害胚胎。据报道,酗酒母亲生下的婴儿体重和身长较差,新生儿的死亡率也比较高,32％的胎儿具有中枢神经系统异常、心血管系统及外观发育异常等胎儿性酒精综合征症状。

酗酒除可引起健康损害以外,也造成广泛的"社会损害",包括:①公共场合的无序与暴力行为;②无法行使个人惯常承担的职责;③生产能力下降直至完全失去劳动能力;④事故,尤其酒后驾车发生的事故;⑤酗酒引起的家庭矛盾在国内呈上升趋势。酒相关问题不仅仅是一个生物学问题,更是一个社会问题。因此,酗酒预防工作的开展也势在必行。

2. 酗酒的控制措施 加强健康教育,使人们认识到酗酒对自己、他人、家庭、社会的危害;改变饮酒的态度和不良习惯,如借酒消愁、嗜酒、劝酒等;同时应严格对酒类的生产和销售进行管理;为减少酒精所产生的危害,建议饮用低度酒。由于酗酒可以带来较为严重的社会危害,许多国家采用法律措施进行控制。

（三）吸毒与健康

1. 吸毒的危害 毒品对人类和社会带来的危害可以用12个字来描述:"毁灭自己、祸及家庭、危害社会"。

（1）毒品严重危害人的身心健康 第一,营养不良居吸毒并发症的首位,吸毒可以引发呕吐、食欲下降,抑制胃、胆、胰消化腺体的分泌,从而影响食物的消化吸收。第二,损害呼吸道,毒品中大都掺入了滑石粉、咖啡因、淀粉等粉状杂物,吸食后可引起肺颗粒性病变、肺纤维化、肺梗死、肺气肿、肺结核等肺部疾病。由于海洛因具有镇咳作用,当吸毒者肺部发生病变时,并无明显咳嗽等表现,易掩盖病情,往往临床上发现吸毒者有肺部感染时,病情已经十分严重。 第三,吸毒者容易患感染性疾病,不消毒的静脉注射易引起皮下脓肿、蜂窝织炎、血栓性静脉炎、败血症和细菌性心内膜炎等感染性疾病。第四,损伤血管,静脉注射毒品,可引起局部动脉栓塞、静脉炎、坏死性血管炎和霉菌性动脉瘤等。吸食致幻作用的毒品者出现乱性行为,极易交叉感染各种性病及艾滋病。还有吸毒会损害神经系统,导致性功能障碍、肾脏疾病、精神病等。

（2）吸毒毁灭家庭 吸毒的费用是个"无底洞",普遍的工资收入根本不能满足吸毒的需要,即使有一定的经济基础也只能维持一时。因为毒瘾永远不可能得到满足,结果只能是吸得一贫如洗、倾家荡产。很多吸毒者为满足毒瘾不惜遗弃老人、出卖子女,甚至胁迫妻女卖淫以获取毒资,直至妻离子散、家破人亡。

（3）危害社会 毒品行为诱发其他违法犯罪,败坏社会风气。毒品问题渗透和腐蚀政权机构,加剧腐败现象。同时,给社会造成巨大的经济损失。

2. 吸毒的控制 控制吸毒应采取综合防制方法,包括社会控制、药物治疗、心理治疗等。

强制性的法律和行政手段,是控制吸毒的关键。实行"三减并行"政策是世界各国遏制和预防毒品蔓延的有效经验,即"减少供应""减少需求"和"减少危害"。我国扫除鸦片烟害有很成功的经验,注意了综合治理和区别对待,如对种植、贩运和设馆销售鸦片的从严惩罚,对成瘾者则集中进行治疗。同时进行思想教育,安排就业和进行群众监督,预防恶习重染,达到全社会根除烟祸的效果。

药物治疗主要是利用一些药物减轻或消除毒品成瘾的主要戒断症状。常用的戒毒药主要有阿片受体激动剂与非阿片受体激动剂。前者效果好,不良反应少,但其本身有引起滥用的可能;后者效果相对差,不良反应多,但不会引起滥用。常用的药物脱毒法有美沙酮替代递减法、阿片递减法、丁丙诺非替代递减法、可乐定脱毒法、路脱菲脱毒法及精神药物疗法等。此外,还有中医中药脱毒治疗等。

任何一种药物治疗,如不配合各种社会支持、心理治疗来重建人格和行为模式,都难以维持长久的疗效。作为综合性治疗措施的一部分,心理治疗的配合对每个吸毒者都是十分必要的。吸毒者主要的心理治疗有认知行为治疗、个别心理治疗、集体心理治疗及家庭治疗等。

（四）静坐生活方式与健康

1. 静坐生活方式的危害 静坐生活方式(physical inactivity)是指在工作、家务、交通行程或在休闲时间内,不进行任何体力活动或仅有非常少的体力活动。静坐生活方式,这种体力运动严重不足的生活方式已成为威胁上班族健康的"隐形杀手"。

长期运动不足可以导致内脏功能降低,削弱人体代谢和免疫功能,继而诱发一些疾病如肥胖、心脑血管疾病、癌症等。美国哈佛大学的一项研究结果表明,体育活动少是结肠癌、直肠癌的危险因素之一,不参加体育运动者的发病危险是经常参加者的2倍。另外,有数据显示,22%的冠心病、14%的糖尿病、10%的

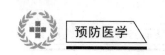

乳腺癌、16%的大肠癌都是由缺乏体力活动所致。除此之外,缺乏体力活动还会导致骨质疏松、情绪低落、关节炎等疾病,也会引起生活质量下降、缩短寿命等后果。

随着社会的发展,现在大部分上班族都长久使用电脑,由于久坐在电脑屏幕或办公桌之前,若是坐姿不正确,很容易引起腰酸背痛等症状,颈椎病也会不知不觉缠身。此外,腰椎间盘突出症在上班族当中的发病率也持续上升,并有低龄化趋势,这都与长期坐姿工作有关。

2. 体力活动的促进措施 通过倡导全社会支持、采取综合性措施进行静坐生活方式的改变、体力活动的促进。

(1)信息策略及措施 利用电视、广播及现场讲座等多种方式,进行健康促进信息宣传活动,使人们认识到静坐生活方式对健康的危害;楼梯口、电梯旁定点宣传鼓励人们爬楼梯。

(2)社会策略及措施 学校开设体育课程;社区内、办公室安装锻炼器材,免费开放体育锻炼场等;制订社区居民的健身计划,并经常开展体育健身活动。

(3)个体化的行为健康措施 预防静坐生活方式的危害,最关键的是实施个体健康行为措施,也就是应从事一定的体力活动。体力活动(physical activity)概念是指包括在工作、家务、交通行程期间或在休闲时间内由骨骼肌活动所引起的、能消耗能量的任何身体运动。体力活动可以随时随地、因地制宜,如:上楼时不乘电梯,走楼梯;在电视播放广告时,站起来走动一下;短途距离,以步行或骑自行车代替坐车,既低碳环保又健身;公交车上、家里等一些场所,尽可能多站少坐等。特别是对那些从事静坐职业者,专家建议每天至少活动 30 min,连续工作 1 h 以上者,最好停下手中工作稍稍活动一下,做一些伸展及转头、转体运动,避免因长期固定于一种姿势而引起不适或疲劳,久而久之,积劳成疾。在工作之余,应适当参加羽毛球、乒乓球等体育锻炼。只要坚持合理锻炼,上班族就能从"静坐生活方式"中走出来,拥有健康的体态。

二、倡导促进健康行为

促进健康行为是指个体或群体表现出的客观上有利于自身和他人健康的行为。

目前随着社会和人类生活水平的迅速发展,对人类健康不利的因素即危害健康的行为越来越多,所以我们要积极倡导促进健康的行为来保证人类健康水平。促进健康的行为有以下几种。

1. 日常健康行为 日常健康行为是指日常生活中一系列有益于健康的基本行为,如合理营养、充足的睡眠、积极休息、适量运动、控制体重等。

2. 避开环境危害行为 避开环境危害行为指避免暴露于自然环境和社会环境中的有害健康的危险因素,如离开污染的环境、不接触疫水、积极应对各种紧张生活事件等。

3. 戒除不良嗜好 不良嗜好是指吸烟、酗酒、滥用药物等。戒烟、不酗酒、不滥用药物等为戒除不良嗜好行为。

4. 预警行为 预警行为指对可能发生的危害健康的事件预先给予警示,以预防事故的发生并能在事故发生后正确处置的行为,如驾车使用安全带,火灾、溺水、车祸等的预防以及意外事故发生后的自救、他救行为。

5. 合理利用卫生服务 合理利用卫生服务指有效、合理地利用现有卫生保健服务,维护自身健康的行为,包括定期体检、预防接种、患病后及时就诊、遵从医嘱、积极配合医疗护理、保持乐观向上的情绪、积极康复等。

第四节 社区居民健康档案的建立与管理

建立健康档案是开展社区卫生服务的基础性工作,是深入了解服务对象健康状况的主要方法之一,是取得社区卫生科研工作第一手资料的根本途径。社区居民健康档案管理得好,可使社区卫生服务机构和疾病预防、保健机构能更好地了解和掌握辖区内居民的基本健康状况及其变化和趋势,作出正确的社区诊断,从而更有效地提供医疗、预防、保健、康复、健康教育和计划生育技术指导等服务,开展重点人群、重点疾病的防治管理工作。

一、概述

(一)建立健康档案的目的和意义

居民健康档案是记录居民健康状况的系统化文件或资料库,包括个人患病记录、健康检查记录、各年龄阶段的保健记录及个人和家庭一般情况记录等。一个好的健康档案是良好照顾患者的基础,也是医生增加临床经验乃至科研的工具,这已经为广大医务界人士所认同。

建立和完善社区居民的健康档案具有十分重要的意义。

1. 是社区卫生规划的资料来源 完整的健康档案不仅记载了居民健康状况以及与之相关的健康信息,还记载了有关社区卫生机构、卫生人力等社区资源的信息,从而为社区诊断、制订社区卫生服务计划提供基础资料。

2. 作为全科医生全面掌握居民健康状况的基本工具 系统完整的健康档案可为医生提供患者全面的基础资料,是医生全面了解患者个体及其家庭问题、作出正确临床决策的重要基础。

3. 是全科医疗教学的重要参考资料 健康档案是对社区居民以问题为中心的健康记录,反映了生物、心理和社会方面的问题,具有连续性、逻辑性,可运用于医学教学,有利于培养医学生的临床思维能力和处理问题的能力。

4. 用于评价医生服务质量和技术水平 健康档案是评价全科医生服务质量和医疗技术水平的重要工具之一。

5. 其他 社区居民健康档案记录的内容和形式可克服以往门诊病历过于简单、不规范、医疗及法律效力差等缺点,成为基层全科医疗服务领域内重要的医疗法律文书。

(二)建立健康档案的原则

1. 资料收集前瞻性原则 居民健康档案的数据信息采用卫生行政部门统一编制的健康档案格式和社区卫生服务信息管理系统,以实现对本市居民健康档案信息的动态管理和在辖区范围内的信息交换和共享,为社区卫生服务的进一步完善和提高奠定基础。

2. 客观性和准确性原则 居民健康档案的数据信息要客观、真实、准确,对采用计算机管理健康档案的社区卫生服务机构,实行专人管理、专机录入、专人维护,定期做好数据备份,保证数据信息的准确和安全。

3. 逐步完善的原则 定期对辖区内居民健康档案资料进行有关统计和分析,作出社区诊断,及时发现居民的卫生问题和卫生需求,有针对性地开展社区卫生服务工作。

4. 保密性原则 居民健康档案信息涉及个人隐私,社区卫生服务机构应建立健康档案信息,使用审核登记制度,做好信息的保密工作。健康档案原则是不准其照顾者以外的人员阅览或拿取,以保证患者的隐私权利。在患者转诊时通常只书写转诊单,提供有关数据资料,只有在十分必要时,才把原始的健康档案转交给会诊医生。

5. 基本项目动态性原则 社区卫生服务机构应将建立居民健康档案作为转变服务模式、深入开展社区卫生服务的一项基础性工作。在相关部门的指导下,完成健康档案基础资料的采集、录入和分类管理等工作,不断将工作产生的信息充实到居民健康档案中,对健康档案实施动态维护,并按照卫生行政部门和疾控、预防保健机构的要求,定期上报相关工作的统计报表及数据。

二、健康档案的种类和内容

全科医疗健康档案在内容上分为三个部分,即个人健康档案、家庭健康档案和社区健康档案。

(一)个人健康档案

个人健康档案是指一个人从出生到死亡的整个过程中,其健康状况的发展变化情况以及所接受的各项卫生记录的总和。主要包括以问题为导向记录的档案和以预防为导向记录的档案,一般的健康档案是以前者为主。

以问题为导向记录的档案资料有如下内容。

1. 患者个人的基本资料 主要有：①人口学资料，如年龄、性别、教育程度、职业、婚姻、种族、社会经济状况、身份证号码等；②健康行为资料，如吸烟、饮酒、习惯、运动、就医行为等；③临床资料，如既往史、家族史、生物学基础资料、预防医学资料（免疫接种及周期性健康检查记录）、心理评估等资料。

2. 健康问题目录 健康问题一般包括主要健康问题和暂时性健康问题，前者是指慢性健康问题和健康危险因素，后者是指急性、一过性或自限性健康问题。

3. 病情流程表 以列表的形式描述病情在一段时间内的变化情况，包括症状、体征、检验、用药、行为等的动态系统。只有患各种慢性疾病和某些特殊疾病的患者或患有特定疾病需要重点随访的人，才有必要使用病情流程表。

4. 问题的描述 采用 SOAP 格式进行表述：S 是指患者主管资料；O 是指患者客观资料；A 是指医生对问题进行全面评估；P 是指针对患者的健康问题所制订的处理计划。

5. 转、会诊和住院记录 以预防为导向记录的档案有：周期性健康检查、预防接种、儿童生长与发育评价、患者教育、危险因素筛检及评价。

（二）家庭健康档案

家庭健康档案是以家庭为单位，记录其家庭成员和家庭整体在医疗保健活动中产生的有关健康基本状况、疾病动态、预防保健服务利用情况等文件材料，是社区健康档案的重要组成部分。它包括家庭基本资料、家庭主要健康问题目录、家系图、家庭功能评估、家庭各成员的个人健康档案。

1. 家庭基本资料 包括家庭住址、人数及各成员的基本资料、家庭生活周期、家庭类型、居住条件、家庭生活习惯、建档医生护士、建档日期等。

2. 家庭主要健康问题目录 针对家庭各成员的主要健康问题及家庭危机、家庭压力等，按家庭成员姓名、问题名称、发生时间、处理措施、处理结果几个方面记录。

3. 家系图 家系图是利用简单的图谱总结与家庭有关的大量信息的工具，用来描述家庭结构、家庭成员疾病间有无遗传联系、家庭关系及家庭重要事件等，它包括了家庭的遗传背景及其对家庭成员的影响，也包括了其他主要医疗、社会问题及其之间的相互作用。家系图作为家庭档案的基本资料存在于档案中，可使医务人员掌握相关的信息，正确分析、处理相关健康问题和提供正确的保健服务。

4. 家庭功能评估 家庭功能评估常用 APGAR 量表，主要用于测试个人对家庭功能整体的满意度。APGAR 的含义依次是 A 为适应度，P 为合作度，G 为成长度，A 为情感度，R 为亲密度。

5. 家庭各成员的个人健康档案 与个人健康档案相同。

（三）社区健康档案

社区健康档案，一般包括社区基本资料、社区卫生资源、社区卫生服务状况和社区居民的健康状况等。

1. 社区基本资料 包括社区的自然环境状况、卫生设施和卫生条件等；社区的人口学特征，如社区的总人数、年龄性别构成（人口金字塔）、出生率、死亡率、人口自然增长率、种族特征、生育观念等；社区的人文和社会环境状况，如社区居民的教育水平、宗教及传统习俗、消费水平及意识、社会团体的发展情况及作用、家庭结构、婚姻状况、家庭功能、公共秩序等；社区的经济和组织状况等。

2. 社区卫生资源 包括社区的卫生服务机构和卫生人力资源状况。

3. 社区卫生服务状况 包括一定时期内的门诊量统计、门诊服务量、门诊服务内容、患者的就诊原因分类、常见健康问题的分类及构成、卫生服务利用情况、转会诊病种、转会诊率及适宜程度分析等。

4. 社区居民的健康状况 包括社区健康问题的分布及严重程度，如社区人群的发病率、患病率及疾病构成、病死率及残疾率；社区居民健康危险因素评估，如饮食习惯、缺乏锻炼、紧张的工作环境、生活压力事件、人际关系紧张、就医行为、获得卫生服务的障碍等；社区疾病谱、疾病的年龄性别职业分布、死因谱等。

三、社区居民健康档案的管理

（一）居民健康档案的管理

居民健康档案的建立是一项长期的、系统的工作，居民健康档案信息是在不断变化的、动态的信息。

建立和用活健康档案是提高社区卫生服务质量的重要途径。建立系统、完整的社区居民健康档案并科学的保管,是充分利用社区居民健康档案的基础。为了保证档案信息的规范性和有效性,应从建档到归档保管,全过程都要进行科学的管理。健康档案的常规管理包括档案的建立、保管和利用三个方面。

1. 健康档案的建立 居民健康档案通常由社区医生和社区护士共同建立,建档方式可采用群体建档和个体分别建档相结合的办法。其基本方法是在确定了建档对象后,对所有的建档对象通过个人健康检查、家庭调查等获取基本资料,填入个人及家庭健康档案,对日后新加入的居民,则采取个别建档的方式。

(1)居民健康档案是生物-心理-社会医学模式的指导下,为社区居民提供连续性、综合性、协调性全程服务的动态记录,对社区卫生服务的评价、科研、医学教育及司法具有重要意义,必须认真填写。

(2)对填写健康档案的医务人员应进行培训,按统一的规范来描述。记录内容要真实可靠,符合逻辑,不得随意涂改。如有改动,责任者必须签字,以示负责。做到字迹清晰,格式规范统一。

(3)居民健康档案应主要由全科医生负责填写,做到及时收集、及时记录、统一编号、归档保管,以便查阅,并应逐步输入计算机系统管理。

2. 健康档案的保管

(1)卫生服务机构要建立专人、专室、专柜保存居民健康档案,居民健康档案管理人员应严格遵守保密纪律,确保居民健康档案安全。居民健康档案要按编号顺序摆放,指定专人保管,转诊、借用必须登记,用后及时收回放于原处,逐步实现档案微机化管理。

(2)为保证居民的隐私权,未经准许不得随意查阅和外借。在患者转诊时,只写转诊单,提供有关数据资料,只有在十分必要时,才把原始的健康档案转交给会诊医生。

(3)健康档案要求定期整理,动态管理,不得有死档、空档出现,要科学地运用健康档案,每月进行一次更新、增补内容及档案分析,对辖区卫生状况进行全面评估,并总结报告保存。

(4)定期开展随访工作,体检和随访服务等资料内容及时记录在健康档案中,对体检和随访发现的健康问题,进行有针对性的以健康教育为重点的健康干预。

(5)健康档案原则上应长期保存,对有些使用频率很高的档案,要及时更换或添加有关资料,并按分类进行装订,防止资料丢失。

(6)居民健康档案存放处要做到"十防"(即防盗、防水、防火、防潮、防尘、防鼠、防虫、防高温、防强光、防泄密)工作。

(7)达到保管期限的居民健康档案,销毁时应严格执行相关程序和办法,禁止擅自销毁。

3. 健康档案的利用 建立社区居民健康档案的目的在于使用居民健康档案。社区居民健康档案的完整性、准确性及其规范化管理是社区居民健康档案应用于医疗教学、服务和科研工作的前提。社区居民健康档案是社区卫生服务的重要工具,它在医疗服务、教学和科研中有着不可忽视的作用。

(二)健康档案的计算机管理(电子健康档案)

随着网络技术迅猛发展,在医学领域和卫生工作中,电子商务、电子服务应运而生,居民健康档案能在广域网环境下实现信息传递和资源共享,即是电子健康档案,其优点表现如下:①操作简便、存取快捷、方便交流;②能以多种方式输出;③共享信息;④具有强大的计算统计功能;⑤追踪、随访、提示功能;⑥可以直接、快速、准确地为突发性、传染性、多发性疾病提供资料;⑦档案存储更简易、检索使用更方便;⑧提高服务质量。

第五节 社区老年保健

一、人口老龄化的相关问题

(一)基本概念

所谓人口老龄化,是指老年人在总人口中的相对比例上升,人口老龄化有两个方面的含义:一是指老

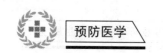

年人口相对增多,在总人口中所占比例不断上升的过程;二是指社会人口结构呈现老年状态。进入老龄化社会,国际上通常看法是,当一个国家或地区 60 岁以上老年人口占人口总数的 10%,或 65 岁以上老年人口占人口总数的 7%,即意味着这个国家或地区的人口处于老龄化社会。

（二）我国的基本情况

当前,我们正处在一个前所未有的老龄化时代。第六次人口普查显示,2010 年底,我国 60 岁以上老年人口已经达到 1.78 亿,占总人口的 13.3%。预计到 2013 年,老年人口将突破 2 亿,2025 年突破 3 亿,2033 年突破 4 亿,2053 年前后达到峰值 4.87 亿。同发达国家相比,我国人口老龄化呈现出规模大、速度快、高龄化突出、农村快于城市、发展不平衡、牵涉问题多、应对难度大等显著特征。人口老龄化的影响远远超出人口领域,涉及我国经济、社会、文化、政治建设的全过程和各领域,将逐步演化为重大的经济问题、社会问题,甚至是政治问题。应对人口老龄化,不仅是关系到亿万老年人及其家庭的生活、健康和幸福,也关系到现代化建设大局、民族兴衰等方方面面。纵观发达国家的经验,老龄服务问题是比老年人的经济困难更难解决的社会问题。当前,我国已经进入人口老龄化的快速发展阶段,未来家庭变迁还会在目前的基础上继续沿着规模小型化、少子化,家庭结构核心化、缺损化,家庭成员居住离散化、空巢化,家庭关系松散化的方向发展,高龄、无子女、独居、空巢等需要老龄服务的老年人大幅增加。同时,我国老年人"长寿不健康"现象十分明显,存在失能发生率居高不下等许多问题。

（三）人口老龄化带来的问题

人口老龄化带来的问题主要有:①社会负担加重;②对社会福利及保障的影响;③家庭养老功能的减弱;④劳动生产率降低、产业结构老龄化;⑤医疗卫生保健需求增加。

根据国际上通常对老龄化社会的看法,我国已经真正成为老龄化国家,而人口老龄化将会使中国面临一系列相关的社会问题:从老年人自身来说,老年人的心理和生理健康、老年人的观念和行为、老年人的经济和社会需求等,如果得不到满足和保障,必然会产生很多问题;从家庭和社会的角度看,老年人的赡养及赡养方式、老年社会服务体系、老年社会保障等。如果这些制度或措施不健全、完善的话,同样也会给老年人、家庭和社会带来很多问题。解决人口老龄化问题,根本在于加快经济发展、壮大国家经济实力,同时,要将老龄化战略纳入国民经济和社会发展的长期规划中;各级政府要进一步加强对老龄化工作的领导,走家庭养老和社会养老相结合的养老道路;积极发展老龄产业;加快完善老年人法律法规体系。让我国的老年人"老有所养、老有所医、老有所为、老有所学、老有所教、老有所乐"。

（四）我国人口老龄化的特点

与世界上其他国家相比较,我国人口老龄化具有以下三个主要特点。

1. 人口老龄化速度快,提前达到高峰 我国众多的人口导致人口老龄化的规模和速度均超过世界平均水平。20 世纪后期,为控制人口的急剧增长,国家推行计划生育政策,使得人口出生率迅速下降,加快了我国人口老龄化的进程。由于 21 世纪前半叶人口压力仍然沉重,还要继续坚持计划生育的国策,其结果将不可避免地使我国提早达到人口老龄化高峰。

2. 老年人口总数高,在社会经济不太发达状态下进入人口老龄化 由于我国人口基数大,老年人口总数多。我国 1990 年老年人口已约占世界老年人口总数的 20%;预计到 2025 年,我国老年人口将占世界老年人口总数的 24%。

先期进入老龄化社会的一些发达国家,目前人均国民生产总值达到 20000 美元以上,呈现出"先富后老",这为解决人口老龄化带来的问题奠定了经济基础。而我国进入老龄化社会时,人均国民生产总值约为 1000 美元,呈现出"未富先老",由于经济实力还不强,无疑增加了解决老龄化问题的难度。

3. 在多重压力下渡过人口老龄化阶段 本世纪前半叶,我国在建立和完善社会主义市场经济体制过程中,改革和发展的任务繁重,经济和社会要可持续发展,社会要保持稳定,各种矛盾错综复杂,使得解决人口老龄化问题相对发达国家和人口少的国家更为艰巨。

二、老年人的患病特点和健康需求

（一）老年人的患病特点

老年人随着年龄的增长，身体各个器官的功能退化，常常会受到慢性病的困扰，尤其是像糖尿病、高血压、中风、冠心病、骨关节病、白内障、老年性痴呆等常见疾病已成为威胁老年人健康的"杀手"。根据调查，老年人患病率高的前 5 种病是高血压、脑血管病、冠心病、骨关节病及呼吸系统疾病等，且有逐年增长的趋势，尤其是糖尿病患病率增长较快。慢性病造成死亡的人数占总死亡人数的 75%，以脑血管病、心脏病、肿瘤及呼吸系统疾病为导致老年人死亡的主要疾病。

老年人除了常见身体健康问题外，还会有孤独、抑郁等心理问题。主要是由退休、社会及家庭地位的变化、人际交往减少、丧偶、患病等原因产生。

（二）老年人的健康需求

根据老年人的健康需求分析，老年人的需求具有多样性，既有生理性的，又有社会性的；既有物质的，又有精神的。美国著名的人本主义心理学家马斯洛把人的各种需求归纳为五个层次，这就是生理需求、安全需求、归属与爱的需求、尊重需求和自我实现的需求。

1. 生理需求 这是一切需求中最基本、最优先的一种需要。它包括人对食物、水、空气、衣服、排泄及性的需要等，如果这一类需要不能得到满足，人类将无法生存下去。

2. 安全需求 在人们的生理需要相对满足后，就会产生保护自己的肉体和精神，使之不受威胁、免于伤害、保证安全的欲求。

3. 归属与爱的需求 一个人在社会生活中，他总希望在友谊、情爱、关心等各方面与他人交流，希望得到他人或社会群体的接纳和重视。

4. 尊重需求 一个人在社会上总希望自己有稳定、牢固、强于他人的社会地位，需要自尊和得到他人的尊重。

5. 自我实现的需求 人们希望实现自己的理想和抱负，充分发挥个人的聪明才智和潜在能力，取得一定的成就，对社会有较大的贡献。

三、老年保健

WHO 认为，老年保健是指在平等享用卫生资源的基础上，充分利用现有人力、物力，以维护和促进老年人健康为目的，发展老年保健事业，使老年人得到基本的医疗、康复、保健、护理等服务。

（一）目前我国在老年保健方面存在的问题

（1）现有医院绝大多数属于综合性医院，专门服务于老年人的医院和适应老年人需求的慢性病治疗照料机构、康复机构、晚期患者的临终关怀机构很少，且多数条件较差，从业人员多数未经过老年医学的专门训练，部分条件较好的老年医疗、护理设施因以赢利为目的，只能满足一小部分有经济支付能力的老年人的需求。

（2）尚未建立老年常见病预防与控制的专门机构：老年医疗卫生保健是一个系统工程，除疾病治疗外，还包括预防、护理、生活照料、康复以及心理慰藉等多个方面。其中慢性病的治疗与管理、卫生教育等内容更是不同于一般医疗卫生服务内容，因此应建立老年病防治的专门机构，针对老年病的特点进行规划和管理。

（3）我国养老的特点是以家庭赡养为主：社区是老年人生活的基本环境，因此解决老年医疗保障的基点应放在社区，形成卫生保健系统工程。

（4）由于人口老化速度快于社会经济的发展速度，老年人医疗费用的增长与社会承受能力之间存在着差距。

（二）老年保健的促进措施

1. 加快建立老年医疗保健体系

（1）老年医疗保健体系应以社区为中心、以家庭为单位，把为老年人提供连续、综合的卫生保健服务

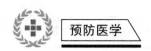

列为社区卫生服务的重点。服务模式应从单一医疗向集医疗、预防、保健、康复、健康促进、健康教育为一体的模式转变;服务目的从提高个体健康水平向提高人群总体健康水平转变;服务方式由等患者上门转变为走出大门及深入社区、人群、家庭。

（2）应充分利用现有的三级医疗网,针对老年人医疗保健服务的特点进行功能定位,强化各级医疗机构的老年病防治功能,形成网络化的管理与服务。

（3）重视老年病防治、临床专业人员及社区医疗服务的骨干人才的培养,培养社会所需要的健康服务、照料人员。

（4）加强老年疾病的监测,控制慢性病和伤残的发生是老年医疗保健体系的重要任务。

2. 要加快完善老年人法律法规体系　依法治国是我国社会主义现代化建设的基本方略,依法治理人口老龄化带来的社会问题,应是做好老龄工作的重要内容。

（1）加大有关老年法律法规的执法力度　法律部门要坚决制裁侵害老年人合法权益的不法行为,依法合理调整老年群体与其他群体、老年人之间的关系,加强民事调解工作,促进家庭和睦与社会稳定。

（2）加快完善老年立法步伐　国家要尽快出台养老保险、医疗保险、社会救济、老年人福利等有关社会保障方面的法律法规,使老年人的生活获得切实保障;还应制定老年人参与社会发展、新的老龄事业发展纲要等大部分老年法律法规,形成以老年人权益保障法为基本法的老年法律体系。

（3）进一步弘扬中华民族敬老养老的传统美德　加大宣传普及老年法的力度,将老年人法规列入国家普法教育计划,加强执法检查监督,表彰敬老养老先进典型,依法惩处残害和虐待老年人的行为,营造出健康老龄化的良好社会环境。

3. 进一步加强对老龄工作的领导　面对我国人口老龄化趋势,老龄工作只能加强,不能削弱。各级政府要充分认识做好老龄工作的重要性,进一步加强和改善对老龄工作的领导。

（1）健全政府的老龄事务管理机构　国家应尽快成立高层次的老龄事务议事协调机构,通盘制定我国老龄事业发展的方针政策,对一些重大问题进行协调。将中国老龄协会改组为国务院直属的老龄事务管理局,作为国家老龄事务议事协调机构的办事机构,授权行使必要的行政职能,理顺老龄工作管理系统的体制,充实老龄专职工作人员,加强对老年人工作的管理、教育和服务。

（2）扩大老龄工作社会化服务队伍　安排部分下岗职工和社会各方面的志愿力量,承担起社区为老年人服务的有关工作,发动居委会、村委会组织低龄老年人开展自助服务。在一些大学对老龄专业管理人才进行培养,加强老龄科研机构建设,组合各方面的专家学者,深入开展老龄问题的科学研究。

（艾尔肯·玉逊）

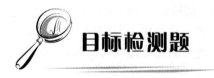

目标检测题

一、名词解释

1. 临床预防服务　　2. 健康维护计划　　3. 健康教育　　4. 健康促进

5. 健康相关行为　　6. 居民健康档案

二、单项选择题

1. 在社区卫生服务的概念中,强调的服务特点应除（　　）外。

A. 以人群健康为中心　　　　　　　　　　　　B. 以家庭为单位

C. 以生活困难者为重点　　　　　　　　　　　D. 以社区为范围

E. 以妇女、儿童、老年人等为重点

2. 社区健康教育的对象是（　　）。

A. 健康人　　　　　　　　B. 某病易感人群　　　　　　　　C. 患者

D. 社区范围内的居民　　　E. 特殊人群

3. 有关社区卫生服务的特点,下列正确的说法是( )。

A. 社区卫生服务要让居民对收费标准感到满意

B. 社区保健人员需要对非住院群体的健康负责

C. 保健人员主要关注社区内亚健康群体的状况

D. 社区保健人员要具备良好的专科治疗技术

E. 对居民提供的是第一线、最基本的医疗保健服务

4. 社区卫生服务的特点,是强调为社区居民提供( )。

A. 阶段性服务   B. 个体化服务   C. 专科性服务

D. 基础性服务   E. 治疗性服务

5. 社区卫生服务工作的内容不包括( )。

A. 传染病和多发病的预防

B. 卫生监督和管理

C. 慢性病控制

D. 社区治疗中特别强调使用适宜技术、中医中药等

E. 提供危急重症的治疗服务

6. 健康教育中最常用的教育方式是( )。

A. 提问演   B. 讨论   C. 讲授   D. 角色扮演   E. 案例分析

7. 老年人口型国家是指不低于 60 岁的老年人占总人口的( )。

A. 5%以上   B. 7%以上   C. 10%以上   D. 15%以上   E. 20%以上

8. 老年人的心理特征包括以下哪一项?( )

A. 怀旧心理   B. 孤独心理   C. 牵挂心理   D. 消极心理   E. 以上均是

三、简答题

1. 临床预防服务的主要内容有哪些?

2. 社区卫生服务的特点有哪些?

3. 社区卫生服务的主要内容有哪些?

4. 谈谈自己对促进健康行为和危害健康行为的认识。

5. 社区健康档案的种类有哪些? 你所在的社区,这方面工作做得如何?

6. 我国人口老龄化的主要特点是什么?

第六章

社会心理环境与健康

学习目标

1. 熟悉　社会环境与健康的关系；社会心理环境与健康的关系。
2. 了解　家庭与健康的关系。

当前，随着社会生产力的发展，人民生活水平的提高，人群健康谱、疾病谱和死亡谱都发生了明显的变化，如心脑血管疾病、恶性肿瘤和糖尿病等慢性非传染性疾病已成为威胁人类健康的主要问题，而这些疾病除了与社会环境有关外，也离不开心理环境的影响。因此，社会心理环境对健康的影响越来越受到人们的重视。

第一节　社会环境与健康

社会环境又称非物质环境，是指人类在生产、生活和社会交往活动中相互间形成的生产关系、阶级关系与社会关系，它包括社会政治制度、经济状况、法律、人口、文化教育水平、医疗卫生服务等。这些因素随着社会条件的改变、病因和致病条件的改变已成为影响健康的重要因素。

一、社会经济状况与健康

在社会因素中，社会经济状况对健康的影响往往起着主导作用。其与人群健康的关系是辨证的，即社会经济的发展是提高人群健康水平的基本保证，而人群健康又是促进社会经济发展的必备条件。

（一）经济发展对健康的影响

1. 经济发展促进人群健康水平的提高

（1）经济发展可提高居民物质生活水平　经济发展可以为人们提供充足的食物营养、良好的居住条件。经济发展还可以改善劳动条件和生活环境条件，通过降低劳动强度、改善劳动环境、治理脏乱、防止污染、创造文明的社会环境，促使居民健康水平提高。

（2）经济发展可增加卫生投资，促进卫生事业的发展　卫生经费主要用于建立和健全医疗卫生机构、添置与更新仪器设备、培养卫生技术人员、进行科学研究、开展疾病防治、提供医疗卫生保健服务等。卫生经费的多少，直接影响卫生事业的发展，进而影响居民健康。大量研究资料表明，卫生经费占国民生产总值的比例、人均卫生经费都与居民健康相关。

（3）经济发展通过对教育的影响间接影响人群健康　经济发展可以影响教育经费的投入，影响教育事业的发展，影响人群受教育的普及面。从健康的角度看，教育程度影响着人们采取健康生活的能力及方式，如接受卫生保健知识的能力、良好的生活习惯、正确的求医行为等都与教育水平有着密切的关系。

2. 经济发展带来的新问题　经济发展有利于健康水平的提高，但在经济发展过程中，也会产生一些负面效应，带来一些新的健康问题。主要表现在以下几个方面。

（1）环境污染和破坏　随着经济的发展，人类对可持续发展观缺乏科学的认识，世界各种资源不合理利用及开采，很大程度上造成了生态环境的破坏，如：工业"三废"污染大气、水和食物；不合理的水利建设，减少了渔业资源；大量开采地下水，破坏了地下水系，造成淡水资源严重匮乏，直接危害人群的健康。

（2）现代社会病的产生　社会经济的发展改变了人们的生活条件和生活方式,如吸烟、酗酒、吸毒、性乱、不良的饮食睡眠习惯、缺乏运动等,使高血压、恶性肿瘤、肥胖症、糖尿病等疾病以及车祸等伤害的发生率增加。同时现代家用电器及电子产品、化学制品的普及使用,引起如网瘾综合征、空调综合征和过敏性疾病等,这些与生活方式有关的疾病被称为现代社会病。

（3）心理健康问题　生产力水平的提高及知识经济时代的到来,社会竞争更加激烈,工作、生活节奏加快,人际关系复杂,应激事件增加,给身心健康带来了不良影响,引起人们更多的情绪紧张和精神负担,造成现代社会心身疾病、精神疾病与自杀增多现象。

（4）化学合成物质影响健康　科学技术带来大量化学合成物品,它涵盖了吃、穿、住、用、行等各个方面。这些材料中多数含有毒的或致畸、致癌、致突变物质,无疑会对人类的健康产生很大的影响,如大量的合成纤维代替了棉、麻等自然物品,引起哮喘、皮炎等疾病,还有各种食品添加剂、香料等都严重影响了人类的健康。

（5）社会流动人口增加　经济发展必然伴随着流动人口的增加,大批农村人口流入城市,给城市增加了生活设施的负担和医疗卫生服务方面的压力,而且带来了许多健康问题。

（二）人群健康水平的提高促进经济发展

社会经济发展,实质是社会生产力的提高。而生产力的诸要素中最重要的因素是具有一定体力、智力、劳动技能的人,所以人的健康与智能对生产力的发展起着决定性的作用,也就是说人群健康水平提高必将对社会经济发展起着推动作用。具体表现在下列几个方面。

1. 延长劳动力的工作时间　人群健康水平的提高,使人口平均寿命得到延长、生活质量提高、从事劳动年限增加,从而可以创造更多的社会财富,促进社会经济的发展。

2. 降低病伤、缺勤损失,减少资源消耗　人群健康水平的提高可通过减少病伤、增加出勤和节省卫生资源影响经济发展。

3. 提高劳动效率　健康的身体是智力发展和学习知识、掌握技能的先决条件。没有健康就没有工作的高效率和社会经济的高速发展。

总之,经济是满足社会人群基本需要的物质基础,社会经济的发展推动了卫生工作,卫生工作也同样推动着社会经济的发展,两者具有双向互动作用。

二、社会制度与健康

社会制度是指在一定历史条件下形成的社会关系和社会活动的规范体系。社会制度的含义,包括社会形态、各种具体的社会制度和社会组织的规章制度,如政治制度、经济制度、法律制度、文化教育制度、家庭婚姻制度以及医疗保健制度等。政治制度是在一定的社会经济制度上建立起来的上层建筑,是经济制度、法律制度等的实施、发展和巩固的保证;经济制度是表现和调节人与人的经济关系方面的制度,也是生产关系和社会经济结构的体现。卫生法规是保障人民健康的法律规范,属于法律、法令的范畴,也是社会制度的内容。

我国是社会主义国家,优越的社会制度为保护、增进人民的健康提供了基本保障。国家制定了一系列卫生保健对策与措施,实现了公费医疗、劳保医疗和合作医疗等,为人民提供了基本的医疗条件;宪法规定发展医疗卫生事业,发展现代医药和中医中药,推行计划生育,保护生活环境和生态环境;开展了以除害灭病为中心的群众性爱国卫生运动和环境保护工作,使广大人民获得了良好的生活条件和劳动条件;开展了疾病普查、监测和防治工作,控制了危害人民健康最为严重的传染病、地方病、职业病等,保护了人民的健康;在历次重大自然灾害和突发事件中,各级党政领导亲临抢险救灾第一线,动员全国各地支援灾区,组织救护队、医疗队、防疫队,实施现场医疗、救护、消毒、杀虫等,有效地预防或控制了可能发生的急性传染的暴发、流行,使历史上的"大灾之后必有大疫"的灾难未再现,充分体现了社会主义制度的优越性。

三、人口与健康

人口不仅是社会存在和发展最基本的要素,而且与人类健康息息相关。世界卫生组织指出:健康、人口与发展是互相不可分割的,发展的成功,取决于资源的平衡。迅速的人口增长威胁着这种平衡,因为它

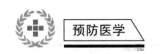

使人口与资源的差距加大。人口的规模、年龄及性别结构、区域分布,既取决于生育率、死亡率和人口流动情况,又对健康和保健工作有重要的影响。

（一）人口数量

人口数量是指一个国家或地区在某一时点或时期人口的总和。人口数量过多（人口过剩），是指人口增长速度超过了经济增长的速度。当今世界的人口问题,已经面临着"激增的人均消耗和迅猛的人口增长"两大难题。世界人口增长速度不断加快,如 1987 年为 50 亿,1999 年为 60 亿,2011 年已达到 70 亿。人口问题已成为一个重大的全球性社会问题。社会人口数量过多、增长速度过快,将给社会发展和人类健康生存带来严重后果。

1. 加重社会负担,影响人群生活质量　在许多发展中国家,由于人口增长速度超过了经济增长速度,过大的人口密度加重了社会负担,导致粮食供应不足,人均医疗保健费用下降,居民文化教育水平降低。造成众多失业,居民收入下降,直接影响到人群的生活质量,对身心健康造成严重损害。

2. 加重教育及卫生事业负担,影响人口质量　一个国家的人口增长 1%,资产投资必须增加 3% 才能把整个人群生活及卫生、教育标准保持在原有水平上。人口增长过快,造成社会财富主要用于维持民众温饱的需要,而对教育和医疗保健的投入减少,导致人群应享受的教育及医疗保健水平降低,最终必然影响到民众的身体健康及人口质量。

3. 加重环境污染和破坏　人不仅需要维持生活的物质条件,而且需要生活和生产空间。人口增长速度过快,人类对大自然的索取和破坏会不断增多,而地球的资源和空间都是有限的,所以必将导致人类生存空间日益缩小,生存环境日益恶化。有人估计,从资源和空间的角度考虑,地球上的人口不能超过 80 亿。由于人类对自然界的干预已形成空前的全球规模,人类的活动必然导致自然环境发生巨大的变化,如地表结构的变化、生物圈的变化等,这些变化常常是以严重的环境污染和破坏为结局的。

4. 增加社会不安定因素　人口数量过多,会导致就业困难、失业人口增加,从而增加社会不安定因素。

（二）人口结构

人口结构主要是指人口的性别、年龄、婚姻、职业、文化、民族、种族等结构。人口结构直接影响人群的健康状况。

1. 年龄结构　年龄结构是指各年龄组在所有人口中所占的比例,常用老年人口系数（老年人口数与总人口数的比值乘以 100%）和儿童少年人口系数（15 岁及以下人口数占总人口数的比值乘以 100%）来评价。疾病的发生与年龄的关系十分密切,大多数疾病在不同年龄组的发病率不同,例如心血管疾病、脑血管疾病及大多数癌症都多见于年龄比较大的人,而消化性溃疡等则多见于中青年人。联合国规定 60 岁或者 65 岁以上人口为老年人口,60 岁及以上人口超过 10% 或 65 岁及以上人口超过 7% 即为老龄社会。目前,人口老龄化在许多国家已成为一个重要的社会问题。随着社会向老龄化发展,主要出现在老年期的疾病的患病率将有所增加,对社会的医疗卫生事业形成巨大的挑战和沉重负担。

2. 性别结构　性别结构是指男女两性人口分别在总人口中所占的比例,通常用性比例,即男性人口数与女性人口数比值再乘以 100% 来表示。性比例平衡是社会安定的基础因素之一。由于女性平均期望寿命略高于男性,所以一般认为性比例在 103～107 是正常的。从人类生物学的特点分析,人口性别比例能够保持自然平衡。然而由于各种原因,如重男轻女习俗、城乡和社会生产需要等,在一些发展中国家（包括中国）,近几十年来,性别结构出现不平衡现象。严重的性别结构失衡会威胁到社会的稳定,成为产生社会问题的重要原因之一。

3. 职业结构　职业划分以在业人口的工作性质为依据。一般来说,在某人群中,若脑力劳动者比例较高,则反映人口素质较好,健康水平较高。反之,则较低。许多疾病的发生与职业有密切的关系,如煤矿工人易患尘肺病、牧民及兽医易患布氏杆菌病等。

4. 民族、种族　不同的民族、种族人群之间包含着许多因素的差别,如遗传、地理环境、宗教信仰及生活习惯等,这些因素都可影响健康。

（三）人口的素质

人口的素质包括思想道德素质、身体素质、文化素质等。其对健康的影响表现在如下几点。

（1）科学文化素质是提高人群健康水平的基础。科学文化素质包括劳动技能、受教育程度、发明创造能力以及分析解决实际问题的能力等。主要用社会中受过较好的正规教育的个体的比例来衡量。

一个国家国民文化素质的高低,对社会经济发展和健康水平的提高具有决定性的作用。人口文化素质低,绝大多数只能从事简单的体力劳动,劳动生产率低,经济效益低下,劳动力收入低,居民消费和生活水平自然低下,健康水平也就难以提高。文化素质较高的人群,营养调节、优生优育、孕期保健、早期教育、智力开发与体育锻炼等均做得较好。如我国测试结果表明:母亲为小学文化程度的儿童平均智商为98.3,初中文化程度的为103.3,高中文化程度的为108.1,大专文化程度的为109.9,因此文化素质与优生优育关系密切,文化素质越高,人口素质越好。

（2）良好的身体素质是人口素质的基础,是人群健康水平整体提高的表现。

（3）道德素质是提高人群健康水平必不可少的因素。它包括政治思想、精神信仰、心理态势和行为等内容。思想道德素质的提高有利于良好人群互助合作网络的形成,提高社会凝聚力,促进健康教育的全面开展。

（四）人口流动与健康

人口流动是指人口在地理空间位置上的变动和阶层职业上的变动。人口流动是任何社会都经常发生和普遍存在的一种社会现象。在开放社会里,人口流动频率更高。

人口流动对居民健康造成的影响程度及性质取决于社会环境、自然条件及人口特点。其对居民健康影响具有两面性:一方面人口流动可促进经济繁荣及社会发展,给居民健康带来有利影响;另一方面,人口流动也会出现一些特殊的卫生问题,给医疗卫生服务工作、社会及居民生活产生一些负面影响。

四、文化与健康

广义的文化是指社会物质财富和精神财富的总和。狭义的文化即精神文化,是指人类精神财富的总和,包括思想意识、宗教信仰、文学艺术、科学技术、风俗习惯、教育、法律、道德规范等。文化的基本特征:历史性、现实性、渗透性和继承性,决定了它对健康影响的广泛性及持久性。

（一）教育与健康

教育是人类社会化的过程和手段。教育具有两种职能:一是按社会需要传授知识,即对人的智能的规范;二是传播社会准则,即对人的行为的规范,因此教育也属于一种规范文化。从一定程度上讲,受教育程度不同,人们的生活方式、健康观、价值观存在着差异。成功的教育使人能够承担一定的社会角色并有能力执行角色功能。

从健康的角度看,教育程度较高者,由于获取信息的渠道更多,相比较而言获取健康知识的能力更强,更容易采取健康行为。诸如自我保健能力的提高,良好的生活习惯,正确的求医行为等都与教育水平有着密切的关系。一般来说,一个人受教育的程度越高,其理性化消费也会越高,可能会更偏重于生活、工作条件的改善及精神生活的丰富,把闲暇时间作为增长知识的机会,能采用比较健康合理的方式安排其生活,增加他们对健康的有价值的投资。另外,教育水平较高的人群,经济收入在整个社会人群中也往往较高,更提高了他们从社会各方面获得健康支持因素的能力。

（二）风俗习惯与健康

风俗是指特定地域的特定人群在长期日常生产生活中自然形成的、世代沿袭与传承的习惯性行为模式,是一种最普遍、最广泛的行为规范。习惯是指由于重复或多次练习而巩固下来的,并变成需要的行为方式。风俗习惯是历代相沿的规范文化,是一种无形的力量,约束着人们的行为,从而对健康发生着重要的影响。

风俗习惯的特征表现在:①广泛性,风俗与人的生活广泛联系,贯穿人们的衣、食、住、行各个方面,表现在人的一举一动中;②地域性,风俗习惯属于传统文化,为地区性亚文化范畴,不同的地区和民族具有不同的习俗;③约束性,习俗对人们的日常行为有强大的约束力,鼓励人们去担当一定的社会角色,为每个准备成为社会成员的人提供了最基本的行为模式;④稳定性,习俗形成后,便成为人们的"老规矩",成为人们牢固的成见与动力定型,与人们的某种社会活动或某种心理需要相适应,流传多年而很少变化,具有顽强

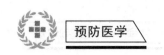

的生命力。

风俗习惯有"地方风俗""民族风俗",其对健康有正反两方面的影响。例如,我国人民长期以来遵从的优良习俗:"黎明即起,洒扫庭院.要内外整洁",春节前清扫房屋、端午节采集艾叶和菖蒲驱蚊虫,西方人的分餐进食习惯等习俗,这对讲究卫生、防病治病有积极意义;但习俗中有部分因时代的局限,是不利于身心健康的,例如,我国封建时代妇女因崇尚"三寸金莲"而裹脚,我国不少地区盛行宴请宾客带强制性的敬酒,且必须一饮到醉,否则不足以体现"诚意"和"友谊",此种行为既严重危害自己也严重损害他人健康。另外如缅甸巴族以长颈为美,在颈上戴上铜环,有时长达 30 cm、重 11 kg,结果造成颈部肌肉萎缩、声带变形、锁骨和胸骨下压,影响呼吸。

(三)宗教与健康

宗教是人类在自然和社会压迫的条件下产生的信仰体系和实践体系,是以对神的崇拜和神的旨意为核心的信仰和行为准则的总和。宗教强烈地影响着人们的心理过程及行为,其对健康的影响是多方面的,既有积极的一面,也有消极的一面。

1. 宗教通过其教规、教令及教徒的信仰影响教徒的思想和行为

宗教对人的行为影响,是通过教规或教令及教徒的信仰来实现的,有明显的强制性及高度的自觉性。精神信仰行为和许多教规通过倡导健康合理的生活方式而有益于健康,如宗教大多有教化人们养身修行、劝恶从善的宗旨,佛教有不杀生、不奸淫、生活节制、互敬互爱、远离毒品等的戒条;犹太教对男性婴儿都要举行割礼,即包皮环切仪式,因此,犹太男性很少患阴茎癌,女性宫颈癌的发生率也极低。这些都有利于健康。但是,有些教徒的盲目信仰对健康会带来很大危害,例如印度教教徒视恒河为"圣河",教徒常云集恒河饮水,甚至把死人送到恒河洗浴,尸体或就地火焚,或任其随水漂流,使恒河水终年污染严重,引起霍乱大流行。在世界不同的教派中,一些邪教以神的名义让教徒放弃生命的事件时有发生,如中国邪教法轮功、美国邪教人民圣殿教都曾发生过以神的名义使信徒放弃生命的自杀事件。

2. 宗教给人以精神寄托

马克思曾说:宗教是人民的鸦片。宗教信仰常常使人对自己在现实生活中遇到的难以解决或难以回答的问题有一定的归宿,这种归属的感觉有助于教徒实现心理的平衡和安宁,从健康的角度,这是有利的。如当人们在生活中遇到难题或不幸时,宗教主要通过给人们以精神寄托、宣扬神的旨意、宣扬不同的人生观,使人们的精神压力得以缓解。因此一些信徒能够比较从容地接受严重疾病的打击,较能承受疾病带来的精神压力,有利于从疾病中康复。如有人发现有宗教信仰的人比其他人较少受到抑郁症的折磨,而且即使出现精神抑郁的情况,他们也能很快地调整过来。从这种意义上讲,宗教不仅可发挥有益的精神安慰作用,而且还能帮助教徒们掌握摆脱焦虑和压力的办法,促进了身心健康。但是这种精神寄托是消极的,某些患者可能信神而不信医,所以对其求医行为和遵医行为带来很不利的影响。

总之,在宗教与健康关系的研究中,我们要继续鼓励人们继承发扬教义、教规中有益于健康的成分,并以科学观点对其加以解释;也要通过宗教组织的巨大影响来开展促进人群健康的活动;还要逐步地、巧妙地在人群中传播科学的健康信息,以取代教义、教规中不利于健康的成分。

(四)科技与健康

科学技术的发展推动了医学技术发展,促进了医疗技术的革新。如现代科学技术的应用,使临床诊断与治疗水平大大提高,许多疾病因能做到早发现、早诊断、早治疗而使其缓解率、治愈率显著提高。现代生物学工程技术的发展为遗传性疾病、恶性肿瘤的防治和器官移植提供了有效途径。同时,科学技术是一面双刃剑,它既可造福人类,又能贻害人类,因而它在促进人类健康发展的同时,也存在着许多负面影响。人们在利用科学技术的过程中,对自然方面的干预使得生态环境失衡,造成了新的有害因素的形成,严重影响了人类的健康。如:核能源的利用在解决能源危机的同时核污染又成为威胁人类健康的祸根;农药的使用,提高了农作物的产量同时又对人类产生毒害作用;生产过程自动化,把人们从繁重的劳动中解放出来,避免了一些职业病,但高度的自动化和快节奏的都市化生活要求劳动者付出更为集中的注意力,这使劳动者长期处于精神紧张状态,又成为新的致病因素。

第二节 社会心理因素与健康

社会心理因素是指在特定的社会环境中,导致人们在行为乃至身体器官功能状态方面产生变化的因素。人的心理现象较为复杂,既包括认识、情感和意志等共性的特征,也包括能力、气质、性格及兴趣爱好等个性特征,这些特征都可能成为影响人们健康的因素。

当前随着社会生活节奏加快、竞争激烈、人际关系敏感等社会生活环境因素的变化,给人们带来了前所未有的心理压力,而与这种心理压力密切相关的疾病的发生率迅速升高,如头痛、高血压、神经衰弱、消化性溃疡、癌症等。人们已越来越普遍认识到,社会心理因素对人群健康的影响日趋重要。

一、人格特征与健康

人格,即个性心理特征,是指在心理活动过程中表现出来的比较稳定的成分,主要包括能力、性格、气质三方面。其中性格是核心,反映了人的本质属性。

(一)性格与健康

性格是指人类在生活过程中形成的稳定的定型化态度和行为方式。虽然它与先天、遗传有一定关系,但主要受后天环境的影响。

1. 性格的态度特征 包括对社会、集体、他人、自己以及工作、学习、劳动的态度,如正直或虚伪、同情或冷漠、关心或漠视、认真或马虎等。

2. 性格的情绪特征 包括心境、强度与稳定性,如热情或低沉、乐观或悲观等。

3. 性格的意志特征 包括对行为的自我调节、控制、自制或放纵等。

4. 性格的智力特征 包括感知、想象,如偏好分析或偏好综合、想象大胆或想象受限制等。

自从 20 世纪 50 年代美国学者 Friedman 和 Roseman 提出 A 型性格模型以来,它与冠心病的关系已有大量研究,结果表明:A 型性格者冠心病的发病率、复发率、死亡率均较高,它是引起冠心病的危险因素之一,而且是独立于其他危险因素的一个主要危险因素。A 型性格的特征:喜欢争强好胜、有时间紧迫感、行动匆忙、竞争意识强、对人富有敌意、性情急躁、缺乏耐心等。与此相反,如遇事不慌不忙、无时间紧迫感、不争强好胜的性格为 B 型性格。流行病学调查表明:A 型性格者冠心病的发病率是 B 型性格的 2倍,复发率为 5 倍,死亡率为 4 倍。近年来,人们又提出一种 C 型性格,其特征是:过分压抑、忍让、好生闷气、回避矛盾、内向等。研究表明:C 型性格者宫颈癌的发病率比其他人高 3 倍,患胃癌、肝癌等消化系统肿瘤的危险性更高。

(二)气质与健康

气质是指个人在情绪发生的速度、强度、持久性、灵活性等心理特征的总和。它是人格中与遗传因素有较大联系的部分。

按照古希腊著名医学家希波克拉底(Hippocrates)的提法把气质分为四种类型,即黏液质、多血质、抑郁质、胆汁质。其特征:黏液质反应性低,情感不易发生,也不易外露。稳重,交际适度,对自己的行为有较强的自制力。心理反应缓慢,遇事不慌不忙。可塑性差,不够灵活。这样一方面能使他们有条理地、冷静地、持久地工作;另一方面又使他们容易因循守旧,缺乏创新精神。多血质反应性高,对一切吸引他注意的东西作出生动的、兴致勃勃的反应。行动敏捷,可塑性强,容易适应新环境,善于结交新朋友。情感容易发生,姿态活泼,表情生动。言语具有表达力和感染力,主动性强,精力充沛。注意力容易转移,在平凡而持久的事情中热情容易消退。抑郁质感受性较高,敏捷性较低,反应比较慢,说话和动作都较慢。多愁善感,情绪容易发生,且微弱而持久。不善与人交往,处世优柔寡断,在危险面前易表现出恐惧和畏缩。受挫折后常心神不安,不能迅速地转向新的目标。富于想象,比较聪明,但主动性较差。胆汁质有较高的反应性和主动性,脾气暴躁、不稳重、好挑衅,但直率、精力旺盛,能以极大的热情投入工作,并克服困难,但缺乏耐心。当困难较大时,会意气消沉、心灰意冷。

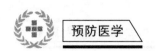

这四种气质各有特点,它影响着人的情感和行动。研究表明,不同的气质类型对人的身心健康有不同的影响。但比较而言,在环境不利的情况下,那些典型或比较典型的胆汁质或抑郁质,尤其是胆汁质-抑郁质混合型的人更容易产生心理问题。

 知识链接

性格与健康

冲动型:芬兰职业保健研究所对4000人的调查发现,此性格的人得胃溃疡的风险比其他人高2.4倍。

兴高采烈型:美国加利福尼亚大学的一项研究结果令人瞠目结舌——兴高采烈的欢乐型性格的人更容易短命。一种解释是,这种人低估生活风险,突发事件一旦出现,便手足无措。

焦虑型:焦虑紊乱症会使患高血压的风险增加3倍。另外,患恐高症等恐惧性焦虑症的女性,得心脏病、高血压的风险更大。

攻击型:英国苏格兰一项研究发现,攻击型人群更易发生慢性炎症与动脉粥样硬化。另外,患周期性抑郁症的风险也更大。

害羞型:美国加利福尼亚大学研究发现,羞于社交的人更易发生病毒感染。

乐观型:美国加利福尼亚大学研究发现,与常人相比,乐观的人平均寿命比不乐观的人长7.5岁。较少发生器质性病变和慢性疼痛。

忧伤型:这种性格的人易发生情感问题,但又抑制自己的情感,因而易得癌症和心脏病。哈佛大学研究发现,此性格的人因冠心病死亡的概率更高。

尽责型:美国加利福尼亚大学研究发现,这种人善于规避风险,更能保持健康行为,因而更长寿。

外向型:意大利米兰大学研究发现,这种人与乐天派很相似,心脏病发病率较常人低15%,不易发生感染,病后康复更快。

悲观型:这种性格向来被认为最不利于健康。与乐观型相比,悲观型的早亡风险高19%。美国研究发现,这种人易发生帕金森综合征。

二、情绪与健康

情绪是指人们对客观事物是否符合自己需要所产生的态度和体验。它不是固有的,是由客观现实的刺激引起的;情绪是主观体验,虽然这种体验可能出现行为表象,如悲伤、愤怒、喜悦,但也常不露于形,内心感受也无法观察;需要是情绪的个人基础,包括生理、心理、社会方面的需要,需要的满足与否产生态度的变化,如消极或积极的态度。

情绪对人的身心健康具有直接的作用。积极的情绪可以提高人体的机能,能够促进人的活动,能够形成一种动力,激励人去努力,而且在活动中能够起到促进的作用;消极情绪可使人的心理失去平衡,会使人感到难受,会抑制人的活动能力,活动起来动作缓慢、反应迟钝、效率低下,还会减弱人的体力与精力,活动中易感到劳累、精力不足、没兴趣,甚至导致神经系统功能紊乱等机体病变。

情绪既可以作为疾病诱发因素,也可能成为直接致病因素。实际上情绪作为一些疾病的诱发因素在临床上已得到肯定。如急剧的情绪变化被认为是心肌梗死、脑出血、精神病发作等的重要诱发因素。流行病学及实验医学研究表明,消极情绪与多种疾病有密切关系。长期忧郁者多种疾病的危害性升高。紧张情绪能引起胃酸分泌增加而引起溃疡病。美国某医院调查500多名胃肠病患者,因情绪因素致病的占74%。

所以还是调整好自己的情绪,开心地面对生活,你对生活微笑,它也会对你微笑。

三、生活事件对健康的影响

生活事件(life events)是指人们在日常生活中所遇到的各种生活变故,如结婚、离婚、亲人亡故等。按性质一般可分为:①正性生活事件:个体认为对自己的健康有利的事件,如晋升、立功受奖、学习成绩名列前茅等都能激发人继续努力。但同样的生活事件对另外一些人则可能带来痛苦,如对自己不满意的婚姻等。所以,是否为正性事件要由自己作出判断。②负性生活事件:个体认为对自己的健康会产生有害作用的不愉快事件,如亲人或好友亡故、离婚、高考落第、失恋等,都会造成强烈的心理应激,带给人悲伤和痛苦。

人生活在复杂的社会环境中,各种生活事件引起的心理和生理反应都会对人的心理状态产生一定的影响。尤其是当这些社会心理因素的刺激所引起的心理反应累积达到一定程度,超过了自我调节的能力时会导致疾病。

1985年,我国学者张明远等对我国10个省市1000多人进行了社会调查,编制了"正常中国人生活事件心理应激量表",列出了不同等级的65种生活变化事件,以"生活变化单位(LCU)"予以评分(表6-1)。

表6-1 正常中国人生活事件心理应激量表

生 活 事 件	LCU	生 活 事 件	LCU	生 活 事 件	LCU
1.丧偶	110	23.开始恋爱	41	45.夫妻严重争执	32
2.子女死亡	102	24.行政纪律处分	40	46.搬家	31
3.父母死亡	96	25.复婚	40	47.领养子女	31
4.离婚	65	26.子女学习困难	40	48.好友决裂	30
5.父母离婚	62	27.子女就业	40	49.工作显著增加	30
6.夫妻感情破裂	60	28.怀孕	39	50.少量借贷	27
7.子女出生	58	29.升学就业受挫	39	51.退休	26
8.开除	57	30.晋升	39	52.工作变动	26
9.刑事处分	57	31.入党入团	39	53.学习困难	25
10.家属亡故	53	32.子女结婚	38	54.流产	25
11.家属病重	52	33.免去职务	37	55.家庭成员纠纷	25
12.政治性冲突	51	34.性生活障碍	37	56.和上级冲突	24
13.子女行为不端	50	35.家属行政处分	36	57.入学或就业	24
14.结婚	50	36.名誉受损	36	58.参军复原	23
15.家属刑事处分	50	37.中额借贷	36	59.受惊	20
16.失恋	48	38.财产损失	36	60.业余培训	20
17.婚外两性关系	48	39.退学	35	61.家庭成员外迁	19
18.大量借款	48	40.好友去世	34	62.邻居纠纷	18
19.突出成就荣誉	47	41.法律纠纷	34	63.同事纠纷	18
20.恢复政治名誉	45	42.收入显著增减	34	64.睡眠重大改变	17
21.重病外伤	43	43.遗失贵重物品	33	65.暂去外地	16
22.严重差错事件	42	44.留级	32		

运用这个量表对人在一定时间里的心理应激状态进行定量测定。根据精神病专家霍尔姆斯等人的测定结果发现,生活变化单位和10年内的重大健康变化有关。有中等强度生活事件的人群中,31%有重大的健康变化;有重大生活事件的人群中,70%有重大的健康变化。他还提出一个人一年内生活变化单位累计超过300单位,预示着两年内有重大的疾病发生。后来又进一步提出,一年内生活变化单位不超过150单位,次年可能安然无恙;若一年累计为150～300单位,来年有50%可能要患病;若一年累计超过300单

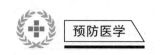

位,则来年 70％可能会患病。

人的情绪本质是主观体验,它受个体心理特征的影响,如自我调控能力,对刺激的承受能力等因素的影响。因此对具体生活事件作用于个人,还应综合个性特征分析。

四、社会支持与健康

(一) 社会支持

社会支持(social support)是指一个人从社会网络所获得的情感、物质和生活上的帮助。可以分为两个方面:第一个方面是客观的、实际的或可见的支持,包括物质上的直接援助和社会网络的大小;第二个方面是主观的、体验到的或情绪上的支持,即个体感到在社会中被尊重、被支持、被理解的情绪体验和满意程度。

支持是人的基本社会需要,是对人类健康有益的社会因素。社会支持的最主要来源是其配偶及其他家庭成员,其次为朋友、同事。后者的支持也是很重要的,是前者不能取代的。此外,各种社会团体,包括政治团体、宗教团体等也是社会支持的重要来源。

(二) 影响社会支持的因素

1. 人际关系 人际关系是指人类社会中人与人之间相互联系与作用的过程。人际交往是人类社会发展和人类生存不可缺少的社会环境。融洽的人际关系是获得情感上的支持以及获得其他社会支持的基础。凡是具有良好人际关系的人,获得的社会支持都较为充分,容易获得物质、情感、生活等方面的满足,身体也比较健康。

2. 社会网络结构 健全合理的社会网络是人们获取社会支持的基本条件。主要包括:一个人社会网络的亲疏程度,即相互了解和影响的程度;网络上人数的多少,成员的年龄、社会阶层和信仰等特征的相似程度;以及中心人物与网络成员接近的难易程度等。

3. 社会凝聚力 社会凝聚力是指社会网络中人们的思想道德观念、社会责任感及对社会的信心等的综合反映。它是社会网络中社会支持发生与否的重要决定因素。

(三) 社会支持与健康的关系

到目前为止,已有许多研究证实了社会支持与健康之间的联系。例如,有研究表明:社会支持、生活事件与妊娠并发症之间本来没有独立的联系,但如果将社会支持与生活事件结合起来分析,则生活事件评分高、社会支持水平亦高的妇女妊娠并发症的发生机会仅为社会支持水平低、生活事件高的妇女的三分之一;而且社会支持可缩短分娩时间,分娩的情绪也更好。又如,早在 19 世纪末期,法国著名的社会学家杜尔克姆就曾指出,社会关系的丧失是自杀的重要原因之一。另外有人研究了 4653 名成人社会支持与缺血性心脏病的关系,发现社会支持与缺血性心脏病及急性心肌梗死的相关有显著意义。在老年人中,如果有密切的朋友交往,则可有效地减少抑郁症状。有人在美国加利福尼亚阿拉达县前瞻性地调查了社会支持与死亡率的关系。社会支持包括四个方面:①婚姻关系;②与亲属、朋友接触的量;③教堂关系;④正式或非正式的团体联系。结果发现在 9 年随访期间,男性所有死亡原因与社会支持的前三项有关,而女性死亡之原因则与社会支持后三项有关。因此,社会支持被广泛地认为是一个对人类健康有益的社会因素。

第三节 家庭与健康

家庭是以婚姻和血缘关系为基础的一种社会生活的群体方式,是构成社会的基本单位。家庭也是人们日常活动的主要场所,是人们寻求安慰、身心得到休息的最好所在。因此,家庭状况对一个人的成长及身心健康有着深刻的影响。

一、家庭结构

家庭结构是指家庭的组成及成员之间的相互关系,分为外部结构和内部结构。家庭结构影响着家庭相互关系、家庭资源、家庭功能及健康状况等。

（一）家庭外部结构

家庭外部结构是指人口结构,即家庭的类型。目前,家庭的分类方法各不相同,一般常用核心家庭、直系家庭、旁系家庭和其他家庭的分类方法。

1. 核心家庭 又称小家庭,是指由父亲、母亲以及未婚子女(包括领养的子女)三种地位构成的传统的家庭形式,包括一对夫妇组成的家庭。核心家庭是现代社会的基本家庭单位。

2. 直系家庭 也称主干家庭,是核心家庭的纵向扩大。是由一对已婚子女同其父母(包括单亲)、未婚子女或未婚兄弟姐妹构成的家庭,我国主干家庭比重仅次于核心家庭。

3. 旁系家庭 又称联合家庭,是核心家庭的横向扩大。指家庭中至少有两对或两对以上同代夫妇及其未婚子女组成的家庭,这种家庭通常是父母和几个已婚成家的子女及孙子女居住在一起的大家庭。

4. 其他家庭 除了上述的三种家庭类型之外,还有一些其他类型的家庭,如单身家庭、未婚同居、群居家庭、同性恋家庭、重组家庭等。因为这些特殊家庭数目相对较少,一般列为"其他类型"的家庭。

核心家庭具有规模小、结构简单和便于相处的特点,其家庭结构和关系的牢固程度完全取决于夫妻之间的关系,对亲属关系网络的依赖性比较小。由于可利用的资源少,遇到危机时,得不到足够的家庭内外的支持,容易导致家庭危机或家庭破裂。直系家庭及旁系家庭人数多,结构复杂,但是当出现危机时家庭资源的可利用性大,有利于维持家庭的稳定性。其他家庭由于其家庭结构的特殊性,有可能发生或诱发各种健康问题。

（二）家庭内部结构

内部结构是指家庭中的权力、角色、沟通和价值四个方面。家庭内部结构反映家庭成员之间的相互作用及相互关系。

1. 权力结构 家庭的权力结构指的是一个家庭成员影响其他成员的能力,权力影响家庭的决策。家庭权力分为传统权威型、分享权威型、工具权威型和情感权威型四种类型,其中家庭权力结构对家庭健康的影响较大。

2. 角色关系 角色关系是指家庭成员在家庭中所期待的、符合规范的行为模式。家庭角色代表着家庭成员在家庭中应执行的职能,同时反映家庭成员在家庭中的相对位置和与其他成员之间的相互关系。在传统观念中,"父亲"在家庭中的主要角色是承担家中的重力活,负责作出重要决定,而"母亲"则是生儿育女、操持家务等。家庭角色随着社会变化、家庭的教育程度、文化等因素的变化而变化。家庭角色功能的优劣是影响家庭功能的重要因素之一。

3. 沟通方式 沟通是家庭成员之间相互作用的关键,是了解家庭功能的重要指标,也是维持家庭系统稳定的必要手段。开放、诚实、直接以及说与想的一致是有效的沟通。有效的沟通是一种帮助孩子了解环境的工具,它让家庭成员知道该怎么想或应该怎么做的准则和方法,是解决冲突的工具和引导培养孩子自尊的一种方法。

4. 价值系统 价值系统指家庭成员在共同的文化背景下一起形成的意识或潜意识的思想、态度和信念,是家庭判断是非的标准。家庭价值系统决定着家庭角色的分配方式及各个家庭成员的角色和家庭的功能,而家庭对健康的态度和信念直接影响家庭成员对疾病的认识、就医行为、遵医行为和健康促进行为。

二、家庭的功能

家庭的功能是多方面的,包括满足人们的生理需要和社会需要。归纳起来主要有以下几点。

1. 情感功能 满足家庭成员感情的需要是家庭的基本功能之一。家庭成员之间通过彼此相互理解、关心和情感支持,缓解和消除社会生活带来的烦恼、压力,从而维持均衡、和谐的心理状态,使家庭成员体会到家庭的归属感和安全感。

2. 经济功能 家庭的经济功能就是物质生产和消费功能,即满足家庭成员的衣、食、住、行、教育、娱乐等基本需求。只有具备充足的经济资源,消费方式正确,才能满足家庭成员的生活需要,家庭成员的身心健康也才能得以保障。

3. 养育和教育子女功能 生育并抚养子女是家庭产生以来所特有的功能,而教育子女是家庭具有的重要责任。优生、优育有利于控制人口数量、提高人口素质,但受传统观念的影响,有些家庭在生男还是生女的问题上有不同的价值取向,这会影响到家庭的健康。家庭还有帮助年幼成员从"生物人"逐步向"社会人"转化的功能,即教育功能。家庭是年幼成员学习语言、知识、社会规范及社会行为标志的主要场所,家庭为年幼成员提供适应社会的经验。如果教育方法和方式不当,会造成少数青少年走向歧途,导致社会不稳定因素增加。

4. 赡养功能 赡养老年人也是家庭的主要功能。赡养老年人,对老年人关怀照料,是他们身心健康的保证。随着家庭规模的缩小,家庭虽负担着老年人的物质生活,但老年人的精神安慰与生活照顾常常不足,这样会对老年人的身体健康有所影响。

5. 健康照顾功能 促进和维护家庭成员的健康是家庭的基本功能。家庭不仅有保护、促进家庭成员健康的功能,更有在家庭成员患病时提供各种所需照顾和支持的功能。

 知识链接

家庭和睦与健康

一位名叫奥尔夫的外国医生报道过一个典型病例:一位中年绘图员,胃病已经十年,经验查证实为十二指肠溃疡。不久,他和一位温柔而富有同情心的女子结婚。由于夫妻和睦,心情舒畅,溃疡病症状完全消失了。可是好景不长,妻子不幸去世。以后,他再次结婚,但后妻个性很强,不满意丈夫的工作和生活,两口子经常吵架,于是他的溃疡病又复发了,并从此缠绵不愈,而且几次溃疡病发作和出血都恰好是在他和妻子闹矛盾的时候。这个例子说明,家庭和睦与否对身体健康的关系是何等重要。

三、家庭健康问题的预测与预防

每个人从出生到死亡都离不开家庭。圆满、健康的家庭既有利于家庭成员身心健康,又是社会安定的必要条件。而"缺陷"家庭则有可能损害身心健康,又会影响社会的安定。其中家庭结构、家庭功能、家庭成员间关系正常与否是影响健康的重要因素。家庭结构破坏及缺陷,如离婚、丧偶、子女死亡造成的单亲家庭、残缺家庭,对家庭成员健康会产生影响。有研究分析表明,多种疾病的死亡率,不论男性、女性都是丧偶者比已婚者高。离婚不仅影响夫妻双方健康,且严重影响子女的身心健康,造成子女心灵创伤,增加心理上的痛苦和人格上的缺陷。家庭生育功能失调,如多子女家庭,因为父母精力和情感投入不够,必会对儿童健康产生不利影响。家庭关系失调如夫妻关系失调、父母与子女关系失调容易导致家庭虐待,引发家庭内部冲突及家庭暴力等,表现为身体伤害或心理障碍。目前备受重视的关于虐待妇女、老年人、儿童及独生子女溺爱等问题,其核心内容即家庭关系的失调。家庭环境主要通过以下途径影响健康。

1. 家庭对遗传、生长发育的影响 从胎儿时期到青春发育期是每个人成长、发育的重要阶段。家庭是儿童生理、心理和社会性成熟的必要条件。一些疾病与家族的遗传因素和母体怀孕期间所受到的各种因素、家庭的生长环境密切相关。特别是问题家庭或家庭结构的变化等与儿童的身体生长发育、行为和人格形成及发展有密切的联系,而其中很多因素是可以预防和控制的。如遗传病专家对易感家庭的咨询、孕妇的健康指导和帮助问题家庭的积极应对等,都可以帮助家庭为家庭成员的健康成长提供良好的环境。而家庭环境的安全、营养的均衡调配和良好习惯是儿童身体健康发育的基础。

2. 家庭对心理、情绪、性格的影响 家庭影响儿童发育和社会化过程,家庭是个人生活最长久、最重要的自然环境和社会环境。每个人的心理、情绪、性格的形成和变化既受家庭遗传基因的影响,也受家庭环境的影响。随着家庭结构和功能的变化,家庭对个人的心理状态、情绪反应和性格类型、对疾病的发生和发展的影响更为明显。如自杀、抑郁或人格异常等与幼年期长期失去父母照顾有关。另外,心理动力学者认为,童年时期母子关系方面的冲突和依赖往往是支气管哮喘的根源,哮喘儿童的喘息状态实际上代表着儿童要求帮助或依赖的"哭泣"。儿童的行为和人格形成也受家庭环境的影响,父母的思想、性格和行为对儿童的道德观念、行为、情感、价值观的形成具有重要意义。在家庭中长辈之间具有亲密的感情、文明的行为、规范的道德等,都会潜移默化地影响到孩子的心理与行为的发展。

3. 家庭对卫生习惯、行为方式的影响 家庭成员的生活习惯、健康信念和求医行为可以互相影响。家庭的生活习惯与疾病的患病率有密切的联系。如饮食中含盐量高的家庭,可能使高血压的发病率增高;而喜欢高脂高热量饮食、活动量少的家庭,常导致心脏病的发病率高。家庭的行为方式是指家庭成员的行为表达方式。每个人的行为方式各有不同,但是作为家庭的成员之一,个人的行为表现,又常常受到家庭的影响。它不仅与每个家庭成员的遗传素质、心理状态、气质、性格有关,而且与文化素质、道德修养、观念和能力密切相关。

4. 家庭对疾病发生和传播、死亡的影响 家庭是人体发生疾病的主要场所,在家庭中既可以产生疾病,又可以传播疾病。在家庭传播的疾病以病原生物性疾病为主,尤其多见的是病毒性疾病,其次为细菌性疾病和寄生虫性疾病。病毒感染在家庭中有很强的传播倾向,以 6 岁以下的儿童为最多,然后,随年龄增大而逐渐减少,如:流行性感冒、结核、肠道寄生虫和皮肤感染等。而感染性疾病在家庭中的流行传播频率较大,特别是在家庭比较拥挤的情况下,更容易导致疾病的传播。

由于家庭在疾病传播上有着重要的作用,家庭也是预防疾病的最基本单位,是疾病早期预防、早期发现、早期治疗的重要单位。家庭预防疾病工作开展的好坏关键在于对防病工作的认识程度。

5. 家庭对康复的影响 家庭的支持对各种疾病特别是慢性疾病和残疾的治疗及康复有很大的影响。家庭支持可以影响患者对医嘱的顺从性。如糖尿病患者的饮食控制,家属的合作与监督是关键因素。同时家庭因素影响着患者及其家庭对医疗服务机构的利用程度和方式、个体的健康行为和健康促进行为。

总之,疾病的防治、康复、保健几乎都要从家庭开始。每一个家庭都经历"家庭生活周期",并在各个发展时期具有不同的结构和功能特点,每一时期都有着不同的健康需求。因此,家庭健康问题的预防要根据家庭生活各周期的特点,有针对性地进行。

(王改霞)

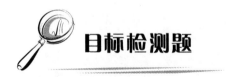

目标检测题

一、名词解释

1. 社会心理因素　　2. 生活事件　　3. 社会支持

二、单项选择题

1. 社会文化因素不包括( )。

A. 文学艺术　　B. 科学技术　　C. 宗教信仰　　D. 地质环境　　E. 风俗习惯

2. 据调查,经济落后的发展中国家 5 岁以下儿童死亡的 70%~90% 归因于( )。

A. 传染病和营养不良　　　　B. 慢性疾病　　　　　　C. 急性中毒

D. 食物中毒　　　　　　　　E. 环境污染

3. 以下不属于家庭功能的是( )。

A. 养育子女　　　　　　　　B. 生产和消费　　　　　C. 休息和娱乐

D. 赡养老年人　　　　　　　E. 恋爱

4. 常用的人口学指标是( )。

A. 人口数量、年龄、性别　　　　　　　　B. 人口数量、年龄、期望寿命

C. 人口数量、结构及变动情况　　　　　　D. 人口数量、性别及期望寿命

E. 人口数量、年龄及期望寿命

5. "正常中国人生活事件心理应激量表"中 LCU 评分最高的事件是( )。

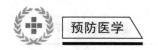

A. 丧偶   B. 升职   C. 工作调动   D. 离婚   E. 刑事处罚

三、理解讨论题

1. 良好的家庭有哪些功能？
2. 简述经济发展与健康之间的关系。
3. 为什么说文化教育水平高低对健康可产生影响？
4. 简述情绪与健康之间的关系。

第七章 常见非传染性疾病的预防与控制

第七章

学习目标

1. 掌握　常见慢性病的危险因素、预防与控制措施;医院感染的概念及分类。
2. 熟悉　医院感染的预防与控制。
3. 了解　伤害的危险因素及预防。

第一节　慢性病的预防和控制

慢性非传染性疾病(non-communicable diseases,NCDs)简称慢性病,是一类起病隐匿、病程长且病情迁延不愈、病因复杂或病因尚未完全确认、不在人和人之间传播的疾病的概括性总称。主要指心脑血管疾病、糖尿病、恶性肿瘤、慢性阻塞性肺病、精神病等。该类疾病通常与社会心理因素和生活方式密切相关,因而又称为生活方式疾病。由于慢性病一般是终身性疾病,病痛、伤残和昂贵的医疗费用给患者的身心和生存质量带来严重的伤害和影响,因此,开展慢性病的预防和控制已刻不容缓。

社会经济的发展,人们生活水平的提高和生活方式的改变,慢性病的发病率和死亡率逐年上升,无论是在发达国家还是在发展中国家都是如此。WHO预计到2020年,全球总死亡的75%、全球疾病总负担的57%将因慢性病所致。慢性病及其所致的疾病负担已成为全球的一个重要公共卫生问题。

一、心脑血管疾病

心脑血管疾病是指脑血管病和各型心脏病,是一种严重威胁人类,特别是50岁以上中老年人生命和健康的常见病。其中危害最严重的、死亡率最高的是脑卒中和冠心病。心脑血管疾病的发病率高,致残率及死亡率也高,给患者、家庭及社会均带来了极大的痛苦及经济损失。

(一)流行特征

1. 时间趋势　据近年的监测,我国心脑血管疾病有逐年升高的趋势,其中冠心病和脑血管病死亡率呈上升趋势。心脑血管疾病发病与死亡有一定的季节性。国内外资料显示:温度与冠心病死亡危险呈负相关关系,冬季死亡率高于夏季;脑卒中的发病率也有明显的季节性和双峰样节奏,冬季发病率高于夏季,且天气骤冷更易发作,其发病率还存在着与高血压波动相符的双峰样节奏,这些特点在出血性脑卒中中表现更为明显。

2. 地区分布　不同地区的心脑血管病发病病种有很大的差异。美国、东欧等发达国家冠心病发病率高于发展中国家;我国及部分非洲国家脑卒中高发而冠心病发病较低,目前我国脑卒中死亡率已居世界第二位。我国心脑血管疾病具有显著的地区分布差异,总的趋势是北方高于南方,从北到南存在递减的趋势,东部高于西部,城市高于农村。同一地区心脑血管疾病的发病率城市高于农村。

3. 人群分布
(1) 年龄　心脑血管疾病为中、老年人的主要疾病,在40岁以前很少发病,以后随年龄增大而增加。
(2) 性别　在性别分布上,男性的心脑血管发病率、死亡率均较女性为高。
(3) 种族差异　种族与常见心脑血管病的发病率有一定关系,在我国新疆哈萨克族冠心病患者高于

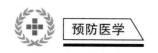

当地汉族。

（4）**职业** 心脑血管疾病发生在从事高度精神紧张的职业人群较多。有资料显示:冠心病患者中脑力劳动者与体力劳动者比例是2∶1,脑卒中的发病率脑力劳动者较体力劳动者高。

（二）危险因素

1. 疾病因素 表现为:①高血压:其是因全身细小动脉硬化引起的血管病,是引起心脑血管疾病的重要因素,常常促进或加重冠心病、脑卒中。②糖尿病:极易并发动脉粥样硬化,导致冠心病、脑动脉硬化、肾动脉硬化,加重高血压。此外,糖尿病还可导致周围血管及神经病变。③高脂血症:胆固醇、甘油三酯升高是动脉硬化形成的主要因素,是诱发冠心病的重要危险因子。④超重和肥胖:超标准体重的肥胖是冠心病等心脑血管疾病的易患因素。

2. 不良的生活习惯 吸烟、过量饮酒、缺乏运动、高盐高脂高胆固醇等不合理饮食都是引起心脑血管疾病的危险因素。

3. 社会心理因素 现代化城市和生活环境,如时间紧迫、精神紧张、噪声等都可导致冠心病发病率升高;A型性格,即急躁急怒、争强好胜等也是心脑血管疾病发生的重要危险因素之一。

4. 遗传因素 绝大部分心脑血管病患者都存在家族遗传史。

5. 地理环境因素 季节气候对心脑血管疾病有一定影响,如发病率冬季高于夏季,我国北方高于南方,城市高于农村。

（三）心脑血管疾病的防治措施

心脑血管疾病的防治应遵循综合治理的原则。既要有群体策略,又要以高危人群为重点;以社区为基础,三级预防相结合,采用健康促进手段,开展综合防治。

1. 第一级预防 心脑血管疾病的第一级预防是指消除或减少其危险因素,以达到降低发病的可能性。

（1）健康教育 健康教育是第一级预防的重要环节,应以全人群为对象,社区自愿建立心脑血管疾病健康教育体系,采用健康教育和健康促进手段,普及群众心脑血管疾病的防治知识,干预危险因素,倡导良好的行为生活方式。

（2）合理膳食 维护心脑血管健康需要平衡膳食,实施原则有:限制总热量的摄入;限制食盐的摄入;限制胆固醇的摄入;限制脂肪的摄入;合理供给蛋白质;摄入适当的纤维素;摄入充足维生素;摄入充足微量元素;增加抗氧化营养素的摄入。

（3）控制高血压 降低人群的血压水平是预防心脑血管疾病的关键。

（4）适量运动 加强体育锻炼能增强心血管的功能,延缓动脉粥样硬化,改善呼吸功能,减轻体重,对预防心脑血管疾病有极大好处。

（5）控制体重 防治肥胖最有效的措施是合理膳食与适量运动相结合。

（6）禁烟限酒 吸烟有百害而无一利,应采取有效措施创建无烟社区,如大力开展健康教育宣传吸烟的危险,禁止青少年吸烟等;提倡节制饮酒,饮酒过多能加重动脉粥样硬化。

（7）心理平衡 应该积极开展心理咨询和指导,帮助人们树立正确的人生观,正确面对各种压力,学会控制情绪的方法,有效地调整心理状态,培养完整的人格素质。

2. 第二级预防 即早发现、早诊断、早治疗,防止或减少心脑血管疾病的发展或急性复发。重要手段有普查、筛检、定期健康体检、高危人群重点项目检查以及设立专科门诊。

3. 第三级预防 主要是指针对发病后期的心脑血管疾病患者进行合理、适当的康复治疗措施,防止病情恶化,预防严重并发症,防止伤残的发生,延长寿命。建立健全康复组织和伤残服务体系,提供心理康复指导和合理的康复治疗,加强社会支持,使患者尽量恢复生活和劳动能力,提高生活质量和延长期望寿命。

二、糖尿病

糖尿病是多种病因引起的慢性代谢性疾病,主要是由于体内胰岛素分泌的相对或绝对不足而引发的糖、蛋白质、脂肪、水和电解质等一系列代谢紊乱综合征。临床上以高血糖及尿糖为主要特点,早期可无任何症状,随着病情的发展,典型病例以多饮、多尿、多食、消瘦为特征,即"三多一少"症状。该病为终身性疾病,近年来全球发病呈上升趋势,是全球重大公共卫生问题之一。

临床上将糖尿病分为1型糖尿病(幼年型糖尿病)、2型糖尿病(成年型糖尿病)、妊娠糖尿病和其他类型糖尿病,其中2型糖尿病占90%以上,是预防的重点。

（一）流行特征

1. 时间分布　近年来,随着生活水平的提高、生活方式的现代化以及人口的老龄化,全球的糖尿病发病率和患病率逐年增加,且以发展中国家为甚,我国的增速十分惊人。据世界卫生组织最新公布数据显示,我国已成为世界第一糖尿病大国,患病率为9.7%,已高于世界平均水平的6.4%。最令人担忧的是,我国18岁以上居民对于糖尿病知晓率仅为36.1%。

2. 地区分布　糖尿病在世界各地广泛流行,发达国家明显高于发展中国家,2型糖尿病患病率在美国、瑞典、日本等发达国家高发。我国地区分布有差异,但除城市大于农村外无其他规律性。

3. 人群分布

（1）年龄　1型糖尿病的高发年龄为青春期,集中在10～14岁年龄段,青春期过后发病率呈下降趋势。2型糖尿病的患病率随年龄增长而上升,40岁以后增速加快。近年来出现年轻化趋势,我国亦然。

（2）性别　1型糖尿病的发病率无明显的性别差异。2型糖尿病在欧美国家女性患病率高于男性,而日本、韩国则表现为男性高于女性,我国男女性别无明显差异。

（3）种族和民族　在不同的种族和民族,糖尿病表现出不同的分布特点。在新疆汉族与维吾尔族的患病率高于哈萨克族和蒙古族。

（4）职业　脑力劳动者高于体力劳动者。

（5）家族史　糖尿病有明显的家庭聚集性。

（6）社会经济地位　在发达国家,2型糖尿病患病率贫穷阶层高于富裕阶层,可能与文化卫生知识和医疗保健水平有关。在发展中国家,富裕者高于贫穷者,可能与饮食因素、活动少有关。

（二）危险因素

研究表明,大部分1型糖尿病和2型糖尿病的发生均是遗传因素和环境因素共同作用的结果。

1. 遗传因素　遗传因素是糖尿病发生的潜在因素,具有遗传易感性的个体在许多环境因素的作用下,易发生糖尿病。糖尿病具有明显的家族聚集性,不同国家和民族之间糖尿病的患病率不同,且同一国家内不同民族间的患病率相差较大。

2. 病毒感染　病毒感染是1型糖尿病的主要诱发因素。病毒感染可引起胰岛炎,导致胰岛素分泌不足而产生糖尿病。

3. 超重和肥胖　肥胖是糖尿病最重要的危险因子之一。调查显示,糖尿病患者中,大多数超重,其中女性更为明显。

4. 饮食结构　不合理膳食,饮食中高脂肪、胆固醇破坏了胰岛素的生成,是糖尿病的重要危险因素之一。过多的热量摄入会导致肥胖,从而诱发糖尿病。

5. 体力活动大量减少　体力活动增加可以防止肥胖,从而增加胰岛素的敏感性,使血糖能被利用,而不出现糖尿病。相反,就容易导致肥胖,而降低组织细胞对胰岛素的敏感性,血糖利用受阻,就可导致糖尿病。

6. 精神紧张　精神长期高度紧张,造成肾上腺素分泌过多,从而引起血糖、血压持续增高,影响胰岛功能而增加糖尿病发病风险。

（三）糖尿病的防治措施

糖尿病的预防应针对不同的目标人群,采取"三级预防"措施。

1. 第一级预防　针对一般人群控制危险因素,达到降低糖尿病发病率的目标。主要措施有以下几点。

（1）健康教育和健康促进　提高人们对糖尿病危害的认识,普及糖尿病防治知识与技能,加强自我保

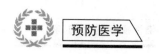

健和自我管理。

（2）合理膳食 合理分配碳水化合物、脂肪和蛋白质的比例,限制脂肪摄入量,多吃蔬菜水果及纤维素,戒烟、限酒、限盐,避免能量过度摄入。

（3）运动预防 提倡健康的生活方式,加强体育锻炼和增加体力活动。体力活动除有减肥作用外,还可增加胰岛素敏感性,改善代谢功能,是预防糖尿病的有效措施。

2. 第二级预防 主要是针对糖尿病高危人群进行筛检,早发现、早诊断和早治疗,预防糖尿病并发症的发生和进展。开展糖尿病的筛查或普查,特别是对中老年人、糖尿病患者家属、肥胖者等高危人群。应该将血糖测定列为中老年人常规的体检项目,即使是健康者,仍要定期测定,以期尽早诊断,争取早期治疗。

3. 第三级预防 延缓糖尿病慢性并发症的发生和发展,减少其伤残和死亡率。对尚未发生并发症的患者进行规范化的治疗和管理,预防并发症的发生,提高生活质量。对已发生并发症的患者对症治疗、防止病情恶化和伤残、加强康复、降低病死率、延长寿命。

三、恶性肿瘤

恶性肿瘤又称癌症,是机体在环境污染、电离辐射、微生物及其代谢毒素、遗传特性、免疫功能紊乱等各种致癌物质、致癌因素的作用下导致身体正常细胞发生癌变,从而引起机体多系统、多组织、多器官病变的一类疾病。已成为严重危害人群健康和生命的常见病,据估计到 2020 年,癌症将成为新世纪人类第一杀手,对人类生存构成最严重的威胁。

（一）流行特征

1. 动态变化 从 20 世纪 20 年代开始,恶性肿瘤在死因顺位中逐年上升,尤其是肺癌的发病率在一些工业发达国家上升更为显著。2002 年恶性肿瘤新发病例约为 1090 万,前三位是肺癌、乳腺癌、结直肠癌,构成比例分别为 12.4%、10.6%、9.2%。估计到 2015 年,发病患者数可达 1500 万,死亡人数达 900 万,而届时 2/3 将发生在发展中国家。

我国恶性肿瘤发病率和死亡率从 20 世纪 70 年代以来有上升趋势,据 WHO 推测到 2020 年,我国因恶性肿瘤造成的伤残占总疾病负担的比例将从 1990 年的 8.7% 上升至 18.7%。

2. 地区分布 由于肿瘤的致病因素有地区差异,因此肿瘤有明显的地区分布特点。表现如下。

（1）同一种恶性肿瘤在不同国家分布不同 肝癌在欧美罕见,而在日本、马来西亚、新加坡和我国沿海地区高发。

（2）同一国家不同地区分布不同 我国肝癌南方高于北方、东部高于西部、沿海高于内地,以江苏启东、广西扶绥为高发区;青海胃癌死亡率高达 40.62/10 万,而广西为 5.16/10 万,两者相差 7.9 倍。

（3）城、乡分布有差别 如我国城乡恶性肿瘤在死因谱中顺位不同,城市以肺癌居首位,农村占首位的是胃癌,城乡占前四位的是肺、肝、胃、食管癌。城市人口中结肠、直肠及肛门癌死亡率明显高于农村,而农村宫颈癌死亡率显著高于城市。这可能与城乡膳食结构、卫生服务条件、妇女婚育模式不同有关。

3. 人群分布

（1）年龄 恶性肿瘤可发生在任何年龄,并随年龄同步增长,但各种癌症的高发年龄不同。儿童期最多见的是白血病、恶性淋巴瘤及脑瘤;青壮年时期常见的是白血病及肝癌;中年及老年期多以肝、肺、胃、食管及宫颈癌为主。乳腺癌则多见于青春期及更年期这两个高峰。

（2）性别 多数肿瘤发病率是男性高于女性,但性别间有病种的差别,如女性特有的乳腺癌、宫颈癌。

（3）民族 有些癌症的发病率民族差异十分明显。如鼻咽癌多见于广东人,印度人中口腔癌发病多。

（4）职业 恶性肿瘤的职业因素已被证实。由职业因素引起的肿瘤,称职业性肿瘤。如:职业性皮肤癌多见于煤焦油和石油产品行业;职业性肺癌以接触石棉、砷、铬、镍以及放射性矿开采等行业为多。

（5）移民中的分布 研究移民肿瘤分布情况主要是探索移民的癌症模式变化与环境因素及遗传因素的关系。日本胃癌死亡率高,美国很低,相差约 5 倍;美国肠癌死亡率高,日本很低,相差也约 5 倍;美籍日本人中胃癌死亡率下降,在美国出生的第二代日本人胃癌死亡率更低,而肠癌死亡率在逐渐上升,说明这两种癌的发病可能与环境因素密切相关,而与遗传因素的关系较小。

（二）危险因素

1. 不良行为生活方式 表现在这些方面：①吸烟：现已确认肺癌发病与吸烟有关，烟龄越早，吸烟数量越多，吸入越深，发生肺癌的危险性也越大。吸烟除导致肺癌外还可导致口腔、咽、喉、食管、胰腺、膀胱等多种癌症。②酗酒：酗酒与口腔癌、咽癌、喉癌、食管癌及直肠癌有联系。长期饮酒可导致肝硬化继而出现肝癌。③不良的饮食习惯和膳食结构：据统计，30%～40%的男性癌症，60%的女性癌症与饮食因素密切相关，如天然食物或食品添加剂中存在致癌物，食物受致癌物污染，食物加工或烹调过程中产生致癌物等。④其他不良生活行为：如饮用不洁水，缺乏体力活动，药物滥用，不良性生活和早婚多育等。

2. 环境因素 人类恶性肿瘤的危险因素约 90% 与环境因素有关，包括化学、物理和生物致癌因素。①化学因素：人类恶性肿瘤的环境因素中，最主要的是化学因素。全球登记的化学品已达 50 多万种，进入人类环境的有 96000 多种，每年新增加的化学物还有近千种，目前已证实可对动物致癌的有 100 多种，通过流行病学调查证实对人类有致癌作用的达 30 多种。如大城市空气污染物苯并芘与肺癌有密切关系。②物理因素：包括电离辐射、紫外线和机械性刺激等因素。在物理致癌因素中，电离辐射危害最大，其诱发人类癌症问题自 16 世纪以来一直受到人们关注。在日本广岛和长崎原子弹爆炸后的幸存者中，白血病发病率明显增高，而且距爆炸中心越近，接受辐射剂量越大者，白血病发病率越高。电离辐射还可引起人类除白血病外的多种癌症，如多发性骨髓瘤、恶性淋巴瘤、骨肉瘤、皮肤癌等。③生物因素：黄曲霉菌可引起肝癌，EB 病毒导致鼻咽癌等。

3. 社会心理因素 肿瘤的发生、发展及转归不仅受机体内因、自然环境因素的影响，同时也与社会心理因素密切相关。①精神心理因素：精神刺激和心理紧张因素在癌症的发生中起着不可忽视的促进作用。②个体性格特征：据研究，发现具有 C 型个性特征者患恶性肿瘤的概率较大。我国学者研究发现具有下列性格特点者易患癌症：多愁善感，精神抑郁者；沉默寡言，对事物态度冷淡者；性格孤僻，脾气古怪者；易躁易怒，忍耐性差者。长期处于孤独、失望、矛盾、压抑状态，是促进恶性肿瘤生长的重要因素。

4. 药物因素 国际癌症研究中心宣布的 30 多种致癌物中已包括有被确认的致癌药物，如偶合雌激素可引起宫颈癌，雄激素、睾酮可引起肝细胞癌等。

5. 遗传因素 暴露于环境致癌因素的人群是否罹患癌症，不仅取决于环境致癌因素的作用，还在很大程度上取决于机体的遗传易感性。已观察到一些癌症具有家族聚集性，并证实了这些家庭成员有癌症易感倾向。

6. 职业因素 职业肿瘤在全部恶性肿瘤中占 1%～5%，男性较高。对人类有致癌作用的 30 多种化学物质，其中职业性的占 21 种。

7. 其他 个体年龄、性别、免疫和内分泌功能对癌症的发生也有一定影响。随年龄的增长，免疫监测功能下降，致癌因素作用时间又同步增加，恶性肿瘤的发病率也随之增高。内分泌异常与女性乳腺癌关系密切，乳腺癌患者在阻断卵巢功能后病情可缓解。

（三）恶性肿瘤的防治措施

恶性肿瘤的三级防治措施中，侧重于第一级预防和第二级预防。

1. 第一级预防 恶性肿瘤的第一级预防主要是针对致癌因素采取预防措施，使健康人免受致癌因素的危害，防止肿瘤的发生。具体措施如下。

(1) 加强防癌健康教育 特别对高危人群更应提高他们的认识和自我保健能力，改变不良生活行为方式，合理营养膳食。主要注意以下这些方面：注意饮食营养的平衡，不偏食；不反复吃完全相同的饮食，也不长期服用同一种药物；饮食适度，不过饱；不吸烟，少饮酒；适量摄入富含维生素 A、维生素 C、维生素 E 和纤维素的食物；少吃过咸、过热的食物，少吃油炸、熏烤及腌制的食物；不吃发霉、烧焦的食物；避免过度日晒；避免过度劳累；保持个人的清洁卫生。

(2) 控制感染 对于与生物因素有关的恶性肿瘤，可采用接种疫苗预防感染的措施，例如接种乙型肝炎疫苗，可有效预防肝癌的发生。

(3) 合理使用医药用品 切忌滥用药物及放射线，尤其是妊娠期妇女的诊断性照射，以防止白血病、骨肉瘤、皮肤癌等癌症的发生。

（4）加强劳动保护、环境保护和食品卫生等立法　加强各项卫生管理和卫生监督,保护劳动及生活环境,控制和消除环境中的致癌因素。

（5）调整心态　树立正确的人生观、价值观,保持乐观情绪。

2.第二级预防　早期发现、早期诊断、早期治疗是癌症第二级预防的原则,其措施是开展癌症筛检和高危人群的监测以及自我监护。

（1）高危人群早期检出　包括癌前筛检和高危人群的监测两个方面。①癌前筛检:早期筛检是恶性肿瘤第二级预防的有效手段,如乳腺癌、宫颈癌、结肠直肠癌的筛检。②高危人群的监测:高危人群如癌症高发地区或有明显家族史者,因职业而接触致癌原者,以及有癌前病变者,通过监测以达到早期检出的目的甚为重要。

（2）癌症自我监护　由于人体所患癌症的75％以上发生在身体易于查出和易于发现的部位,为便于及早发现,做好自我监护,应注意常见肿瘤的十大症状:①身体任何部位如乳腺、颈部或腹部的肿块,尤其是逐渐增大者;②身体任何部位如舌、颊、皮肤等处没有外伤的溃疡,特别是经久不愈者;③不正常的出血或分泌物,如中年以上妇女出现不规则阴道流血或分泌物增多;④进食时胸骨后闷胀、灼痛、异物感或进行性加重的吞咽困难;⑤久治不愈的干咳、声音嘶哑或痰中带血;⑥长期消化不良,进行性食欲减退、消瘦,又未找出明确原因者;⑦大便习惯改变或有便血;⑧鼻塞、鼻出血、单侧头痛或伴有复视时;⑨赘生物或黑痣的突然增大或有破溃、出血,或原来有的毛发发生脱落;⑩无痛性血尿。

3.第三级预防　癌症的第三级预防要求规范化诊治方案,为患者提供康复指导。对癌症患者要进行生理、心理、营养和锻炼指导,开展姑息止痛疗法,注意临终关怀,提高晚期癌症患者的生存质量。

四、慢性阻塞性肺病

慢性阻塞性肺病(chronic obstructive pulmonary disease,COPD),简称慢阻肺,是一组以气流受限不完全可逆为特征的肺部疾病,呈进行性发展。COPD是一种常见、多发、高致残率和高致死率的慢性呼吸系统疾病。其主要病理改变是慢性支气管炎、肺气肿,早期表现为小气道功能异常,病情发展,大气道功能受损。气促或呼吸困难为COPD的标志性症状。

（一）流行特征

慢性阻塞性肺病是世界范围内常见的多发病,目前居全球死亡原因的第4位。由于大气污染、吸烟人数的增加,近年来COPD有逐渐增多的趋势。据世界银行、世界卫生组织估计,预计到2020年,COPD将达到疾病负担的第5位,并成为全球第三大死亡原因。

目前,我国约有2500万COPD患者,每年致死人数达100万,致残人数更是高达500万～1000万。我国的流行病学调查表明,40岁以上人群COPD患病率为8.2％,患病率之高十分惊人。COPD为慢性病变,病程长,影响人类健康和劳动能力,给家庭和社会带来巨大的负担。

（二）危险因素

研究发现多种因素与COPD的发病率升高有关。

1.吸烟　吸烟是目前公认的COPD已知危险因素中最重要的。国内外的研究结果表明,与不吸烟的人群相比,吸烟人群肺功能异常的发生率明显升高,出现呼吸道症状如咳嗽、咯痰等的人数明显增多。被动吸烟,也可能导致呼吸道症状以及COPD的发生。患病率与吸烟期、吸烟量成正比关系,而戒烟后患病率下降、症状改善。

2.吸入职业粉尘和化学物质　当生活和工作环境中粉尘及化学物质(如烟雾、过敏原等)的浓度过大或接触时间过久,均可导致与吸烟无关的COPD发生。

3.空气污染　空气中的烟尘或二氧化硫明显增加时,COPD急性发病显著增多。烹调时产生的大量油烟和生物燃料产生的烟尘与COPD发病有关,生物燃料所产生的室内空气污染可能与吸烟具有协同作用。

4.呼吸道感染　对于已经罹患COPD者,呼吸道感染是导致疾病急性发作的一个重要因素,可以加剧病情进展。儿童期重度下呼吸道感染和成年时的肺功能降低及呼吸系统症状发生有一定关系。

5. 蛋白酶-抗蛋白酶失衡 蛋白酶和抗蛋白酶维持平衡是保证肺组织正常结构免受损伤和破坏的主要因素。蛋白酶-抗蛋白酶失衡表现如下：①有害气体和物质会导致蛋白酶增多或活性增强,抗蛋白酶产生减少或灭活加快且活性降低;②先天性 α1-抗胰蛋白酶缺乏。

6. 社会经济地位 研究结果表明,社会经济地位与 COPD 的发病之间具有负相关关系,即社会经济地位较低的人群发生 COPD 的概率较大。这也许与室内外空气污染的程度、营养状况或接触致病因素的机会等差异有一定内在的联系。

7. 其他 氧化应激、炎症机制、机体的内在因素、自主神经功能失调、营养不良、气温的突变等都有可能参与 COPD 的发生、发展。

(三) COPD 的防治措施

COPD 的预防主要是避免发病的高危因素、急性加重的诱发因素以及增强机体的免疫力。

1. 控烟 吸烟是引起 COPD 的主要危险因素,戒烟是治疗的重要措施之一,对改善肺功能是切实可行的办法,戒烟后咳嗽、咳痰减轻,肺功能减损的速度也较戒烟前缓慢。

2. 改善患者一般状况 COPD 患者每因呼吸道感染而症状进一步加重,因此预防感冒和下呼吸道感染至关重要,可加强体育锻炼,提高机体素质,增强对外界环境变化的适应能力。

3. 补充营养 COPD 常因呼吸负荷加重,呼吸功能减弱,能量消耗增加而出现营养不良,其结果是进一步导致呼吸肌萎缩无力。研究显示 COPD 患者基本代谢速率要较健康人群高。建议养成良好的饮食习惯与少量多餐,重视营养素的摄入,多食用含有丰富维生素 A 和维生素 C 的食物,提高呼吸道黏膜的修复和抗病能力。

4. 提高机体免疫力 可定期接种流感疫苗、肺炎球菌疫苗等,增强机体对上呼吸道感染的免疫力。

5. 加强劳动保护 脱离和改善有毒有害环境,防止职业粉尘、化学物质及其他有毒有害气体的吸入。

6. 定期监测 对于有 COPD 高危因素的人群,应定期进行肺功能监测,以尽可能早期发现 COPD 并及时予以干预。

对患有较严重的 COPD 患者的保健和治疗除做到上述几点外,病情加重时应到正规医院检查治疗,要遵照正规医院医生的治疗合理用药,改掉不良习惯,远离危险环境,合理饮食,适当锻炼,进行正规合理的治疗。

第二节　意外伤害的预防和控制

一、伤害的概念、分类

(一) 伤害的定义

伤害(injury)是指由于运动、热量、化学、电或放射线的能量交换超过机体组织的耐受水平而造成的组织损伤和由于窒息而引起的缺氧,以及由此引起的心理损伤等。

1998 年,国内学者建立我国伤害的统计标准,凡具有下列情况之一者均可计入:①到医疗单位就诊,诊断为某种损伤;②由家人、老师、同事或同伴对受伤者做紧急处置或看护;③因伤请假(休工、休学、休息)半日以上。

(二) 伤害的分类

1. 按照伤害的意图分类 可分为意外伤害和故意伤害两类。

(1)意外伤害:无目的性、无意识的伤害,主要包括车祸、跌落、烧烫伤、中毒、溺水、切割伤、动物叮咬、医疗事故等。

(2)故意伤害:个体或他人对自己有意识地加害而造成的伤害,如自杀、自虐、自残、强奸、家庭暴力、他杀、虐待儿童、斗殴等。

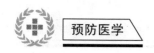

预防医学

2. 按照伤害的发生地点分类

（1）交通伤害：在道路、铁路、水路和航空中所发生的交通伤害。其中由机动车造成的伤害是最常见的。

（2）劳动场所伤害，伤害出现在工作地点，或由于工作环境中某事件所造成。

（3）家庭伤害：发生在居家环境中的伤害，其中跌落是家庭伤害中最常见的死因。

（4）公共场所伤害：发生在公共场所，包括娱乐场所及自然灾害情况下所发生的伤害。

3. 按照伤害的性质分类

（1）国际疾病分类　世界卫生组织在《国际疾病分类》第十次修订本（ICD-10）中，对伤害的分类有两种体系：一种是根据伤害发生的部位进行分类（S00-T97，表7-1）；另一种是根据伤害发生的外部原因进行分类（V01-Y98，表7-2）。

表 7-1　ICD-10 伤害发生的部位分类表

伤害发生的部位	ICD-10 编码
所有部位伤害	S00-T97
头部损伤	S00-S09
颈部、喉部及气管损伤	S10-S19
胸部损伤	S20-S29
腹部、会阴、背及臀部损伤	S30-S39
肩及上肢损伤	S40-S69
下肢损伤	S70-S99
多部位损伤	T00-T07
脊柱、皮肤、血管损伤及异物进入	T08-T19
烧伤、灼伤及冻伤	T20-T35
各类中毒、药物反应及过敏反应等	T36-T65、T88
自然和环境引起的伤害	T66-T78
伤害并发症、医疗意外及并发症	T79-T87
陈旧性骨折及损伤	T90-T96
中毒后遗症	T97

（WHO 1993）

表 7-2　ICD-10 伤害发生的外部原因分类表

伤害发生的外部原因分类	ICD-10 编码
伤害发生的全部原因	V01-Y98
交通事故	V01-V99
跌倒	W00-W19
砸伤、压伤、玻璃和刀刺割伤、机器事故	W20-W31、W77
火器伤及爆炸伤	W32-W40
异物进入眼或其他腔口、切割和穿刺器械损伤	W41-W49
体育运动中的拳击伤及敲击伤	W50-W52
动物咬伤或动、植物中毒	W53-W59、X20-X29
潜水或跳水意外、溺水	W65-W74
窒息	W75-W84
暴露于电流、辐射和极度环境气温及气压	W85-W99

续表

伤害发生的外部原因分类	ICD-10 编码
火灾与烫伤	X00-X19
暴露于自然力量(中暑、冻伤、雷击等)下	X30-X39
有毒物质的意外中毒	X40-X49
过度劳累、旅行及贫困	X50-X57
暴露于其他和未特指的因素	X58-X59
自杀及自残	X60-X84
他人加害	X85-Y09
意图不确定的事件	Y10-Y34
刑罚与战争	Y35-Y36
药物反应、医疗意外、手术及医疗并发症	Y40-Y84
意外损伤后遗症及晚期效应	Y85-Y89
其他补充因素	Y90-Y98

(WHO 1993)

(2)中国疾病分类　卫生部于 1987 年参照 ICD-9 分类的标准,并结合我国实际情况制订了中国疾病分类(Chinese classification of diseases,CCD),所确定的损伤与中毒的外部原因分类见表 7-3。

表 7-3　中国 CCD 损伤和中毒的外部原因分类表

内　容	CCD-87 编码
损伤和中毒全部原因	E1
机动车交通事故	E2
机动车以外的交通事故	E3
意外中毒	E4
意外跌落	E5
火灾	E6
由自然与环境因素所致的意外事故	E7
溺水	E8
意外的机械性窒息	E9
砸死	E10
由机器切割和穿刺工具所致的意外事件	E11
触电	E12
其他意外效应和有害效应	E13
自杀	E14
他杀	E15

二、常见伤害的危险因素及预防

(一)常见伤害发生的原因及影响因素

伤害的发生是由于致病因子、宿主和环境三个方面相互作用的结果。

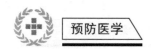

1. 致病因子 引起伤害的致病因子是能量。能量的异常交换或在短时间内暴露于大剂量的能量都会导致伤害的发生。常见致病因子有机械能、热能、电能、辐射能、化学能和压力等,机械能是伤害中最常见的病因。

2. 宿主 所谓宿主,就是受伤害的个体,可从宿主的人口学特征及心理行为方式等方面予以关注。

1)人口学特征

(1)年龄 不同的年龄发生不同的伤害而产生的危险性不同。儿童易发生溺水,青壮年易发生交通事故,老年人易发生跌落。因此,年龄是伤害研究中必须单独予以分析和考虑的因素。

(2)性别 伤害发生中存在着明显的性别差异,除自杀外均为男性高于女性。

(3)种族 伤害的种族差异是存在的。在中国,蒙古族的肢残率就明显高于其他民族。

(4)职业 职业因素对伤害的影响十分重要。在我国某汽车公司的工伤流行病学研究中发现,冲压工工伤率最高,其次为机加工、特种工等。

2)心理行为特征

(1)饮酒 饮酒是影响司机判断力的重要原因之一。由于酒后自控力及综合定向能力的下降,容易造成车祸、意外跌落、烧伤等其他伤害。

(2)安全带 未按规定系安全带会使车祸伤害的危险性增高。

(3)心理素质 心理素质也是导致各类伤害的重要原因。如:女性和老年人心理脆弱,容易产生自杀倾向;A 型性格的人多发生车祸、溺水、坠落等伤害。

3. 环境 影响伤害发生的环境因素十分复杂,由社会环境、自然环境、生产环境和生活环境相互作用,共同影响。

(二)伤害的预防策略和干预措施

1. 三级预防策略

(1)第一级预防 目的是通过减少能量传递或暴露的机制来预防导致伤害事件的发生。如交通安全法律、有毒物品的安全盖、游泳池周围的栅栏等属于第一级预防措施。一级预防通过如下策略实现:①全人群策略:针对广大人群,如社区居民、学校中的所有师生,开展伤害预防的健康教育,目的在于提高全民的伤害预防意识,加强自我保护。②高危人群策略:针对伤害发生的高危人群,有针对性地开展伤害预防教育与培训,如对驾驶员的安全培训,以降低高危人群的伤害暴露危险。③健康促进策略:针对所处环境,提出环境与健康的整合策略,使工作场所的伤害得到有效的控制。

(2)第二级预防 目的是降低伤害的发生率及其严重程度。如摩托车头盔、救生衣、安全带和防弹衣都是第二级预防的范例。

(3)第三级预防 伤害已经发生后,控制伤害的结果。现场紧急救助、心肺复苏、康复等均属第三级预防。

2. 四项干预措施(四项"E"干预)

(1)工程干预(engineering intervention) 通过干预措施影响媒介及物理环境对伤害发生的作用。如在设计汽车时注意配置儿童专座及急救药品和器械。

(2)经济干预(economic intervention) 用经济奖惩手段影响人们的行为。如在国内外有许多保险公司对住宅以低价安装自动烟雾报警器或喷水系统来防止火灾。

(3)强制干预(enforcement intervention) 用法律及法规措施来影响人们的行为。如规定使用安全带。

(4)教育干预(educational intervention) 通过说理教育和普及知识来影响人们的行为。我国在特殊人群中开展积极的健康教育,是一种十分经济有效的干预手段。

第三节　医源性疾病的预防和控制

医源性疾病(iatrogenic disease)是指由于医护人员的诊断、治疗、言行或预防措施不当而引起的不利于患者或自身健康的疾病,包括医院获得性感染,药物所致的药源性疾病,长期或大量使用某些药物所致的营养缺乏症等。一方面,患者由社会角度转变为患者,当医患关系处理不当时易造成医源性损害;另一方面,医护人员在医疗服务中本身受到各种职业因素的影响,如在职业接触中本身受到感染,包括常见的肺结核、乙型肝炎等。因此在保护患者的同时也应保护医护人员的健康。

一、医院感染

(一)医院感染的概念

1. 定义 医院感染(hospital infection)又称医院获得性感染,是指住院患者、医院职工、门诊患者、探视者或陪住者在医院内获得的一切感染性疾病。

医院感染必须发生在医院内,包括在医院感染而在医院外或转院后发病的患者;但不包括在院外感染而在院内发病的患者。有明确潜伏期的疾病,患者从入院后第一天算起,超过平均潜伏期而发病的应为医院感染。医院感染患者多在住院期间发病,也有因疾病潜伏期长而在出院后发病的,如乙型肝炎,虽在院内感染,但是发病往往在出院以后。

2. 分类 按病原体来源分类,医院感染可分为外源性感染和内源性感染两大类。

(1)外源性感染(cross infection) 又称为交叉感染。病原体来自患者体外,即来自其他住院患者、医务人员、陪护家属和医院环境。既可以从患者传给患者,也从患者传给医务人员或从医务人员传给患者或其他患者,患者家属作为带菌者传给患者等。通常外源性感染是可以预防的。

(2)内源性感染(endogenous infection) 也称为自身感染。病原体来自患者自身储菌库(皮肤、口咽、泌尿生殖道、肠道)的正常菌丛或外来的定植菌。由于各种原因,患者自身抵抗力降低,对本身正常菌群的感受性增加而发生疾病。如糖尿病患者易发生皮肤感染,肝硬化患者易发生脑膜炎等。内源性感染预防较困难。

(二)医院感染的流行病学

1. 传染源 医院感染的传染源是指有病原体存在的处所,包括生物性的传染源和非生物性的传染源两类。患者、病原携带者、已感染的动物等为生物性传染源。非生物性传染源包括患者衣物、食品、医疗器械、医疗预防制品及有利于微生物生存的环境等。其中患者、病原携带者是医院感染的主要传染源。

2. 传播途径 医院感染传播途径呈多种形式,有空气传播、接触传播、共同媒介物传播及生物媒介传播等四种类型。其传播途径可以是单一的,也可以是多种途径相结合的。

(1)空气传播 空气中的病原体可落至手术伤口、黏膜创面上而引起感染,或者通过人体呼吸活动吸入导致呼吸道感染。如水痘病毒可使婴儿室或儿科病房发生水痘暴发,流行性感冒病毒通过空气飞沫可在全病区传播等。

(2)接触传播 分为:①直接接触传播:患者与其他患者或医护人员含病原体的分泌物不经外界传播因素,直接接触发生的。如母婴之间传播沙眼衣原体、疱疹病毒、链球菌等。②间接接触传播:其常见的方式为病原体从传染源污染医护人员手或病室内杂物(如床单、便器等),再感染其他患者。现在常发生的新生儿皮肤感染、手术切口感染、导尿管感染等,手是最重要的传播媒介。因此洗手消毒是切断接触传播的最简便、最有效的措施。

(3)共同媒介物传播 医院中血液、药物及各种制剂、医疗设备、水、食物等均为患者共用或常用,因其受到病原体污染引起医院感染,称为共同媒介物传播。这种传播中最常见的有:经水传播、经食物传播、经药品及各种制剂传播以及经各种诊疗仪器和设备传播。

(4)生物媒介传播 苍蝇及蟑螂在病房中可传播肠道传染病。

3. 易感人群 常见易感者为具有以下情况的住院患者:所患疾病严重影响或损伤机体免疫机能者;老年及婴幼儿患者;营养不良者;接受各种免疫抑制疗法者;长期使用抗生素者;接受各种损伤性(侵入性)诊断、治疗器械操作者。

(三)医院感染的防治

1. 医院合理布局 医院建筑布局合理与否对医院感染的预防至关重要。对传染病房、超净病房、手术室、监护室、观察室、探视接待室、供应室、洗衣房、厨房等,从预防感染角度来看,为防止细菌的扩散和疾病的蔓延,在设备与布局上都应有特殊的要求。

2. 建立健全规章制度 制度是人们长期工作实践中的经验总结和处理、检查各项工作的依据。包括消毒隔离制度、无菌技术操作规程及探视制度等。每一个医护人员都应从医院感染、保护患者健康的角度出发,严格执行制度、常规及实施细则,并劝告患者与探视者共同遵守。

3. 加强清洁,做好消毒与灭菌处理 消毒与灭菌是控制医院感染的一项有效措施。

4. 开展医院感染的监测工作 监测是控制感染的关键。监测制度要求:①各科医务人员严格掌握、正确使用院内感染诊断标准,做好院内感染病例登记工作;②住院医师必须在患者住院病史上认真记录感染病例的详细情况;③管理人员按月准确统计全院院内感染病例数和感染率,并按科室和感染部位分别统计分析;④对院内感染监测资料进行定期或不定期的核查,以统计漏报率和监测中存在的问题。

5. 合理使用药物和医疗措施 滥用抗生素是导致耐药菌形成的主要原因,医院应严格掌握抗生素的使用指征,防止剂量超量或应用不当。

6. 宣传教育 对医院的患者、工作人员、患者家属及陪护人员进行医院感染预防控制的知识和技能教育及培训,以减少医院感染。

二、药源性疾病

（一）药源性疾病的概念

药源性疾病(drug induced diseases,DIDs)是指在预防、诊断、治疗或调解生理功能过程中,出现的与用药相关的人体功能异常或组织损伤所引起的一系列临床症状。

（二）药源性疾病的特点

药源性疾病常见于疾病防治过程中,当然也可出现在诊断疾病时。一般以药物的不良反应呈现出来,表现如下。

1. 副作用 副作用是在药物治疗剂量下出现的不良反应。

2. 毒性反应 毒性反应是指药物所引起机体的严重功能紊乱或组织病理变化,是一种严重的不良反应。除个别敏感体质者外,绝大多数为药量过大或用药时间过长所致。

3. 过敏反应 过敏反应又称变态反应。这种反应与所用药物的作用无关,仅见于少数对某种药物过度敏感的人。对于一般人,即使使用中毒剂量也不发生过敏反应。

4. 二重感染 二重感染为长期或大量应用抗菌药物或清热解毒的中草药,特别是广谱抗生素,破坏了机体内菌群的生态平衡,使体内的不敏感细菌、霉菌或外来细菌乘机繁殖起来,引起新的感染。

5. 致畸 致畸是妇女怀孕期间,用了某些有致畸作用的药物,使胎儿发育异常而畸变,如己烯雌酚、氯霉素等。

6. 药物依赖性 某些药物使用后不能停用,一旦停用,立即出现精神上、生理上的痛苦,称为戒断症状,如吗啡、巴比妥类药及罂粟壳等。

（三）药源性疾病的预防

1. 充分重视 药源性疾病给人民的健康带来了很大危害。要充分认识到药物的致病作用,加以科学管理,尽可能把药源性疾病的发生减少到最低限度。

2. 严格管理 根据《中华人民共和国药品管理法》规定,任何一种新药在作为商品投入市场前均应经过新药审批。一个新药的研究,包括质量标准、临床前药理和临床研究等内容,应根据国家有关法令进行。

3. 合理用药 根据明确的指征和相应的适应证,合理选药;联合用药时要排除药物之间相互作用可能引起的不良反应,争取用最少品种的药物达到治疗目的。

4. 加强监测 临床应用的新药,在使用中仍应继续监测,避免副反应或不良反应的发生。

（易艳妮）

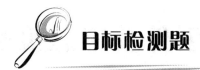 目标检测题

一、名词解释

1. 糖尿病   2. COPD   3. 医院感染   4. 伤害   5. 交叉感染

二、单项选择题

1. 关于 2 型糖尿病的特点,以下哪项正确?（   ）

A. 均为中老年疾病   B. 不需要胰岛素治疗

C. 不会发生酮症酸中毒   D. 部分患者无典型的"三多一少"症状

E. 均为儿童疾病

2. 有关慢性支气管炎发病的外因,错误的是（   ）。

A. 长期吸烟与慢性支气管炎发生有密切关系

B. 感染是慢性支气管炎发生与发展的重要因素

C. 理化因素的慢性刺激为慢性支气管炎的诱因

D. 气候寒冷为慢性支气管炎发作的重要诱因

E. 慢性支气管炎的发病与过敏因素无关

3. 与鼻咽癌发病有关的生物因素是（   ）。

A. 乙型肝炎病毒   B. EB 病毒   C. 甲型肝炎病毒

D. 流感病毒   E. 人免疫缺陷病毒Ⅰ型

4. 下面对伤害和意外事故的阐述准确的有（   ）。

A. 意外事故包括伤害   B. 伤害包括意外事故

C. 意外事故可以引起伤害   D. 意外事故是无意识的伤害

E. 意外事故和伤害无关

5. 下列不属于伤害的四项干预措施是（   ）。

A. 美国一些州规定使用安全带

B. 保险公司以低价安装烟雾报警器来防止火灾

C. 设计汽车时注意急救药品及有关器械的储存器

D. 保险公司减少配额使人们提高安全意识

E. 通过宣传教育普及安全知识

6. 某地区经济落后,仍面临感染性疾病的较大压力,人群期望寿命相对经济发达地区短,其心血管疾病的防治策略重点在于（   ）。

A. 一级预防

B. 进行心血管疾病主要危险因素的健康教育和健康促进

C. 治疗现患疾病人群

D. 消除或减少致病危险因素的流行

E. 以上均不对

三、理解讨论题

1. 慢性阻塞性肺病的危险因素有哪些?

2. 伤害预防的四项干预措施有哪些?

3. 心脑血管疾病的三级预防有哪些?

4. 医院感染流行病学三大要素是什么?

突发公共卫生事件及应急策略

1. 掌握　突发公共卫生事件的概念、主要特征及其危害;突发公共卫生事件的应急处理。
2. 熟悉　突发公共卫生事件的分类和分级;群体性不明原因疾病的救治原则。
3. 了解　急性化学中毒和电离辐射的特点、危害和应急控制。

第一节　突发公共卫生事件概述

随着社会经济的发展,突发公共卫生事件正在逐步成为世界各国共同关注的热点问题。特别是近年来,发生了一系列重大突发公共卫生事件,如美国"9.11"恐怖袭击后的炭疽生物恐怖事件、2003 年肆虐全球的传染性非典型肺炎(SARS)暴发疫情、2008 年的我国汶川地震、2010 年的日本地震海啸及正在袭击全球越来越多国家、有引起全球流感大流行潜在可能的禽流感疫情等,人们日益认识到突发公共卫生事件对当今社会经济发展的重大影响。

突发公共卫生事件是指突然发生,造成或者可能造成社会公众健康严重损害的重大传染病疫情、群体不明原因疾病、重大食物和职业中毒及其他严重影响公众健康的事件。

一、突发公共卫生事件的主要特征与危害

(一)突发公共卫生事件的主要特征

1. 突发性　突发公共卫生事件多为突然发生,且具有不确定性。虽然突发公共卫生事件存在着发生征兆和预警的可能,但往往很难对其作出准确预测和及时识别,甚至事先没有预兆,难以采取能完全避免此类事件发生的应对措施。一般情况下,突发公共卫生事件的确切发生时间和地点具有不可预见性。

2. 时间分布各异　人为原因引起的突发公共卫生事件的时间分布多无规律;由自然原因导致的灾害,尤其是气象灾害的时间分布常呈一定的季节性,例如,洪水多发生在春季和夏季,而雪灾一般只会在冬季发生。

3. 地点分布各异　地震多发生于地壳板块交界处;水灾多发生于临近湖海、地势低平的地区;职业事件常发生在安全保障不力的作业区;而食物中毒和流感暴发可发生在任何地区。不同性质的突发公共卫生事件的地点分布极不相同。

4. 群体性　突发公共卫生事件并非只是影响少数人的健康,而是牵涉广泛的社会群体,尤其是对儿童、老人、妇女和体弱多病者等特殊人群的影响更加突出。

5. 社会危害严重　突发公共卫生事件往往影响严重,涉及范围广,常导致大量伤亡和妨害居民的身心健康,主要表现为发病者数或病死率高,甚至在较长时间内对人们的心理产生影响;还会破坏交通、通信等基础设施,造成巨大的财产损失;甚至还能扰乱社会稳定,影响到政治、经济、军事和文化等诸多领域;有时还伴有后期效应(如放射事故)。

6. 应急处理的综合性　突发公共卫生事件的发生和应急不仅是一个公共卫生问题,而且是一个社会问题,它往往涉及社会诸多方面。因此,突发公共卫生事件的应急处理必须由政府统一指挥、综合协调,需

要各有关方面,乃至全社会成员的通力协作、共同努力,方能合理妥善处理,将其危害降到最低程度。

(二) 突发公共卫生事件的危害

突发公共卫生事件不仅给人民的健康和生命造成重大损失,对经济和社会发展也具有重要影响。其主要表现在以下几个方面。

(1) 使人群健康和生命严重受损。

(2) 给人群心理造成伤害和打击。

(3) 造成严重经济损失。

(4) 使生态环境受到破坏。

(5) 使国家或地区形象受损及在政治方面受到影响。

二、突发公共卫生事件分类与分级

(一) 突发公共卫生事件分类

根据事件的成因和性质,突发公共卫生事件分为如下几种:重大传染病疫情;群体性不明原因疾病;重大食物中毒和职业中毒;群体性预防接种反应和群体性药物反应;重大环境污染事故;生物、化学、核辐射恐怖事件;意外事故(如煤矿瓦斯爆炸、飞机意外等)、自然灾害(如水灾、旱灾、地震、火灾、泥石流等)等导致的人员伤亡和疾病流行,以及其他影响公众健康的事件。

(二) 突发公共卫生事件的分级

根据事件性质、危害程度、涉及范围,突发公共卫生事件划分为特别重大(Ⅰ级)、重大(Ⅱ级)、较大(Ⅲ级)和一般(Ⅳ级)四级。与之相对应,划分四个预警级别,依次采用红色(Ⅰ级)、橙色(Ⅱ级)、黄色(Ⅲ级)和蓝色(Ⅳ级)来表示。

1. 特别重大(Ⅰ级)突发公共卫生事件 特别重大(Ⅰ级)突发公共卫生事件是指影响大、波及范围广,涉及人数多,出现大量患者或多例死亡,危害严重的突发事件。有下列情形之一的为特别重大(Ⅰ级)突发公共卫生事件。

(1) 肺鼠疫、肺炭疽在大中城市发生并有扩散趋势,或肺鼠疫、肺炭疽疫情波及2个以上省份,并有进一步扩散的趋势。

(2) 发生传染性非典型肺炎、人感染高致病性禽流感病例,并有扩散的趋势。

(3) 涉及多个省份的群体性不明原因疾病,并有扩散的趋势。

(4) 发生新传染病或我国尚未发现的传染病发生或传入,并有扩散的趋势,或发现我国已消灭的传染病重新流行。

(5) 发生烈性病菌株、毒株、致病因子等丢失事件。

(6) 周边及与我国通航的国家和地区发生特大传染病疫情,并出现输入性病例,严重危及我国公共卫生安全的事件。

(7) 国务院卫生行政部门认定的其他特别重大突发公共卫生事件。

2. 重大(Ⅱ级)突发公共卫生事件 重大(Ⅱ级)突发公共卫生事件是指突发事件在较大范围内发生,出现疫情扩散,尚未达到规定的特别重大突发公共卫生事件标准的事件。有下列情形之一的为重大(Ⅱ级)突发公共卫生事件。

(1) 在一个县(市)行政区域内,一个平均潜伏期内(6天)发生5例以上肺鼠疫、肺炭疽病例,或者相关联的疫情波及2个以上县(市)。

(2) 发生传染性非典型肺炎、人感染高致病性禽流感疑似病例。

(3) 腺鼠疫发生流行,在一个市(地)行政区域内,一个平均潜伏期内多点连续发病20例以上,或波及2个以上市(地)。

(4) 霍乱在一个市(地)行政区域内流行,1周内发病30例以上,或波及2个以上市(地),并有扩散的趋势。

(5) 乙类、丙类传染病波及2个以上县(市),1周内发病水平超过前5年同期平均发病水平2倍以上。

（6）我国尚未发现的传染病发生或传入，尚未造成扩散。

（7）发生群体性不明原因疾病，扩散到县（市）以外的地区。

（8）发生重大医源性感染事件。

（9）预防接种或群体性预防性服药出现人员死亡。

（10）一次食物中毒人数超过 100 人并出现死亡病例，或出现 10 例以上死亡病例。

（11）一次发生急性职业中毒 50 人以上，或死亡 5 人以上。

（12）境内外隐匿运输、邮寄烈性生物病原体、生物毒素造成我境内人员感染或死亡。

（13）省级以上人民政府卫生行政部门认定的其他重大突发公共卫生事件。

3. 较大（Ⅲ级）突发公共卫生事件 较大（Ⅲ级）突发公共卫生事件是指突发事件在较大范围内发生，出现疫情扩散，尚未达到规定的重大突发公共卫生事件标准的事件。有下列情形之一的为较大（Ⅲ级）突发公共卫生事件。

（1）发生肺鼠疫、肺炭疽病例，一个平均潜伏期内病例数未超过 5 例，流行范围在一个县（市）行政区域以内。

（2）腺鼠疫发生流行，在一个县（市）行政区域内，一个平均潜伏期内连续发病 10 例以上，或波及 2 个以上县（市）。

（3）霍乱在一个县（市）行政区域内发生，1 周内发病 10～29 例或波及 2 个以上县（市），或市（地）级以上城市的市区首次发生。

（4）一周内在一个县（市）行政区域内，乙、丙类传染病发病水平超过前 5 年同期平均发病水平 1 倍以上。

（5）在一个县（市）行政区域内发现群体性不明原因疾病。

（6）一次食物中毒人数超过 100 人，或出现死亡病例。

（7）预防接种或群体性预防性服药出现群体心因性反应或不良反应。

（8）一次发生急性职业中毒 10～49 人，或死亡 4 人以下。

（9）市（地）级以上人民政府卫生行政部门认定的其他较大突发公共卫生事件。

4. 一般（Ⅳ级）突发公共卫生事件 一般（Ⅳ级）突发公共卫生事件是指在局部地区发生，尚未引起大范围扩散或传播，还没有达到规定的较大突发公共卫生事件标准的事件。有下列情形之一的为一般（Ⅳ级）突发公共卫生事件。

（1）腺鼠疫在一个县（市）行政区域内发生，一个平均潜伏期内病例数未超过 10 例。

（2）霍乱在一个县（市）行政区域内发生，1 周内发病 9 例以下。

（3）一次食物中毒人数 30～99 人，未出现死亡病例。

（4）一次发生急性职业中毒 9 人以下，未出现死亡病例。

（5）县级以上人民政府卫生行政部门认定的其他一般突发公共卫生事件。

三、突发公共卫生事件现场应急处理

在突发公共卫生事件发生后，快速反应是关键所在，应立即成立应急指挥中心，统一指挥和协调社会各部门力量，投入到救治伤员及预防和控制事件的扩大蔓延工作中。同时，要采取果断措施快速处理突发事件造成的危害，彻底预防和控制进一步蔓延，最大限度地避免和减少人员伤亡、财产损失，尽快维护生命安全、财产安全。

（一）医疗救治

突发公共卫生事件的现场伤亡医疗救治大致可分为三级救治（rescue by stages）：第一级为现场抢救；第二级为早期救治；第三级为专科治疗。

1. 一级医疗救治 又称为现场抢救，其主要任务是迅速发现和救出伤员，对伤员进行一级分类诊断，抢救危重伤员。抢救小组（以医务人员为主）进入现场，搜寻和发现伤员，指导其进行自救和互救，并对伤员实施临时止血、伤口包扎、骨折固定、预防和缓解窒息、简单防治休克、呼吸道畅通等急救处置措施。同时填写登记表，然后将伤员搬出危险区，就近集中，再送至现场医疗站和专科医院。

2. 二级医疗救治 又称为早期救治或就地救治,对现场送来的伤员在现场医疗站进行早期处理,检伤分类。其主要任务是对中度及以下急性中毒患者、复合伤伤员、有明显污染的人员进行诊断和治疗;对中度以上中毒或受伤的伤员进行二级分类诊断,并将重度及以上中毒伤员、难以确诊处理的伤员,在条件允许下尽早送到三级医疗救治单位。

3. 三级医疗救治 又称专科治疗,是由国家指定的具有各类伤害治疗专科医治能力的综合医院负责实施。其主要任务是对重度及以上的伤员,进一步作出明确诊断,并给予良好的专科治疗,预防创伤后肾功能衰竭、急性呼吸窘迫综合征、多器官功能障碍综合征,对已发生的内脏并发症进行综合治疗,酌情进行辅助通气及心、肺、脑复苏等措施,直至伤员治愈。有部分伤员会留下残疾,尚需进一步康复治疗。

(二)现场流行病学调查

疾病预防控制机构在接到疫情报告后,应尽快开展流行病学调查。现场流行病学调查的目的是为了解突发疫情的流行病学病因,以便及时采取针对性措施,控制疫情。在已明确病因的突发事件处理中,应试图找出当时、当地影响流行的特有因素;在不明病因的传染性疾病流行过程中,只要找出导致疾病流行的传染源、传播途径、易感人群"三环节"和影响流行的自然、社会"两因素",就可采取有效的预防措施。

(三)现场的洗消处理

现场洗消(on-the-spot decontamination)是突发公共卫生事件应急中的重要环节,应及时开展,对直接受事件影响的人员加以保护,恢复环境和公众的生活条件。其主要措施包括如下几点。

(1)环境监测和迅测。

(2)对事件现场进行分区,管制污染区进出通道。

(3)区域环境现场去污与恢复。

(4)事件中、后期的处置。

(5)人员撤离时的洗消处理。

(6)洗消行动的技术评估和持续监测。

(四)突发公共卫生事件处置中的安全防护

突发公共卫生事件处置中的安全防护是指用物理手段阻止有害因素及传播媒介对人体的侵袭,防止有害因子通过呼吸道或皮肤黏膜侵入机体,可分为处置时的个人防护、医院病房或隔离区防护和实验室防护等不同层次。

(五)社会动员

社会动员(social mobilization)是指通过一定手段,调动社会现有的和潜在的各方面资源,将满足社会民众需求的社会目标转化为社会成员广泛参与的社会行为的一个实践过程。

(六)心理干预(psychological intervention)

在突发公共卫生事件发生时,要关注人群在身体、心理和社会适应三个层面上的健康,及时恢复社会秩序,防止和减轻事件对社会心理的影响。应急组织和政府应重视处理措施、现况等信息真实、及时传播,既不夸大也不隐瞒;组织专门的心理干预人员进行及时、有效的心理干预,有效地处理和预防心理应激伤害。

 知识链接

《突发公共卫生事件应急条例》相关内容

2003 年 5 月 9 日颁布实施的《突发公共卫生事件应急条例》是根据《中华人民共和国传染病防治法》的规定,特别是针对 2003 年防治非典型肺炎工作中暴露出的突出问题制定的,为抗击非典型肺炎提供了有力的法律武器。《突发公共卫生事件应急条例》着重解决突发公共卫生事件应急处理工作中存在的信息

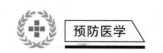

渠道不畅、信息统计不准、应急反应不快、应急准备不足等问题,旨在建立统一、高效、有权威的突发公共卫生事件应急处理机制。《突发公共卫生事件应急条例》的颁布和实施是中国公共卫生事业发展史上的一个里程碑,标志着中国将突发公共卫生事件应急处理纳入了法制轨道。

第二节 群体性不明原因疾病的应急处理

一、群体性不明原因疾病的概述

(一)群体性不明原因疾病的定义

群体性不明原因疾病是指一定时间内(通常是指 2 周内),在某个相对集中的区域(如同一个医疗机构、自然村、社区、建筑工地、学校等集体单位)内同时或者相继出现 3 例及以上相同临床表现,经县级及以上医院组织专家会诊,不能诊断或解释病因,有重症病例或死亡病例发生的疾病。群体性不明原因疾病具有临床表现相似性、发病者群聚集性、流行病学关联性、健康损害严重性的特点。这类疾病可能是传染病(包括新发传染病)、中毒或其他未知因素引起的疾病。

(二)群体性不明原因疾病的分级

1. Ⅰ级(特别重大群体性不明原因疾病事件) 一定时间内,发生涉及两个及以上省份的群体性不明原因疾病,并有扩散的趋势;或由国务院卫生行政部门认定的相应级别的群体性不明原因疾病事件。

2. Ⅱ级(重大群体性不明原因疾病事件) 一定时间内,在 1 个省多个县(市)发生群体性不明原因疾病;或由省级卫生行政部门认定的相应级别的群体性不明原因疾病事件。

3. Ⅲ级(较大群体性不明原因疾病事件) 一定时间内,在 1 个省的一个县(市)行政区域内发生群体性不明原因疾病;或由地市级卫生行政部门认定的相应级别的群体性不明原因疾病事件。

二、群体性不明原因疾病的处理原则

(一)统一领导、分级响应的原则

发生群体性不明原因疾病事件时,事发地的县级、市(地)级、省级人民政府及其有关部门按照分级响应的原则,启动相应工作方案,做出应急反应,并按事件发展的进程,随时进行调整。

(二)及时报告的原则

报告单位和责任报告人应在发现群体性不明原因疾病 2 h 内以电话或传真等方式向属地卫生行政部门或其指定的专业机构报告,具备网络直报条件的机构应立即进行网络直报(参照《国家突发公共卫生事件相关信息报告管理工作规范》)。

(三)调查与控制并举的原则

对群体性不明原因疾病事件的现场处置,应坚持调查和控制并举的原则。在事件的不同阶段,根据事件的变化调整调查和控制的侧重点。若流行病学病因(主要是指传染源或污染来源、传播途径或暴露方式、易感人群)不明,应着重调查,尽快查清事件的原因。对有些群体性不明原因疾病,特别是新发传染病暴发时,很难在短时间内查明病原的,应尽快查明传播途径及主要危险因素,立即采取针对性的控制措施,以控制疫情蔓延。

(四)分工合作、联防联控的原则

各级业务机构对于群体性不明原因疾病事件的调查和处置应遵循区域联手、分工合作的原则。在事件性质尚不明确时,疾病预防控制机构负责进行事件的流行病学调查,提出疾病预防控制措施,开展实验室检测;卫生监督机构负责收集有关证据,追究违法者法律责任;医疗机构负责积极救治患者;有关部门(如农业部门、食品药品监督管理部门、安全生产监督管理部门等)应在各级人民政府的领导和各级卫生行政部门的指导下,各司其职,积极配合,开展现场的应急处置工作;对于涉及跨区域的群体性不明原因疾病事件,要加强区域合作。一旦事件性质明确,各相关部门应按职责分工开展各自职责范围内的工作。

（五）信息互通、及时发布的原则

各级业务机构对于群体性不明原因疾病事件的报告、调查、处置的有关信息应相互通报,建立信息交换渠道。在调查处置过程中,发现属非本机构职能范围的,应及时将调查信息移交相应的责任机构;按规定权限,及时公布事件有关信息,并通过专家利用媒体向公众宣传防病知识,正确引导群众积极参与疾病预防和控制工作。

三、群体性不明原因疾病的临床救治原则

（一）疑似传染病的救治

在群体性不明原因疾病处置中,鉴于传染病对人群和社会危害较大,因此,在感染性疾病尚未明确是否具有传染性之前,应按传染病进行救治。其临床救治原则如下:隔离患者,病原治疗,一般治疗和病情观察,对症治疗。

（二）疑似非传染性疾病的救治

1. 疑似食物中毒

（1）停止可疑中毒食品的摄入。

（2）在用药前采集患者血液、尿液、吐泻物标本,以备送检。

（3）采用加速肠道内毒物的排除、对症治疗及特殊治疗等措施,积极救治患者。

2. 疑似职业中毒

（1）迅速脱离现场　迅速将患者移至空气新鲜场所安静休息,注意保暖,必要时给予吸氧,密切观察24～72 h。医护人员根据患者病情迅速将患者分类,并进行相应的标记。

（2）防止毒物继续吸收　脱去被毒物污染的衣物,用流动的清水及时反复清洗皮肤毛发,并可考虑选择适当中和剂中和处理,眼睛溅入毒物要优先彻底冲洗。

（3）对症支持治疗　保持呼吸道通畅,密切观察患者意识状态、生命体征变化,发现异常立即处理,以及保护各脏器功能,维持电解质、酸碱平衡等对症支持治疗。

第三节　急性化学中毒的应急处理

一、急性化学中毒概述

（一）急性化学中毒定义

急性化学中毒事故是指一种或多种有毒化学物质在生产、储存、运输和使用过程中发生泄露、燃烧或爆炸,短时间内损害人体健康或污染环境,造成众多人员的急性中毒、化学损伤、残疾甚至死亡的群体性事故。

（二）急性化学中毒分类

1. 一般性化学中毒事故　它是指由于工艺落后、设备陈旧或违反操作规程或误服发生的化学中毒事故。一般中毒人数为 10 人以下,不发生死亡;事故范围只局限于发生事故的厂房、车间、单位以内。

2. 灾害性化学中毒事故　它是指由于有害化学毒物发生大量泄漏、燃烧或爆炸,造成了空气、水、土壤及食物等环境污染。事故危害的范围已超出事故发生的单位并影响周围地区,造成众多人员伤亡,使国家财产遭受重大损失,影响该地区生产和妨碍居民正常生活,事故有进一步扩展态势。

（三）急性化学中毒特点

1. 突然发生　灾害性化学中毒事故的发生往往出乎人们的预料,常在人们想不到的时间、地点突然

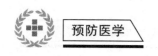

发生。

2. 扩散迅速,受害广泛　有毒有害化学物质通过扩散可蔓延至空气、水、土壤、地面道路等处,造成更大危害。

3. 污染环境,不易消除　有毒气体在高低不平、疏密不一的居民区及围墙内容易滞留;油状液体挥发性小、黏性大、不易消除,毒性可持续较长时间。若事故发生在低温季节或通风不良的地形,则毒性可持续数小时至几十小时,甚至更长时间。

4. 危害严重　发生在城市、交通发达地区的特大事故,将会影响城市综合功能,交通被迫管制,甚至居民必须疏散撤离,生活秩序受到严重影响,企业生产或停止或打乱或重建。

二、急性化学中毒的主要毒物

(一)刺激性气体

刺激性气体是指对眼、呼吸道黏膜和皮肤具有刺激作用的一类有害气体,常见的有氯气、氨气、光气、氮氧化物、氟化氢、二氧化硫等。刺激性气体对人体,特别是对呼吸道有明显的损害,轻者为上呼吸道刺激症状,重者则致喉头水肿、喉痉挛、支气管炎、中毒性肺炎,严重时可发生肺水肿。

(二)窒息性气体

窒息性气体分为单纯性窒息性气体和化学性窒息性气体。

1. 单纯性窒息性气体　能引起组织供氧不足发生窒息的无毒微毒气体和惰性气体。它在高浓度下可使空气氧分压降低,致使机体动脉血红蛋白氧饱和度和动脉血氧分压降低,导致组织供氧不足,引起缺氧,如氮、甲烷、二氧化碳等。

2. 化学性窒息性气体　能影响血液氧的携带输送或损害组织对氧的利用的气体,如一氧化碳、硫化氢、氰化氢、苯胺等。

(三)易于经皮肤吸收的毒物

易于经皮肤吸收的毒物有苯胺、有机磷酸酯等。有机磷农药可经消化道、呼吸道及完整的皮肤和黏膜进入人体,中毒的主要机理是这类毒物可抑制胆碱酯酶的活性,使胆碱酯酶失去催化乙酰胆碱水解作用,积聚的乙酰胆碱引起胆碱能神经过度兴奋。

(四)其他毒物

汞盐、砷等经口中毒,可以发生急性胃肠炎病变,导致电解质紊乱、酸中毒和多脏器损害;砷化氢、苯肼可以导致溶血性贫血;苯酚、乙二醇可引起中毒性肾病;苯胺、硝基化合物可引起高铁血红蛋白症。

三、急性化学中毒的处理原则

急性化学中毒事件发生后,医务人员要争分夺秒抢救中毒人员,"时间就是生命",降低伤亡率,并竭尽所能减少并发症、后遗症。

(一)现场处理要点

(1)尽快脱离事故现场,疏散受害人员。

(2)立即进行工程控制,阻断毒源。

(3)分类管理,通知医疗机构做好接诊准备。

(4)初步判断病因,为正确施治提供依据。

(5)通报上级有关部门,成立抢救指挥部。

(二)现场急救治疗

1. 迅速将患者撤离中毒现场　首先要使中毒人员迅速脱离中毒现场,维持循环和呼吸功能。将中毒人员移离事故现场至上风方向或其他安全地带,以免毒物继续侵入。保证呼吸道通畅和机体氧供应,使中毒人员生命体征趋于稳定状态。吸入中毒者应立即送到空气新鲜处,必要时吸氧。若为二氧化碳等窒息性气体中毒者给予吸氧尤其重要。

2. 阻止毒物继续吸收 清除尚停留在皮肤、眼等处的毒物。应立即脱去污染的衣服、鞋袜,用大量流动清水彻底清洗皮肤和眼部不少于 15 min,冬天宜用温水。注意毛发、皱折部位的清洗。对经口误服者,只要无禁忌证(如昏迷状态、呼吸抑制、抽搐或惊厥、已经发生剧烈呕吐者及食入腐蚀性毒物等,另外孕妇慎用催吐法),均可于现场予以催吐。可刺激咽喉壁或使用催吐剂(吐根糖浆是较好的催吐药)。使用活性炭吸附,用泻药排出肠腔残留毒物。使用肠道黏膜保护剂,如口服牛奶等。

3. 解毒和排毒 对中毒患者应尽早使用有效的解毒、排毒药物。必要时,可用透析疗法和换血疗法清除体内的毒物。

4. 对症治疗 主要是缓解和改善毒物引起的症状,促进人体功能的恢复。治疗原则与内科处理类似。

第四节　电离辐射损伤的应急处理

一、电离辐射概述

(一)电离辐射的概念

作用于物质可以使其发生电离现象的辐射为电离辐射,即通常所说的放射线,如 X 射线、α-射线、γ-射线、宇宙射线、中子射线等。

人类主要接收来自于自然界的天然辐射,它来源于太阳,宇宙射线和在地壳中存在的放射性核素,从地下溢出的氡是自然界辐射的另一种重要来源。从太空来的宇宙射线包括能量化的光量子,电子,γ射线和 X 射线。在地壳中发现的主要放射性核素有铀、钍和钋,及其他放射性物质,它们可以释放出 α、β 或 γ 射线。

人造放射线主要用途如下:医药卫生行业使用 γ 射线、X 射线、放射性核素等进行诊断和治疗;研究及教学机构;核反应堆及其辅助设施,如铀矿以及核燃料厂;工业上使用的各种加速器、射线发生器及彩电显像管等;农业上辐照育种、蔬菜、水果保鲜,粮食储存。诸如上述设施必将产生放射性废物,其中一些向环境中泄漏出一定剂量的辐射。放射性材料也广泛用于人们日常的消费,如夜光手表、釉料陶瓷、人造假牙等。

(二)电离辐射的特点与危害

电离辐射的特点主要包括如下几点:人的感觉器官不能直接察觉,只能依靠相关仪器检测;大多数放射性核素的毒性远超过一般的化学毒物;有些辐射如 γ 射线穿透力很强;放射性活度不随温度、压力、状态等变化而减少,只能自然衰变而减弱;放射性核素的状态具有可变性。

在电离辐射作用下,机体的反应程度取决于电离辐射的种类、剂量、照射条件及机体的敏感性。电离辐射可引起放射病,它是机体的全身性反应,几乎所有器官、系统均发生病理改变,但其中以神经系统、造血器官和消化系统的改变最为明显。电离辐射对机体的损伤可分为急性放射性损伤和慢性放射性损伤。短时间内接受一定剂量的照射,可引起机体的急性放射性损伤,常见于核事故和放射治疗患者。而较长时间内分散接受一定剂量的照射,可引起慢性放射性损伤,如皮肤损伤、造血障碍、生育力受损等。另外,电离辐射还可以致癌及引起胎儿的死亡和畸形。

二、急性放射病的表现及诊治原则

(一)急性放射病的临床表现

急性放射病是指人体在短时间(通常是数日)内受到一次或多次大剂量照射所引起的全身性疾病。根据病情的基本改变,可分为骨髓型(造血型)、肠型和脑型三种类型。其病程一般分为初期、假愈期、极期和恢复期四个阶段。

1. 骨髓型急性放射病 又称造血型急性放射病,是以骨髓造血组织损伤为基本病变,以白细胞数减

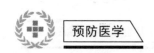

少、感染、出血等为主要临床表现,具有典型阶段性病程的急性放射病。按其病情的严重程度,又分为轻、中、重和极重四度。

2. 肠型急性放射病 以胃肠道损伤为基本病变,以频繁呕吐、严重腹泻及水、电解质代谢紊乱为主要临床表现,具有初期、假缓期和极期三阶段病程的严重的急性放射病。

3. 脑型急性放射病 以脑组织损伤为基本病变,以意识障碍、定向力丧失、共济失调、肌张力增强、抽搐、震颤等中枢神经系统症状为特殊临床表现,具有初期和极期两阶段病程的极其严重的急性放射病。

（二）诊断原则

必须依据受照史、现场受照个人剂量调查及生物剂量的结果（有个人剂量档案）、临床表现和实验室检查所见,并结合健康档案加以综合分析,对受照个体是否造成放射损伤及伤情的严重程度作出正确的诊断。

（三）诊断标准

受照后引起的主要临床症状、病程和实验室检查所见是判断病情的主要依据,其严重程度、症状特点与剂量大小、剂量率、受照部位和范围及个体情况有关。对多次和（或）高度不均匀的全身照射病例,更应注意其临床表现的某些特点。

（四）治疗原则

根据病情程度和不同类型放射病各期的特点,尽早采取中西医综合治疗措施。住院严密观察,早期给予抗放射药物,并积极采取以抗感染、抗出血、纠正代谢紊乱为主的综合治疗,必要时进行造血干细胞移植。

三、电离辐射事故应急控制

（一）应急策略

（1）迅速控制事故发展,防止扩大:及时、真实地将事故状况报告卫生监督部门和上级主管部门;控制事故现场,严禁无关人员进出,避免放射性污染的扩散和蔓延。

（2）抢救事故现场的受照人员:参与抢救的人员必须采取安全而可靠地防护措施,通过限制受照时间等方法,使其受照剂量控制在发生严重非随机效应的阈值之下。

（3）快速进行事故后果的评价:预测事故发展趋势,并根据实际的或潜在的事故后果大小,决定是否需要采取保护公众措施。

（4）及时处理受影响的地区环境:使其恢复到正常状态。

（二）事故受照射人员的医学处理原则

（1）首先应尽快消除有害因素的来源,同时将事故受照射人员撤离现场,检查人员受危害的程度,积极采取救护措施,并向上级部门报告。

（2）根据事故的性质、受照射的不同剂量水平、不同病程,迅速采取对策和治疗措施。在抢救中首先处理外伤、出血和休克等,以免危及生命;对估计受照射剂量较大者应选用抗放射药物。

（3）对疑有体表污染的人员,应进行体表污染的监测,并迅速进行去污染处理,防止污染的扩散。

（4）对事故受照射人员进行逐个登记并建立档案,除进行及时诊断和治疗外,尚应根据其受照射情况和损伤程度进行相应的随访观察,以便及时发现可能出现的远期效应,达到早期诊断和治疗的目的。

（5）对外照射急性放射患者、放射性皮肤损伤的患者进行综合性治疗;对超限值内照射人员进行医学观察和积极治疗,并注意远期效应。

（三）放射性污染控制的原则

（1）发生污染性事故时,首先控制污染,保护好事故现场。阻断一切扩散污染的可能途径,例如,暂时关闭通风系统或控制载有放射性核素的液体外溢,或用物体吸附或遮盖密封,防止污染再扩散。

（2）隔离污染区,禁止无关人员和车辆随意出入现场,或用路障,或用明显线条标记出污染的边界区域及其污染程度。由隔离区进入清洁区,要通过缓冲区,确保清洁区不受污染。

（3）进入污染区必须穿戴个人防护用具，通过缓冲区进入污染区。

（4）从放射污染区出来的人员，要进行个人监测，手、脸、头发、鞋要给以特别注意，其次是臀部、膝、袖口等处；由污染区携出的物品、设备，必须在缓冲区经过检查和处理，达到去污标准后，才能带入清洁区。

（5）一旦发生放射性污染，立即采取应急措施。如：用纸巾、毛巾等物品捂住口鼻以免进入；戴手套、帽子、靴子等服装防止体表污染；隐蔽于室内，关闭门窗，可减少吸入剂量；控制食物和水，防止放射性物质通过消化道进入；在周密安排下尽早撤离污染现场。

（6）个人去污时用肥皂、温水和软毛刷认真擦洗。洗消时要按顺序进行，先轻后重，防止交叉污染；要注意手部的擦洗，尤其是指甲沟、手指缝；必要时可用弹力粘胶敷贴 $2\sim3$ h，揭去粘胶再用水清洗，对去除残留性污染有较好效果，或采用特种去污剂；擦洗头发一般用大量肥皂和水，注意防止肥皂泡沫流入眼睛、耳和嘴。除污的废水须收集，经监测后方可酌情处理。

（7）污染的监测结果必须记录，用一定面积的平均计数率值表示。例如，监测地板、天花板、墙表面用 1000 cm² 上的平均计数率值，其他表面如桌、衣服等用 300 cm²，皮肤污染测量用 100 cm²，最容易受污染的手指尖和手掌按 30 cm² 计算。

（董海娜）

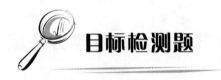 目标检测题

一、名词解释

1. 突发公共卫生事件　　2. 群体性不明原因疾病　　3. 急性放射病

二、单项选择题

1.《突发公共卫生事件应急条例》（国务院 376 号令）什么时间公布实施的？（　　　）

A. 2003 年 5 月 9 日　　　　　　　B. 2002 年 5 月 9 日　　　　　　C. 2002 年 9 月 5 日

D. 2003 年 9 月 5 日　　　　　　　E. 2000 年 9 月 5 日

2. 突发事件应急工作应当遵循什么方针？（　　　）

A. 统一领导，分级负责　　　　　　　　　　B. 预防为主，常备不懈

C. 反应及时，措施果断　　　　　　　　　　D. 依靠科学，加强合作

E. 防治结合，时刻准备

3. 医疗机构发现重大食物中毒事件时，应当在多长时间内向所在地县级人民政府卫生行政主管部门报告？（　　　）

A. 30 min　　　B. 2 h　　　C. 6 h　　　D. 12 h　　　E. 24 h

4. 突发公共卫生事件是指突然发生，造成或者可能造成社会公众健康严重损害的重大（　　　）。

A. 公众安全事件　　　　　　B. 矿山安全事件　　　　　　C. 食物中毒事件

D. 医疗机构事故　　　　　　E. 领导责任事件

5. 县级以上人民政府卫生行政主管部门应当指定机构负责开展突发事件的（　　　）。

A. 医疗救助方案　　　　　　B. 预防控制体系　　　　　　C. 应急演练

D. 技能培训　　　　　　　　E. 日常监测

三、理解讨论题

1. 突发性公共卫生事件有哪些特点？

2. 作为临床专业的学生，你是否知道群体性不明原因疾病的临床救治原则？

3. 一旦发生突发性公共卫生事件，应该如何进行应急处理？

4. 简述电离辐射的来源、特点、危害及控制。

医学统计学基本原理与方法

1. 掌握　医学统计学的基本概念;医学正常值范围的估计;统计描述的主要指标;t 检验和 χ^2 检验的适用条件。

2. 熟悉　总体均数的估计;假设检验的基本原理和步骤;统计资料的类型;t 检验和 χ^2 检验的基本方法和结果的解释。

3. 了解　统计工作的基本步骤;统计表的编制及常用统计图的种类。

第一节　医学统计学方法概述

一、医学统计学的意义

统计学(statistics)是研究数据的收集、整理、分析和推断的一门科学。统计学以概率论为理论基础,从观察实际资料出发,由局部推断整体,由现象到本质,从而揭示事物的内在规律性。将统计学的理论、原理和方法应用到医疗卫生实践和医学科研工作中,就形成了统计学的一个分支,也就是医学统计学。医学统计学是一门应用性学科。预防医学的研究对象是人群,人群健康状况由于个体差异的存在,不同的人会有不同的表现,有时我们观察到的是部分现象,具有很大的偶然性,用不同的观察方法和从不同的角度往往会得到不同的结论。因此,如何通过偶然现象,探索人群健康和疾病现象的内在本质规律,为疾病预防、促进健康提供科学依据,正是医学统计学所要解决的问题。

作为一名临床专业的学生,学习和掌握一定的医学统计学知识是十分必要的。第一,在阅读医学书刊中,经常会遇到一些统计学方面的相关内容,有了这方面的知识,有助于正确理解文章的涵义;第二,在日常工作中,经常要做登记工作,要填写各种报表,只有懂得了原始登记数据与统计结果的密切关系,并掌握了收集、整理与分析资料的基本知识与技能,才能自觉而认真地将登记工作做好,积累有科学价值的资料;第三,参加科研工作时,从开始设计到数据整理分析与统计结果的表达,每一个步骤都需要统计学知识,尤其在撰写科研论文时,有了统计学知识,才能使数据与观点密切结合,得出正确的结论。

二、医学统计学的基本概念

(一)总体与样本

总体(population)是指根据研究目的确定的同质观察单位的全体,更确切地说,是指同质的所有观察单位某种变量值的集合。例如,研究某地 2010 年正常成人的血压,研究对象是该地 2010 年的正常成人,观察单位是每个人,变量值为血压值,该地 2010 年全部正常成人的血压值就构成一个总体。它的同质基础是同一地区,同一年份,同为正常成人。这里的总体包括有限个观察单位,称为有限总体(finite population)。有时总体是抽象的,例如,研究高血压患者使用某药治疗后的疗效,它的同质基础是同为高血压患者,同用某药治疗,这里的总体包括设想用药治疗的所有高血压患者的治疗结果,是没有时间和空间范围限制的,因而观察单位数无限,称为无限总体(infinite population)。

预防医学研究中,很多是无限总体,要直接研究总体的情况是不可能的。即使是对有限总体来说,若包含的观察单位过多,也要花费很大的人力、物力和财力,有时也是不必要和不可能的。例如,对某种注射剂的检验,该注射剂经过检验之后就失去了使用价值,故欲了解该注射剂的质量,不可能对所有该注射剂进行检验,只能检验一部分。因此,我们一般不对总体进行研究,而是通过对样本进行研究,用样本的信息来推断总体的特征。样本(sample)是指从总体中随机抽取的一部分研究对象。但是这种推论必须以样本具有代表性为前提,为得到有代表性的样本,使其能够充分地反映总体的真实情况,其主要要求如下:①抽样必须遵循随机化原则,就是使总体中的每一观察单位都有同等机会被抽到,避免主观意愿或客观上的偏倚所致的影响;②保证足够的样本含量,样本含量即样本中观察单位的个数,视研究问题的性质和研究者的要求而定。常用的抽样方法有如下五种:单纯随机抽样、系统抽样、分层抽样、整群抽样和多级抽样。

(二)参数与统计量

总体的指标统称为参数(parameter),习惯上用希腊字母表示,如 μ 表示总体均数、π 表示总体率、δ 表示总体标准差等。样本的指标统称为统计量(statistic),以拉丁字母表示,如 $\overline{X}$ 表示样本均数、p 表示样本率、S 表示样本标准差等。统计分析的一个很重要的目的就是根据样本的统计量去估计和推断总体的参数。

(三)概率

概率(probability)是描述某一个事件发生的可能性大小,常用符号 P 表示。概率的取值范围是 $0\sim1$,即 $0\leqslant P\leqslant1$。事件发生的可能性越大,则概率 P 越接近 1;事件发生的可能性越小,则概率 P 越接近 0。在医学统计学研究中常把 $P\leqslant0.05$ 或 $P\leqslant0.01$ 的随机事件称为小概率事件,表明该随机事件发生的可能性很小,可以认为在一次试验或观察中基本是不会发生的。医学研究中,我们常根据概率的大小来下结论。

(四)误差

误差(error)是测量值与真实值之差。误差可分为系统误差和随机误差。在数据搜集过程中,由于仪器未校正、试剂变质等客观原因引起的误差称为系统误差,这种误差使数据倾向性地偏高或偏低,且具有累加性。随机误差是指在数据搜集过程中,由于一些非人为的偶然因素使得测量结果发生或大或小的随机变化。随机误差包括抽样误差和重复误差。抽样误差是指样本指标和总体指标之间的差异。只要是抽样研究,就必然存在抽样误差,这有如下两方面的原因:①研究对象之间存在个体差异即变异;②抽样研究只研究一部分观察对象。因此,抽样误差是不可避免的,但可以控制且有一定的规律,研究和运用抽样误差的规律,以便减少抽样误差,使样本能很好地代表总体。重复误差是由于对同一受试对象或样品采用同一方法重复测定时所出现的误差,这种误差也是不可避免的,但其大小可通过检测仪器精度或多次测量求平均值等方法进行控制。

三、医学统计学的资料类型

(一)计量资料

计量资料(measurement data)又称定量资料或数值变量资料,是指用定量的方法测定观察单位某项指标数值所得的资料。其观察值是定量的,表现为数值大小,一般有度量衡单位。如:某地 8 岁女童的身高(cm)、体重(kg)、血红蛋白(g/L)等资料;不同地区大气中二氧化硫浓度(mg/L)、一氧化碳浓度(g/L)等。

(二)计数资料

计数资料(enumeration data)又称定性资料或无序分类变量资料,是指将观察单位按某种属性或类别分组,清点各组的观察单位数所得的资料。其观察值是定性的,表现为互不相容的类别或属性。计数资料主要包括如下几种。①二分类:将观察单位按两种属性分类,如男性和女性、生存和死亡、治愈和未愈、有效和无效等。②多分类:将观察单位按多种属性分类,彼此之间相互排斥,例如,观察某人群的血型,按 A型、B 型、AB 型、O 型分组。

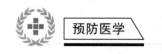

（三）等级资料

等级资料（rank ordinal data）又称半定量资料或有序分类变量资料，是指将观察单位按某种属性的不同程度分成等级后再分组，清点各组的观察单位数。其观察值具有半定量的性质，主要表现为等级大小或属性程度。如：测定某人群血清反应，结果可分为－、±、＋、＋＋四级；用某药治疗若干痢疾患者，结果有治愈、好转、无效人数；某病按轻重程度不同分为轻度、中度、重度等。

四、医学统计学工作的基本步骤

统计学工作包括设计、收集数据、整理数据、分析数据四个步骤，医学统计学也是如此。这四个步骤是紧密联系、不可分割的整体，任何一步有缺陷都会影响统计分析的结果。

（一）设计

设计（design）是统计工作中最关键的一步。首先要明确研究目的和研究假设，为此，需要广泛查阅文献，了解实际情况，有时需做预试验、预调查等。然后对研究工作的全过程进行一个总的设想和安排。如：需要收集哪些资料？怎么取得这些资料？人力、财力、物力是否允许？怎样对取得的资料作进一步的整理汇总和计算统计指标？如何分析这些指标？预期会得到什么结果等。所有这些都要经过周密考虑，结合实际情况进行科学详尽的计划。

（二）收集数据

收集数据（collection of data）即根据设计的要求和研究的目的，取得准确、完整、可靠的原始数据。这些原始数据是统计分析的基础，是分析结果是否可靠的保证。常见医学统计资料主要有如下三个方面的来源：①统计报表，如法定传染病报表、职业病报表、医院工作报表等。②经常性工作记录，如经常性的卫生监测记录、健康检查记录、病历、出生卡和死亡卡等。③专题调查和实验。

无论以何种方式收集资料，都要注意资料的准确性、完整性，并且要有足够的数量。

（三）整理数据

整理数据（sorting data）即根据设计的规定，使收集的原始数据系统化、条理化的过程，以便进一步计算指标和分析。整理数据一般可分为如下四步：①检查核对；②设计分组；③拟定整理表；④归纳汇总。

（四）分析数据

分析数据（analysis of data）即按设计的规定，计算有关指标，反映数据的综合特征，阐明事物的内在联系和规律。统计分析包括如下几种：①统计描述（statistical description），是指用统计指标、统计表、统计图等方法，对资料的数量特征及分布规律进行测定和描述，不涉及由样本推论总体问题；②统计推断（statistical inference），是指由样本的信息推断总体特征的过程，得出恰当的结论，统计推断又包括参数估计（parameter estimation）和假设检验（hypothesis test）。

第二节　统计表与统计图

统计资料的表达形式一般有三种，即文字、表格、图形。有些复杂资料的统计结果单用文字来表达不但冗长而烦琐，而且叙述不清，而统计表是用表格的方式来表达统计资料和指标，便于计算、分析和对比。统计图是用点、线、面积等图形反映事物间的数量关系和变化情况，比统计表更直观生动，一目了然，只是数字相对粗略一些。

一、统计表

（一）统计表的基本结构与制表要求

1. 统计表的结构　统计表由标题、标目、线条和数字所构成，其基本格式如表9-1所示。

表 9-1 统计表举例

	标题	
		顶　线
横标目名称	纵标目	
		标目线
横标目	数字	
		合计线
合计		
		底　线

2. 编制要求　总的原则是结构简单,主谓分明,层次清楚,内容合理,重点突出,数据准确,对各部分的具体要求如下。

(1)标题　位于表的上端中央。标题要简明扼要,一般用一句话概括出表的主要内容,不要过于烦琐,也不要过于简略而不能说明问题。必要时说明时间、地点。

(2)标目　用以说明表内数字含义的部分叫标目。标目有单位的要注明单位。一张表设计的好坏,关键在于标目的处理。标目有横标目和纵标目之分:横标目列在表的左侧,表明被研究事物的主要标志或分组,它说明表中同一横行数字的含义;纵标目列在表的上方,它说明表中每一纵行数字的含义,一般指统计指标。

(3)线条　尽量简单,一般常用三条线表示,即略粗的顶、底线及纵标目下的横线。若需要合计,可以绘制合计线,其余线条均可省略,特别是表的左上角的斜线和两侧的边线应一律不用。

(4)数字　表内数字一律用阿拉伯数字表示,同一指标位次要对齐,小数点的位数要一致,表内不应有空格,暂缺与无数字分别以"…"及"—"表示,为零者记作"0"。

(5)备注　不是统计表的必要结构,一般不列入表内,需要说明的某一项目用"＊"号或其他符号标出,在表的下方用文字说明。

(二)统计表的种类

1. 简单表　只按一个特征或标志分组的统计表称为简单表(表 9-2)。

表 9-2 2011 年某街道主要慢性病患病情况

疾 病 种 类	病 例 数	患病率/(%)
高血压	2195	10.10
高脂血症	3578	16.47
糖尿病	774	3.56
冠心病	872	4.01
胆囊炎胆石症	678	3.12
合计	8097	37.26

2. 复合表　按两个或两个以上特征或标志结合起来分组的统计表称为组合表或复合表。如表 9-3 所示是按医嘱内容和遵从医嘱(简称遵医)情况两个标志结合起来分组的。

表 9-3 某年某地 132 名糖尿病患者遵医情况的调查结果

医嘱内容	完全遵医		不完全遵医		完全不遵医	
	人数	百分比/(%)	人数	百分比/(%)	人数	百分比/(%)
定期复查	69	52.27	25	18.94	38	28.79
戒除烟酒	111	84.09	12	9.09	9	6.82
饮食控制	57	43.18	41	31.06	34	25.76
药物治疗	76	57.57	43	32.58	13	9.85
适量运动	47	35.61	23	17.42	62	46.97
监测尿血糖	78	59.09	22	16.67	32	24.24

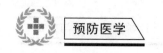
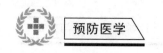

二、统计图

统计图是以点、线、面等各种几何图形将统计数据形象化,一个绘制合理的统计图可以使人们对事物间的数量关系一目了然。医学研究中常用的统计图有直条图、圆图、线图、直方图、散点图、半对数线图等。

(一)制图的基本要求

(1)根据资料的性质和分析目的决定适当图形。

(2)应有标题,简单明了地说明资料的内容,必要时注明时间、地点,一般位于图的下方。

(3)在坐标轴上绘制图时,纵横轴应有标目,标目如有单位应注明。为使图形美观、真实,统计图的纵横轴比例一般为 7∶5 或 5∶7。

(4)同一图内,比较不同的事物时,可用不同颜色或线条表示,并常附图例说明,图例一般放在图内右上角的空隙处。

(二)常用统计图

1. 直条图(bar graph) 直条图是用等宽直条的长短来表示相互独立的各指标数值的大小,一般有单式直条图(图 9-1)与复式直条图(图 9-2)之分。

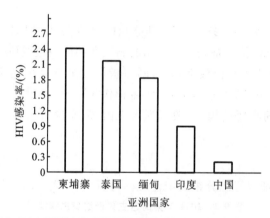

图 9-1 某年亚洲国家成人 HIV 感染率

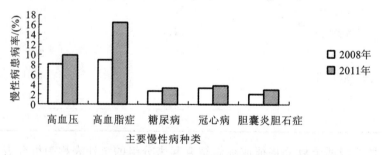

图 9-2 某街道 2008 年和 2011 年主要慢性病患病率比较

2. 圆图(pie graph) 用于表示构成比资料,以圆的面积代表 100%,圆内各扇形面积代表各部分的构成比,如图 9-3 所示。

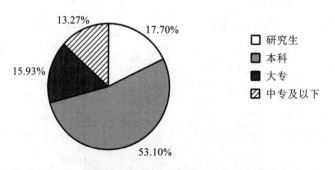

图 9-3 某年某市疾控中心专业技术人员学历构成

3. 线图(line graph) 用线段的升、降来说明某事物在时间上的发展变化的趋势,或某现象随另一现象变迁的情况,适用于连续性资料(图 9-4)。

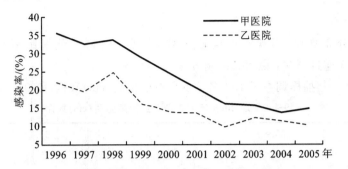

图 9-4 某地甲、乙两家医院 1996—2005 年院内感染率分析

4. 直方图(histogram) 用于表示连续性资料的频数分布,以各矩形的面积表示各组段的频数(图9-5)。

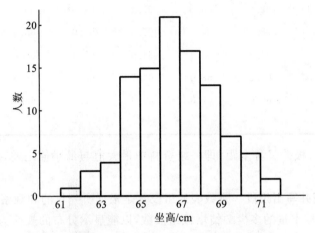

图 9-5 某地 2009 年 102 名 7 岁男童坐高频数分布

5. 散点图(scatter diagram) 以点的密集程度和趋势来表示两现象间的相关关系,适用于分析两种事物相互关系的资料(图 9-6)。

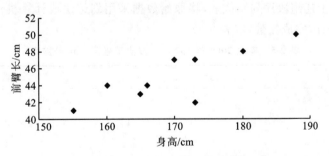

图 9-6 10 名男青年身高与前臂长的关系

第三节 计量资料的统计描述

计量资料统计描述的目的是了解资料的分布类型,并根据分布类型选用适当的统计指标描述其集中趋势和离散趋势。

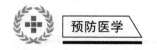

一、频数表与频数分布图

(一)频数表的编制

了解计量资料的分布规律,当观察单位较多时,可通过资料整理编制频数分布表,简称频数表(frequency table)。下文通过例9-1说明其编制方法。

[例9-1] 某地2009年抽样调查了102名7岁男童的坐高(cm)数据(表9-4),试编制频数表。

表9-4 某地2009年102名7岁男童坐高(cm)数据

64.4	63.8	64.5	66.8	66.5	66.3	68.3	67.2	68.0	67.9
63.2	64.6	64.8	66.2	68.0	66.7	67.4	68.6	66.8	66.9
63.2	61.1	65.0	65.0	66.4	69.1	66.8	66.4	67.5	68.1
69.7	62.5	64.3	66.3	66.6	67.8	65.9	67.9	65.9	69.8
71.1	70.1	64.9	66.1	67.3	66.8	65.0	65.7	68.4	67.6
69.5	67.5	62.4	62.6	66.5	67.2	64.5	65.7	67.0	65.1
70.0	69.6	64.7	65.8	64.2	67.3	65.0	65.0	67.2	70.2
68.0	68.2	63.2	64.6	64.2	64.5	65.9	66.6	69.2	71.2
68.3	70.8	65.3	64.2	68.0	66.7	65.8	66.8	67.9	67.6
70.4	68.4	64.3	66.0	67.3	65.6	66.0	66.9	67.4	68.5
68.3	69.7								

1. 计算极差(range) 极差又称全距,即一组资料中最大值与最小值之差,用符号 R 表示,本例 $R=71.2-61.1=10.1$ cm。

2. 确定组段数和组距并写出组段 频数表的组段数是根据研究目的和观察例数确定的,一般100例左右分8~15组。可根据样本量的多少酌情增减组段数,以能显示分布的规律为宜。常用极差的1/10取整作为组距,组距是组间距离,以符号 i 表示,本例组距 $i=10.1/10=1.01$,取整为 1 cm。根据组距写出各组的起点即下限,各组的终点即上限。第一组要包括最小值,最后一组要包括最大值。为避免汇总时出现重复,一般只写出各组段的下限,不写出其上限,只有最后一组要同时写出上、下限。

3. 列表划记 根据上述组段序列制成表,将原始数据采用划记法或计算机汇总,得到各个组段的例数即频数,然后求频数合计,完成频数表(表9-5)。

表9-5 某地2009年102名7岁男童坐高(cm)频数表

组 段	划 记	频数 f
61~	一	1
62~	下	3
63~	正	4
64~	正 正 正	14
65~	正 正 正	15
66~	正 正 正 正 一	21
67~	正 正 正 丁	17
68~	正 正 下	13
69~	正 丁	7
70~	正	5
71~72	丁	2
合计		102

（二）频数分布图

为了更直观地了解频数分布情况，在编制频数表的基础上绘制频数分布图，常见的频数分布图是直方图，如图 9-5 所示。

（三）频数分布类型

频数分布可分为对称分布和偏态分布两种类型。对称分布是以频数最多组段为中心，左右两侧频数分布大体对称，如表 9-5 和图 9-5 所示。其中有一种特殊的对称分布称为正态分布，其特征是中间组段的频数最多即高峰居中，两侧的频数分布几乎完全对称，并按一定规律下降，如图 9-7(a) 所示。

偏态分布是指频数多的组段即高峰偏向一侧，频数分布不对称。若高峰偏向数值小的一侧，称为正偏态分布，如某些急性传染病的年龄分布（图 9-7(b)）；若高峰偏向数值大的一侧，称为负偏态分布，如某些恶性肿瘤的年龄分布（图 9-7(c)）。

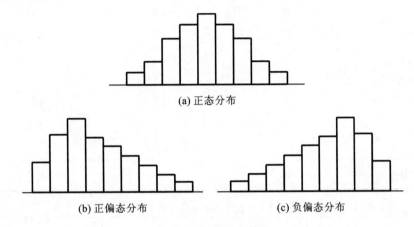

(a) 正态分布

(b) 正偏态分布　　　　　　　(c) 负偏态分布

图 9-7　频数分布类型

二、集中趋势指标

集中趋势指标又称平均数（average），是用来表示一组性质相同的计量资料的集中位置或平均水平的指标体系。常用的平均数有算术均数、几何均数、中位数等。

（一）算术均数

算术均数（arithmetic mean）简称均数（mean），总体均数用字母 μ 表示，样本均数用字母 $\overline{X}$（读作 eiksba）表示。均数适用于描述对称分布资料，尤其是正态分布或近似正态分布资料的平均水平。常用的计算方法有直接法和加权法。

1. 直接法　适用于样本含量较小资料，是将所有观察值求和再除以观察值个数。其计算公式如下。

$$\overline{X} = \frac{X_1 + X_2 + X_3 + \cdots + X_n}{n} = \frac{\sum X_i}{n} \tag{9-1}$$

式中：$X_1, X_2, \cdots, X_n$ 为各观察值；n 为样本含量，即观察值的个数；字母 $\sum$（读作 sigma）表示求和。

[例 9-2]　某医生测量了 10 名新生儿的体重（kg），其数值分别为 3.2、2.8、3.6、3.6、2.9、3.0、3.4、3.3、3.8、3.1，求这 10 名新生儿的平均体重。

$$\overline{X} = \frac{3.2 + 2.8 + 3.6 + 3.6 + 2.9 + 3.0 + 3.4 + 3.3 + 3.8 + 3.1}{10} = \frac{32.7}{10} = 3.27 \text{ kg}$$

答：这 10 名新生儿的平均体重为 3.27 kg。

2. 加权法　适用于样本含量较大的资料，在频数表的基础上计算均数的近似值，其计算公式如下。

$$\overline{X} = \frac{f_1 X_1 + f_2 X_2 + \cdots + f_n X_n}{f_1 + f_2 + \cdots + f_n} = \frac{\sum f X}{\sum f} \tag{9-2}$$

式中：$X_1, X_2, \cdots, X_n$ 与 $f_1, f_2, \cdots, f_n$ 分别为频数表资料中各组段的组中值和相应组段的频数。组中值是指某组段的下限与相邻较大组段的下限相加除以 2,例如,表 9-4 中第一组的组中值 $X_1=(61+62)/2=61.5$。

[例 9-3] 对表 9-5 资料用加权法求某地 2009 年 102 名 7 岁男童的平均坐高。

列出表 9-6,代入公式(9-2),得

表 9-6 某地 2009 年 7 岁男童坐高(cm)频数分布及均数计算表

组段 (1)	频数 f_i (2)	组中值 X_i (3)	f_iX_i (4)=(2)·(3)
61~	1	61.5	61.5
62~	3	62.5	187.5
63~	4	63.5	254
64~	14	64.5	903
65~	15	65.5	982.5
66~	21	66.5	1396.5
67~	17	67.5	1147.5
68~	13	68.5	890.5
69~	7	69.5	486.5
70~	5	70.5	352.5
71~72	2	71.5	143
合计	102	—	6805($\sum fX$)

$$\overline{X}=\frac{1\times61.5+3\times62.5+4\times63.5+\cdots+2\times71.5}{102}=\frac{6805}{102}=66.72 \text{ cm}$$

答:某地 2009 年 102 名 7 岁男童的平均坐高为 66.72 cm。

(二)几何均数

几何均数(geometric mean)用 G 表示,适用于观察值之间呈倍数变化(等比关系)和数据经过对数变换后呈正态分布的资料,如某些疾病的潜伏期、抗体滴度、平均效价等,其计算公式如下。

$$G=\sqrt[n]{X_1X_2\cdots X_n} \tag{9-3}$$

或
$$G=\lg^{-1}\left(\frac{\lg X_1+\lg X_2+\cdots+\lg X_n}{n}\right)=\lg^{-1}\left[\frac{\sum\lg X_i}{n}\right] \tag{9-4}$$

式中:$\sum\lg X$ 为变量值取对数后的和;$\lg^{-1}$ 为反对数符号。

[例 9-4] 5 人的血清抗体效价分别为 1:4、1:8、1:8、1:16、1:32,求平均效价。

先求平均效价的倒数。

$$G=\sqrt[5]{4\times8\times8\times16\times32}=10.56$$

或
$$G=\lg^{-1}\left(\frac{\lg4+\lg8+\lg8+\lg16+\lg32}{5}\right)=10.56$$

答:这 5 人的平均血清效价为 1:10.56。

计算几何均数对变量值的要求如下:①不能同时有正值和负值;②不能有 0 值;③若变量值全是负值时,先按正值运算,得出结果后再加负号。

(三)中位数

中位数(median)是将一组观察值由小到大按顺序排列,位次居中的观察值,用 M 表示。中位数特别适用于如下资料:①偏态分布或分布状态不明的资料;②观察值中有个别过小或过大值的资料;③一端或两端无确定数据的资料。其计算方法有直接法和频数表法。

1. 直接法 当例数不多时,将观察值由小到大排列,按式(9-4)或式(9-5)计算。

n 为奇数时 $\qquad\qquad\qquad M=X_{(\frac{n+1}{2})}$ \hfill (9-5)

n 为偶数时

$$M = \left[X_{\left(\frac{n}{2}\right)} + X_{\left(\frac{n}{2}+1\right)}\right]/2 \qquad (9\text{-}6)$$

式中:n 为样本例数;$\frac{n+1}{2}$、$\frac{n}{2}$、$\frac{n}{2}+1$ 为变量值按顺序排列后的位数。

[例 9-5] 某病 7 名患者的潜伏期分别为 4 天、6 天、8 天、9 天、10 天、13 天、大于 30 天,求平均潜伏期。大于 30 天不是一个确切的数值,我们也称其为一端无确定值的资料,若用算术平均数显然无法计算,此时用中位数更合适。将 7 个数据从小到大排列起来,其居中位次为第四位(X_4),故中位数 $M = X_4 = 9$ 天。

答:这 7 位患者的平均潜伏期为 9 天。

2. 频数表法 当观察值数量多达几百,甚至上千时,用直接法从小到大排列后再确定中位数显然不科学。这时,我们可利用编制频数表来计算中位数,按公式(9-7)计算中位数,

$$M = L + \frac{i}{f_m}\left(\frac{n}{2} - \sum f_L\right) \qquad (9\text{-}7)$$

式中:L 为中位数所在组段的下限;f_m 为中位数所在组段的频数;i 为中位数所在组段的组距;$\sum f_L$ 为小于 L 各组段的累计频数。

[例 9-6] 140 名食物中毒患者潜伏期分布如表 9-7 所示,求其平均潜伏期。

表 9-7 140 名食物中毒患者潜伏期(h)

潜伏期/h	例数	累计频数	累计频率/(%)
0~	17	17	12.14
6~	43	60	42.86
12~	38	98	70.00
18~	29	127	90.71
24~	6	133	95.00
30~	1	134	95.71
36~	4	138	98.57
42~	2	140	100.00

从频数分布上看,该资料呈正偏态分布,适合于用中位数描述其平均数。首先确定中位数所在组段,由表 9-7 可见中位数在"12~"这个组段,则 $L = 12$,$f_m = 38$,$\sum f_L = 60$,$i = 6$。上述数据代入公式(9-7):

$$M = L + \frac{i}{f_m}\left(\frac{n}{2} - \sum f_L\right) = 12 + \frac{6}{38} \times \left(\frac{140}{2} - 60\right) = 13.58 \text{ h}$$

答:这 140 名食物中毒患者的平均潜伏期为 13.58 h。

 知识链接

百 分 位 数

百分位数(percentile)是一种位置指标,以符号 P_X 表示。百分位数是指将 n 个观察值从小到大依次排列,再把其分成 100 等份,对应于 $X\%$ 位的数值即为第 X 百分位数。一个百分位数 P_X 将全部观察值分为两部分,理论上有 $X\%$ 的观察值比它小,有 $(100-X)\%$ 的观察值比它大。故 P_X 是一个界值,也是一种常用来描述计量资料特征的统计指标。中位数是一个特定的百分位数,即 P_{50},计算公式如下。

$$P_X = L + \frac{i}{f_X}\left(n \cdot X\% - \sum f_L\right)$$

式中:P_X 为第 X 百分位数;L 为 P_X 所在组段的下限;f_X 为 P_X 所在组段的频数;i 为该组段的组距;$\sum f_L$ 为小于 L 各组段的累计频数。

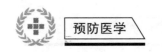

三、离散趋势指标

计量资料频数分布的另一重要特征是离散趋势。离散趋势指标就是用来描述一组变量值之间参差不齐的程度,即离散程度或变异度。

[例 9-7] 对甲、乙两名高血压患者连续观察 5 天,测得收缩压值如下。

甲患者收缩压 mmHg 数值分别为 140、145、161、176、180。经计算,$\overline{X}_{甲}=160.4$ mmHg。

乙患者收缩压 mmHg 数值分别为 156、159、160、162、163。经计算,$\overline{X}_Z=160.0$ mmHg。

从上述数据可以看出,两者收缩压的均数几乎相等,但甲患者的血压波动比较大,而乙患者相对稳定,即两组数据的离散趋势不同。所以只有将集中趋势指标和离散趋势指标两者结合起来才能对事物有全面的认识。常用的离散趋势指标有全距、四分位数间距、方差、标准差、变异系数等。

(一)全距

全距(range,简记为 R)又称极差,是一组同质观察值中最大值与最小值之差。它反映了个体差异的范围,全距大,说明变异度大。例 9-7 中,$R_{甲}=180-140=40$ mmHg,$R_Z=163-156=7$ mmHg,说明甲患者收缩压的变异度比乙患者大。用全距描述计量资料的变异度大小,简单明了,但不足之处是只考虑最大值与最小值之差异,不能反映组内其他观察值的变异度;另外,样本含量越大,抽到较大或较小观察值的可能性越大,则全距也越大。因此较少单纯使用全距描述离散趋势。

(二)四分位数间距

四分位数间距(quartile interval,简记为 Q)为上四分位数 Q_U(即 P_{75})与下四分位数 Q_L(即 P_{25})之差。四分位数间距可看成是中间 50% 观察值的极差,其数值越大,变异度越大。例 9-6 中,已求得 $Q_U=P_{75}=19.45$ h,$Q_L=P_{25}=8.51$ h,则四分位数间距 $Q=Q_U-Q_L=19.45-8.51=10.94$ h。由于四分位数间距不受两端个别极大值或极小值的影响,因而其较全距稳定,但仍未考虑全部观察值的变异度。四分位数间距常用于偏态分布资料及分布的一端或两端无确切数值资料。

(三)方差

方差(variance,符号为 σ^2 或 S^2)又称离均差。为了全面考虑观察值的变异情况,克服全距和四分位数间距的缺点,需计算总体中每个观察值 X 与总体均数 μ 的差值($X-\mu$),因而又称离均差。由于 $\sum(X-\mu)=0$,不能反映变异度的大小,故使用离均差平方和 $\sum(X-\mu)^2$ 来反映。但 $\sum(X-\mu)^2$ 的大小,除了受到资料离散度的影响外,还与变量值的个数 N 的多少有关,所以必须除以 N 来消除观察值个数的影响,这就是总体方差 σ^2,其计算公式如下。

$$\sigma^2 = \frac{\sum(X-\mu)^2}{N} \tag{9-8}$$

在实际工作中,总体均数 μ 往往是未知的,所以只能用样本均数 $\overline{X}$ 作为总体均数 μ 的估计值,即用 $\sum(X-\overline{X})^2$ 代替 $\sum(X-\mu)^2$,用样本例数 n 代替 N,但再按式(9-8)计算的结果总是比实际 σ^2 小。英国统计学家 W. S. Gosset 于 1908 年建议用 $n-1$ 代替 n 来校正,这就是样本方差 S^2,其计算公式如下。

$$S^2 = \frac{\sum(X-\overline{X})^2}{n-1} \tag{9-9}$$

式中:$n-1$ 称为自由度(degree of freedom),用字母 ν 表示。

(四)标准差(standard deviation,符号为 σ 或 S)

1. 标准差及其计算 方差的度量单位是原度量单位的平方,使用时和实际情况不统一。我们将方差开方后使其与原数据的度量单位相同,这就是大家常用的标准差。标准差用于描述对称分布资料,尤其是正态分布或近似正态分布资料的离散程度。其计算公式如下。

$$\sigma = \sqrt{\frac{\sum(X-\mu)^2}{N}} \tag{9-10}$$

$$S = \sqrt{\frac{\sum (X - \overline{X})^2}{n-1}} \qquad (9\text{-}11)$$

离均差平方和 $\sum (X - \overline{X})^2$ 常用 SS 或 l_{XX} 表示。数学上可以证明：$SS = l_{XX} = \sum (X - \overline{X})^2 = \sum X^2 - \frac{(\sum X)^2}{N}$，所以样本标准差的计算公式如下。

$$S = \sqrt{\frac{\sum X^2 - \frac{(\sum X)^2}{n}}{n-1}} \qquad (9\text{-}12)$$

[例 9-8] 对例 9-7 的甲、乙两名患者的血压值进行离散趋势分析。

甲患者 $\sum X = 161 + 145 + 176 + 140 + 180 = 802 \text{ mmHg}$

$\sum X^2 = 161^2 + 145^2 + 176^2 + 140^2 + 180^2 = 129922 \text{ mmHg} \cdot \text{mmHg}$

$$S = \sqrt{\frac{129922 - \frac{802^2}{5}}{5-1}} = 17.90 \text{ mmHg}$$

乙患者 $\sum X = 156 + 160 + 159 + 162 + 163 = 800 \text{ mmHg}$

$\sum X^2 = 156^2 + 160^2 + 159^2 + 162^2 + 163^2 = 128030 \text{ mmHg} \cdot \text{mmHg}$

$$S = \sqrt{\frac{128030 - \frac{800^2}{5}}{5-1}} = 2.74 \text{ mmHg}$$

上述结果提示甲患者血压离散程度比乙患者血压离散程度大。

如果例数较多时，结合频数分布表，可用如下公式计算。

$$S = \sqrt{\frac{\sum fX^2 - \frac{(\sum fX)^2}{\sum f}}{\sum f - 1}} \qquad (9\text{-}13)$$

[例 9-9] 试求表 9-6 中 102 名 7 岁男童坐高的标准差。

本例为大样本，可用加权法。已知 $\sum f = 102$，求得 $\sum fX = 6805$，$\sum fX^2 = 454437.5$。代入公式(9-13)得

$$S = \sqrt{\frac{454437.5 - \frac{6805^2}{102}}{102-1}} = 2.08 \text{ cm}$$

答：这 102 名 7 岁男童坐高的标准差为 2.08 cm。

2. 标准差的应用

（1）描述事物的变异程度：适用于描述正态或近似正态分布资料的变异程度。

（2）衡量均数的代表性：在两组以上资料计量单位形式相同、均属相近的情况下，标准差大，表示变量值离均数远，均属代表性差；相反，标准差小，表示变量值密集于均数两侧，均数代表性好。

（3）结合样本均数描述频数分布特征：标准差和均数共同描述正态分布的特征，并对频数分布做出概括估计，可用于确定医学参考值。

（4）计算变异系数和标准误。

（五）变异系数

变异系数（coefficient of variation，简记为 CV）用于比较均数相差悬殊或计量单位不同的两组（或多组）资料的变异程度的比较，其计算公式如下。

$$CV = \frac{S}{\overline{X}} \times 100\% \qquad (9\text{-}14)$$

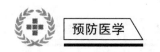

[例 9-10]　某地 7 岁男童身高均数为 124.10 cm,标准差为 4.80 cm;体重的均数为 22.86 kg,标准差为 3.26 kg。试比较身高与体重的变异度何者为大?

由于单位不同,我们不能因为 4.80 大于 3.26 而认为身高的变异大于体重,需要计算变异系数 CV 来进行比较。

上述 7 岁男童身高、体重的变异系数分别如下。

身高　　　　　　　　　　$CV = \dfrac{4.80}{124.10} \times 100\% = 3.87\%$

体重　　　　　　　　　　$CV = \dfrac{3.26}{22.86} \times 100\% = 14.26\%$

答:这一批儿童体重的变异程度比身高的变异程度大。

四、正态分布及其应用

(一) 正态分布概念及特点

正态分布又称高斯分布,是许多统计分析方法的理论基础,在数理统计中占有极其重要的地位。在医学研究中应用很广,正常人的许多生理、生化指标变量的分布呈正态或近似正态分布。

正态分布理论是以频数分布为基础,将其极限化而形成的函数分布。那正态分布是如何从频数分布中演变而来的呢?为了便于理解,我们参考图 9-8,并发挥想象,设想当观察人数逐渐增加,组段不断分细,直方图中的直条就不断变细,边缘的齿状阶梯就趋向于一条光滑的曲线了。

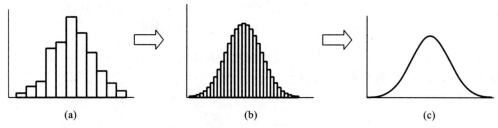

(a)　　　　　　　　　　(b)　　　　　　　　　　(c)

图 9-8　从频数分布到正态分布示意图

这条光滑的曲线正是正态曲线,高斯从数学上推导出了其函数方程如下。

$$f(X) = \frac{1}{\sigma \sqrt{2\pi}} e^{-\frac{1}{2}\left(\frac{X-\mu}{\sigma}\right)^2} \quad (-\infty < X < +\infty) \tag{9-15}$$

式中:π 为圆周率;e 为自然对数的底;除这两个常数外,还有 μ 与 σ 是正态分布的两个参数。

为了能更好地理解并应用正态分布,我们必须掌握正态分布的以下特征。

1. 正态分布的图形　正态曲线中间高、两头低,左右基本对称,曲线的高峰位于均数所在的位置。正态分布是概率分布,概率的大小可以用曲线与横轴所夹面积的大小来衡量,面积越大,概率越大,整条曲线下的面积为 1(或 100%)。

2. 正态分布的两个参数　μ 代表总体均数,反映集中趋势,σ 代表总体标准差,反映离散趋势。若 σ 不变,μ 值变小,曲线中心左移;反之,曲线中心右移,如图 9-9 所示。若 μ 不变,σ 变小,观察值相对集中,曲线变得高耸;反之,σ 变大,观察值相对离散,曲线变平坦,如图 9-10 所示。

3. 正态曲线下面积分布规律　如果频率的总和为 100% 或 1,正态曲线下的总面积也可认为 100% 或 1。虽然正态分布曲线会随着均数 μ 或标准差 σ 改变而改变,但数学家们研究发现,所有正态分布都具有以下面积规律(图 9-11)。

(1) 区间 μ±σ 的面积占总面积的 68.27%。

(2) 区间 μ±1.96σ 的面积占总面积的 95.00%。

(3) 区间 μ±2.58σ 的面积占总面积的 99.00%。

有了某区间的面积占总面积的比例,就可以对该区间所包含的观察例数占总观察例数的百分比,以及变量值落在该区间的概率做出估计。日常应用中 μ±1.96σ 的面积占总面积的 95% 和 μ±2.58σ 的面积占总面积的 99% 经常使用。

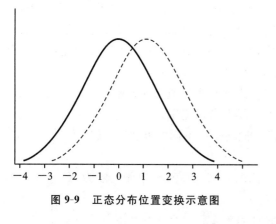

图 9-9　正态分布位置变换示意图

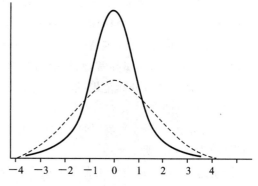

图 9-10　正态分布变异度变换示意图

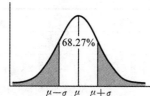
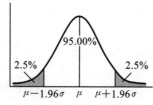
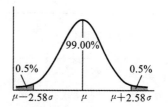

图 9-11　正态曲线面积分布示意图

通常情况下,总体 μ 和 σ 往往很难获得,但对于频数分布呈正态或近似正态分布的资料,只要求得样本的均数 $\overline{X}$ 和标准差 S,就可通过正态曲线下面积分布规律对频数分布做出大概地估计。例如,假设 110 名医学大学生的内科成绩近似正态分布,已算得 $\overline{X}=80$ 分,$S=5$ 分,根据正态曲线下面积规律,$\overline{X}\pm1.96S=80\pm1.96\times5=70.2\sim89.8$ 分,说明这 110 名学生的内科成绩在 70.2～89.8 分的人数占总人数的 95%,也可以说 110 名学生中有 95% 的成绩在 70.2～89.8 分。

4. 标准正态分布　为了应用方便,我们将任何一个变量值为 X、总体均数为 μ、总体标准差为 σ 的正态分布,经过变量变换 $u=\dfrac{X-\mu}{\sigma}$,转化为总体均数 $\mu=0$,总体标准差 $\sigma=1$ 的标准正态分布,也称 u 分布。其曲线下的所有面积都已被计算出来并编制成 u 值表(见附录 G),表中列出了标准正态曲线下从 $-\infty$ 到 u 范围内的面积 $\phi(u)$ 值。

例如,标准正态曲线下从 $-\infty$ 到 $u=-2.58$ 范围内的面积为 0.0049;从 $-\infty$ 到 $u=-1.96$ 范围内的面积为 0.0250。

对于任意两值 u_1 与 u_2,求标准正态曲线下 $u_1\sim u_2$ 范围内的面积,可以先查附录 G 分别求得从 $-\infty$ 到 u_2 与 $-\infty$ 到 u_1 的面积,然后两者相减,即可求得所要的面积。任何非标准正态分布,求曲线下任意 (X_1,X_2) 范围内的面积,可先进行标准化变换,再借助标准正态表求得。

(二)正态分布的应用

正态分布在医学领域中应用很广。有不少医学现象服从正态或近似正态分布,如同质群体的身高、红细胞数、血红蛋白量、胆固醇值及实验中的随机误差等,在这类情形下,利用正态分布原理和面积规律,估计频数分布并确定医学参考值范围。此外,利用正态分布还可以进行质量控制。有些资料虽为偏态分布,但经数据变换后可成为正态或近似正态分布,也能借助正态分布理论作统计处理。

1. 估计频数分布情况　如上述大学生的成绩分布和 7 岁男童的身高分布。

2. 确定医学参考值范围　医学参考值又称正常值,是指绝大多数正常人的人体形态、功能和代谢产物等各种生理、生化常数,由于个体存在差异,使其各种常数都是在一定范围内波动,因此一般采用医学参考值范围,又称为正常值范围。

(1)确定参考值范围应注意的事项。

①确定一定数量的正常人:所谓正常人不是指完全健康的人,而是指不具有对所研究指标有影响因素的同质人群。例如,研究白细胞参考值范围时的"正常人"是指近期未发生感染的、未服用影响白细胞药物或一切都正常的人。参考值范围是根据样本数确定的,一般样本含量应在 100 例以上,但也不宜过多。

②确定单、双侧范围:根据专业知识确定该指标是否过大或过小均属异常,决定参考值范围是单侧范围还是双侧范围。若一个指标过大或过小均属异常,则相应的参考值范围既有上限又有下限,为双侧范围,如血红蛋白值、红白细胞值等;若一个指标仅过大属异常,则相应的范围只有上限,为单侧范围,如尿铅值;若一个指标仅过小属异常,则相应的范围只有下限,也为单侧范围,如肺活量值。

③确定适当的百分数范围:医学参考值范围表示绝大多数人的某指标值都在此范围。这里的"绝大多数"是指正常人的 90%、95%、99% 等,其中最常用的是 95% 医学参考值范围。

(2)确定医学参考值范围的方法:根据资料的分布状态不同而采用不同的方法,下文以确定 95% 的参考值范围为例来说明。

①正态分布法:适用于正态和近似正态分布资料。双侧范围为 $\bar{X} \pm 1.96S$;单侧上限为 $\bar{X} + 1.64S$;单侧下限为 $\bar{X} - 1.64S$。正态分布资料常用的参考值范围见表 9-8。

表 9-8 正态分布资料常用的参考值范围

参考值范围(%)	双侧	单侧	
		下限值	上限值
90	$\bar{X} \pm 1.64S$	$\bar{X} - 1.28S$	$\bar{X} + 1.28S$
95	$\bar{X} \pm 1.96S$	$\bar{X} - 1.64S$	$\bar{X} + 1.64S$
99	$\bar{X} \pm 2.58S$	$\bar{X} - 2.33S$	$\bar{X} + 2.33S$

②百分位数法:适用于偏态分布资料。双侧范围为 $P_{2.5} \sim P_{97.5}$;单侧上限为 P_{95};单侧下限为 P_5。

[例 9-11] 某地调查了 150 名成年健康女性血红蛋白,得均数 $\bar{X} = 117.4$ g/L,标准差 $S = 10.2$ g/L,若成年女性的血红蛋白值服从正态分布,试估计该地健康女性血红蛋白值的 95% 正常值范围。

血红蛋白值过高或过低均为异常,所以按双侧估计 95% 正常值范围。

上限为: $\bar{X} + 1.96S = 117.4 + 1.96 \times 10.2 = 137.39$ g/L

下限为: $\bar{X} - 1.96S = 117.4 - 1.96 \times 10.2 = 97.41$ g/L

因此,该地健康女性血红蛋白的 95% 正常值范围是 97.41~137.39 g/L。

3. 质量控制 为了控制实验中的检测误差(若检测误差服从正态分布),常以 $\bar{X} \pm 2S$ 作为上、下警戒值,以 $\bar{X} \pm 3S$ 作为上、下控制值。这里的 2S 和 3S 是 1.96 和 2.58 的近似值。

4. 统计处理方法的基础 正态分布是许多统计方法的理论基础,如 t 分布、F 分布、χ^2 分布都是在正态分布的基础上推导出来的,u 检验也是以正态分布为基础的。此外,t 分布、二项分布、Poisson 分布的极限为正态分布,在一定条件下,可以按正态分布原理来处理。

第四节 计数资料的统计描述

计数资料的整理是先将研究对象按其性质或特征分类,再分别计数每一类的例数,得到的数据称为绝对数。绝对数是研究客观事物或现象本质的基本信息,但不便于相互比较和寻找事物间的联系。例如,某幼儿园发生麻疹流行,男童发病 20 人,女童发病 15 人,我们只能说男童比女童多发病 5 人,但不能肯定男童比女童发病情况更为严重,如男童有 200 人,女童有 150 人,求得男童发病率为 10%,女童发病率也为 10%,由此可见,男童女童发病情况相同。这里的发病率指标就是相对数,相对数指的是两个有关联的指标之比,是计数资料常用的统计指标。

一、常用的相对数指标

(一)率

率(rate)又称频率指标,说明某种现象发生的频率(频繁程度)或强度,常以百分率(%)、千分率(‰)、万分率(1/万)、十万分率(1/10 万)等表示。其计算公式如下:

$$率 = \frac{实际发生某现象的观察数}{可能发生某现象的观察单位总数} \times K \qquad (9\text{-}16)$$

公式(9-16)中的 K 即比例基数,通常根据习惯而定,一般使所得的计算结果有 1～2 位整数。如:治愈率、感染率用百分率;出生率、死亡率用千分率;肿瘤死亡率常以十万分率表示等。总体率用 π 表示,样本率用 P 表示。合计率即平均率的计算,不能直接将几个率相加求得。

(二)构成比

构成比(constituent ratio)又称构成指标,表示事物内部各组成部分的比重或分布,常以百分数(%)表示。其计算公式如下。

$$构成比 = \frac{某一部分的观察单位数}{事物内部各部分的观察单位总数} \times 100\% \qquad (9\text{-}17)$$

例如,表 9-9 中的第(4)栏死亡构成,其中内科的死亡构成比是 $(25/81) \times 100\% = 30.86\%$,依次可以求出其他科室的死亡构成比,可见在全部死亡人数中,外科所占的比重最大。

构成比有两个特点:①各构成部分的构成比之和为 100% 或 1;②事物内部某一部分的构成比发生变化,其他部分的构成比也相应地发生变化。

表 9-9 某医院某月住院患者数及死亡人数

科室 (1)	患者数 (2)	死亡人数 (3)	死亡构成/(%) (4)	病死率/(‰) (5)
内科	350	25	30.86	71.43
外科	650	30	37.04	46.15
肿瘤科	120	20	24.69	166.67
妇产科	300	5	6.17	16.67
皮肤科	52	0	0	0
眼科	40	0	0	0
小儿科	100	1	1.24	10.00
合计	1612	81	100.00	50.25

(三)相对比

相对比(relative ratio)是两个有关指标之比,用以描述两者的对比水平。这两个指标可以是绝对数,也可以是相对数,可以性质相同,也可以性质不同。通常以倍数或百分数(%)表示。其计算公式如下。

$$相对比 = \frac{甲指标}{乙指标}(或 \times 100\%) \qquad (9\text{-}18)$$

[例 9-12]　我国 2010 年人口普查的男性人口数为 686876932 人,女性人口数为 652847920 人,问性别比是多少?

$$性别比 = \frac{686876932}{652847920} = 1.052$$

答:2010 年我国人口的男女性别比为 1.052∶1。

二、应用相对数时应注意的事项

(一)不要混淆构成比与率的概念

构成比只能说明事物内部各组成部分的比重或分布,不能说明事物发生的强度与频率。但由于两指标均属于相对数范畴,工作中有时又都用 100% 作为比例基数,因此以构成比代替率的错误现象时有发生。现以表 9-9 的资料说明两者的不同。从第(4)列的构成可以看出外科的死亡占全院死亡的比例最大,但从各科的病死率看第(5)列,肿瘤科的病死率最高,这个指标才反映了各科的死亡危险性的大小。

(二)计算相对数(主要是率)时分母不宜过小

相对数的分母过小,表示观察单位的样本含量过少,抽样误差大,样本率代表总体率的可靠性也就差。

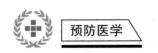

例数少时,最好直接用绝对数表示,如 5 例中 4 例有效,而不要写成有效率 80%,以免引起误解。

（三）相对数的比较应注意可比性

影响相对数的因素很多,除了研究因素之外,其余的因素应相同或接近,才能进行率和构成比的比较。通常应注意如下几点:研究对象是否同质,研究方法、观察时间、种族、地区、客观环境和条件是否一致;其他影响因素在各组的内部构成是否相同。若两组资料的性别、年龄等构成不同时,应分别进行同性别、同年龄的小组率比较或对总率(合计率)进行标准化后再进行比较。

（四）对样本率或构成比的比较应做假设检验

由于存在抽样误差,在对样本率或构成比进行比较时,不能单凭表面数值的大小下结论,必须做假设检验。

三、率的标准化法

率的标准化法(standardization)是指在进行总率(合计率)比较时,若其内部构成不同,则先采用统一的标准作调整,然后再进行比较的方法。调整后得到的总率称为标准化率(简称标化率)或调整率。

[例 9-13]　表 9-10 为某地某年甲、乙两医院治疗某传染病的资料,试用标准化法比较两医院治疗该传染病的疗效。

表 9-10　某地某年甲、乙两医院某传染病治愈率比较

病　型	甲医院			乙医院		
	患者数	治愈数	治愈率/(%)	患者数	治愈数	治愈率/(%)
普通型	300	180	60.0	100	65	65.0
重型	100	40	40.0	300	135	45.0
合　计	400	220	55.0	400	200	50.0

由表 9-10 可见,甲、乙两医院无论哪一种病型,均以乙医院的治愈率为高,而两院总治愈率却以甲医院为高。出现这个矛盾的原因如下:两所医院患者的病型构成不同,甲医院是普通型患者多,而乙医院是重型患者多,甲医院的总治愈人数因病情轻而增多,结果是不合理的。为了正确地比较两医院某传染病的疗效,下面我们统一标准求出其标准化率,然后进行比较。

（一）选标准

选择具有代表性的、较稳定的、数量较大的同类事物或人群作标准。若要进行两地人口总死亡率比较时,可选全国的、全省的或本地区的历年积累的人口数据,时间最好与被标化资料一致或接近;也可选择对比资料本身数据为标准,如例 9-13 应选用两院各型患者合计数作为标准。

（二）计算标化率

$$预期治愈数=某病型标准患者×该病型原治愈率$$
$$标准化率=预期治愈数之和/标准患者数之和$$

某地某年甲、乙两医院某传染病标化治愈率计算如表 9-11 所示。

表 9-11　某地某年甲、乙两医院某传染病标化治愈率计算表

病　型	标准患者数	甲医院		乙医院	
		原治愈率/(%)	预期治愈数	原治愈率/(%)	预期治愈数
普通型	400	60.0	240	65.0	260
重型	400	40.0	160	45.0	180
合　计	800	—	400	—	440

甲医院普通型病例预期治愈数＝400×60.0%＝240

乙医院普通型病例预期治愈数＝400×65.0%＝260

甲医院重型病例预期治愈数＝400×40.0%＝160

乙医院重型病例预期治愈数＝400×45.0％＝180

甲医院标化治愈率＝400/800×100％＝50.0％

乙医院标化治愈率＝440/800×100％＝55.0％

由此可见,乙医院标化治愈率高,说明乙医院治疗该传染病的疗效好。值得注意的是,同一份资料选定的标准不同所得标化率也不同,但比较的结果是一致的;标化率只表明比较资料的相对水平,它不能反映率的实际水平。

第五节　计量资料的统计推断

统计推断是指根据样本的信息推断样本所属总体的特征,是抽样研究的目的。统计推断主要包含两个方面:一是参数估计(parameter estimation),就是用样本指标(统计量)估计总体指标(参数);二是假设检验(hypothesis test),即根据样本的信息,对样本所属的总体是否相同作出拒绝或不拒绝的判断。

一、均数的抽样误差和标准误

在实际工作中,由于总体中各观察对象之间存在着个体变异,且随机抽取的样本又只是总体中的一部分,因此计算的样本统计量不一定恰好等于相应的总体参数。这种由于个体变异的存在,在抽样研究中产生的样本统计量与相应的总体参数间的差异,称为抽样误差,包含均数的抽样误差和率的抽样误差两种。

在抽样研究中,若从同一总体中随机抽取样本含量相同的若干个样本,并计算出某种样本统计量(如样本均数),由于生物间的个体变异是客观存的,这些样本统计量之间不会完全相等。例如,我们研究某地7岁男孩的身高,当我们观察50组样本含量均为100的资料时,我们会得到50个样本均数,这50个样本均数彼此之间不一定完全相等,并且与该地7岁男孩的总体均数μ也不会完全相等,这种由抽样引起的各样本均数之间及样本均数与总体均数之间的差异就叫均数的抽样误差。数理统计研究表明,抽样误差具有一定的规律性,可以用特定的指标来描述,这个指标称为标准误(standard error)。标准误即抽样误差的大小,除了反映样本统计量之间的离散程度外,也反映样本统计量与相应总体参数之间的差异。

均数标准误反映来自同一总体的各样本均数的离散程度及样本均数与总体均数的差异程度,是说明均数抽样误差大小的指标,用符号$\sigma_{\bar{X}}$表示。均数标准误大,说明各样本均数的离散程度大,抽样误差就大。其计算公式如下。

$$\sigma_{\bar{X}} = \sigma / \sqrt{n} \tag{9-19}$$

式中:σ为总体标准差;n为样本含量。由于在抽样研究中σ常属未知,通常用样本标准差(S)来估计,所以,在实际工作中常用公式(9-20)计算均数标准误的估计值($S_{\bar{X}}$)。

$$S_{\bar{X}} = S / \sqrt{n} \tag{9-20}$$

同质资料算得的标准误越小,说明抽样误差小,表明样本均数越接近于总体均数,用样本均数推断总体均数的可靠性越大。反之,标准误越大,说明抽样误差大,表明样本均数远离总体均数,用样本均数推断总体均数的可靠性越小。

均数标准误和标准差都是说明变异程度大小的指标:不同的是标准差表示变量个体观察值变异程度的大小,而标准误表示样本均数变异程度的大小。

二、t 值及 t 分布

在正态分布总体中以固定n(假如$n=20$)抽取无穷多个样本时,样本均数的分布仍服从以μ为中心的正态分布,即$N(\mu, \sigma_{\bar{X}})$。如果对样本均数的分布进行u变换$\left[u=\dfrac{\bar{X}-\mu}{\sigma_{\bar{X}}}\right]$,可变换为标准正态分布$N(0,1)$。由于在实际工作中,往往$\sigma_{\bar{X}}$是未知的,常用$S_{\bar{X}}$作为$\sigma_{\bar{X}}$的估计值,为了与$u$变换区别,称为$t$变换,统计量$t$值的分布称为$t$分布。$t$分布的发现被认为开创了小样本计量资料统计的新纪元。

$$t = \frac{\overline{X} - \mu}{S_{\overline{X}}} \tag{9-21}$$

t 分布是以 0 为中心,左右对称的单峰分布;t 分布是一簇曲线,其形态变化与 n(确切地说与自由度 ν $=n-1$)大小有关,自由度 ν 越小,t 分布曲线越低平;自由度 ν 越大,t 分布曲线越接近标准正态分布(u 分布)曲线,如图 9-12 所示。

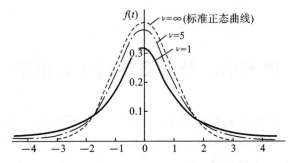

图 9-12 自由度 ν 为 1、5、∞ 的 t 分布

对应于每一个自由度 ν,就有一条 t 分布曲线,每条曲线都有其曲线下统计量 t 的分布规律,计算较复杂。因此,统计学家根据自由度 ν 的大小与 t 分布曲线下面积(用 α 表示)的关系,编制了 t 界值表(附录H),以便于应用。表中的横标目为自由度 ν,纵标目为概率 P(或 α),表中数字为相应的 t 值。我们常把自由度为 ν 的 t 分布曲线下双侧尾部合计面积或单侧尾部面积为指定值 α 时,则横轴上相应的 t 界值记为 $t_{\alpha,\nu}$。如:单侧 $\nu=20$,$\alpha=0.05$ 时,记为单 $t_{0.05,20}=1.725$,表示以 $n=21$ 从正态总体中做随机抽样,按 t 分布规律,理论上有 $t \leqslant -1.725$ 或 $t \geqslant 1.725$ 的概率为 $P=0.05$;双侧 $v=20$,$\alpha=0.05$ 时,记双侧 $t_{0.05,20}=2.086$ 或 $t_{0.05/2,20}=2.086$,表示以 $n=21$ 从正态总体中做随机抽样,按 t 分布规律,理论上有 $t \leqslant -2.086$ 和 $t \geqslant 2.086$ 的概率之和为 $P=0.05$。因为 t 分布是以 0 为中心的对称分布,故附录 H 中只列出正值,查表时,不管 t 值正负只用绝对值。

由 t 分布曲线图和 t 界值表可知:①当 ν 一定时,t 越大,概率 P 越小;②同一自由度下,当 t 值确定后,双尾概率为单尾概率的 2 倍;③当概率 P 确定时,随 ν 增大,t 值减少;④当 $\nu \to \infty$ 时,$t_{\alpha,\nu}$ 近似等于 u_{α}。

三、总体均数的估计

参数估计有以下两种估计方法:一是点值估计,直接用样本统计量作为总体参数的估计值,如用样本均数 $\overline{X}$ 作为总体均数 μ 的估计值等,该法表达简单,但未考虑抽样误差,无法评价参数估计的准确度;二是区间估计,是指按一定的概率(可信度)估计未知的总体参数可能处在的范围(或称可信区间)的估计方法。通常用 95%(或 99%)可信区间(confidence interval,CI)表示总体参数有 95%(或 99%)的概率在某一范围。在计量资料中,参数估计主要是指用样本均数去估计和推断总体均数,所以称为总体均数的估计。下面以总体均数的 95% 可信区间为例,介绍其计算公式。σ 已知时按正态分布原理计算,σ 未知时按 t 分布原理计算。

1. σ 已知时 由 u 分布可知,正态曲线下有 95% 的 u 值范围为 $-1.96 \sim 1.96$,故总体均数 μ 的 95% 可信区间如下。

$$(\overline{X} - 1.96\sigma_{\overline{X}}, \overline{X} + 1.96\sigma_{\overline{X}}) \tag{9-22}$$

2. σ 未知,但 n 足够大(如 $n>50$)时 由 t 分布可知,当自由度越大,t 分布越逼近 u 分布,此时 t 曲线下有 95% 的 t 值范围为 $-1.96 \sim 1.96$,故总体均数 μ 的 95% 可信区间如下。

$$(\overline{X} - 1.96S_{\overline{X}}, \overline{X} + 1.96S_{\overline{X}}) \tag{9-23}$$

[**例 9-14**] 某检验科测得某地 225 名健康成年男子血清胆固醇含量均数 $\overline{X}=4.0$ mmol/L,标准差 $S=0.5$ mmol/L,求其总体均数 95% 的可信区间。

$n=225$,$\overline{X}=4.0$,$S=0.5$,代入公式(9-23)计算得:

$$\left(4.0 - 1.96 \times \frac{0.5}{\sqrt{225}}, 4.0 + 1.96 \times \frac{0.5}{\sqrt{225}}\right) = (3.935, 4.065)$$

所以,其总体均数95%的可信区间为3.935~4.065 mmol/L。

3. σ 未知且 n 较小时 某自由度的 t 曲线下有95%的 t 值范围为 $-t_{0.05,\nu}$~$t_{0.05,\nu}$,故总体均数 μ 的95%可信区间如下。

$$(\overline{X} - t_{0.05,\nu}S_{\overline{X}}, \overline{X} + t_{0.05,\nu}S_{\overline{X}}) \tag{9-24}$$

[例9-15] 在一个血红蛋白总体中,随机抽取一个样本,样本含量为25,样本均数为125 g/L,标准差为17 g/L,求其总体均数的95%的可信区间。

本例是小样本,用公式(9-24)计算。自由度 $\nu = 25 - 1 = 24$,查表得双侧 $t_{0.05,24} = 2.064$,

$$\left(125 - 2.064 \times \frac{17}{\sqrt{25}}, 125 + 2.064 \times \frac{17}{\sqrt{25}}\right) = (117.982, 132.018)$$

所以,其总体均数95%的可信区间为117.982~132.018 g/L。

4. 可信区间的含义 如果能进行重复抽样试验,平均有 $1-\alpha$ 的可信区间包含了总体参数。例如,95%可信区间意味着做100次抽样,算得100个可信区间,平均有95个可信区间包含了总体均数 μ(估计正确),只有5个可信区间不包含总体均数 μ(估计错误)。5%是小概率事件,实际发生的可能性很小,当然这种估计方法会有5%犯错误的风险。

可信区间包含两个要素:一是准确度,反映在可信度的大小,即区间包含总体均数的概率的大小,愈接近1愈好,如99%的可信度就比95%的要好;二是精密度,反映在区间的宽度,宽度越小说明估计越准确。在样本含量确定的情况下,二者是矛盾的,若仅考虑提高可信度,则会使估计的区间变宽,精密度降低。实际工作中需要兼顾准确度和精密度,一般来说95%可信区间更为常用。当然,在保证可信度不变的情况下,要想减少区间长度,提高精密度,减少标准误是唯一的办法。

四、假设检验的基本思想与步骤

(一)假设检验的基本思想

假设检验又称显著性检验,现以下例来说明其思想和原理。

[例9-16] 根据大量调查,已知一般健康成年男性脉搏的均数为72次/分。某医生在某山区随机抽查了25名健康成年男性,测得其脉搏均数为74.2次/分,标准差为6.5次/分。问该山区健康成年男性的脉搏数是否与一般健康成年男性的脉搏数不同?

我们可以将一般健康成年男性的脉搏均数看做是已知的总体均数,用符号 μ_0 表示,即 $\mu_0 = 72$ 次/分;而将某山区25名健康成年男性的脉搏均数看做是一个样本均数,用符号 $\overline{X}$ 表示,即 $\overline{X} = 74.2$ 次/分,其所代表的总体均数即该山区健康成年男性脉搏均数设为 μ,在这里 μ 是未知的。现在研究者的目的是想通过对样本均数 $\overline{X}$ 与已知总体均数 μ_0 的比较,推断该山区健康成年男性脉搏均数 μ 是否与一般健康成年男性脉搏均数 μ_0 有所不同。本例中,样本均数 $\overline{X}$ 与已知总体均数 μ_0 不等有两种可能性:①该山区健康成年男性脉搏均数与一般健康成年男性脉搏均数相同,即 $\mu = \mu_0$,那么 $\overline{X}$ 与 μ_0 的不同,仅仅是由于抽样误差所致;②受山区环境中某些因素的影响,使得该山区健康成年男性脉搏均数与一般健康成年男性脉搏均数不同,即 $\mu \neq \mu_0$,那么 $\overline{X}$ 与 μ_0 的不同,主要是由于两个总体均数不相等所致。那么,应该如何进行判断呢?通过假设检验来回答。按照逻辑推理,如果第一种可能性较大时,可以不拒绝它,统计学上称为差异无统计学意义;如果第一种可能性较小时,可以拒绝它而接受后者,统计学上称为差异有统计学意义。假设检验就是根据这种思维方法建立起来的,其基本思想是首先对所需要比较的总体提出一个无差别的假设,然后通过现有样本数据去推断是否拒绝这一假设。

(二)假设检验的一般步骤

1. 建立假设,确定检验水准 假设包括无效假设 H_0 和备择假设 H_1,无效假设 H_0 即假设总体参数相等,例如,本例 $\mu = \mu_0$,该山区健康成年男性脉搏均数与一般健康成年男性脉搏均数相同。备择假设 H_1 是与 H_0 相反的假设,例如,本例即为 $\mu \neq \mu_0$,该山区健康成年男性脉搏均数与一般健康成年男性脉搏均数不同。H_0 是主要的,只有拒绝了 H_0,才能接受 H_1。

假设检验中的备择假设 H_1 包括单侧检验和双侧检验两种情况,当根据专业知识已知两总体的参数

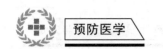

中甲肯定不会小于乙,检验的目的是推断甲是否高于乙时,可考虑用单侧检验,即 $H_1:\mu_甲>\mu_乙$;若研究的目的是推断甲、乙两组间有无差别,宜用双侧检验,即 $H_1:\mu_甲=\mu_乙$。一般认为双侧检验更加保守和稳妥。

检验水准也称显著性水准,用 α 表示,是假设检验预先规定的概率值,是判断差异有无统计学意义的概率水准,也是"是否拒绝 H_0"的界限。研究者根据研究的目的和要求选取 α 水准,通常 $\alpha=0.05$,有时也可取 0.1、0.2 等。单侧检验时,需在 α 水准前注明。

2. 选择检验方法,计算统计量 资料类型不同、变量的分布类型不同、研究目的不同等,选择的检验方法也不同。因此需选择合适的检验方法,如 t 检验、u 检验、χ^2 检验、F 检验等,并计算统计量。

3. 确定 P 值,做出统计推断 P 值是假设检验得出结论的主要依据,其含义是指在 H_0 所规定的总体中随机抽样,获得等于及大于(或等于及小于)现有样本统计量值的概率。根据计算的统计量,查阅相应的统计表,确定 P 值,以 P 值与检验水准 α 比较,从而作出推断结论。

若 $P\leqslant\alpha$,则拒绝 H_0,接受 H_1,差异有统计学意义,即总体有差别;若 $P>\alpha$,则不拒绝 H_0,差异无统计学意义,即尚不能认为总体有差别。

五、t 检验与 u 检验

假设检验的具体方法通常是以选定的检验统计量来命名的。例如,检验统计量 t 值和 u 值分别对应于 t 检验和 u 检验,检验统计量 F 值对应于 F 检验。实际应用时要注意各种检验方法的适用条件、用途和注意事项。

(一)t 检验

t 检验是根据 t 分布的原理计算检验统计量,包括以下一些检验类型:样本均数与总体均数比较的 t 检验;配对样本均数比较的 t 检验;两独立样本均数比较的 t 检验。t 检验的应用条件有三个:①总体标准差未知,样本含量较小($n\leqslant50$);②要求样本来自正态分布总体;③两样本均数比较时,要求样本所属总体的方差相等。但在实际工作中,与上述条件略有偏离,也可应用;若总体方差不相等,可采用近似 t 检验(或称 t' 检验)(详见医学统计学中的相关介绍)。

1. 样本均数与已知总体均数比较的 t 检验 样本均数 $\overline{X}$ 代表的总体均数 μ 和已知总体均数 μ_0 的比较。已知的总体均数一般为标准值、理论值或经大量观察得到的稳定值等。现对例 9-16 分析如下。

(1)建立假设,确定检验水准。

$H_0:\mu=\mu_0$,即该山区健康成年男性脉搏均数与一般健康成年男性脉搏均数相同。

$H_1:\mu\neq\mu_0$,即该山区健康成年男性脉搏均数与一般健康成年男性脉搏均数不同。

$\alpha=0.05$

(2)选择检验方法,计算统计量。

$$t=\frac{\overline{X}-\mu_0}{S/\sqrt{n}}=\frac{74.2-72}{6.5/\sqrt{25}}=1.69$$

(3)确定 P 值,做出统计推断。

本例自由度 $\nu=n-1=25-1=24$,查 t 界值表得,$t_{0.05,24}=2.064$,本例 $t=1.69<t_{0.05,24}$,因此 $P>0.05$,按 $\alpha=0.05$ 水准,不拒绝 H_0,差别无统计学意义,即根据本资料还不能认为该山区健康成年男性脉搏均数与一般健康成年男性脉搏均数不同。本例中 P 值的确切值为 $0.1<P<0.2$。

假如根据专业知识知道山区男子的脉搏数不会低于一般地区,那么本例要用单侧检验,H_0 与双侧检验相同,但 H_1 有不同,此时 H_1:该山区健康成年男性脉搏数高于一般健康成年男性脉搏数,即 $\mu>\mu_0$。此时相应查表所得的 P 值的确切值为 $0.05<P<0.1$。

2. 配对设计资料的 t 检验 配对设计是将受试对象按某些重要特征相近的原则配成对子,每对中的两个个体随机地给予两种处理。配对设计是为了控制某些非处理因素对实验结果的影响。例如,某医生为了研究喝牛奶对儿童身高的影响,共选择了 8 对同卵双生子,在每对中,随机地让其中一人在正常饮食的基础上每天增喝 500 mL 牛奶,另一人只正常饮食不增喝牛奶,如此每对同卵双生子除了喝牛奶这一研究因素不同外,其他非研究因素如年龄、性别、父母的身高等完全相同。配对设计常见以下几种情形:两个

同质受试对象分别接受两种不同处理,比较两种处理效应是否有差异;同一批对象治疗前后某些结果的比较;同一批样品,对每种样品采用两种不同的方法进行测定,比较两种方法测定结果有无不同。

配对资料的 t 检验的基本思想如下。H_0:差值的总体均数 $\mu_d = 0$(即两总体相同),计算在 $\mu_d = 0$ 的总体中抽得现有样本 $\bar{d}$ 的概率。其计算的公式如下。

$$t = \frac{\bar{d} - \mu_d}{S_d / \sqrt{n}} = \frac{\bar{d} - 0}{S_d / \sqrt{n}} = \frac{\bar{d}}{S_d / \sqrt{n}} \tag{9-25}$$

式中:$\bar{d}$ 为差值的均数;S_d 为差值的标准差;n 为对子数。

[例 9-17] 将大白鼠按照同窝、同性别和体重接近的原则配成 8 对,每对中两只大白鼠随机确定一只进食正常饲料,另一只进食添加维生素 C 饲料,一段时间以后,测量两组大白鼠的肝中维生素 A 的含量(表 9-12),问维生素 C 能否影响大白鼠肝中维生素 A 的含量?

表 9-12　两种饲料喂养大白鼠肝中维生素 A 含量(IU/g)

对子号 (1)	正常饲料 (2)	添加维生素 C 饲料 (3)	差值 d (4)	d^2 (5)
1	3350	2450	1100	1210000
2	2000	2400	−400	160000
3	3000	1800	1200	1440000
4	3950	3200	750	562500
5	3800	3250	550	302500
6	3750	2700	1050	1102500
7	3450	2500	950	902500
8	3050	1750	1300	1690000
合计	—	—	6500	7370000

计算得

$$\bar{d} = \frac{\sum d}{n} = \frac{6500}{8} = 812.5$$

$$S_d = \sqrt{\frac{\sum d^2 - (\sum d)^2 / n}{n - 1}} = \sqrt{\frac{7370000 - (6500)^2 / 8}{8 - 1}} = 546.25$$

(1)建立假设,确定检验水准。

$H_0:\mu_d = 0$,即两种饲料喂养的大白鼠肝中维生素含量 A 相等。

$H_1:\mu_d \neq 0$,即两种饲料喂养的大白鼠肝中维生素含量 A 不等。

$\alpha = 0.05$

(2)选择检验方法,计算统计量。

$$t = \frac{\bar{d} - 0}{S_d / \sqrt{n}} = \frac{812.5}{546.25 / \sqrt{8}} = 4.207$$

$$\nu = n - 1 = 8 - 1 = 7$$

(3)确定 P 值,做出统计推断。

查 t 界值表,双侧 $t_{0.005,7} = 4.029$,即 $P < 0.005$,按 $\alpha = 0.05$ 水准,拒绝 H_0,接受 H_1,可认为两组大白鼠肝中维生素 A 的含量不等,添加维生素 C 饲料组的大白鼠肝中维生素 A 含量低。

3. 两小样本均数比较的 t 检验　此法又称成组 t 检验,适用于完全随机设计的两样本均数的比较。其目的是通过两样本均数比较,来推断它们所代表的两总体($\mu_1 = \mu_2$)是否相等。两样本含量可以相等也可不等。其计算公式如下。

$$t = \frac{|\overline{X}_1 - \overline{X}_2| - 0}{S_{\overline{X}_1 - \overline{X}_2}} = \frac{|\overline{X}_1 - \overline{X}_2|}{S_{\overline{X}_1 - \overline{X}_2}}, \quad \nu = n_1 + n_2 - 2 \tag{9-26}$$

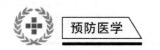

式中：$\overline{X}_1$ 和 $\overline{X}_2$ 分别为两样本的均数；$S_{\overline{X}_1-\overline{X}_2}$ 为两样本均数差值的标准误，可用以下公式计算。

$$S_{\overline{X}_1-\overline{X}_2} = \sqrt{\frac{(n_1-1)S_1^2+(n_2-1)S_2^2}{n_1+n_2-2}\left(\frac{1}{n_1}+\frac{1}{n_2}\right)} \qquad (9\text{-}27)$$

[例 9-18] 25 名糖尿病患者随机分成两组，甲组 13 名采用饮食治疗合并药物治疗，乙组 12 名单纯用药物治疗，两个月后测空腹血糖（mmol/L）如表 9-13 所示，问两种疗法治疗后患者血糖值是否相同？

表 9-13　25 名糖尿病患者两种疗法治疗后两个月血糖值（mmol/L）

甲组编号	甲组血糖值(X_1)	乙组编号	乙组血糖值(X_2)
1	6.4	1	8.6
2	6.2	2	8.7
3	7.8	3	10.2
4	5.6	4	7.1
5	6.1	5	10.5
6	5.3	6	6.5
7	5.5	7	8.6
8	7.6	8	7.8
9	5.5	9	10.2
10	5.2	10	8.6
11	6.0	11	9.4
12	8.3	12	7.9
13	7.7		

先计算两组的统计量。

甲组：
$$\overline{X}_1 = \frac{\sum X_1}{n_1} = \frac{83.2}{13} = 6.40, \quad S_1 = 1.076$$

乙组：
$$\overline{X}_2 = \frac{\sum X_2}{n_2} = \frac{104.1}{12} = 8.68, \quad S_2 = 1.247$$

合并方差

$$S_{\overline{X}_1-\overline{X}_2} = \sqrt{\frac{(n_1-1)S_1^2+(n_2-1)S_2^2}{n_1+n_2-2}\left(\frac{1}{n_1}+\frac{1}{n_2}\right)}$$

$$= \sqrt{\frac{(13-1)\times 1.076^2+(12-1)\times 1.247^2}{13+12-2}\left(\frac{1}{13}+\frac{1}{12}\right)} = 0.46$$

（1）建立假设，确定检验水准。

$H_0: \mu_1 = \mu_2$，即两种疗法的效果相同。

$H_1: \mu_1 \neq \mu_2$，即两种疗法的效果不同。

$\alpha = 0.05$

（2）选择检验方法并计算统计量。

$$t = \frac{\overline{X}_1 - \overline{X}_2}{S_{\overline{X}_1-\overline{X}_2}} = \frac{6.40-8.68}{0.46} = -4.96$$

$$\nu = n_1 + n_2 - 2 = 23$$

（3）确定 P 值，做出统计推断。

查自由度 $\nu = 13+12-2 = 23$，$\alpha = 0.05$ 时的 t 界值为 $t_{0.05,23} = 2.069$，因 $|t| > 2.069$，所以 $P < 0.05$。精确地说，本题因 $|t| > t_{0.001,20}$，则 $P < 0.001$。所以我们根据 $\alpha = 0.05$ 水准处拒绝 H_0 而接受 H_1，两种疗法的疗效是不同的，饮食加药物治疗对控制血糖效果较好。

（二）u 检验

当要比较的两个样本的含量都在 50 以上时，即 $n_1 \geqslant 50$ 且 $n_2 \geqslant 50$，无论总体的分布如何，样本均数的分布近似服从正态分布,可采用大样本均数比较的 u 检验,其统计量 u 值的计算公式如下。

$$u = \frac{\overline{X}_1 - \overline{X}_2}{S_{\overline{X}_1 - \overline{X}_2}} = \frac{\overline{X}_1 - \overline{X}_2}{\sqrt{\frac{S_1^2}{n_1} + \frac{S_2^2}{n_2}}} \tag{9-28}$$

[例 9-19] 抽样调查某地健康成年男女红细胞数,资料如表 9-14 所示。问该地成年男女红细胞均数有无差别?

表 9-14 某地健康成年男女红细胞数($\times 10^{12}/L$)测得值

性别	n	$\overline{X} \pm S$
男	120	4.92±0.53
女	110	4.43±0.36

假设检验的过程如下。

(1) 建立假设,确定检验水准。

$H_0 : \mu_1 = \mu_2$,即健康成年男女红细胞数相同。

$H_1 : \mu_1 \neq \mu_2$,即健康成年男女红细胞数不同。

$\alpha = 0.05$

(2) 选择检验方法计算统计量。

$$u = \frac{\overline{X}_1 - \overline{X}_2}{S_{\overline{X}_1 - \overline{X}_2}} = \frac{4.92 - 4.43}{\sqrt{(0.53)^2/120 + (0.36)^2/110}} = 8.26$$

(3) 确定 P 值,做出统计推断。

本例的统计量 $u = 8.26 > u_{0.01} = 2.58$,因此 $P < 0.01$,按 $\alpha = 0.05$ 水准,拒绝 H_0,接受 H_1,可认为该地健康成年男女红细胞总体均数不同,男性红细胞均数高于女性。

六、假设检验应注意的问题

1. 严密的随机抽样设计是假设检验的前提 应保证样本是从同质总体中随机抽取的,并要求组间具有均衡性和可比性,即除了研究对比的因素外,其他影响结果的因素应尽可能相同或接近,才能得出有意义的统计结论和有价值的专业结论。

2. 选用检验方法必须符合其适用条件 根据研究目的、设计类型、资料性质及样本含量大小等选用适当的检验方法。如:计量资料常用的方法有 t 检验、u 检验和 F 检验等;计数资料常用的方法有 u 检验、χ^2 检验等;同为计量资料又有成组 t 检验和配对 t 检验。

3. 正确理解差别有无统计学意义的含义 假设检验结论中拒绝 H_0,接受 H_1,称为差别有统计学意义,P 值越小,拒绝 H_0 的理由就越充分,不应误解为所分析的指标间相差很大,或在医学上有明显的实用价值,只是说指标的差别由于抽样误差所致的可能性较小;反之,不拒绝 H_0,称为差别无统计学意义,不应误解为相差不大或相等。统计结论必须和专业结论相结合,才能得出符合客观实际的最终结论。

4. 假设检验的推断结论不能绝对化 因为统计推断的结论是概率性的,不管拒绝 H_0 或不拒绝 H_0 都有可能发生推断错误,即 I 型错误和 II 型错误。I 型错误又称第一类错误,拒绝了实际上成立的 H_0,为弃真的错误,其概率通常用 α 表示,即前面所讲的检验水准 α。II 型错误又称第二类错误,不拒绝实际上不成立的 H_0,为存伪的错误,其概率通常用 β 表示,其值一般未知。当 P 较接近检验水准 α 值时,即样本检验统计量在界值上下波动时,得出推断结论务必要慎重。α 值与 β 值之间的关系是样本含量 n 确定时,α 值愈小,β 值愈大;反之,α 愈大,β 愈小。欲同时减少 α 和 β 值,唯一的办法是增加样本含量。

5. 报告结论时,应写出相关指标 相关指标如检验统计量值、检验水准 α 值等,若为单侧检验时应特别注明,并写出 P 值的确切范围,以便相互比较。另外,还要强调指出,检验水准 α 值、单侧检验或双侧检验及其检验方法等,都是在设计阶段早已事先确定的,不受样本调查结果或实验结果的影响,更不可在最后统计分析过程中随意更改。

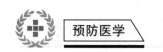

第六节 计数资料的统计推断

一、率的抽样误差与标准误

率的抽样误差是指样本率与总体率间的差异。例如,某地试图了解成人高血压患病情况,对 2500 名成人进行检查,其中患者数 530 名,患病率为 21.2%,这一患病率是一个样本率(p),不是当地所有成人高血压患病总率(π)。如果再抽取含量仍为 2500 的一个样本,此样本的高血压患病率不一定等于 21.25%,也不会恰好等于总体率(π)。这种由随机抽样引起的样本率和总体率的差异及各样本率之间的差异,称为率的抽样误差。率的抽样误差可用率的标准误来表示,按公式(9-29)计算。

$$\sigma_p = \sqrt{\frac{\pi(1-\pi)}{n}} \tag{9-29}$$

式中:σ_p 为率的标准误;π 为总体率;n 为样本量。当总体率未知时,可按公式(9-30)计算率的标准误。

$$S_p = \sqrt{\frac{p(1-p)}{n}} \tag{9-30}$$

式中:S_p 为率的标准误;p 为样本率;n 为样本量。本例中,$p=21.2\%$,$n=2500$,故

$$S_p = \sqrt{\frac{0.212 \times (1-0.212)}{2500}} = 0.029 = 2.9\%$$

二、总体率的可信区间

有了率的标准误,就可仿照估计总体均数的可信区间的方法来估计总体率的所在范围,即求总体率的可信区间,这里介绍两种方法。

(一)正态近似法

当样本含量 n 足够大(如 $n>50$),且样本率 p 和$(1-p)$均不太小,若 np 与 $n(1-p)$ 均不低于 5 时,样本率的分布近似正态分布,可按公式(9-31)与公式(9-32)求总体率的可信区间。

总体率的 95% 可信区间为 $p \pm 1.96 S_p$ (9-31)
总体率的 99% 可信区间为 $p \pm 2.58 S_p$ (9-32)

上例中,该地成人高血压患病率的 95% 可信区间为 21.2%±1.96×2.9%,即 15.5%~26.9%;99% 可信区间为 21.2%±2.58×2.9%,即 13.7%~25.8%。

(二)查表法

当样本含量 n 较小,如 $n \leqslant 50$,特别是 p 很接近于 0 或 1 时,按二项分布的原理估计总体率的可信区间。因为其计算过程较复杂,统计学家已经编制了百分率的可信区间,可直接根据样本含量 n 和阳性数 X 查出总体率的可信区间,详见附录 I。

[例 9-20] 某医院用高压氧治疗移植皮瓣一周后观察皮瓣恢复情况,20 例中显效者 10 例。问该方法显效的 95% 与 99% 可信区间各为多少?

本例中,$n=20$,$X=10$,查附录 I,得此两数相交处的 95% 可信区间为 27%~73%,99% 可信区间为 22%~78%。

附表中的 X 值只列出了 $X \leqslant n/2$ 部分,当 $X > n/2$ 时,应以 $n-X$ 值查表,然后用 100 减去查得的数值,即为所求的区间。

三、χ^2 检验(卡方检验)

χ^2 检验是一种用途广泛的假设检验方法,可用于两个或两个以上的率(或构成比)之间的比较、两变量间的关联性分析及频数分布的拟合优度检验等。本节仅介绍两个或两个以上的率(或构成比)比较的 χ^2 检验。

（一）四格表资料的 χ^2 检验

[例 9-21] 将 75 例心肌梗死患者随机分成两组，分别用甲、乙两种治疗方案进行治疗，两种方案的治疗结果见表 9-15。试分析甲、乙两种治疗方案治疗心肌梗死的有效率有无差别。

表 9-15 甲、乙两种治疗方案治疗心肌梗死的有效率（%）

组别	有效例数/（%）	无效例数/（%）	合计	有效率/（%）
甲	30(28.8)	10(11.2)	40	75.00
乙	24(25.2)	11(9.8)	35	68.57
合计	54	21	75	72.00

表 9-15 中 30、10、24、11 这四个格子的数据是整个表的基本数据，其余数据都是根据这四个数据中计算出来的，这种资料称为四格表资料，因四格表由 2 行 2 列组成，故又称 2×2 表。

1. 四格表资料 χ^2 检验的基本公式

χ^2 检验需计算统计量 χ^2 值，其意义和算法可用下面基本公式来说明。

$$\chi^2 = \sum \frac{(A-T)^2}{T}, \quad \nu = （行数-1）×（列数-1） \tag{9-33}$$

式中：A 为实际频数，即实际观察所得频数，如表 9-15 中的 4 个基本数据；T 为理论频数，即按照检验假设 H_0 推算出来的频数。例如，上例 $H_0:\pi_1=\pi_2=72\%$，即甲、乙两治疗方案治疗心肌梗死的总有效率相等，均等于合计有效率 72%，据此，理论上甲方案治疗的有效例数应为（40×72%）=28.8，无效例数应为（40-28.8）=11.2；同理，可以算出理论上乙方案治疗的有效例数和无效例数分别为 25.2、9.8，将 4 个理论频数均记入表 9-13 括号内。理论频数的推算可以用下列公式表示。

$$T_{RC} = \frac{n_R × n_C}{N} \tag{9-34}$$

式中：T_{RC} 为某行（Row）某列（Column）格子的理论数；n_R 为与理论数同行的合计数；n_C 为与理论数同列的合计数；N 为总例数。表 9-15 中第一行第一列格子的理论数 T_{11} 为：

$$T_{11} = \frac{40 × 54}{75} = 28.8$$

用同样的方法可得 T_{12}、T_{21} 及 T_{22}。由于四格表每行和每列的合计数是固定的，所以只要用公式（9-34）求出其中任何一个格子的理论数后，其余三个格子的理论数可用减法求出，如 $T_{11}=28.8$，则其余三个格子理论数如下：$T_{12}=40-28.8=11.2$；$T_{21}=54-28.8=25.2$；$T_{22}=21-11.2=9.8$。

将实际频数和理论频数代入公式（9-33），即可算出检验统计量 χ^2 值。χ^2 值的大小反映了实际频数与理论频数吻合的程度。如果检验假设 H_0 成立，则实际频数与理论频数相差不应该太大，此时 χ^2 值应当很小；反之，如果实际频数与理论频数相差很大，则相应的 χ^2 值就比较大，H_0 成立的可能性就很小。从公式（9-33）可以看出，χ^2 值的大小，除了与 A 和 T 差值的大小有关外，还与格子数即自由度 ν 有关，χ^2 检验的 ν =（行数-1）×（列数-1）=$(R-1)×(C-1)$，格子数越多，χ^2 值越大，所以查表时要考虑自由度的大小。χ^2 值与 P 值的对应关系可查 χ^2 界值表（附录 J）。在同一自由度下，χ^2 值越大，与其相对应的 P 值越小。

现对例 9-21 进行分析。

（1）建立假设，确定检验水准。

$H_0:\pi_1=\pi_2$，即甲、乙两种治疗方案疗效无差别。

$H_1:\pi_1≠\pi_2$，即甲、乙两种治疗方案疗效有差别。

$\alpha=0.05$。

（2）计算 χ^2 值。

理论数 T 前面已经算出，将各格子的 A 与 T 数据代入公式（9-33）得：

$$\chi^2 = \frac{(30-28.8)^2}{28.8} + \frac{(10-11.2)^2}{11.2} + \frac{(24-25.2)^2}{25.2} + \frac{(11-9.8)^2}{9.8} = 0.383$$

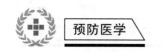

（3）确定 P 值并给出推断结论。

本例 $\nu=(2-1)\times(2-1)=1$，查 χ^2 界值表，得 $\chi^2_{0.05,1}=3.84$，$\chi^2<\chi^2_{0.05,1}$，所以 $P>0.05$。按 $\alpha=0.05$ 检验水准，不拒绝 H_0，差异无统计学意义，尚不能认为甲、乙两种治疗心肌梗死的有效率不同。

2. 四格表资料 χ^2 检验的专用公式

为方便起见，在实际中应用更多的是四格表 χ^2 检验专用公式（9-35）。

$$\chi^2=\frac{(ad-bc)^2 n}{(a+b)(c+d)(a+c)(b+d)} \tag{9-35}$$

式中：a、b、c、d 分别代表四个格子内的实际频数；n 为两个样本的总例数；$(a+b)$、$(b+d)$ 等相当于周边合计，如表 9-16 所示。

以表 9-15 为例，如表 9-16 所示，将有关数据代入公式（9-35）。

表 9-16 甲、乙两种治疗方案治疗心肌梗死的有效率（%）

组别	有效例数	无效例数	合计	有效率/（%）
甲	30(a)	10(b)	40($a+b$)	75.00
乙	24(c)	11(d)	35($c+d$)	68.57
合计	54($a+c$)	21($b+d$)	75(n)	72.00

$$\chi^2=\frac{(30\times11-10\times24)^2\times75}{40\times35\times54\times21}=0.383$$

计算结果与基本公式法相同。

3. 四格表资料 χ^2 检验的校正公式

在实际工作中，对于四格表资料，通常规定如下。

（1）当样本总例数 $n\geq40$，且所有格子理论数 $T\geq5$，可用 χ^2 检验基本公式（9-33）或四格表专用公式（9-35）。

（2）当样本总例数 $n\geq40$，但有理论数 $1\leq T<5$ 时，则 χ^2 值的计算公式需进行连续性校正，否则计算出的 χ^2 值偏大。校正 χ^2 值的计算公式如下。

$$\chi^2=\sum\frac{(|A-T|-0.5)^2}{T} \tag{9-36}$$

$$\chi^2=\frac{(|ad-bc|-n/2)^2 n}{(a+b)(c+d)(a+c)(b+d)} \tag{9-37}$$

公式（9-36）是公式（9-33）的校正，公式（9-37）是公式（9-35）的校正。

（3）当样本总例数 $n<40$ 或理论数 $T<1$ 时，即使采用校正公式计算的 χ^2 值亦有偏差，需改用四格表的 Fisher 确切概率法（详见相关统计学教材）。

[**例 9-22**] 某医生研究两种降血脂药物 A、B 的临床疗效，3 个月后，按照患者的血脂下降程度分为有效和无效，结果如表 9-17 所示，问 A、B 两种药物降血脂的疗效是否不同？

表 9-17 A、B 两种药物降血脂的疗效

药物	有效	无效	合计	有效率/（%）
A	26(23.3)	2(4.7)	28	92.86
B	9(11.7)	5(2.3)	14	64.29
合计	35	7	42	83.33

检验步骤如下。

（1）建立假设，确定检验水准。

$H_0:\pi_1=\pi_2$，即两种药物的降血脂有效率无差别。

$H_1:\pi_1\neq\pi_2$，即两种药物的降血脂有效率有差别。

$\alpha=0.05$。

（2）计算 χ^2 值。

本例 $n>40$，但有 2 个格子理论数为 2.3 和 4.7，符合 $1<T<5$ 的条件，故应选择校正公式计算 χ^2 值。将表 9-17 内有关数据代入公式（9-37）得：

$$\chi^2 = \frac{(|26\times5-2\times9|-42/2)^2\times42}{28\times14\times35\times7} = 3.62$$

（3）确定 P 值并给出推断结论。

$\nu=1$，查 χ^2 界值表，得 $\chi^2_{0.05,1}=3.84$，$\chi^2<\chi^2_{0.05,1}$，所以 $P>0.05$。按 $\alpha=0.05$ 水准，结论为不拒绝 H_0，即据此资料还不能认为 A、B 两种药物的降血脂的疗效有差别。

本例若不用校正公式计算 χ^2 值，$\chi^2=5.49$，$P<0.05$，可见未校正的 P 偏小，据此将得出相反的结论。

（二）配对资料的 χ^2 检验

配对计数资料设计方法是将观察单位配成对子，每一对观察单位分别给予不同的处理或者是将同一观察单位先后给予两种不同的处理，观察其结果。若观察的结果只有阴性（—）和阳性（＋）两种可能，则清点配对资料时只有四种情况出现：甲＋乙＋（即 a），甲＋乙—（即 b），甲—乙＋（即 c），甲—乙—（即 d）。将 a、b、c、d 四种情况的对子数填入四格表，此表即配对四格表，如表 9-16 所示。

[例 9-23] 用甲、乙两种培养基培养结核杆菌 35 份，结果如表 9-18 所示，问甲、乙两种培养基培养结核杆菌的效果有无差别？

表 9-18　甲、乙两种培养基培养结核杆菌的效果

甲培养基	乙培养基		合计
	＋	—	
＋	11(a)	8(b)	19
—	3(c)	13(d)	16
合计	14	21	35

表 9-18 中 a 和 d 是结果相同的对子数，b 和 c 是结果不同的对子数，若两种培养基培养结果无差别，则 b 应等于 c，但是由于抽样误差的存在，样本的 b 和 c 可能不等，因此必须通过假设性检验来判断 b 和 c 所对应的总体 B 和 C 是否相等，可采用下列简化公式。

$$\chi^2 = \frac{(b-c)^2}{b+c} \tag{9-38}$$

$$\chi^2 = \frac{(|b-c|-1)^2}{b+c} \tag{9-39}$$

当 $b+c\geqslant40$ 时，用公式（9-38）计算 χ^2 值；当 $b+c<40$ 时，用公式（9-39）计算 χ^2 值。

本例检验步骤如下。

（1）建立假设和确定检验水准。

H_0：两种培养基培养结核杆菌的效果无差别，即总体 B＝C。

H_1：两种培养基培养结核杆菌的效果有差别，即总体 B≠C。

$\alpha=0.05$。

（2）计算 χ^2 值。

$b+c=8+3=11<40$，故用公式（9-39）计算 χ^2 值。

$$\chi^2 = \frac{(|8-3|-1)^2}{8+3} = 1.45$$

（3）确定 P 值并给出推断结论。

$\nu=1$，查 χ^2 界值表，得 $\chi^2_{0.05,1}=3.84$，今 $\chi^2=1.45$，$\chi^2<\chi^2_{0.05,1}$，所以 $P>0.05$，按 $\alpha=0.05$ 水准，不拒绝 H_0，故还不能认为甲、乙两种培养基培养结核杆菌的效果有差别。

（三）行×列表资料的 χ^2 检验

2×2 表是行×列表中最简单的一种，若行数和（或）列数大于 2，习惯上称为行×列表，简记为 R×C

表。行×列表的χ^2检验,常用于多个率(或构成比)之间差异的比较。行×列表资料χ^2检验的基本思想与四格表资料χ^2检验相同,其χ^2值的计算可用公式(9-33),因用该式计算较烦琐,故更常用行×列表资料的专用公式(9-40)。

$$\chi^2 = n\left(\sum \frac{A^2}{n_R n_C} - 1\right) \tag{9-40}$$

式中:n为总例数;A为每个格子的实际频数;n_R和n_C分别为与A相应的行合计数与列合计数。

[例9-24] 某医院用三种方案治疗急性无黄疸型病毒性肝炎163例,结果如表9-19所示,问三种方案的有效率是否不同?

表9-19 三种方案治疗急性无黄疸型病毒性肝炎的有效率

组 别	有效	无效	合计	有效率/(%)
中西药结合组	29	25	54	53.7
西药组	26	28	54	48.1
中药组	15	40	55	27.3
合计	70	93	163	42.9

检验步骤如下。

(1) 建立假设,确定检验水准。

H_0:三种方案的有效率相同,即$\pi_1 = \pi_2 = \pi_3$。

H_1:三种方案的有效率不同或不全相同。

$\alpha = 0.05$。

(2) 计算χ^2值。

按公式(9-40)计算

$$\chi^2 = 163 \times \left(\frac{29^2}{54 \times 70} + \frac{25^2}{54 \times 93} + \frac{26^2}{54 \times 70} + \frac{28^2}{54 \times 93} + \frac{15^2}{55 \times 70} + \frac{40^2}{55 \times 93} - 1\right)$$
$$= 8.66$$

(3) 确定P值和给出推断结论。

按$\nu = (3-1) \times (2-1) = 2$,查$\chi^2$界值表,得$\chi^2_{0.025,2} = 7.38$,现有$\chi^2 > \chi^2_{0.025,2}$,故$P < 0.025$。按$\alpha = 0.05$水准,拒绝$H_0$,接受$H_1$,可以认为三种方案的有效率不同或不全相同。

行×列表资料χ^2检验注意事项如下。

(1) 一般认为,行×列表中各格子的理论数T均不能小于1,且理论数T小于5的格子数不宜超过格子总数的1/5。如果条件不能满足时,处理方法有三种:①增加样本含量以增大理论频数;②将太小的理论数所在的行或列的实际数与性质相近的邻行或邻列的实际数合并;③删去理论数太小的格子所对应的行或列。

(2) 多个样本率比较,推断的结论是拒绝H_0,接受H_1,这只能认为各总体率或构成比之间总的来说有差别,但并不是说它们彼此之间都有差别。若想了解具体是哪两者间有差别,需利用χ^2分割法(四格表)进一步进行两两比较。

(盛爱萍)

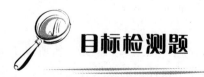

目标检测题

一、名词解释

1. 总体　　2. 样本　　3. 小概率事件　　4. 抽样误差　　5. 计量资料　　6. 计数资料

7. 统计推断

二、单项选择题

1. 比较不同性别高血压患病率,宜选择的图形为(　　　)。

A. 直方图　　　　B. 直条图　　　　C. 圆图　　　　D. 线图　　　　E. 散点图

2. 某医院对本院从 2011 年 1 月至 2011 年 12 月的院内感染发生率进行了统计,欲用统计图的形式反映出各个月的院内感染发生率的变化趋势,应最好选用下列哪一种类型的统计图?(　　　)

A. 直方图　　　B. 直条图　　　C. 圆图　　　D. 线图　　　E. 散点图

3. 观察各种死因造成死亡的比重,宜选择的图形为(　　　)。

A. 直方图　　　B. 直条图　　　C. 圆图　　　D. 线图　　　E. 散点图

4. 观察甲型肝炎患者的年龄分布,宜选择的图形为(　　　)。

A. 直方图　　　B. 直条图　　　C. 圆图　　　D. 线图　　　E. 散点图

5. 最常用来表示血清学滴度资料平均水平的指标是(　　　)。

A. 算术均数　　　B. 中位数　　　C. 几何均数　　　D. 平均数　　　E. 百分位数

6. 用均数和标准差可全面描述哪种资料的特征?(　　　)

A. 正偏态分布　　　　　　B. 分布不明　　　　　　C. 负偏态分布

D. 正态分布和近似正态分布　　　E. 任何分布类型

7. 配对 t 检验中,用药前数据减去用药后数据和用药后数据减去用药前数据,两次 t 检验(　　　)。

A. t 值符号相反,结论相反　　　　　　B. t 值符号相同,结论相同

C. t 值符号相反,但结论相同　　　　　D. t 值符号相同,但大小不同,结论相反

E. 结论可能相同或相反

8. 两个样本率作比较,有一个格子的实际数小于 5,大于 1,其余均大于 5,则宜用(　　　)。

A. 校正卡方检验　　　　　　B. 不能进行 χ^2 检验

C. 卡方检验不用校正　　　　　D. 必须先合理的合并

E. 以上都不对

9. 某医院对内、外科各 30 名医生进行有关营养学相关知识的考核,外科医生考核的平均得分为 (81.13 ± 6.32) 分,内科医生考核的平均得分为 (90.11 ± 4.68) 分。若两组数据均呈正态分布,请问应首先考虑选择下列哪种统计学方法进行内、外科护士考核平均分之间差异的比较?(　　　)。

A. u 检验　　　　　　B. 配对 t 检验　　　　　　C. 成组 t 检验

D. 方差分析　　　　　　E. χ^2 检验

10. 某医生使用抑郁自评量表对 100 名高干病房的老年患者和 100 名普通病房的老年患者分别进行了评定,若欲比较两个病房的老年患者抑郁情绪的发生率有无差异,应首先选择下列哪一种统计学分析方法?(　　　)。

A. u 检验　　　B. 配对 t 检验　　　C. 成组 t 检验　　　D. 方差分析　　　E. χ^2 检验

三、计算题

1. 从表 9-20 中找出计量资料、计数资料。

表 9-20　肺结核治疗部分病例观测结果

患者编号	医院	年龄/岁	性别	体重/kg	痰涂片	痰培养	皮试直径/mm	6 个月后存活
001	1	68	F	56.4	阳性	阴性	18	是
002	1	63	M	74.5	阳性	阴性	16	是
003	1	65	F	57.3	阳性	阳性	21	否
004	2	70	F	65.6	可疑	阳性	28	否
005	2	52	M	81.2	阴性	阳性	7	是
006	3	46	M	58.8	阴性	阴性	12	是

续表

患者编号	医院	年龄/岁	性别	体重/kg	痰涂片	痰培养	皮试直径/mm	6个月后存活
007	4	44	M	67.7	阳性	阳性	15	是
008	4	43	M	66.4	可疑	阳性	14	是
⋮	⋮	⋮	⋮	⋮	⋮	⋮	⋮	⋮

2. 某医院用新药与常规药物治疗婴幼儿贫血,将20名贫血患儿随机等分两组,分别接受两种药物治疗,测得血红蛋白增加量(g/L)见表9-21。问:①这是什么资料?②其设计类型是什么?③新药与常规药的疗效有无差别?

表 9-21　两种药物治疗 20 名贫血患儿结果

治疗药物	血红蛋白增加量/(g/L)									
新药组	24	36	25	14	26	34	23	20	15	19
常规药组	14	30	20	15	22	24	21	25	27	23

3. 为分析畸形儿与母亲年龄的关系,某医生检查了新生儿4470例,其中畸形儿数106例,归纳数据如表9-22所示。有人下结论:母亲年龄25~29岁时生畸形儿的患病率最高,为66.0%。问:①此结论对吗?为什么?②将表9-22制成相应的统计图。

表 9-22　不同年龄段母亲与畸形儿数的调查资料

母亲年龄	畸形儿数	患病率/(%)
20~	3	2.8
25~	70	66.0
30~	20	18.9
35~	7	6.6
≥40	6	5.7
合　计	106	100.0

4. 某医院 150 例大肠埃希菌标本分别在 A、B 两种培养基上培养。A 培养基上阳性率为 60%,B 培养基上阳性率为 50%,A、B 两种培养基上一致检出率为 40%。问:①你能否将相关数据制成相应表格?②这是什么资料?设计类型是什么?③两种培养基的检验结果是否有差别?

第十章 流行病学方法

学习目标

1. 掌握 现况研究的定义、种类；病例-对照研究和队列研究的概念、种类、研究对象的选择、资料分析与结果解释及该类研究的优点和局限性；实验性研究的概念及设计与实施。

2. 熟悉 流行病学研究设计的基本内容；现况研究的用途；病例对照研究和队列研究的用途及资料的收集。

3. 了解 各种流行病学研究方法样本含量的估计。

流行病学是人类在与多种流行性疾病特别是传染病作斗争的实践中逐渐形成和发展起来的，它为疾病原因的探索及制定防制措施作出了不可估量的贡献。但是，目前有些疾病的病因仍然尚未明确，而且，随着生活水平的提高，人们不仅要求没有疾病，而且要求健康的生活。所以，作为一门方法学，流行病学旨在探索病因和研究如何促进人类健康，延长人类有效寿命。

第一节 流行病学概述

一、流行病学的定义

流行病学(epidemiology)是研究疾病流行的科学，即研究在人群中发生某种疾病病例数上升的情况及其原因和如何控制的科学。早年，传染病在人群中广泛流行，曾给人类带来极大的灾难。因此，人们针对传染病进行了深入的流行病学调查研究，采取防治措施。随着主要传染病逐渐得到控制，流行病学又应用于研究非传染病特别是慢性病，如心脑血管疾病、恶性肿瘤、糖尿病等。随着社会的发展，流行病学的研究范围又扩大到与健康有关的状态和卫生事件。

准确地说，流行病学是研究人群中疾病与健康状况的分布及其影响因素，并制定防制疾病及促进健康的策略和措施的科学。

二、流行病学的应用

流行病学是一门从群体角度研究疾病和健康状态的科学，它不但是医学研究的重要方法学，同时也是一门应用科学。流行病学的研究及应用范围极广，主要应用于以下几个方面。

（一）描述疾病与健康状态的分布特点

所谓疾病(或健康状况)的分布是指它在不同时间、不同地区及不同人群中的发生率、现患率或死亡率等。用这些指标的数量大小反映出疾病或健康状态的分布状况。

（二）探讨疾病的病因和影响流行的因素

有许多疾病的病因至今尚不完全明了，如恶性肿瘤、原发性高血压、心肌梗死、克山病、大骨节病等。流行病学首先应探讨影响其发病的因素，从而探讨预防或控制这些疾病的方法。传染病虽然病因已知，根据其分布特点可探讨引起传染病散发、暴发或流行的因素，从而可以提出有效的控制措施。

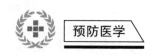

（三）探讨疾病的自然史

疾病的自然史是指从易感者暴露于致病因子，到疾病暴发和发展，直到最终痊愈或死亡的整个过程。要研究、探讨疾病的自然史，流行病学方法是不可缺少的。

（四）制定疾病预防、卫生保健服务的对策

流行病学的根本任务之一就是预防疾病。预防是广义的，包括无病时期的预防和发病后的预防，这就是多年来形成的疾病三级预防的指导思想。这一思想在传染病、寄生虫病的预防上取得了很大的成就。在非传染性慢性病（如癌症、糖尿病等）流行并危害人们健康的当今，流行病学对危险因素的研究促进了其预防措施的制定。另外，流行病学描述人群中有关疾病与健康状况，使卫生行政主管部门利用有限的卫生资源发挥最好的效益，制定优先的预防及保健项目的卫生规划与对策。

（五）评价药物的疗效、疾病防制的效果

考察新的药物疗效或几种治疗方法间进行比较，观察疫苗接种的效果，什么对策或措施能最快、最经济地在一个地区控制或消灭一种疾病，什么办法可以阻止某病在地区和人群中的扩散、蔓延，何种手段或方式更能促进健康等，都要应用流行病学方法进行研究。

三、流行病学的研究方法

流行病学从本质上来说是一门方法学，按照设计类型，流行病学研究方法可分为描述性研究、分析性研究、实验性研究和理论性研究四类（图 10-1）。

1. 描述性研究　描述性研究（descriptive study）是利用现有的记录资料或通过专题调查获得的数据资料（包括实验室检查结果），按照不同时间、不同地区及不同人群特征分组，描述人群疾病或健康状态分布特征，借以发现病因线索进而提出病因假设。在揭示暴露和疾病的因果关系的过程中，描述性研究是最基础的步骤，也是流行病学研究工作的起点。描述性研究可以是观察疾病在某一时点的分布规律，这种研究方法称为现况调查或横断面调查，也可以是探讨疾病在不同时间的分布规律如季节分布、长期变异等，需要不同时期的记录或历史资料收集有关资料，这种研究方法称为纵向研究。

2. 分析性研究　分析性研究（analytical study）是针对所假设的病因或流行因素进一步在特定人群中探讨疾病发生的条件和规律，验证所提出的假说。分析性研究又分为两类：一类是根据研究对象是否患有某种疾病分组，观察并比较病例组和非病例组（对照组）在某种或某些可疑因素的暴露情况有无差别，从而推断暴露因素与疾病发生是否有联系，这种方法称为病例对照研究；另一类是根据研究对象是否暴露于某种可疑因素分组，观察并比较暴露组和非暴露组的发病情况，从而推断该因素与疾病发生是否有联系，这种方法称为队列研究。

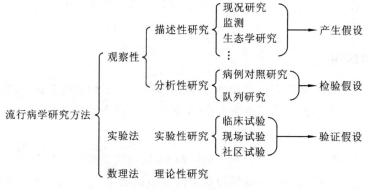

图 10-1　流行病学研究方法（按设计类型分类）

3. 实验性研究　实验性研究（experimental study）是将研究对象随机分组，各组给予不同的干预措施，并观察、比较不同干预措施的效应。根据研究对象的不同，流行病学实验研究常分为两类：一类是以临床患者为对象，考核疾病治疗措施的效果；另一类是以社区普通人群为对象，考核疾病预防措施的效果或验证病因假设，如评价一种新疫苗的效果。根据研究对象的不同，又可分为临床试验、现场试验和社区试验。

4. 理论性研究 理论性研究(theoretical study)是指在充分进行观察性研究和实验性研究的基础上,应用数学模型模拟疾病在人群中的分布规律,定量表达各种危险因素与疾病和健康之间的关系,并探讨防治措施的效应。

第二节 疾病的分布

所谓疾病的分布(distribution of disease)是指疾病在不同时间、不同地区(空间)及不同人群(人间)中出现的频率,简称"三间分布",它是流行病学的一个重要概念。疾病分布频率是反映疾病流行的水平程度,测量疾病分布的频率最常用的指标是各种"率(rate)"。

一、描述疾病分布常用的指标

(一)生命统计指标

1. 出生率(brith rate) 又称粗出生率(crude brith rate),是指某地某年平均每千人口中所出生的活产人数。该指标可粗略反映人口的生育水平,出生率受多种因素影响,受年龄、性别构成的影响,分析时可用标准化率。

$$出生率 = \frac{同年活产总数}{某年平均人口数} \times 1000‰ \tag{10-1}$$

2. 死亡率(mortality rate or death rate) 又称粗死亡率(crude death rate),是指某地某年平均每千人口的死亡人数。

$$死亡率 = \frac{某期间内死于所有原因的死亡总数}{同期平均人口数} \times 1000‰ \tag{10-2}$$

一般用年中人口数或用年初人口数与年终人口数之和除以2作为年平均人口数。死亡率反映一个国家或地区的居民总的死亡水平,是一个国家或地区卫生、经济和文化水平的综合反映。不同地区、不同年代死亡率进行比较时必须先标化。死亡率若按疾病的种类、人群的年龄、性别、职业等分类计算,则称为死亡专率。

3. 婴儿死亡率(infant mortality rate) 某年不满周岁婴儿的死亡数占同年活产数之千分比。它是反映社会经济及卫生状况的一项敏感指标。

4. 年龄别死亡率(age specific death rate) 某地某年某一年龄(或某年龄组)人群中每千人口的死亡人数。不同年龄组死亡率不同。由于不受人口年龄构成的影响,不同地区同一年龄组的死亡率可直接比较。

5. 5岁以下儿童死亡率(child mortality rate under age 5) 某年5岁以下儿童死亡数与同年活产数之比,以千分率表示。这是近年来WHO联合国儿童基金会用来评价儿童健康状况的常用指标。该指标主要反映婴幼儿的死亡水平。

6. 孕产妇死亡率(maternal mortality rate) 某年每千名孕产妇中死亡人数。该指标用于评价妇女保健工作,间接反映一个国家的卫生服务水平。

7. 死因别死亡率(cause specific mortality rate) 某地某年每10万人口中因某病死亡的人数,是死因分析的重要指标。它能反映各类疾病对人群健康的危害程度,为确定防制重点提供依据。

8. 死因构成比(proportionate mortality ratio) 某类死因的死亡数占总死亡数的百分比。按各类死因构成比的大小由高到低排列的位次称为死因顺位,它可以说明各种死因的相对重要性,明确不同时期卫生保健各种的重点。

9. 平均期望寿命 又称预期寿命(life expectancy),即预测年龄某岁的人今后尚能生存的平均寿命。它是以各年龄别死亡率为依据,运用统计学方法计算而得,因不受人口年龄构成的影响,各国家(地区)平均期望寿命可直接比较。出生时(0岁)平均期望寿命是最常用的指标,称为人口平均寿命,是评价人群健康状况及社会经济发展和人民生活质量的最重要指标之一。预期寿命和死亡率是一个事物的两个相反方

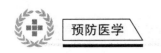

面,死亡率低,平均期望寿命就高。

(二)疾病统计指标

1. 发病率(incidence rate)　特定人群在一定时间内(一般为 1 年)发生某病新病例的频率。

$$发病率 = \frac{一定期间内某人群中某病新病例数}{同时期暴露人口数} \times K \tag{10-3}$$

式中:$K = 100\%、1000‰、10000/万、100000/10 万$。

　　率是描述疾病的分布,探讨发病因素和评价预防措施效果的重要指标。在计算发病率时,要准确理解分子和分母。新病例是指在观察期间新发生的病例。流行性感冒、急性心肌梗死等急性病,其发病时间容易确定,新旧病例容易区分;慢性病发病时间难以确定,一般以首次确诊时间为发病时间。在观察期间内,如果同一个人发生一次以上同种疾病(如一年内患几次感冒),则应分别记为几个新发病例。暴露人口必须符合两个条件:①必须是观察时间内观察地区内的人群;②必须有可能患所观察的疾病。正在患病或曾经患病或接受了预防接种,而在观察期内肯定不会再患该病的人不能算作暴露人口。

2. 罹患率(attack rate)　用以衡量人群中在较短时期新发病例的频率,与发病率一样是测量新发病例频率的指标,观察时间可以以日、周、月为单位,也可以以一个流行期为阶段。常用于疾病流行或暴发时的病因调查。计算时应注意暴露人口数的准确性,并应注明是在多长时间之内。

3. 患病率(prevalence rate)　患病率(又称现患率)是指某特定时间内总人口中某病现患新旧病例所占的比例。常用来表示病程较长的慢性病的存在或流行情况。

$$患病率 = \frac{观察期间一定人群中现患某病的新旧病例数}{同期的平均人口数} \times K \tag{10-4}$$

式中:$K = 100\%、1000‰、10000/万、100000/10 万$。

　　由于计算患病率的特定时间长短不同,可将患病率分为时点患病率(point prevalence)和期间患病率(period prevalence)。时点患病率要求调查时间尽可能短,一般在 1 个月以内;调查时间超过一个月时用期间患病率。

4. 感染率(infection rate)　在某个时间内能检查的人群样本中,某病现有感染者人数所占的比例。常用于研究某些传染病或寄生虫病的人群感染情况和分析防治工作的效果。

5. 续发率(secondary attack rate,SAR)　又称二代发病率,是指在一个家庭、病房、集体宿舍、托儿所、幼儿园班组中第一例病例发生后,在该传染病的最短潜伏期至最长潜伏期间,易感接触者中因受其感染而发病的病例数占所有易感接触者总数的百分率。续发率是反映传染病传染力强弱的指标,也用于分析传染病流行因素及评价预防措施的效果。

6. 生存率(survival rate)　接受某种治疗的患者或某病患者中,经若干年随访(通常为 1 年、3 年、5 年)后,尚存活的患者数所占的比例。生存率反映了疾病对生命的危害程度,也可用于评价某种治疗的远期疗效,在某些慢性病的研究中经常应用。

7. 病死率(fatality rate)　在一定时期内,患某病的全部患者中因该病死亡者所占的比例,常用来说明疾病的严重程度或医院的医疗水平。

(三)人群健康状况的复合指标

1. 潜在减寿年数(potential years of life lost,PYLL)　一定时期(一般为 1 年)某人群各年龄组死亡者的期望寿命与实际死亡年龄之差的总和,即死亡所造成的寿命损失。该指标是在考虑死亡数量的基础上,以期望寿命为基准,进一步衡量死亡造成的寿命损失,强调了早死对健康的损害。PYLL 是评价人群健康水平的一个重要指标。国外多用此指标估计导致某人群早死的各种死因的相对重要性,为确定不同年龄组重点防治的疾病提供科学依据。

2. 伤残调整寿命年(disability adjusted life year,DALY)　从发病到死亡所损失的全部健康寿命年,包括因早死所致的寿命损失年和伤残所致的健康寿命损失年两部分。该指标综合反映各种疾病造成的早死与伤残对健康寿命的损失,更全面地反映疾病对健康的危害程度及疾病负担情况。

二、疾病的流行强度

　　疾病的流行强度是指某疾病在某地区一定时期内某人群中发病数量的变化,以及各病例之间的联系程度。表示流行强度的术语有散发、流行、大流行及暴发。

1. 散发（sporadic） 某病在一定地区的发病率呈历年来的一般水平，且各病例间无明显联系，一般多用于区、县以上范围，不适用于小范围的人群，如一个托儿所、工厂和学校等。不同病种、不同时期散发水平不同。确定某病在某地区是否属于散发，应参照当地前3年该病的发病率，如当年发病率未显著超过既往一般发病率，则称为散发。

2. 流行（epidemic） 一个地区某病发病率明显超过历年的散发发病率水平。流行与散发是相对的流行强度指标，不同时间、不同地点及不同病种流行的实际水平有很大差别。

3. 大流行（pandemic） 某病发病率超过流行水平，疾病蔓延迅速，涉及地域广，往往在比较短的期间内越过省界、国界，甚至洲界，从而形成世界性大流行。例如，流行性感冒、霍乱，历史上曾发生过多次世界性流行。

4. 暴发（outbreak） 在一个局部地区或集体单位中，短时间内突然出现大批同类病例。大多数患者同时出现在该病的最长潜伏期内。

三、疾病的三间分布

疾病在时间、地区和人群上的分布反映出疾病的流行特征，流行特征是判断和解释病因的依据，也是形成病因假设的重要来源。

（一）疾病的时间分布

研究疾病的时间分布是流行病学研究中最重要、最基本的一个方面，不仅可提供疾病病因和流行因素的线索，也可反映疾病病因的动态变化，同时还有助于我们验证可疑致病因素与该种疾病的关系。

1. 短期波动（rapid fluctuation） 其含义和暴发相近，区别在于暴发常用于少量人群，而短期波动常用于较大数量的人群。常见的短期波动或暴发有伤寒、痢疾、食物中毒、甲型病毒性肝炎（简称甲型肝炎）等。一般是因大量人群短期内接触同一致病因子而引起，由于不同个体的潜伏期不同，因此发病有先有后，但大多数病例发生日期往往在该病的最短和最长潜伏期之间，发病高峰与该病的平均潜伏期基本一致。一般可从发病高峰日推算暴露时间或日期，从而找出致病因素；若为多次暴露或持续暴露，则流行将持续一段时间。非传染性疾病也可表现为短期波动或暴发现象，如癌症、营养缺乏性疾病、过敏性疾病等。

2. 季节性（seasonal variation） 疾病的发病率随季节而波动的现象。呈季节性变化的疾病主要是传染病，一些营养缺乏性疾病、过敏性疾病也有季节多发的现象，一些慢性病的急性发作（脑血管意外等）与季节变化有一定的关系。季节性的表现有两种形式：一种是季节性升高，即一年四季都有病例发生，但在一定季节内发病率升高，如呼吸道传染病在冬、春季发病率升高，肠道传染病则在夏、秋季发病率升高；另一种是严格的季节性，即病例只集中在一年的少数几个月份，其他月份则无病例发生。经吸血节肢动物传播的传染病大多呈严格的季节性。

疾病季节性变化的原因复杂，受到气象条件、昆虫媒介、风俗习惯及生产、生活活动等因素的影响。研究疾病的季节性变异有利于探索病因和流行因素，并有助于提前采取防制措施。

3. 周期性（cyclic fluctuation） 疾病有规律地每隔一定周期后发生一次流行高峰的现象。在应用有效疫苗预防疾病之前，呈现周期性流行的大多是呼吸道传染病。在没有普遍使用麻疹疫苗前，麻疹在城市中表现为每两年一次流行高峰，很有规律。流行性脑脊髓膜炎7～9年流行一次，百日咳3～4年流行一次。通过有效的疫苗接种，则可削平流行高峰。疾病呈现周期性的主要原因如下：①该病的传播机制容易实现；②病后可形成较为稳固的免疫；③由于新生儿的积累，使易感者的数量增加；④病原体的抗原发生变异，使原来的免疫人群失去免疫力。

4. 长期趋势 某种疾病经过一个相当长时间后，它的临床表现、发病率、感染类型、病原体种类及宿主等方面均发生了很大的变化，又称长期变异（secular change）。例如，近百年来，猩红热的发病率和死亡率均明显下降，重症患者的比例减少，轻型和不典型病例的比重增多。又如，麻疹过去以婴幼儿为高发人群，在广泛进行麻疹减毒活疫苗的接种后，麻疹的发病年龄向大年龄组推移。疾病长期变异的原因可能是

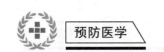

由于致病因素的变化、社会生活条件的改变、医疗技术的进步、自然条件的变化、生产生活习惯的改变及环境污染等因素，导致致病因子和宿主发生了变化。研究疾病长期变异的趋势，探索导致变化的原因，可为制定中长期疾病预防战略提供理论依据。

（二）疾病的地区分布

研究疾病的地区分布，为进一步探索和确定病因提供了基础信息。一般来说，所处的特殊地理位置、地形地貌、气象条件等自然环境因素，以及当地人群的风俗习惯、饮食习惯和社会文化背景等社会因素共同影响疾病的地区分布。

1. 疾病在国家间及国家内的分布　不同行政区域在社会制度、经济发展水平、宗教、文化、生活习惯及自然环境条件等诸多方面存在差异，因此不同国家之间或一个国家内不同行政区域之间的疾病频率也存在差异。

（1）疾病在不同国家间的分布　有些疾病只存在于世界某些地区，有些疾病在全世界均可发生，但在不同地区的分布各异，发病和死亡的情况不一。如：黄热病流行于南美洲和非洲，登革热则流行于热带、亚热带；古典型霍乱在印度和印度尼西亚呈地方性流行；肿瘤发病在世界各地的差别则更为明显，肝癌主要分布在东南亚、东南非，而欧洲、美洲则少见，乳腺癌、肠癌死亡率欧洲和北美多见；欧美各国心脏病死亡率高于我国和日本；我国和日本脑卒中死亡率高于欧美各国。

（2）疾病在同一个国家内不同地区的分布　疾病在一个国家内，不同地区之间发病率的差异也很明显。如：血吸虫病在我国有较严格的地方性，流行只限于长江流域及以南十三省、自治区、直辖市；克山病在我国自东北向西南呈一宽带状分布，此地带介于西南内陆和沿海之间；鼻咽癌多见于华南各省，以广东省死亡率最高，但广东省内不同人群的死亡率也有差别，以讲广州方言的居民死亡率最高，可能与遗传易感性、饮食习惯、EB病毒感染等多种因素有关；胃癌高发于华北、东北和西北地区；食管癌则以太行山脉的山西、河南、河北三省交界处的死亡率最高。

2. 疾病的城乡分布　城市与乡村在经济发展、自然环境、卫生条件、生活习惯等方面都有较大差异，导致许多疾病的分布表现出城乡差异。城市人口多，密度大，交通发达，流动性大，居住拥挤，呼吸道传染病如麻疹、水痘、百日咳、流行性感冒、流行性脑脊髓膜炎等经常在大、中城市中流行，一旦流行，传播迅速。当流行性感冒在一个大城市流行时，往往在两个月内便可涉及各个角落。城市儿童某些传染病的感染年龄比农村儿童提早。城市中工业集中，排放的烟尘及有害气体，加上汽车废气的排出污染空气，空气中有害物质浓度比农村高，因此，城市肺癌死亡率高于农村。细菌性痢疾、甲型肝炎、伤寒等肠道传染病及寄生虫病、农药中毒等，农村发病显著高于城市；食管癌、肝癌、宫颈癌等恶性肿瘤也是农村高于城市。此外，由于乡镇企业的发展，大量排出有毒、有害物质，而缺少健全的防护措施，致使农民发生慢性中毒的较多。

3. 地方性疾病　多数疾病在世界各地均有发生，但也有一些疾病主要发生于某些局部地区，其他地区则很少发生或不发生，这种现象称为地方性。具有地方性特点的疾病称为地方性疾病，简称地方病（endemic disease）。疾病的地方性表现在以下三个方面。

（1）统计地方性　由于生活习惯、卫生条件或宗教信仰等因素导致疾病呈地方性分布，称为统计地方性。

（2）自然地方性　疾病的地方性与该地的自然环境密切相关，这种地方性称为自然地方性。自然环境的影响大致有两个方面：①由于某种自然环境适合于某种病原体的发育或传播媒介的生存，例如，血吸虫的中间宿主钉螺分布有严格的地方性，故血吸虫病只在这类地区流行；②自然环境中的微量元素与某些疾病关系密切，如碘缺乏病等生物地球化学性疾病。

（3）自然疫源性　一些疾病的病原体不依靠人而能在自然界的野生动物中绵延繁殖，只有在一定的条件下才传染给人，这种现象称为自然疫源性；具有自然疫源性的疾病称为自然疫源性疾病，这类疾病流行的地区称为自然疫源地，如鼠疫、森林脑炎、流行性出血热等都属于自然疫源性疾病。

（三）疾病的人群分布

人群可以根据不同的自然或社会属性，如年龄、性别、民族、职业、宗教、婚姻与家庭、流动人口等进行分组(分类),不同疾病在某一属性上有其分布的特点,原因在于宿主的遗传、免疫、生理及暴露机会等有差别。研究疾病的人群分布特征有助于探讨病因和流行因素、明确高危人群。

1. 年龄分布 年龄是人群分布中最重要的因素。不同年龄人群有不同的免疫水平、不同的生活和行为方式、对危险因子的暴露机会不同等,因此,几乎所有疾病的发病和死亡都与年龄有关。

不同类型的疾病可有不同的年龄表现。影响疾病年龄分布的主要因素有如下几种。①接触暴露的机会:例如,在偏僻的农村,由于居住分散、人员交往不频繁,受呼吸道病原体感染的机会较少,因而平时发病较少,但一旦有传染源传入该地,或该地人群进入城市,则各年龄组都可发病;非传染病的年龄分布差异主要取决于暴露致病因子的差异,例如,在食管癌高发区,随年龄增大其发病率和死亡率也随之升高。②机体的免疫状况:由于胎儿可经过胎盘得到来自母体的IgG抗体而获得被动免疫,所以6个月以内的新生儿很少发生麻疹、白喉、猩红热等疾病。③有效的预防接种可以改变某些传染病的年龄分布:在普遍接种白喉类毒素和麻疹疫苗之前,这两种疾病都是儿童多发,但在普遍接种相应疫苗以后,一些地区的发病年龄明显后移。

2. 性别分布 许多疾病的发病率出现性别上分布的差异,其主要原因是暴露于致病因子的机会或程度不同,其次是存在解剖、生理、心理方面的差异。如:血吸虫和钩端螺旋体病常因下田劳动而造成感染,因此一般男性高于女性;但在云南部分地区,血吸虫的感染途径以家务劳动为主,故其发病率女性高于男性。非传染病患病率也有性别差异,我国肺癌的男女死亡率之比约为2:1,云南个旧锡矿地区的肺癌发病率,男女比值为13.2:1,而在该省宣威市其比值则为0.99:1。其原因是锡矿男矿工居多,接触矿井中致癌物质机会多,故男性发病率显著高于女性;而宣威市由于当地大气被致癌物质污染和居室内烧煤等因素,男女性与致癌物质接触机会均等,故肺癌发病率的比值,男女没有差异。有些疾病的发生可能与解剖生理或内分泌的差异有关,如胆囊炎、胆结石等女性发病率明显高于男性。

3. 职业分布 许多疾病的发生与职业因素有关系,主要是由于工作人员暴露于职业环境的某些有害因素所致。疾病的职业分布,取决于人们与致病因子接触的机会。例如,煤矿工人易患尘肺,接触化学物品联苯胺的工人易患膀胱癌,镍矿工人易患肺癌。传染病的发生与职业也有密切关系,如我国北方伐木工人易患森林脑炎、饲养员和皮毛加工厂工人易患炭疽和布鲁氏菌病等。不同职业人群的劳动强度和精神紧张度不同,这些因素也影响某些疾病的发生,如汽车司机和飞行员则易患高血压和消化性溃疡。另外,劳动者的职业也决定了劳动者所处的社会经济地位和所享有的卫生服务水平,这些因素无疑对某些疾病的发生有影响。

4. 种族和民族 许多疾病在不同种族和民族的发病率均有较大差异。不同种族人群包含着许多因素,如遗传因素、地理环境、宗教信仰及生活习惯等,这些因素均影响疾病的发生与流行状况。马来西亚有三种民族,其高发癌症不同,马来人患淋巴癌较多,印度人患口腔癌多,而中国人则以鼻咽癌和肝癌较多。不同民族之间疾病种类及发病率的差异,可以考虑遗传、生理、风俗及卫生文化水平等因素的影响。原发性肝癌在非洲以斑图族人最多见,而非洲其他地区有些民族并不高发。

(四)疾病的时间、地区、人群分布的综合描述

在疾病流行病学研究实践中,常常需要全面观察和综合分析疾病在时间、地区和人群上的分布情况,才能全面获取有关病因线索和流行因素的资料。移民流行病学的研究就是一例。

移民流行病学(migrant epidemiology)是通过比较某种疾病在移民、移居地当地居民及原居住地人群的疾病发病率或死亡率差别,以探索遗传因素和环境因素在疾病发生中的作用。它是利用移民群体研究疾病的分布特征,是从时间、地区、人群三方面综合描述疾病分布的一种方法,常用于慢性非传染性疾病和某些遗传病的病因研究。移民流行病学研究遵循下列原则。

(1)若环境因素是引起发病率、死亡率差别的主要原因,则移民中该病的发病率及死亡率与原居住地人群的发病率或死亡率不同,而与移居地当地居民人群的发病率及死亡率接近。

(2)若遗传因素是对发病率及死亡率起主要作用的因素,则移民的发病率及死亡率不同于移居地人群,而与其原居地人群相同。

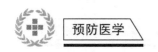

预防医学

知识链接

移民流行病学研究成果

近百年来,日本人移居美国者甚多,而且两者生活习惯、地理环境不同,常作为移民流行病学研究的对象。日本移民胃癌、宫颈癌和脑血管疾病的死亡率低于日本本土居民,而与美国白人相近,说明这几种疾病在日本有高发因素,移民一旦脱离本国环境,不受环境因素的影响,死亡率就下降。美国白人肠癌、乳腺癌和动脉硬化性心脏病的死亡率为日本的 5 倍,而日本移民的死亡率介于美国白人和日本居民之间,说明美国环境中有高发因素在起作用。

另外,中国是鼻咽癌的高发区,世界各地华侨的鼻咽癌发病率也高于当地其他民族的发病率。中国人移居美国后,特别是美国出生的华人,虽然环境发生了变化,生活习惯已基本美国化,但鼻咽癌仍然高发,说明遗传因素可能在鼻咽癌的发生中起着重要作用。

第三节　描述性研究

描述性研究(descriptive study)也称描述性流行病学,是流行病学最常用的方法之一,也是其他流行病学研究的基础。常用的描述性研究方法有现况调查研究和筛检等。

一、现况调查研究

现况调查研究(prevalence survey study)简称现况研究,又称现况调查或横断面研究(cross-sectional study)。从性质上来说,现况研究是属于描述性研究,是描述流行病学中应用最为广泛的方法。它按照事先设计的要求,在某一人群中应用普查或抽样调查的方法收集特定时点(或期间)内有关变量(因素)与疾病或健康状况关系的资料,以描述目前疾病(健康)的分布及某因素与疾病(健康)之间的关联。从时间上说,调查是在某一时点或在短时间内完成,如同时间上的一个横断面,故又称横断面研究。

（一）现况研究的目的和用途

1. 描述疾病或健康状况的分布　通过调查可以描述疾病或健康状况的三间分布,发现高危人群,分析疾病或健康状况的频率与哪些环境因素、人群特征等有关。例如,通过我国 1979—1980 年进行的高血压全国抽样调查,可以了解高血压的总患病率,以及高血压在各省、地区、城市、乡村、年龄、性别中的分布。

2. 发现病因线索　描述某些因素或特征与疾病或健康状况之间的关系,寻找病因及流行因素线索,从而逐步建立病因假设。例如,对冠心病的现况调查研究中发现冠心病患者中有高血压、高血脂、肥胖等因素的比例明显高于非冠心病患者群,从而提出冠心病的某些病因假设。

3. 了解人群的健康水平　为卫生保健工作的计划和决策提供科学依据。例如,进行儿童生长发育调查和营养调查以利于儿童保健工作,进行社区诊断为卫生部门提出当前的主要卫生问题及防治对象,评估与制定社区卫生规划。

4. 进行疾病监测　在某一特定的人群中长期进行疾病监测,可以对所监测疾病的分布规律和长期变化趋势有深刻的了解,便于及时采取相应的防治措施,并为评价防治措施的效果提供参考信息。

5. 适用于疾病的二级预防　利用普查或筛检等手段,达到早期发现、早期诊断和早期治疗患者的目的。例如宫颈刮片可以发现早期宫颈癌患者,使其得到早期治疗。

6. 评价疾病的防治效果　定期在某一人群中进行横断面研究,收集有关暴露与疾病的资料,通过这种类似前瞻性研究的动态调查,可以评价某些疾病的防治措施的效果。例如,乙型肝炎疫苗接种后定期重复进行现况调查,比较疫苗接种后乙型肝炎患病率的差异,可以评价疫苗接种的效果。

（二）现况研究的种类

1. 普查（census） 为了了解某病的患病率或某人群的健康状况,在特定时间、对特定范围内的人群中的每一个成员进行的全面调查或检查。特定时间应该较短,甚至指某时点,一般为1~2天或1~2周,最长不宜超过2~3个月;特定范围可指地区或某种特征的人群,或是某社区的全部居民。

1）普查的目的

（1）为了早期发现、早诊断、早治疗疾病,如高血压普查。

（2）为了了解疾病的疫情和分布,如结核的普查。

（3）为了了解健康水平,如儿童发育状况的普查。

（4）为了确定某些生理指标正常值,如血脂、发铅等的普查。

（5）为了了解某病的患病率及流行特征,为开展疾病防治工作提供依据。

2）开展普查时必备的条件

（1）普查的疾病患病率较高。

（2）调查目的明确,调查项目简单。

（3）疾病的检验方法、操作技术不是很复杂,试验的灵敏度和特异度均较高。

（4）有足够的人力、物质和设备用于发现病例和及时治疗。

（5）有严密的组织和高质量的普查人员队伍。

（6）有群众基础。

3）普查的优缺点 普查的优点:能提供疾病分布情况和流行因素或病因线索;通过普查能起到普及医学科学知识的作用;能发现人群中的全部病例,使其得到及时治疗。普查的缺点:由于工作量大难以做得细致,普查对象常难免有遗漏和重复现象;不适于发病率很低的疾病;且此种调查耗费人力物力大,成本高;一般只能获得患病率而不能获得发病率的资料。

2. 抽样调查 抽样调查（sampling survey）是指从研究对象的总体中随机抽取有代表性的部分样本进行调查,然后根据调查所得的样本资料估计和推断被调查现象的总体情况。

1）抽样调查的主要目的

（1）描述疾病或生命相关事件的三间分布。

（2）用于考核和评价各项卫生措施的效果。

（3）用于调查研究、疾病控制或公共卫生检测的质量控制。

（4）研究疾病或生命相关事件的影响因素、流行特征等。

2）抽样调查的原则和方法 抽样调查的目的是通过样本的信息推断总体的特征,因此样本必须对其所来自的总体有代表性。为保证样本的代表性,设计和实施要遵循两个基本原则:一是样本的获得应遵循随机化原则,即保证总体中每个对象都有相同的概率被抽作样本;二是样本量要足够大。常用抽样方法有以下几种。

（1）单纯随机抽样（simple random sampling） 最基本的抽样方法。先将总体中每个抽样单元编号,然后用抽签法或用随机数字表、电子计算器（或计算机）产生随机数字,根据随机数字选号,直到达到预期的样本量为止。单纯随机抽样适用于总体和样本均不太大的小型调查或用于实验室研究时的抽样。

（2）系统抽样（systematic sampling） 又称机械抽样,是按一定比例或一定间隔抽取调查单位的方法。首先确定抽样范围和样本含量,并给每一单位依次编号。然后确定抽样间隔（k）,即确定每隔多少单位中抽取一个单位进入样本。随机确定以某个编号为起点,然后顺次每隔k个单元选一个单元进入样本。例如,一个10%的样本（即抽样比为1/10）,可先从1~10之间随机选一个数,假如为5,这个就是选出的起点,再加上10,分别得到15、25、35、45、55、65、75、85、95,这些就是前100号中入选的号码,依此类推。系统抽样的优点是简便易行,样本的观察单位在总体中分布均匀,抽样代表性好,抽样误差与单纯随机抽样相似或略小一点。缺点是如果总体各单元的排列顺序有周期性,则抽样的样本可能有偏倚,因此必须事先对总体的结构有所了解,才能最恰当地应用系统抽样。

（3）分层抽样（stratified sampling） 把总体按若干标志或特征（如性别、年龄、居住条件、文化水平等）分成若干层，然后在每层中采用单纯随机抽样或系统抽样方法抽取一个随机样本，再合成为总体的一个样本，这种方法称为分层随机抽样。从分布不均匀的研究人群中抽取样本时常用此法，要求层内变异越小越好。由于各层次之间的差异已被排除，其抽样误差较其他抽样为小，代表性亦较好。

（4）整群抽样（cluster sampling） 总体由若干相似的群体（如学校、工厂、村庄等）组成时，随机抽取 N 个群体作为样本，对群内所有观察单位进行调查的方法。适用于群内变异大而群间变异小的较大的总体。例如，调查 20 所小学约 10000 名小学生某疾病的现患率，现拟抽查 1/5 的数量，如用单纯随机抽样方法抽到对象分散在各所小学，调查很不方便；但若随机抽取 4 所小学，抽到的学校学生全部进行调查，则方便多了。本法优点是便于组织，节约人力、物力，抽样和调查均较方便，易被群众接受。整群抽样的缺点是抽样误差较大，分析的工作量也较大。

（5）多级抽样（multistage sampling） 进行大规模调查时常用的一种抽样方法，实质上是上述抽样方法的综合运用。从总体中先抽取范围较大的单元，称为一级抽样单元（例如省、自治区、直辖市），再从每个抽中的一级单元中抽取范围较小的二级单元（县或街道），最后抽取其中部分范围更小的三级单元（村或居委会）作调查单位。在大规模调查时可按行政区域逐级进行。我国进行的慢性病大规模现况调查大多采用此方法。

3）确定样本量 抽样调查时的样本含量太大或太小均不适宜。样本过大可造成浪费，且由于工作量过大，不能保证调查质量而使结果出现偏倚，样本过小则没有代表性。样本大小取决于如下几点。①观察单位间的变异程度：如果观察单位之间的变异较大，则样本可大些，如其间均衡性较好，则样本可以小些。②预期现患率：在调查的人群中，欲调查某疾病的预期现患率低，则样本量可稍大。③精确度：调查要求的精确度高（允许误差小），样本量就要扩大。④把握度（即 $1-\beta$）：如把握度要求高，则样本量适当地大一些，反之，则可小一些。

（1）计数资料样本大小的估计 可按公式（10-5）计算。

$$n = t_a^2 pq/d^2 \tag{10-5}$$

式中：n 为样本数；α 为显著性水平，通常取 0.05 或 0.01；t 是指统计学上的 t 值，当 $\alpha=0.05$ 时 $t\approx2$；d 为允许误差，即样本率与总体率之差，是调查设计者根据实际情况规定的；p 为预期的某病现患率，$q=1-p$。

[例 10-1] 某工厂有职工一万余人，现需估计全体职工携带乙型肝炎表面抗原情况。该地区乙型肝炎表面抗原携带率 p 约为 10%。现采用抽样调查，要求允许误差 $d=0.10p$，$a=0.05$，估计需抽样调查人数。

根据题意，有

$$t\approx2, \quad p=0.10, \quad d=0.10p=0.01, \quad q=0.9$$

则

$$n = t_a^2 pq/d^2 = 2^2 \times 0.1 \times 0.9/0.01^2 = 3600（人）$$

（2）计量资料样本大小的估计 可按公式（10-6）计算。

$$n = t_a^2 S^2/d^2 \tag{10-6}$$

式中：S 为样本的预期标准差；d 为允许误差，即样本均数与总体均数之差的允许范围。

[例 10-2] 现欲调查小学生的血红蛋白含量，根据以往调查资料，已知小学生的血红蛋白标准差约为 30 g/L，调查的允许误差为 5 g/L，规定 $\alpha=0.05$，则 $t\approx2$，问需要调查多少人？

根据题意，有

$$t\approx2, \quad S=30 \text{ g/L}, \quad q=5 \text{ g/L}$$

则

$$n = t_a^2 S^2/d^2 = 2^2 \times 30^2/5^2 = 144（人）$$

4）抽样研究的优缺点 抽样调查的优点是此法省时间、省人力和物力，调查范围小，调查工作容易做得细致。但其设计、实施与资料分析比较复杂，重复和遗漏不易发现，不适用于变异太大的变量调查，小样本抽样调查对发病率很低的疾病收效不大，当须扩大样本到近于总体 75% 时，反不如直接普查。

（三）现况研究资料的收集、整理和分析

1. 资料收集的内容和方法 资料收集包括基本情况、疾病史、生活习惯、环境资料、人口资料等。在一项调查中所收集的数据项目要根据研究的目的、方法、人员、经费、研究期限等综合考虑。收集的数据并非越多越好，以保证调查研究的质量、达到研究的目的为前提。

可以利用现有资料或统计资料，如疾病报告、死亡报告、病历、体检记录、人口资料等，或可以通过面访、信访、电话等，或体检、实验室检查、特殊检查等。资料收集过程中要注意暴露的定义和疾病的标准均要明确统一，所有调查人员和检测人员都必须进行统一的培训，避免产生测量偏倚。

2. 资料的整理和分析 现况调查结束后首先要对原始资料进行逐项检查与核对，同时应填补缺漏、删去重复、纠正错误等，以提高原始资料的准确性、完整性。随着计算机的普及应用，一般现况调查的资料都需应用计算机处理，因此需要建立相应的数据库。

患病率是现况调查中最基本的分析指标，需要注意的是在进行现况调查的资料分析时，为了便于不同地区的比较，常采用标准化率。现况调查中常用到感染率、病原携带率、抗体阳性率、某因素的流行率（如吸烟率）等指标，这些率的计算方法与患病率相似，可能用到相对比、构成比等指标。在计算上述的各种率以后，还要计算率的标准误，以便估计率的抽样误差。对于定量数据，如身高、肺活量、血红蛋白等，可计算平均数、标准差等指标，组间比较时要进行显著性检验才能下结论。

（四）现况研究常见偏倚及其控制

影响现况调查资料的真实性和可靠性的有抽样误差和偏倚。流行病学研究中的偏倚（bias），是指在研究设计或实施阶段，由于某些因素的影响，使得研究或推论的结果不符合真实情况。偏倚属于系统误差，应设法防止其产生。现况调查中存在的偏倚及其控制方法如下。

1. 选择偏倚 选择偏倚（selection bias）是指研究者在选择研究人群时，由于选择条件受限制或设计失误所致的系统误差。

（1）无应答偏倚：调查对象不合作或因种种原因不能或不愿意参加，由于其身体素质、暴露状况、患病情况、嗜好等方面可能与应答者不同，由此产生的偏倚称无应答偏倚。一般认为调查对象的无应答率不得超过15％，否则将会出现无应答偏倚。

（2）选择性偏倚：在调查的过程中，被抽中的调查对象没有找到，而随便找了其他人代替，从而可能破坏了调查对象的同质性。

（3）幸存者偏倚：在现况调查中，调查对象均为幸存者，难以调查死亡者，故不能代表某病的实际情况，带有一定的局限性和片面性。

2. 信息偏倚 信息偏倚（information bias）是指在收集和整理有关暴露或疾病资料时所出现的系统误差，主要发生在观察、收集资料及测量等实施阶段。

（1）调查对象所引起的偏倚：询问调查对象有关个人病史、个人生活习惯、经济状况时，由于种种原因使回答不准确，从而引起的偏倚称为报告偏倚。当询问调查对象某种暴露史时，患者会因自己患病而对暴露史记忆犹新，而健康人则由于不在意而遗忘，这种偏倚称为回忆偏倚。

（2）调查员偏倚：调查员有意识地详细询问某些人或具有某种特征者，而比较马虎地调查另一些人或不具备某些特征者导致的偏倚。例如，调查员对患肺癌者再三追问其吸烟史，而对健康者则不然。

（3）测量偏倚：测量工具、检验方法不准确、试剂不符合规格、实验条件不稳定、检验技术操作不规范等都可引起测量偏倚。

二、筛检

筛检（screening）是运用快速、简便的检验、检查或其他措施，从表面上无病的人群中发现那些未被识别的可疑患者或有缺陷者，用于筛检的试验称为筛检试验（screening test）。筛检试验不是诊断试验，仅是一项初步检查，对筛检试验阳性者必须进一步确诊，并对确诊患者采取必要的治疗措施。筛检是早期发现疾病的有效手段，随着社会的发展，人们对健康和医疗服务提出了新的要求，筛检的应用也日渐广泛。

（一）筛检的目的

筛检试验的目的主要是早发现患者，并进一步诊断和治疗，属于疾病的二级预防措施。筛检试验也可以用于发现某病的高危人群,便于采取疾病预防和控制措施,减少疾病的发生,属于疾病一级预防措施。此外,筛检试验的结果也是了解疾病自然史、进行疾病监测的宝贵资料。

（二）筛检的原则

由于筛检是一项预防性的医疗活动,服务对象是表面健康的人群,且筛检需要消耗一定的人力和物力资源。因此,应用筛检时要慎重考虑,下列几项原则可供参考。

（1）要筛检的疾病或缺陷应具备下列特点:①该病是当前的重大公共卫生问题之一,对人群健康有较大危害;②该病有可识别的早期症状、体征或生理、生化、免疫等变化;③该病有进一步确诊的条件和有效的治疗方法。例如,目前对 HB_SAg 阳性者缺乏有效的治疗方法,对一般人群进行 HB_SAg 筛检的实际意义不大,但通过被动自动免疫可有效地阻止乙型肝炎病毒的母婴传播,故对孕妇做 HB_SAg 筛检却是十分重要的。

（2）要有一个快速、经济、安全、易为群众所接受的筛检试验,并且该筛检试验应有较高的灵敏度和特异度,能达到筛检的目的。

（3）所筛检的疾病的自然史已经明确,以便于准确判断筛检的效果。

（4）要考虑当地卫生事业经费状况,对整个筛检、诊断和治疗的成本与效益进行评价。

（5）筛检计划应是一个长期计划,可以定期或不定期地进行,不能筛检一次就停止。对可疑患者(筛检试验阳性者)的进一步确诊及治疗也应纳入计划。

（三）筛检效果的评价

对筛检试验的评价,除应考虑安全可靠、简单快速及方便廉价外,主要应从筛检试验的真实性、可靠性及收益三个方面进行评价。

1. 真实性的评价　真实性(validity)又称准确性(accuracy),是指测量值与实际值符合的程度,是正确地判断受试者有病与无病的能力。将按金标准确诊的患者和非患者及其试验测定结果整理成表10-1,则可计算出评价试验真实性的指标。

表 10-1　评价某诊断试验或筛检试验的资料整理表

试验	金标准确诊		合计
	患者	非患者	
阳性	a(真阳性)	b(假阳性)	$a+b$
阴性	c(假阴性)	d(真阴性)	$c+d$
合计	$a+c$	$b+d$	N

（1）灵敏度(sensitivity)　又称真阳性率,受检者(按金标准判断)总数中筛检试验阳性者所占的百分比,是指将实际患病的人正确地判断为患者的能力。

$$灵敏度 = a/(a+c) \times 100\% \tag{10-7}$$

（2）假阴性率　又称漏诊率,是指实际患病的人而被判定为非患者的百分比。

$$假阴性率 = c/(a+c) \times 100\% \tag{10-8}$$

（3）特异度(specificity)　又称真阴性率,是指将未患病的人判断为非患者的能力。

$$特异度 = d/(b+d) \times 100\% \tag{10-9}$$

（4）假阳性率　又称误诊率,是指实际未患病的人而被判定为患者的百分比。

$$假阳性率 = b/(b+d) \times 100\% \tag{10-10}$$

灵敏度和特异度是评价试验真实性的两个基本指标,我们希望一项筛检试验的灵敏度和特异度均能令人满意,即尽量没有漏诊和误诊,但多数情况下难以达到。灵敏度较高的试验,其特异度往往较低;而特异度较高的试验,灵敏度又随之下降。如果要用一个指标对试验识别患者和非患者的能力作综合评价,则可采用约登指数。

（5）约登指数（Youden's index） 又称正确指数，是灵敏度和特异度之和减去1。灵敏度和特异度之和越大，约登指数越大，试验真实性越好。

$$约登指数 ＝（灵敏度＋特异度）－1 \tag{10-11}$$

[例10-3] 采用血糖试验筛检糖尿病，检查临床确诊糖尿病患者和正常人各100例（结果见表10-2），以对血糖试验筛检糖尿病的真实性进行评价。

表 10-2　血糖试验筛检糖尿病与临床诊断结果的比较

血糖试验	临床诊断		合　计
	糖尿病患者	非糖尿病患者	
阳性	77(a)	2(b)	79($a＋b$)
阴性	23(c)	98(d)	121($c＋d$)
合计	100($a＋c$)	100($b＋d$)	200

真实性评价结果如下。

$$灵敏度＝77/100×100\%＝77\%$$
$$漏诊率＝23/100×100\%＝23\%$$
$$特异度＝98/100×100\%＝98\%$$
$$误诊率＝2/100×100\%＝2\%$$
$$约登指数＝（0.77＋0.98）－1＝0.75$$

上述结果说明采用血糖试验筛检糖尿病时灵敏度较低，而特异度较高。综合评价指标正确诊断指数较好，有75%的受试者能够被正确判断，但作为筛检试验，灵敏度是最重要的指标。由于血糖试验筛检糖尿病的灵敏度只有77%，即23%的糖尿病患者不能在筛检中被发现，从而使筛检的效果大大降低。

（6）确定截断值 截断值（cut off value）即确定筛检试验阳性与阴性的界值。绘制筛检试验测定值的频数分布曲线时，患者与正常人之间常有重叠（图10-2），无论判断界值定在何处，都不能完全消除漏诊和误诊。因此，一般只能从临床需要出发确定界值。若所研究的疾病病死率高，预后不佳，漏诊将带来严重后果或早期诊断可明显改善预后，则筛检试验的阳性界限可向左移。这样，试验的灵敏度高，阴性结果可排除疾病的存在，但同时假阳性增多。若现有的治疗措施不够理想，可将阳性界限右移以降低灵敏度，提高特异度。当假阳性者进一步检查所需费用太高或假阳性可使人身心遭受严重的痛苦或经济损失过大时，提高特异度尤为重要。

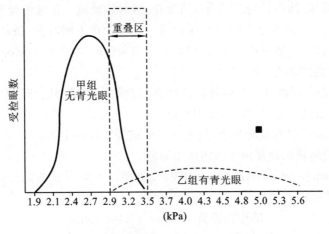

图 10-2　青光眼患者和正常人眼内压分布图

（7）联合试验 联合试验是指同时应用两种或两种以上的试验方法来筛检疾病。通过联合试验，可依据试验者的意图，有效、有选择性地提高试验的真实性。根据判断试验结果方法的不同，联合试验又可分为并联试验和串联试验两种。

①并联试验（paralled test）：同时做几个试验时，只要其中有一个阳性，即判断为阳性的试验方法。并

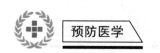

联试验可提高试验的灵敏度,减少漏诊率,但特异度下降,误诊率增加。当临床医生希望尽可能全面地发现患者而所运用的各项试验均不够敏感时,则可采用并联试验。

②串联试验(serial test):串联试验是指按照一定的顺序进行试验,只有全部试验均呈阳性时才能判为阳性。该法可提高试验的特异度,但却降低了试验的灵敏度,增加了漏诊率。当现有试验的特异度均不能达到要求时,则可采用串联试验。

[例 10-4] 以尿糖试验和血糖试验在人群中筛检糖尿病的资料为例(表 10-3),说明联合试验对试验真实性的影响(表 10-4)。

表 10-3 尿糖和血糖试验筛检糖尿病的结果

尿 糖 试 验	血 糖 试 验	糖尿病患者	非糖尿病患者
+	−	22	55
−	+	37	153
+	+	36	20
−	−	105	9572
合　　计		200	9800

表 10-4 尿糖和血糖试验筛检糖尿病的真实性

试　　验	灵敏度/(%)	特异度/(%)
血糖试验	36.5(73/200)	98.23(9627/9800)
尿糖试验	29.0(58/200)	99.23(9725/9800)
并联试验	47.5(95/200)	97.67(9572/9800)
串联试验	18.0(36/200)	99.80(9780/9800)

2. 可靠性的评价 可靠性(reliability)又称重复性(repeatability)或精确性(precision),是指在完全相同的条件下,重复试验获得相同结果的稳定程度。影响试验可靠性的因素如下。

(1)试验方法或仪器的变异 重复测量时,因试验方法本身不稳定或测量仪器、设备、试剂的不同及外环境的影响等,导致试验结果出现偏差。因此,必须严格规定试验的环境条件、试剂与药品的批次,仪器必须事先校准才能保证试验的可靠性。

(2)试验对象的生物学变异 在不同时间或不同生理状态(如睡眠、运动、进食、情绪激动等),人体的某些生理、生化指标(如血压、脉搏、体温等)会有所变化,这种波动属于正常生理现象。

(3)观察者变异 包括不同观察者间的变异和同一观察者在不同时间、条件下重复测量同一样本时所得结果的不一致性。因此,应尽量选择客观指标,统一判断标准,观察者必须经过严格的培训、增强责任心,使观察者的变异降低到允许范围内。

3. 收益 对试验收益的评价可从个体效益和社会效益的生物学、社会经济学影响等方面进行评价。这里仅介绍一个间接反映试验收益的指标,即预测值。

预测值(predictive value)又称诊断价值,用于估计某试验可在特定人群中发现的新病例数,帮助估计筛检试验的收益。预测值包括阳性预测值和阴性预测值。

(1)阳性预测值(positive predictive value,PPV) 真阳性人数占试验阳性者总数的百分比,反映了筛检试验阳性者中患有该病的可能性。

$$阳性预测值 = a/(a+b) \times 100\% \qquad (10\text{-}12)$$

(2)阴性预测值(negative predictive value,NPV) 真阴性人数占试验阴性者总数的百分比,反映了筛检试验阴性者中真正为非患者的可能性。

$$阴性预测值 = d/(c+d) \times 100\% \qquad (10\text{-}13)$$

试验的灵敏度愈高,阴性预测值愈高;试验的特异度愈高,阳性预测值就愈高。试验的阳性预测值并不完全取决于灵敏度和特异度,而是在很大程度上与人群某病的患病率有关。例如,酸性磷酸酶可用于诊断前列腺癌,其灵敏度为 70%、特异度为 90%。若将其用于不同的人群,则所获不同人群阳性预测值差别

很大(表 10-5)。阳性预测值、阴性预测值与患病率、灵敏度和特异度的关系可用公式 10-14、公式 10-15
表示。

表 10-5　不同人群中用酸性磷酸酶筛检前列腺癌的阳性预测值

研 究 对 象	患病率/(1/10 万)	阳性预测值/(%)
一般人群	35	0.4
男性,75 岁以上	500	5.6
临床触及前列腺结节	50000	93.0

$$阳性预测值 = \frac{灵敏度 \times 患病率}{灵敏度 \times 患病率 + (1 - 患病率) \times (1 - 特异度)} \qquad (10\text{-}14)$$

$$阴性预测值 = \frac{特异度 \times (1 - 患病率)}{特异度 \times (1 - 患病率) + (1 - 灵敏度) \times 患病率} \qquad (10\text{-}15)$$

如表 10-5 所示,如在一般人群中用酸性磷酸酶做前列腺癌筛检,阳性预测值仅为 0.4%,筛检结果出现大量的假阳性;如在高危人群(男性,75 岁以上)中选用酸性磷酸酶做筛检,阳性预测值为 5.6%;若用来诊断可触及前列腺结节的病例时,阳性预测值为 93.0%,即酸性磷酸酶阳性者中 93.0% 患前列腺癌。该结果提示,临床医生在判断一份检验报告阳性结果的临床价值时,需要考虑被检人群的患病率高低,才能作出正确评价。同一试验在基层门诊与在专科医院应用时,其阳性预测值可能有很大的差别。

第四节　分析性研究

一、病例对照研究

(一)病例对照研究基本原理

病例对照研究(case-control study)亦称回顾性研究(retrospective study),是指选择患有所研究疾病的人群作为病例组,未患该病的人群作为对照组,调查比较两组人群过去是否暴露于某种或某些可疑因素及暴露程度,从而判断该暴露因素与该病是否有关联及关联程度的一种观察性研究方法。病例对照研究是从现在是否患某病出发,追溯研究对象过去的暴露情况,在时间顺序上是逆向的,即由"果"推"因",所以又称为回顾性研究。病例对照研究模式见图 10-3。

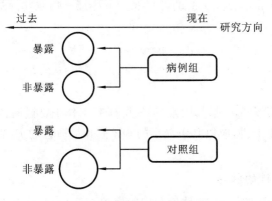

图 10-3　病例对照研究示意图

病例对照研究按照研究设计的不同通常分为两类。①成组病例对照研究:它在病例和对照人群中分别选取一定数量的研究对象;其特点是简便易行,可以获得较多的信息。②配比病例对照研究:它以对结果有干扰作用的某些因素或特性作为配比因素,使对照与病例在配比因素上保持一致。通过配比可以消除配比因素的作用,还可以增加统计检验效能,提高研究效率。配比又称匹配(matching),匹配分为频数

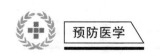

匹配和个体匹配。频数匹配即病例组、对照组在配比因素的比例上相同;个体匹配即病例与对照以个体为单位匹配,按照研究因素以外的外部因素进行 1∶1、1∶2、1∶3、…、1∶M 匹配选择对照,但最多不超过1∶4。

(二)病例对照研究中研究对象的选择

1. 病例的选择　选择病例时首先要求有一个明确、统一的诊断标准,其次要保证病例样本的代表性,即尽量使病例样本能够反映所有同种疾病患者的情况。

病例的来源主要有两种。一种来源是医院的病例,来源于某一或若干所医院的门诊或住院部在一定时期内诊断的全部病例或随机样本。其优点是较易进行,省经费;其缺点是带有选择性,容易产生选择偏倚,仅反映该机构的患者特点,而不是全人群该病的特点。另一种来源是某一特定时间和地区内,通过普查、疾病统计或医院汇总得到的病例,然后选择其所有的病例或其中的一个随机样本,其优点是选择偏倚比医院的病例要小,结论推及该人群的可信程度较高,其缺点是较难进行,要求有完善的疾病登记,否则,只能调查经过选择的一部分病例;不能代表全人群的情况。

2. 对照的选择　选择对照的基本原则是从病例所有人群中的非病例中随机选择。如果病例是从人群中选择的,可以选择同一人群中非病例的随机样本作为对照,或选择病例的配偶、同胞、亲戚、同学、邻居或同事等作为对照。其优点是研究结论推断整体的真实性好,其缺点是选择对照和调查时都比较复杂,且应答率低。如果病例是从医院中选择的,则可以从统一医院同一时间就诊或住院的其他病例中选择对照。这种对照易选,而且应答率和信息的质量均较高,但代表性较差,而且要特别注意,对照组的患者所患疾病的病因,不能与所研究疾病的病因相同或相互影响。例如,肺癌与慢性支气管炎均与吸烟有关,两者不能互为对照。

3. 样本大小的估计　病例对照研究所需样本含量的决定因素:①研究因素在对照人群中的估计暴露率(P_0);②预期暴露于该研究因素造成的相对危险度(RR)或比值比(OR);③假设检验的显著性水平(α);④检验的把握度($1-\beta$)。公式(10-16)用于非匹配或频数匹配设计病例组和对照组人数相等的样本量估计。

$$n = 2\overline{p}\,\overline{q}(z_\alpha + z_\beta)^2 / (\rho_1 - \rho_0)^2 \qquad (10\text{-}16)$$

式中:$\rho_1 = \rho_0 \mathrm{RR}/[1 + \rho_0(\mathrm{RR}-1)]$,$\overline{p} = (\rho_1 + \rho_0)/2$,$\overline{q} = 1 - \overline{p}$,$\rho_1$ 为病例组的暴露率,ρ_0 为对照组的暴露率,n 为病例组或对照组人数。

[例 10-5]　为研究西安市肺癌与吸烟的关系,欲进行一次病例对照研究,已知一般人群中的吸烟率约为30%,预期吸烟者发生肺癌的相对危险度为 5.0,设 $\alpha=0.05$(双侧),$\beta=0.10$,估计样本含量是多少?

已知:
$$\rho_0 = 0.3, \mathrm{RR} = 5.0$$

计算得:
$$\rho_1 = (0.3 \times 5.0)/[1 + 0.3 \times (5.0 - 1)] = 0.68$$
$$\overline{p} = (0.68 + 0.3)/2 = 0.49$$
$$\overline{q} = (1 - 0.49) = 0.51$$
$$n = 2 \times 0.49 \times 0.51 \times (1.96 + 1.28)^2 / (0.68 - 0.3)^2 = 36.3(\text{人})$$

即每组需要调查 36 人。

使用上述公式时是设想研究单一暴露因素,但实际研究工作中常同时探索多个因素,此时每个因素都有各自的 OR 值和 P_0,从理论上讲,应以其中最小的 OR 值和最适宜的 P_0 估计样本量,以使检验假设达到较高的效率。

(三)病例对照研究资料的收集

主要是查阅现有记录资料、访问调查、体检和实验室检查等,一般由经过统一培训的调查员按照事先设计的调查表进行。收集内容主要有一般情况、疾病情况(包括发病时间、诊断依据、诊断医院)及暴露史(包括是否暴露、暴露时间、暴露剂量)等。

(四)病例对照研究数据整理与分析

1. 成组设计的资料分析

(1)数据整理　如果暴露不分级,通常将研究数据归纳成四格表;如果暴露分级,则归纳为行×列表。

（2）统计描述　对研究对象的一般特征，如病例组和对照组的年龄、性别、职业、出生地、居住地、疾病类型等进行描述，一般情况下只能计算各种特征的构成比。此外，还需比较病例组和对照组之间除研究因素以外的各种特征是否一致，考察组间的均衡性。

（3）显著性检验　判断暴露与疾病是否有统计学联系，一般采用 χ^2 检验。

［例 10-6］　某地在两年时间内共诊断男性矽肺患者 547 例，从中随机抽出 375 人作为病例组，并从同年龄组的健康男性中随机抽取 368 人作为对照组，调查他们过去是否从事煤矿和碎石等有可能接触致矽肺危险因素的职业，结果见表 10-6。已知该地同期男性成人约 85 万人，请根据上述资料判断这些可疑职业暴露与矽肺是否有联系，并估计其联系强度的大小。

表 10-6　矽肺与职业暴露的关系

可能职业暴露史	病例	对照	合计
有	118(a)	69(b)	187
无	257(c)	299(d)	556
合计	375	368	743(n)

本例：

$$\chi^2 = \frac{(ad-bc)^2 \times n}{(a+b)(c+d)(a+c)(b+d)} = 15.95, \quad P < 0.01$$

说明两组暴露差异有统计学意义。

（4）联系强度及方向　经假设检验，若病例组和对照组之间在暴露因素上的差别有统计学意义，需进一步估计联系的强度及方向，常用的指标是比值比。

比值（odds）是指某事物发生的概率与不发生的概率之比。比值比（odds ratio，OR）是两个概率的比值，即病例组的暴露比与对照组的暴露比之比。

$$OR = ad/bc \tag{10-17}$$

OR 是指暴露者的疾病危险因素为非暴露者的多少倍。当 OR＝1 时，表示暴露与疾病无关联；当 OR＞1 时，说明暴露使疾病的危险度增加，称为"正"关联，是疾病的危险因素；当 OR＜1 时，说明暴露使疾病的危险度减少，称为"负"关联，是疾病的保护因素。

由于 OR 值是对暴露与疾病联系强度的一个点值估计，而估计值总是有变异的，计算出变异的区间有助于进一步了解联系的性质及强度。一般估计总体 OR 值 95％可信区间，采用 Miettnen 法计算。

$$OR_L, OR_U = OR^{(1 \pm 1.96/\sqrt{\chi^2})} \tag{10-18}$$

计算 OR 值可信区间除了有助于估计变异范围的大小外，还有助于检验 OR 值的判断意义，如区间包含 1，则暴露与疾病无关联，其意义与统计学假设检验差异无显著性相同。

本例：　　　　　　　　　　　OR＝118×299/69×257＝1.99

OR 值 95％可信区间：

$$OR_U = OR^{(1+1.96/\sqrt{\chi^2})} = 1.99^{(1+1.96/\sqrt{15.95})} = 2.79$$

$$OR_L = OR^{(1-1.96/\sqrt{\chi^2})} = 1.99^{(1-1.96/\sqrt{15.95})} = 1.42$$

即 OR 值 95％可信区间为 1.42～2.79，分析结果说明可疑职业暴露与矽肺有联系。

如果暴露因素为定量或分级指标，还可以进一步分析暴露与疾病是否有剂量反应关系。有时还要对是否存在混杂偏倚及各暴露因素间有无交互作用等进行分析，常用分层分析法和多元回归分析法。

2. 配对设计（1∶1 配比）的资料分析

（1）数据整理　一般将 1∶1 配比的病例对照研究资料整理成配对四格表的形式（表 10-7）。

表 10-7　配比病例对照研究资料整理表

对照	病例		合计
	吸烟	不吸烟	
吸烟	15(a)	35(b)	50
不吸烟	60(c)	40(d)	100
合计	75	75	150

[例 10-7]　一项食管癌与吸烟的病例对照研究,共调查男性食管癌的患者 150 例,每例患者以年龄为匹配条件选择 1 名同一时期、同一医院就诊的其他科室患者作为对照,分别了解是否有吸烟史,结果见表 10-7,请进行数据分析。

(2)显著性检验　采用配对四格表 χ^2 检验。

本例:
$$\chi^2 = (b-c)^2/(b+c) = (35-60)^2/(35+60) = 6.58, \quad P < 0.025$$

说明病例组和对照组的暴露差异有统计学意义。

(3)联系强度的大小及方向　配对设计资料比值比的计算用公式 10-19。

$$OR = c/b \tag{10-19}$$

本例:
$$OR = c/b = 60/35 = 1.71$$

OR 值 95% 可信区间:
$$OR_U = OR^{(1+1.96/\sqrt{\chi^2})} = 1.71^{(1+1.96/\sqrt{6.58})} = 2.58$$
$$OR_L = OR^{(1-1.96/\sqrt{\chi^2})} = 1.71^{(1-1.96/\sqrt{6.58})} = 1.13$$

结果说明吸烟与食管癌有联系。吸烟者患食管癌的危险度是非吸烟者的 1.71 倍。OR 值的 95% 可信区间为 1.31~2.58,不包含 1,说明 OR 值有显著性。

(五)病例对照研究中常见偏倚及其控制

1. 选择偏倚(selection bias)　在以医院为基础的病例对照研究中更易发生。常见的选择偏倚有入院率偏倚、现患病例-新发病例偏倚、检出症候偏倚、时间效应偏倚。选择偏倚的控制主要是在研究设计阶段。尽量随机选择研究对象,以人群为基础选择研究对象或从多家医疗单位选择研究对象;调查时明确规定纳入标准为新发病例;尽量选择不同病情、不同特征的患者作为病例组;调查中尽量采用敏感的疾病早期检查技术等。

病例对照研究中常因未能随机抽样,故易产生选择偏倚,特别是在医院选择病例和对照时,更易产生。由于医院收治患者时有不同的选择,患者进医院时也有不同的选择,不同病种亦有不同入院条件,造成了不同的进入率,后者使病例组与对照组缺乏可比性。这使研究的病例或对照不能代表有关人群。入院率不同实际上是选择概率的不同,从而引入了误差,使无关的某特征与疾病出现假联系,这种偏倚称为选择偏倚。

2. 信息偏倚(information bias)　常见的信息偏倚有回忆偏倚和调查偏倚。回忆偏倚是指比较组间在回忆过去的暴露史或既往史时,其完整性与准确性存在系统误差而引起的偏倚。对于回忆偏倚的控制主要是选择不易被人们忘记的重要指标,并重视问卷的提问方式和调查技术;调查偏倚是由于调查者事先知道被调查者的患病情况,从而在调查收集资料时,自觉或不自觉地采取不同的方法或不同的深度和广度去询问,或者收集有关可疑致病因素,导致两组间产生系统误差。对于调查偏倚可以通过规范调查研究方法、校正仪器、严格按照规定程序收集资料或采用盲法收集资料、完善质量控制方法等进行控制。

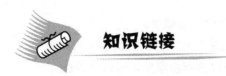
知识链接

口服避孕药与妇女血栓栓塞调查时的信息偏倚

研究服用避孕药妇女患血栓栓塞的危险性,研究者从有关报道中得知避孕药和血栓形成有联系,那么在询问和记录有关资料时,对血栓性静脉炎的妇女的记录详细,而对没有静脉炎的妇女的记录则较为简略,由此得出的口服避孕药和血栓栓塞之间的联系,这反而可能是采集病史时的偏倚所致。

3. 混杂偏倚(confounding bias) 是由于混杂因素的影响,掩盖或夸大了研究因素与疾病之间的联系。混杂因素是指与所研究的暴露因素和所研究的疾病均有关的因素,这些因素如果在病例组和对照组中分布不均,就可能歪曲暴露与疾病之间的真正联系。要控制混杂偏倚,首先必须认识混杂现象及其影响,并对混杂因素采取相应的控制措施。在研究设计阶段,可通过限制研究对象的入选条件、匹配等方法对一些主要混杂因素(年龄、性别、职业等)进行控制,其他混杂因素则可以在结果分析阶段采用分层分析、多元回归分析等方法解决。

(六)病例对照研究的优点与局限性

1. 优点 ①特别适用于罕见病的研究;②节省人力、物力,易于组织,所需样本较少;③研究周期短,可以较快获得结果;④可以同时探讨多种因素与一种疾病的关系;⑤既可以检验有明确危险因素的假设,又可以广泛探索尚不够明确的多种因素。

2. 局限性 ①不适用于研究人群中暴露率很低的因素;②病例常不能代表全部病例,对照也常不能代表所属的人群,容易产生选择偏倚;③获取既往信息时,难以避免回忆偏倚;④信息的真实性难以保证,暴露与疾病时间的先后常难以判断;⑤不能测定暴露组和非暴露组疾病的频率,故不能计算相对危险度。

二、队列研究

(一)队列研究基本原理

队列研究(cohort study)又称为定群研究、随访研究。队列是指在一定期间对其进行随访的人群组,即指具有某种共同特征的一群研究对象,如同时出生的一代人或暴露于同一可疑因素的一群人。队列研究根据是否暴露于所研究的可疑因素或暴露程度将研究对象分为暴露组和非暴露组,然后观察并比较暴露组与非暴露组某种或多种疾病的发病率或死亡率。如果暴露组与非暴露组之间或不同暴露剂量组之间的发病率或死亡率有显著差异,则可认为暴露因素与疾病存在因果关联。队列研究是按照暴露因素分组,然后观察比较不同暴露因素的效应,是从"因"推"果"的一种观察性研究方法,其模式见图10-4。

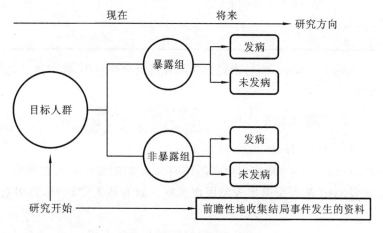

图 10-4 队列研究示意图

(二)队列研究中研究对象的选择

由于前瞻性队列研究需对研究对象追踪观察,研究周期长,故在选择研究对象时首先要考虑是否便于观察,而且暴露容易测量,有必要的医疗条件,居住比较集中,人口流动性小,不会在追踪观察过程中出现大量失访,如野战部队的失访率较高,一般不适于作为观察人群。

1. 暴露人群的选择 在选择暴露人群时,根据研究目的可选择一些职业人群或特殊暴露人群(如接受过放射治疗的人与白血病的关系),这样可以较快获得结果。也可选择一些有组织的群体,如以学生、部

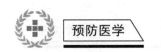

队官兵等较易合作的群体中的暴露者作为暴露人群,其优点是便于有效地收集随访资料。

2. 非暴露人群的选择　选择非暴露人群作为对照组,基本要求是尽可能保证其与暴露组的可比性,即对照人群除未暴露于所研究的因素外,其他各种影响因素或人群特征(年龄、性别、民族、职业、文化程度等)都应尽可能地与暴露组相同。如果选择一组研究人群,按照人群内部的暴露情况分为暴露组和非暴露组,该非暴露组称为内对照组。选择职业人群或特殊暴露人群时,常需在该人群之外寻找对照组,故称为外对照。也可以以全人群作为对照或设立多重对照。

3. 样本大小的估计　队列研究样本量取决于下列四个因素:①一般人群(对照人群)中所研究疾病的发病率(ρ_0);②暴露组与对照组人群的发病率之差($d = \rho_1 - \rho_0$);③第一类错误的概率(α);④把握度($1 - \beta$)。

（三）队列研究资料的收集

队列研究是在确定的研究时期内对研究对象进行观察,收集不同的暴露水平、人群特征和观察的结局。对观察的结局可以通过定期随访,制订统一的调查表对观察对象进行随访和医学检查,收集观察对象暴露的变化和发生疾病的状况。也可通过登记报告制度,定期收集观察对象的情况,通过环境的调查,收集研究对象的危险程度的大小。

（四）队列研究数据整理与分析

队列研究的目的是验证病因假设,一般首先计算发病率或死亡率,并通过比较暴露组与非暴露组的率或不同暴露剂量组的率,或比较暴露组与全人群的率来判断可疑暴露因素与疾病(或死亡)是否存在联系,以及联系的强度与方向。

1. 数据整理与率的计算　整理分析前,首先要对整理进行审查、修正和剔除,对不完整的资料要设法补齐。在此基础上,先对资料进行描述性统计(表 10-8),即描述研究对象的组成、人口学特征、随访时间及失访情况等,分析两组的可比性及资料的可靠性。然后进行推断性分析,分析两组率的差异,推断暴露的效应及其大小。

表 10-8　队列研究资料整理表

分　组	病　例	非 病 例	合　计	发 病 率
暴露组	a	b	$a+b=n_1$	a/n_1
非暴露组	c	d	$c+d=n_0$	c/n_0
合计	$a+c=m_1$	$b+d=m_0$	$a+b+c+d=t$	—

累积发病率(cumulative incidence,CI):当观察期间人群流动性较小、样本量又足够大、观察时间较短时,可以计算累积发病率。

$$累积发病率(CI) = \frac{观察期间发病人数}{观察开始时队列人数} \times K \qquad (10\text{-}20)$$

式中:$K = 1(100\%、1000\permil、10000/万、100000/10 万)$。

发病密度(incidence density,ID):研究对象在随访期间人-时的发病或死亡频率。若在随访期间内因失访、迁移、死于其他疾病、中途加入或退出等原因使观察人数有较大变动时,宜用发病密度来测量发病情况。

$$发病密度(ID) = \frac{观察期间发病人数}{观察人时数} \qquad (10\text{-}21)$$

人时就是观察人数与随访时间的乘积,时间单位常用年,故又称人年(person-years)。

2. 显著性检验　一般常用χ^2检验,如果暴露组与非暴露组的发病率差异有统计学意义,可认为暴露与疾病之间有统计学联系。

3. 联系强度的测量

（1）相对危险度(relative risk,RR)　又称率比(rate ratio),是暴露组发病率(I_e)与非暴露组发病率(I_u)的比值。

从表 10-8 的资料得到：暴露组的发病率 $I_e = a/n_1$，非暴露组发病率 $I_u = c/n_0$。

$$RR = I_e/I_u = (a/n_1)/(c/n_0) \tag{10-22}$$

相对危险度说明暴露组发病或死亡是非暴露组的倍数，其数值的意义：RR＝1，说明暴露因素与疾病无关联；RR＞1，说明暴露因素与疾病有正关联，暴露越多，发病例数越多，是疾病的危险因素；RR＜1，说明暴露因素与疾病有负关联，暴露越多，发病越少，具有保护意义。

（2）归因危险度(attributable risk，AR) 又称特异危险度、率差，即暴露组的发病率(I_e)与非暴露组的发病率(I_u)之差。

$$AR = I_e - I_u = (a/n_1) - (c/n_0) \tag{10-23}$$

归因危险度表示因暴露所致的发病率的增加量，表示疾病危险完全特异地归因于暴露因素的程度。它说明暴露因素对人群健康的实际危害程度的大小。

相对危险度与归因危险度的意义：RR 和 AR 同为估计暴露与疾病关联强度的指标，彼此关系密切，但意义不同。RR 说明个体在暴露情况下比非暴露情况下增加暴露因素所致的危险程度的倍数，具有病因学意义；AR 则是对于人群来说的，在暴露情况下比非暴露情况下增加暴露因素所致疾病的超额数量，消除暴露因素，就可以减少这一数量的疾病，具有疾病预防和公共卫生学意义。

（3）人群归因危险度(population attributable risk，PAR)与人群归因危险度百分比(population attributable risk proportion，PARP) PAR 是指总人群发病率(I_t)中归因于暴露因素所致的发病率，而 PARP 是指总人群中归因于暴露因素所致的发病率占总人群发病率的百分比。

$$PAR = I_t - I_u \tag{10-24}$$

$$PARP = (I_t - I_u)/I_u \times 100\% \tag{10-25}$$

PAR 和 PARP 通过暴露组与全人群的比较，说明暴露对于一个人群的危害程度，以及消除这个暴露因素后该人群中的发病率可能降低的程度。

（五）队列研究常见的偏倚及其控制

1. 选择偏倚 暴露组与非暴露组在一些影响研究结果的主要特征上不一致，就会产生选择偏倚。避免和减少这类偏倚应采用随机化原则选择研究对象，明确规定研究对象的入组标准和排除标准，尽量提高研究对象的应答率和依从性，进行历史性队列研究时，要求目标人群的档案资料齐全。

2. 失访偏倚 队列研究由于观察时间较长，研究对象中有人中途退出队伍、有人迁居、有人死亡，到最后观察终止时，能够用于分析结果的人数远少于开始观察时的人数，这种现象对研究结果的影响，称为失访偏倚。控制的方法是在研究中采取各种措施尽量减少失访率。

3. 信息偏倚 队列研究随访时，对疾病的诊断缺乏客观的标准、缺乏特异性诊断指标、测量仪器精确性差或人为性误差等均可造成漏诊或误诊，而导致偏倚。控制这类偏倚的办法有培训调查员，改进测量手段，选用精确性高的仪器，加强特异性诊断和采用客观的标准，同等地对待每个研究对象，严格按照规定的标准进行测量。

4. 混杂偏倚 混杂偏倚的控制方法：在设计阶段采用限制和配比的方法；在分析阶段采用标准化方法计算暴露率或死亡率；按混杂因素进行分层分析及多因素分析。

（六）队列研究优点与局限性

1. 优点 ①研究对象的暴露资料是在结局发生之前研究者亲自收集的，资料可靠，一般不存在回忆偏倚；②可以得到暴露组和对照组的发病率，计算相对危险度和特异危险度，估计暴露因素与发病的关联强度；③病因发生在前，疾病发生在后，因果关系的时相顺序合理，一般可以验证病因假设；④可以同时研究一种暴露因素与多种疾病的关系，并能了解人群疾病的自然史。

2. 局限性 ①不适用于研究人群中发病率很低的疾病；②随访时间长，难以避免失访偏倚；③研究耗费的人力、物力、财力和时间较多，实施难度大；④在随访过程中未知变量的引入或已知变量的变化可使结局受到影响，使分析复杂化。

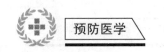

第五节　实验性研究

一、概述

（一）基本原理

流行病学实验性研究（experimental epidemiology）是将研究对象随机分为实验组和对照组，研究者给予实验组某干预措施，而对照组不给予该措施，随访并比较两组人群的结局，以评价该干预措施的效果。在实验性研究中，研究者能更有效地控制非研究因素对效应的影响，减少误差，提高研究效率。目前流行病学实验已广泛用于探讨疾病病因和评价防治效果（图 10-5）。

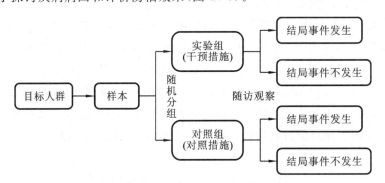

图 10-5　实验流行病学研究原理示意图

（二）实验性研究的特点

1. 属于前瞻性研究　干预在前，效应在后。

2. 随机分组　严格的实验流行病学应采用随机方法把研究对象分配到实验组或对照组。

3. 具有平行的对照组　实验组和对照组的研究对象均来自同一总体人群，其基本特征、自然暴露因素相似，且两组研究对象同期随访观察，因此，结果的组间差别才能归之于干预措施的效应。

4. 有干预措施　这是与观察性研究的根本区别，实验流行病学研究的目的是评价干预措施的效果。

（三）实验性研究的分类

关于实验流行病学的研究类型，尚没有统一的分类方法。一般根据不同的研究目的和研究对象把流行病学实验分为临床试验、现场试验和社区试验三类。

1. 临床试验（clinical trial）　以医院或其他医疗照顾环境下的患者为研究对象的实验研究，常用于评价药物或治疗方法的效果。

2. 现场试验（field trial）　以尚未患所研究疾病的人为研究对象，评价疾病预防措施的效果。为了提高试验的效率，通常在高危人群中进行研究。如用乙型肝炎高价免疫球蛋白在母亲为 HBsAg 阳性者的婴儿中进行预防乙型肝炎感染的试验。

3. 社区试验（community trial）　现场试验的一种扩展，以尚未患所研究疾病的某社区整个人群为研究对象，评价某种预防措施的效果。如评价饮水中加氟预防龋齿的效果。

二、实验性研究的设计与实施

（一）设计原则

1. 随机化原则　实验性研究在研究对象的选择和分组过程中要采用随机方法进行。随机选择研究对象是为了保证样本对总体的代表性，使研究结果可以外推到目标人群。随机分组是使研究对象分到各研究组的概率均等，目的是为了保证组间的可比性，这是设置理想的均衡对照的方法，理论上可使已知和未知的影响疗效的因素在两组间均衡分布，消除选择偏倚和混杂偏倚的影响。

2. 对照原则 实验研究必须设置对照,目的在于控制实验条件,减少或消除非处理因素对实验结果的干扰。因此,要求实验组和对照组在一些可能影响实验效应的非处理因素上保持均衡,这样才能正确判断所观察的实验效应中有多少可以归因于研究因素。实验研究常用的对照有以下几种。

(1) 标准对照 临床实验最常用的对照形式。它以标准的或常规的处理措施作为对照措施,或以标准值作为参照标准,适用于对已知有肯定疗效的治疗方法的疾病进行治疗研究。

(2) 安慰剂对照 对照组给予外观特征与实验药物完全一样,但不含有试验药物的有效成分。安慰剂对照的目的是判断实验组的效应(包括特异性作用和非特异性作用)是否超过安慰剂的作用(非特异性作用),这种对照形式只有所研究疾病尚无有效的防治药物或使用安慰剂后对研究对象的病情无影响时才使用。

(3) 空白对照 对照组给予任何处理措施,目的是观察药物对有自愈倾向疾病的真正效应。只有在非处理因素的效应很弱时才可以使用空白对照。

3. 重复原则 由于实验效应会受到多重因素的影响,因此对不同的研究对象可能出现不同的结果。对于这种个体间存在变异的现象进行研究时,必须在一定量的重复观察基础上才能掌握其规律性。在实验设计中,必须根据所研究现象在个体间的变异大小、预期实验组和对照组的效应差别、研究者对研究结果准确性和可靠性的要求等,科学地估计样本量。

4. 盲法原则 在实验研究过程中,研究者或研究对象的主观因素常常会对实验效应的判断产生影响,为减少由于主观因素导致的信息偏倚,实验过程中应采用盲法收集资料,特别是在以主观或半主观指标作为效应指标的实验研究中尤其有必要采用盲法。临床试验中盲法主要分为三种。

(1) 单盲(single blind) 在整个实验过程中,研究对象不知道自己属于实验组还是对照组。优点是研究者可以更好地观察研究对象,在必要时能够及时恰当地处理研究对象可能发生的意外问题,但不能控制来自于研究者主观因素导致的偏倚。

(2) 双盲(double blind) 研究对象和研究者都不知道分组情况,而是由研究设计者来安排和控制全部试验。其优点是可以避免研究对象和研究者的主观因素所带来的偏倚。缺点是方法复杂、较难实行,且一旦出现意外,较难及时处理。

(3) 三盲(triple blind) 不但研究者和研究对象不了解分组情况,而且负责资料收集和分析的人员也不了解分组情况,从而较好地避免了偏倚。理论上讲,这种方法更合理,但实施起来非常困难。

(二) 确定实验人群

1. 研究对象的选择 应根据研究的目的制订严格的选择标准,包括入选标准和排除标准。为此,应注意以下几点。

(1) 选择对于干预措施有效的人群 如评价某疫苗的效果,应选择某病的乙型肝炎人群且近期内未接种过与该病有关的生物制品,并注意防止将患者与隐性感染者选入。

(2) 入选的研究对象可以从研究对象中受益 如评价药物的疗效,研究者应根据药物的作用机制、适应证、禁忌证或敏感菌株等,选择敏感菌株感染的患者作为研究对象,从而使受试者受益,从临床试验角度来说也可获得阳性结果。已知实验对其有害的人群不能作为研究对象,如有消化道出血史者不能作为抗炎药的试验对象,通常老人、儿童和孕妇一般不作为研究对象。

(3) 选择预期发生频率较高的人群 如进行抗心律失常的药物疗效观察时,应选择近期心律不齐频繁发作的患者作为研究对象。

(4) 选择依从性好的人群 应选择能够服从实验设计安排,并能坚持合作的患者作为研究对象。

2. 研究对象的样本量 估计样本含量的决定因素:①研究因素的有效率,即实验组和对照组结局比较,数值差异越大,样本量就可以越少;②预期结局(如疾病)的发生率,预期结局的发生率越高,样本量就可以越少;③显著性水平(α),α越小,所需要的样本量越大;④把握度($1-\beta$),β越小,所需要的样本量越大。

(三) 干预措施的确定

研究计划中应列出具体的干预措施,对于干预的施加途径和方法、干预的强度或药物的剂量、用法等,

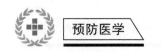

均应有明确的规定并严格执行,而且在整个实验过程中保持不变(标准化)。在实验设计时要注意掌握研究因素的使用强度,过大可能使研究对象受到伤害或在临床实践上无法使用,过小则难以出现预期的效应。如以观察药物疗效为例,使用的剂量应在最小有效剂量和最大不中毒剂量之内。此外,还要充分考虑用药的途径、用药的时间间隔等,这些均可对药物(研究因素)的强度产生影响。可以通过阅读文献和进行小规模的预试验,找出研究因素的适宜使用强度。

(四)随访和收集资料

在实验流行病学研究中,对所有研究对象(不论实验组还是对照组),都要同等地进行随访,并要求对所有研究对象都随访到终止期。随访的时间长短和次数取决于干预时间、变异情况、结局变量出现的时间。随访的内容主要包括干预措施的执行情况、有关影响因素的信息和结局变量。

随访资料的收集方法:访问研究对象或知情人;对研究对象进行体检或采样检查;查阅有关单位的档案、记录等;对环境的检测。

三、实验效果的评价

(一)评价治疗效果的主要指标

1. 有效率(effective rate)

$$有效率 = (治疗有效例数 / 治疗总例数) \times 100\% \tag{10-26}$$

2. 治愈率(cure rate)

$$治愈率 = (治愈例数 / 治疗总例数) \times 100\% \tag{10-27}$$

3. n 年生存率(survival rate)

$$n \text{ 年生存率} = (n \text{ 年存活病例数} / 随访满 n \text{ 年的病例数}) \times 100\% \tag{10-28}$$

(二)评价预防措施效果的主要指标

1. 保护率

$$保护率 = \frac{对照组发病或死亡率 - 实验组发病或死亡率}{对照组发病率或死亡率} \times 100\% \tag{10-29}$$

2. 效果指数

$$效果指数 = \frac{对照组发病或死亡率}{实验组发病率或死亡率} \times 100\% \tag{10-30}$$

3. 抗体转阳率

$$抗体转阳率 = \frac{抗体转阳例数}{接种总例数} \times 100\% \tag{10-31}$$

四、实验研究中应注意的问题

(一)伦理道德问题

(1)研究必须有充分的科学依据,有严格的设计和充分的准备。

(2)实验设计和实施方案应提交伦理委员会审核。

(3)受试者能够从研究的结果中受益。

(4)受试者必须为自愿参加并且对研究项目有充分的了解,包括了解实验目的、方法、预期效果及可能的危险性等,并签署知情同意书。

(5)尊重受试者保护自身的权利,尽可能采取措施以尊重受试者的隐私和患者资料的保密。

(6)临床试验中,研究工作和对患者的医学照顾要同步进行,不能因为实验研究而忽视了对患者的治疗。任何新的干预措施一般应当同目前通常采取的(标准)措施比较。在不存在确实有效的干预措施时,或者在不采取措施情况下不存在"延误"的问题时,才可以考虑安慰剂或空白对照。

(二)预实验

预实验(pilot study)是指在正式实验之前,先在小范围内作一次小样本的实验研究。进行预实验的目的,是为了检验实验设计的科学性和可行性,以发现存在的问题,便于及时修正和完善,尽可能保证正式实验能如期、顺利地完成。但需注意的是,除了规模大小不同外,预实验和正式实验的所有条件均应一致,否则,就失去了预实验的意义。

（贺蕊霞）

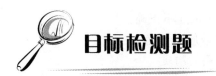 **目标检测题**

一、名词解释

1. 患病率　　2. 暴发　　3. 普查　　4. 整群抽样　　5. 真实性　　6. 可靠性　　7. n 年生存率

二、单项选择题

1. 流行病学研究的观察法与实验法的根本区别在于（　　）。

A. 设立对照　　　　　　　　　　　　　　　　B. 不设立对照

C. 是否是人为地控制研究的条件　　　　　　　D. 盲法

E. 统计学检验

2. 流行病学的描述性研究不包括（　　）。

A. 普查　　　　　　　B. 抽样调查　　　　　　　　　C. 队列研究

D. 现患调查　　　　　E. 生态学研究

3. 疾病三间分布指的是（　　）。

A. 年龄、性别、季节分布　　　　　　　　B. 年龄、季节、职业分布

C. 年龄、季节、地区分布　　　　　　　　D. 病因、宿主、环境分布

E. 时间、地区、人群分布

4. 某病患病率是指（　　）。

A. 某病新发病例数/同期暴露人口数

B. 某病曾患病的总人数/同期平均人口数

C. 某病新旧病例数/同期平均人口数

D. 所有疾病患者数/年平均人口数

E. 某病患患者数/年平均人口数

5. 在流行病学现场调查中,为组织方便和节约费用,（　　）抽样方法更合适。

A. 单纯随机抽样　　　　B. 分层抽样　　　　　　　C. 整群抽样

D. 系统抽样　　　　　　E. 多级抽样

6. 流行病学中的偏倚是指（　　）。

A. 抽样误差　　　　　　B. 系统误差　　　　　　　C. 随机误差

D. 逻辑误差　　　　　　E. 数据误差

7. 队列研究的主要目的是（　　）。

A. 描述疾病分布特征,寻找病因线索

B. 观察并比较暴露组与非暴露组的发病情况及其差别,检验病因假说

C. 探讨干预措施在干预组与非干预组的效果及差别,评价干预效果

D. 探讨病例组与对照组之间某些因素暴露的差别,检验病因假说

E. 描述疾病组与对照组的分布特征,进行临床比较

8. 以下哪项不属于控制病例对照研究混杂偏倚的影响?（　　）

A. 采用匹配方式选择对照

B. 使调查员不知道研究的假设

C. 选择对照时尽量使其年龄、性别的构成与病例组保持一致

D. 分层分析计算 OR 值

E. 进行多因素 Logistic 回归分析

9. 在匹配病例对照研究中,有时因为病例较难获得,为了增加研究的效率,常用 1∶M 匹配。M 的取值一般不超过(　　)。

A. 2　　　　　　　B. 3　　　　　　　C. 4　　　　　　　D. 5　　　　　　　E. 6

10. 有关安慰剂的使用,下列哪项叙述不正确?(　　)

A. 使用目的是为了排除特异性效应的干扰

B. 安慰剂常用没有任何药理作用的物质

C. 可用于研究那些目前尚无有效药物治疗的疾病作为对照

D. 安慰剂的外观和剂型与试验药物不同

E. 安慰剂和试验药要同步应用

三、理解讨论题

1. 理解并说出流行病学的用途。

2. 区分判断病例对照研究和队列研究的不同。

3. 目前近视是小学生面临的一个主要公共卫生问题,为了明确小学生患近视的原因,现将进行现况调查,结合你周围人群的特点,请你作出一份可行的研究设计。

第十一章 卫生体系与卫生管理

1. 掌握 卫生系统和公共卫生体系的概念；疾病监测的概念；初级卫生保健的概念、任务、内容、原则。

2. 熟悉 卫生系统功能及目标；我国医疗保障体系；公共卫生监测的目的、分类。

3. 了解 我国新型农合医疗制度。

第一节 卫生系统与公共卫生体系

一、卫生系统与公共卫生体系的定义

(一) 卫生系统

卫生系统是在一定的法律和规章制度所规定的范围内,提供以促进、恢复和维护健康为基本目的的活动的总体。狭义的卫生系统也可看做是在一定法律和政策的框架内的组织网络,旨在组织、分配和利用现有的社会资源,为全社会提供卫生保健服务,通过保证公平、效益和效果平衡,卫生机构与服务人群的互动,实现维护人民的健康和提高生活质量的目的。

我国卫生系统由卫生服务、医疗保障和卫生执法监督三部分。卫生服务是卫生服务机构如医疗机构、预防保健机构、妇幼保健机构、医学教育机构和医学科研机构等,使用卫生资源向居民提供预防、保健、医疗和康复的过程,其功能包括健康促进、疾病预防、治疗和康复。医疗保障系统是通过资金的筹集,为卫生服务提供合理的物质资源的支持,它是社会保障体系的重要组成部分。卫生执法监督系统的主要职能是依法对影响健康的危险因素进行监督和管理,保护人们的健康。

(二) 公共卫生体系

公共卫生是指通过组织社会力量,高效率地预防疾病、延长寿命、促进身体和心理健康的事业,保障公众健康是公共卫生的使命。公共卫生体系是指为实现公共卫生使命所组成的政府机构和社会组织,主要包括各级政府的公共卫生机构、医疗保健服务提供系统、企事业单位、社区、大众媒体和学术研究机构。它们共同合作来保障人群健康。公共卫生体系的功能分成六个具体部分:①预防疾病的发生和传播;②保护环境免受破坏;③预防意外伤害;④促进和鼓励健康行为;⑤对灾难作出应急反应,并帮助社会从灾难中恢复;⑥保证卫生服务的有效性和可及性。

各级政府的公共卫生机构是公共卫生体系的支柱,是负责公共卫生实施的业务部门,承担着政府保障人群健康的职责。但它们不能单独工作,必须与社会其他组织和政府的其他部门建立和维持伙伴关系,与社区、医疗保健服务提供系统、学术机构、企业和媒体一起工作。

政府部门的公共卫生机构履行三大公共卫生基本职能:第一,评估社区健康状况和需求诊断;第二,政策研制,即进行设计和确定优先问题,制定综合的公共卫生政策;第三,保障,即通过委托、管理或直接公共卫生服务来保障个人和社区获得必要的卫生服务。根据这三大职能,有十项必需的服务由政府部门的公共卫生机构提供:①监控卫生状况和鉴别社会的卫生问题;②调查研究社会的卫生问题以及对健康的危

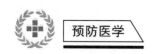

害;③告知和教育人们有关的卫生问题,使他们有能力去处理这些问题;④动员社区的成员解决卫生问题;⑤制定政策和计划,支持个人和社区的成员为健康而努力;⑥执行法律和规章,保护健康,保障安全;⑦通过有效的措施保证不能得到卫生服务的人能得到基本的卫生服务;⑧保障公共卫生和医疗服务的人力资源;⑨评估个体和群体卫生服务的效率、可及性和质量;研究解决卫生问题的办法。

二、卫生系统的功能及目标

(一)卫生系统的功能

世界卫生组织(WHO)把卫生系统的功能归纳为如下三项。

(1)卫生服务提供:了解和分析卫生服务的需要、卫生服务的需求及卫生服务的利用。

① 卫生服务需要:依据人们的实际健康状况提出的对预防、保健、康复、医疗等服务的客观要求。当一个人感到有卫生服务需要时,就有可能寻求利用卫生服务。

② 卫生服务需求:从经济和价值观出发,人们愿意而且有能力在一定时期内、一定价格水平上消费的卫生服务量。一般分为两类:没有需要的需求和由需要而转化来的需求。

③ 卫生服务利用:需求者实际利用卫生服务的数量。它可以反映卫生系统通过卫生服务对居民健康状况的影响,并为居民提供卫生服务的工作效率和数量。

(2)公平对待所有人。

(3)满足人群非卫生服务的期望。

(二)卫生系统的目标

与卫生系统的功能相对应的卫生系统目标有以下三个。

(1)提高所服务人群的健康水平 卫生系统是以改善健康为主要目的的所有组织、机构和资源的总和。良好的卫生系统可以保障民众每天正常地生活,使他们从卫生系统中受益。加强卫生系统,可以提高所服务人群的健康水平,促进健康。

(2)反应性 卫生系统满足人们对卫生系统中改善非健康方面的普遍的合理期望的程度。它强调非卫生技术服务和普遍合理的期望。非卫生技术服务是指民众能自主地选择卫生机构和卫生人员,卫生人员尊重他们的同时能为他们提供优质服务等。

(3)公平性 生存机会的分配不取决于社会特权或收入差异,而应以需要为导向。它包括卫生保健公平性、卫生服务筹资公平性和健康公平性。要实现健康的公平性,就必须做到卫生服务利用的公平性,要达到卫生服务利用的公平性,就要在卫生服务利用、卫生服务资源分布、卫生费用的筹资方面实现公平。

第二节 医疗保险与我国医疗保障体系

一、医疗保险

(一)概念

医疗保险(medical insurance)是利用多种渠道筹集的经费集中起来形成基金(医疗保险基金),在个人(被保险人)因病或其他损伤所造成的经济损失时补偿的一种制度。其特点:①保障对象的广泛性;②补偿形式的特殊性;③运行机制的复杂性;④保险风险的难控制性。

(二)国际主要医疗保险模式

1. 国家医疗保险 医疗保险基金由国家财政预算支出,通过各级政府有计划地将医疗保险基金拨给有关部门或直接拨给医疗服务提供方,保险对象为全体公民,提供的医疗服务基本上是免费的医疗卫生机构以公有制为主,医务人员为国家公职人员。主要国家有英国、瑞典、爱尔兰、丹麦。

2. 社会医疗保险 国家通过立法强制建立实施的一种社会保险制度。医疗保险基金政府给予适当补贴,主要是由雇主和雇员按一定比例缴纳。当参保者因疾病需要医疗服务时,由社会医疗保险机构支付一定医疗费用。代表国家有德国、法国和日本等。

3. 商业型医疗保险 又称市场型医疗模式,指由商业保险公司承办、以营利为目的的一种医疗保险形式,主要通过市场机制来筹集费用和提供服务。医疗保险的资金主要来源于参保者个人或雇主通过自愿购买医疗保险项目或险种来筹集。美国是实施此型模式的典型代表。

4. 储蓄医疗保险 强制储蓄保险的一种形式。通过立法,强制劳方或劳资双方缴费,以家庭或雇员的名义建立保健储蓄账户,并逐步积累,用以支付个人及家庭成员日后患病所需的医疗费用的一种医疗保险制度。这一模式以新加坡为典型代表,属于公积金制度的一部分。

二、我国医疗保障体系

为满足不同人群对医疗消费的需求,结合国情,我国设立了多层次医疗保障体系,主要包括基本医疗保险、商业型医疗保险、社会医疗救助、新型农村合作医疗以及补充医疗保险。

1. 城镇职工基本医疗保险 参保范围涵盖城镇所有用人单位和职工。基本医疗保险的资金使用管理实行社会统筹和个人账户相结合的管理模式。基本医疗保险费用由用人单位和职工个人双方共同缴纳。保障范围是基本医疗,根据"以收定支,收支平衡"的原则,确定基本医疗保险可以支付的医疗服务范围和支付标准。

2. 城镇居民基本医疗保险 参保范围主要为中小学阶段的学生(包括职业高中、中专、技校学生)、少年儿童和其他非从业城镇居民。资金筹集原则是自愿参加,保险费以家庭交费为主,政府给予适当补助。

3. 社会医疗救助 在政府支持下,依靠社会力量建立的医疗费用实施补助的制度。它主要针对的是特殊困难群体,包括无固定收入、无生活依靠、无基本医疗保险的老龄者,失业者、残疾者以及生活在最低生活保障线以下的贫困者。社会医疗救助的资金筹集包括政府财政和政策支持,但以社会捐赠为主,没有强制性,同时不强调权利与义务的对等。

4. 商业医疗保险 由商业保险公司开办、以营利为目的、参保人员自愿参加的一种医疗保险制度。

5. 新型农村合作医疗 一种农民医疗互助共济制度。由政府组织、引导、支持,农民自愿参加,个人、集体和政府多方筹资,以大病统筹为主。新型农村合作医疗的覆盖对象为所有农村居民。新型农村合作医疗制度实行个人缴费、集体扶持和政府资助相结合的筹资机制。

6. 补充医疗保险 广义的补充医疗保险是指基本医疗保险以外的所有医疗保险形式。狭义的补充医疗保险是指对现有基本医疗保险制度下支付水平的补充,补偿超过基本医疗保险封顶线部分的医疗服务费用,以及基本医疗保险未覆盖的服务项目费用。补充性、非福利性、客观性、多样性、自愿性是补充医疗保险的特征。

第三节 公共卫生监测

一、公共卫生监测概述

(一)公共卫生监测的概念

最早的监测活动是对疾病的发生和死亡进行观察,故称为疾病监测(disease surveillance),也有人称为流行病学监测(epidemiological surveillance)。随着社会发展进步,监测内容的逐渐扩大,它不但包括疾病的监测,还包括残疾、健康危险因素以及其他公共卫生事件的监测,故现在一般都称为公共卫生监测(public health surveillance)。

公共卫生监测是指长期、连续、系统地收集疾病或其他卫生事件的资料,经过整理、分析和解释后,及时将信息反馈给有关部门,并利用监测信息来规划、完善和评价公共卫生干预措施及方案的过程。

这个定义表明了公共卫生监测的三个基本含义:第一,只有长期、连续、系统地收集资料,才能发现疾病和健康状况的分布规律和发展趋势;第二,只有将原始资料整理、分析、解释后,才能转化为有价值的信息;第三,只有将信息及时反馈给有关部门和人员后,才能在预防和控制疾病时得以最有效地利用。

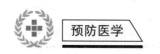

（二）公共卫生监测的目的

（1）了解疾病模式，确定主要公共卫生问题。

（2）发现异常情况，查明原因，采取干预措施。

（3）预测疾病流行，估计卫生服务需求。

（4）确定危险因素和高危人群，制订公共卫生策略和预防措施。

（5）评价干预措施效果。

（三）公共卫生监测的分类

1. 疾病监测　主要有传染病监测和非传染病监测。①传染病监测：我国法定报告的传染病有甲、乙、丙 3 类共 38 种，国际监测传染病有疟疾、流行性感冒、流行性斑疹伤寒、流行性回归热和脊髓灰质炎 5 种，我国增加了登革热，共 6 种。②非传染病监测：我国部分地区开展了对恶性肿瘤、心血管疾病、出生缺陷、职业病、伤害等非传染病的监测。

2. 与健康相关问题的监测　包括行为危险因素监测、出生缺陷监测、环境监测、药物不良反应监测、健康监测、营养和食品安全监测、突发公共卫生事件监测和计划生育监测等。

（四）公共卫生监测的基本过程

包括收集资料、分析资料和解释、反馈信息和利用信息四个基本过程。

1. 收集资料　监测资料的来源是多渠道的。可以根据监测的特定目标来收集。监测资料大致包括以下几个方面：①人口学资料；②疾病发病或死亡的资料；③实验室检测资料（如血清抗体测定、水质检验等）；④危险因素调查资料（如吸烟、职业暴露有毒有害因素等）；⑤各种干预措施记录资料（如疫苗发放、食盐加碘等）；⑥专题调查报告（如暴发调查、漏报调查等）；⑦其他有关资料。

2. 分析资料和解释　实际上是把原始资料加工成有价值的信息的过程，它包括以下步骤：①首先将收集到的原始资料认真核对、整理，同时了解其来源和收集方法（由于错误或不完整的资料无法用统计学技术来纠正，因此只有质量符合要求的资料才能供分析使用）；②利用统计学技术把各种数据转变为有关的指标；③解释这些指标究竟说明了什么问题。

3. 反馈信息　必须建立反馈信息的渠道，使所有应该了解公共卫生监测信息的单位和个人都能及时获得，以便能对疫情迅速作出反应，明确工作重点和研究方向。信息的反馈分为纵向和横向两个方向。纵向包括向上反馈给卫生行政部门，向下反馈给下级监测机构；横向包括反馈给有关的医疗卫生机构，科研单位以及社区。

4. 利用信息　充分利用信息是疾病监测的最终目的。监测的最后一个环节是把与公共卫生计划、评价有关的监测资料用于预防和控制疾病。一个监测系统应具备将资料收集、分析和分发以及同公共卫生项目联系起来的功能。监测获得的信息可以用来了解疾病分布特征并预测流行、评价干预效果、确定主要卫生问题等，为制定预防控制疾病的策略和措施提供依据。

（五）公共卫生监测系统概述

根据疾病预防控制工作的需要，为了达到特定目标而对某种疾病或某个公共卫生问题开展有组织、有计划的监测时，就形成了一个监测系统。

1. 以人群为基础的监测系统　此类系统以人群为对象开展工作，例如我国的法定传染病报告系统、疾病监测点监测系统。

2. 以实验室为基础的监测系统　此类系统主要利用实验室方法对病原体或其他致病因素开展监测，例如我国的流行性感冒监测系统。

3. 以医院为基础的监测系统　此类系统以医院为现场开展工作，例如我国的医院内感染监测系统、出生缺陷监测系统、性传播疾病监测系统。

4. 以特定人群（如高危人群）为对象的哨点监测系统　如我国的艾滋病哨点监测系统，是根据流行特点由设在全国各地的上百个监测哨点对高危人群进行定点、定时、定量的艾滋病抗体监测，由此可以大致了解我国艾滋病的感染状况和变化趋势。

（六）公共卫生监测系统的评价

1. 代表性（representativeness） 监测系统发现的公共卫生问题在多大程度上能够代表目标人群的实际情况。缺乏代表性的监测资料可能导致决策失误和卫生资源的浪费。

2. 及时性（timeliness） 监测系统发现公共卫生问题到将信息反馈给有关部门的时间。它反映了监测系统的信息反馈速度。

3. 敏感性（sensitivity） 监测系统识别公共卫生问题的能力。它主要包括两个方面：①监测系统报告的病例占实际病例的比例；②监测系统判断疾病或其他卫生事件暴发或流行的能力。

4. 阳性预测值（positive predictive value） 监测系统报告的病例中真正的病例所占的比例。

5. 简便性（simplicity） 监测系统的收集资料、监测方法和运作简便易行。

6. 灵活性（flexibility） 监测系统能针对新的公共卫生问题进行及时的改变或调整。

7. 可接受性（acceptability） 监测系统各个环节的工作人员对监测工作的参与意愿，反映工作人员能否积极地提供有效的信息。

二、疾病监测

（一）疾病监测的概念

疾病监测是长期、系统、连续地收集、核对、分析疾病的动态分布和影响因素的资料，并将信息及时上报和反馈，以便及时采取干预措施。

疾病的动态分析不仅指疾病的时间动态分布，也包括从健康到发病的动态分布和地域分布。其影响因素包括影响疾病发生的自然因素和社会因素。疾病监测只是手段，其最终目的是预防和控制疾病流行。

（二）疾病监测的几个基本概念

1. 被动监测 下级单位常规向上级机构报告监测数据和资料，而上级单位被动接受，称为被动监测（passive surveillance）。各国常规法定传染病报告属于被动监测。这种常规监测有一个严重的缺陷，即不能包括未到医疗机构就诊的患者，对于诊断的疾病可能错误分类，特别是发生了某种异常的疾病时更是如此。

2. 主动监测 根据特殊需要，上级单位亲自调查收集资料，或者要求下级单位尽力去收集某方面的资料，称为主动监测（active surveillance）。我国卫生防疫单位开展传染病漏报调查，以及按照统一要求对某些传染病和非传染病进行重点监测，努力提高报告率和报告质量，均属主动监测。

3. 监测的直接指标与间接指标 监测病例的统计数字，如发病数、死亡数、发病率、死亡率等称为监测的直接指标。有时监测的直接指标不易获得，如流行性感冒（流感）死亡与肺炎死亡有时难以分清，则可用"流感和肺炎的死亡数"作为监测流感疫情的间接指标。

4. 静态人群和动态人群 研究过程中无人口迁出、迁入的人群称为静态人群（fixed population）。如果一个地区人口有少量出生、死亡、迁出和迁入时，仍可视为静态人群。计算"率"时可采用观察期的平均人口数做分母。如果研究过程中人口频繁地迁出、迁入，则为动态人群（dynamic population）。涉及动态人群的计算需要采用人时（人年或人月）计算法。

（三）疾病监测的步骤与内容

1. 建立健全监测机构，收集下列资料 ①死亡登记资料；②医院、诊所、化验室的发病报告资料；③流行或暴发的报告资料及流行病学调查的资料；④实验室检查资料（如血清学检查、病原体分离等资料）；⑤个例调查资料；⑥人群调查资料；⑦动物宿主（如狂犬病、流行性出血热和鼠疫等人畜共患病）及媒介昆虫的分布资料；⑧暴露地区或监测地区的人口资料；⑨生物制品及药物应用的记录资料；⑩其他，如防治措施等。

2. 分析和评价所收集的资料 包括确定某病的自然史、变化趋势、流行过程的影响因素、薄弱环节及防治效果等。

3. 印制、分发和反馈资料 将所收集的资料和分析结果及时上报，并通知有关部门和个人，以便及时采取相应的防治措施。特别应将资料反馈给报告资料的人。

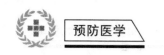

（四）我国疾病监测工作开展概况

我国法定的传染病疫情报告及反馈系统建于1950年,是最重要、最基本的传染病宏观监测系统。20世纪70年代后期,西方国家疾病监测的概念开始传入我国。自1975年开始,我国陆续建立了流感、乙型脑炎、流脑、副霍乱、流行性出血热、鼠疫、钩端螺旋体病等单病种的监测系统。1979年在北京、天津开展疾病监测试点。1980年,在我国建立了长期综合疾病监测系统,开展了以传染病为主并逐渐增加非传染病内容的监测工作。1989年初,我国提出了第二阶段疾病监测总体设计方案的原则,即按分层整群随机抽样的方法,在全国不同类别的地区,按真实人口分布建立疾病监测点,对监测人群的出生、死亡、甲乙丙三类法定传染病的发病、儿童计划免疫的接种情况进行监测。此后,大多数省建立健全了组织机构,在省防疫站设立了疾病监测小组,有专人负责,并制订了实施方案和实施细则。1990年1月1日起开始执行的传染病为主的四卡、四册登记报告制度,即出生报告卡、册,死亡报告卡、册,甲乙丙类传染病报告卡、册,以及计划免疫报告卡、册。部分点进行了"居民健康档案"的建档工作。

我国部分地区已对恶性肿瘤、心脑血管病、高血压、出生缺陷等非传染病开展了监测。例如由北京心肺血管医疗研究中心牵头组织了我国16省市、19个监测区的多省市大协作,对心血管病发展趋势及其决定因素进行了监测。天津市开展了以"肿瘤、冠心病、脑卒中、高血压"为重点的非传染性"四病"的防治研究等。

第四节　全球卫生保健策略与我国卫生改革

一、初级卫生保健

20世纪70年代,世界卫生组织对全球卫生状况的调查结果显示:各国之间、各国内部不同人群之间的健康状况存在较大差异,发展中国家有10亿的生活极度贫困,得不到基本的卫生服务;全球有70多个国家人均期望寿命在55岁以下,50多个国家婴儿死亡率在10％以上;国家、地区以及城乡间的卫生资源分配不合理,大多数卫生资源集中在发达地区和城市,农村及偏远地区的基本卫生服务资源明显不足,缺医少药现象非常严重。基于对世界卫生发展现状及形势的分析,世界卫生组织认为有必要在世界范围内开展卫生改革,由此提出了"人人享有卫生保健"的全球战略目标。为推动这一目标的实施,1978年WHO和联合国儿童基金会在哈萨克斯坦首府阿拉木图联合召开了国际初级卫生保健大会,会议发表的《阿拉木图宣言》明确指出:初级卫生保健是实现"人人享有卫生保健"全球战略目标的基本策略和途径。

（一）初级卫生保健的含义

所谓初级卫生保健,它是指最基本的人人都能得到的体现社会平等权利的人民群众和政府都能担负得起的基本卫生保健服务,故又称基础卫生保健。它依靠切实可行、学术上可靠又受社会欢迎的方式和技术,是社区的个人和家庭通过积极参与普遍能够享受的,费用也是社区或国家依靠自力更生精神能够负担的卫生服务费用。

它既是国家卫生系统和社会经济发展的组成部分,又是国家卫生系统的中心职能和主要环节,还是个人、家庭和社区与国家卫生系统接触的第一环。

初级卫生保健:从需要上来说,它是人们不可缺少的;从受益上来说,它是人人都能得到的;从技术上来说,它是科学、可靠的;从费用上来说,它是人人都能够负担得起的;从国家来说,它是政府的职责;从群众来说,它既是权利又是义务;从卫生机构来说,它必须提供最基本的卫生服务;从社会经济发展来说,它是社会经济发展的重要组成部分,是精神文明建设的重要内容。

因此,初级卫生保健是面向全社会的,面向基层的,为每一个人和家庭服务的,对任何人都是平等的,它体现了社会公平,改变了过去卫生保健的方向,集中代表了广大人民的切身利益,它将提高人们的健康水平,促进社会经济的发展。

（二）初级卫生保健的任务

1. 健康教育和健康促进　通过健康教育和各种政策、法规、组织等社会环境的支持,促使人们自觉改变不良的行为生活方式,控制、消除和减轻危害健康的因素,促进健康和提高生活质量。

2. 预防保健 采取积极有效的措施,预防各种疾病的发生、发展和流行,包括计划免疫接种、传染病防治、慢性病管理、公共卫生服务、健康筛查、创建卫生城市(镇)等。对重点特殊人群开展有针对性的保健服务。

3. 合理治疗 以基层医疗机构(社区卫生服务中心)为核心,为社区居民提供及时有效的基本治疗服务,防止疾病恶化,争取早日痊愈。

4. 社区康复 对已经确诊的患者,要积极采取措施防止并发症和致残。对丧失了正常功能或功能上有缺陷的残疾者,通过医学、教育、职业和社会的综合措施,尽量恢复其功能,使他们重新获得生活、学习和参加社会活动的能力。

（三）初级卫生保健基本内容

（1）当前主要卫生问题及其预防和控制方法的健康教育。

（2）保证必要的营养,供应充足的安全饮用水。

（3）提供基本的环境卫生。

（4）开展妇幼保健和计划生育。

（5）主要传染病的预防接种。

（6）地方病的预防与控制。

（7）常见病和创伤的恰当处理。

（8）基本药物的供应。

（9）非传染性疾病的防止和促进精神卫生。

（四）初级卫生保健基本原则

1. 社会公正原则 初级卫生保健作为人人都能得到的一种基本保健服务,必须体现卫生服务和卫生资源的分配和利用的公正性。卫生资源配置不合理使卫生资源得不到有效的利用。因此,必须通过卫生体制的改革,把有限的卫生服务和卫生资源优先用于解决大多数人的卫生需求和缺医少药的地区。

2. 社区和群众参与原则 社区主动参与本地区卫生保健的决策,政府各部门协调行动。基层医疗保健提供的预防、保健、康复服务需要社区个人、家庭、政府的积极参与才能得到推广普及。

3. 预防为主的原则 预防为主是整个卫生事业的一个重要指导思想,也是我国长期卫生工作方针的一个重要内容:预防服务有利于充分利用有限的卫生资源,提高全体人民的健康水平,是最经济有效、受益面最广的服务。卫生保健的重点应是预防和促进健康,而不是治疗工作,要以寻找和消除各种致病因素为核心。

4. 部门协同原则 初级卫生保健是整个社会经济发展的一个重要组成部分,因此要让老百姓都"达到与当时当地经济发展水平相一致的健康水平",仅靠医疗保健部门的努力是不能实现的,还必须依赖卫生部门与其他有关部门(包括政治、经济、文化等)的通力合作与协调行动。

5. 适宜技术 初级卫生保健提供的是一种基本的卫生服务,解决老百姓最基本的卫生需求。卫生保健部门使用的技术、设备、药品应是可靠、方便、易于被群众接受而且费用低廉的。适宜技术是实施初级卫生保健的重要基础。

6. 综合应用原则 卫生服务仅仅是所有保健工作的一部分,仅靠医疗卫生保健服务是不能改善全体人民卫生状况的,还需要满足个人生活中最基本和最低的生活需要,如营养、教育、社区环境卫生、饮用水供给、住房等,这些要素对人民健康共同起作用。

二、我国新农合医疗制度

（一）我国新农合医疗制度产生的背景

进入 21 世纪,在相关经济政策保障下,我国经济持续、快速地增长,人民生活发生了巨大的变化。在此基础之上,我国的医疗卫生水平也有了较大提高,但在医疗卫生提高的同时也产生了很多新问题,尤其是偏远山区和经济欠发达地区,问题更加突出。据有关部门调查,我国农村有 40%～60% 的人没钱看病,

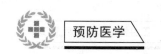

导致农村贫困人口比例攀升。在西部地区,60%~80%的患病农民死于家中,无法得到良好的救治。"小病拖,大病躺"的现象在农村普遍存在。农民看病难是新时期我国农村医疗事业中面临的一个难题,因病致贫、因病返贫,成为我国农民绕不开的怪圈。针对占我国人口比例三分之二多的农村居民,2002年,党中央、国务院下发了《关于进一步加强农村卫生工作的决定》,提出了建立以大病统筹为主要内容的新型农村合作医疗制度,对贫困农民实行医疗救助。2003年初,国务院办公厅转发了卫生部等部门《关于建立新型农村合作医疗制度的意见》的通知。之后,全国各地的新型农村合作医疗工作全面展开,并取得了很大的成绩。

(二)新农合医疗制度的定义

新型农村合作(简称"新农合")医疗制度是由政府组织、引导、支持,农民自愿参加,个人、集体和政府等多方筹资,以大病统筹为主的农民医疗互助共济制度。采取个人缴费、集体扶持和政府资助的方式筹集资金。

建立新农合,必须与当地经济社会发展水平,农民经济承受能力和医疗费用需要相适应,遵循"自愿参加、多方筹资、以收定支、保障适度、先行试点、逐步推广"的原则。

我国新型农村合作医疗是多方筹资的互助共济的医疗保险制度,在保障农民获得基本卫生服务、缓解农民因病致贫和因病返贫方面发挥了重要的作用。它为世界各国,特别是发展中国家所普遍存在的问题提供了一个范本,不仅在国内受到农民群众的欢迎,而且在国际上也得到了好评。

(三)新农合医疗制度的意义

新型农村合作医疗制度的实施和推广弥补了农民在集体经济解散后相伴而出现的医疗保障的真空,增强了农民的抗风险能力,提高了农民的风险意识。建立完善新农合制度,对于我国社会主义现代化建设有着重要的意义,对于统筹经济协调发展,解决"三农"问题和实现全面建设小康社会具有重要的意义。

(1)有利于从制度上为农民提供基本医疗保障,减轻农民医疗负担,缓解农村因病致贫和看病难问题,促进广大农民致富奔小康。

(2)有利于引导农民进行合理的健康投资,提高农民的健康水平,合理利用卫生资源,促进农村卫生事业发展。

(3)有利于建设社会主义新农村,是执政为民、稳定农村、关心农民的民心工程,是实践"三个代表"重要思想的体现,是政府的责任。

(4)有利于促进城乡协调发展,是农村的一项基础性工作,也是全面建设小康社会、建设社会主义新农村和实现现代化的必然要求。

(四)新农合医疗制度的发展现状

新农合自推广以来,本着多方筹资,农民自愿参加的原则,新型农村合作医疗的试点地区正在不断地增加,通过试点地区的经验总结,为将来新型农村合作医疗在全国的全面开展创造了坚实的理论与实践基础。截至2004年12月,全国共有310个县参加了新型农村合作医疗,有1945万户、6899万农民参合,参合率达到了72.6%;截至2011年底,全国有2637个县(区、市)开展了新型农村合作医疗,参合人口数达8.32亿人,参合率为97.5%。

2011年2月17日中国政府网发布了《医药卫生体制五项重点改革2011年度主要工作安排》。这份文件明确,2011年政府对新农合和城镇居民医保补助标准均由上一年每人每年120元提高到200元;城镇居民医保、新农合政策范围内住院费用支付比例力争达到70%左右。

新农合制度的实行,取得了良好的社会效益,同时也暴露了一些问题:一是新农合在制度上存在缺陷;二是新农合的宣传还不够科学,农民认知水平不高;三是新农合的报销制度的不完善和手续的烦琐导致农民的积极性不高。

新农合制度是具有中国特色的社会主义初级阶段农村医疗保险制度,虽然现在还存在一些不足,但是随着新农合各项法律制度的建立健全,它一定能够很好地整合城乡卫生资源,切实改善农村医疗卫生条件,提高农民的生活质量,为新农村建设发挥重要作用。

（五）新农合医疗制度的目标

2005年8月10日温家宝总理在主持国务院常务会议上提出在2006、2007年扩大试点,在2008年全国农村基本建立新型农村合作医疗制度。

2012年起,各级财政对新农合的补助标准从每人每年200元提高到每人每年240元。其中,原有200元部分,中央财政继续按照原有补助标准给予补助,新增40元部分,中央财政对西部地区补助80%,对中部地区补助60%,对东部地区按一定比例补助。农民个人缴费原则上提高到每人每年60元,有困难的地区,个人缴费部分可分两年到位。个人筹资水平提高后,各地要加大医疗救助工作力度,资助符合条件的困难群众参合。新生儿出生当年,随父母自动获取参合资格并享受新农合待遇,自第二年起按规定缴纳参合费用。

"十二五"卫生规划中提出:继续巩固发展新农合制度,参合率保持在95%以上,建立长期稳定的筹资增长机制,不断提高新农合筹资水平,逐步缩小城乡医保筹资水平和保障水平的差距,为实现城乡统一的医疗保障制度奠定基础。逐步扩大保障范围,到2015年,实现普通门诊统筹全覆盖。扩大大额门诊慢性病、特殊病种补偿的病种范围。继续开展重大疾病保障工作,在全国全面推开提高儿童白血病和先天性心脏病、尿毒症等大病医疗保障水平工作,将肺癌等大病纳入保障和救助试点范围,并适当扩大病种,提高补偿水平。

三、我国卫生改革的现状及其发展趋势

（一）我国卫生事业改革所取得的成果

从新中国成立初期到现在,我国卫生事业面貌发生了深刻变化,取得了举世瞩目的成就。这主要表现在以下几个方面。

（1）人民健康水平不断提高。按照世界卫生组织确定的标准,衡量一个国家人民健康水平主要有三大指标:一是人均期望寿命,二是婴儿死亡率,三是孕产妇死亡。新中国建立初期,全国人均期望寿命为35岁,目前提高到71.8岁(美国、印度、尼日利亚分别为77、61、49岁);婴儿死亡率新中国成立初期为20%,目前下降到2.55%。(美国、印度、尼日利亚分别为0.7%、3%、11.2%);孕产妇死亡率新中国成立初期为1500/10万,目前下降到50.2/10万(美国、印度、尼日利亚分别为8/10万、410/10万、700/10万)。这三大指标的变化,标志着中国国民的健康水平已经达到了发展中国家的较高水平。

（2）基本建立起了遍及城乡的医疗卫生服务体系。经过几十年的努力,目前覆盖全国城乡的医疗、预防、保健、监督等各级各类医疗卫生机构近30万个,基本上满足了城乡居民医疗卫生需求。2006年,各类医疗机构床位数达到327万张,平均每千人3.1张;卫生人员总数525万人,平均每千人有执业医生1.5人。此外,还有乡村医生和卫生员88万人。

（3）初步建立了城镇职工医疗保险制度,开展了新型农村合作医疗制度。经过10年的努力,基本建立了适合中国国情需要的基本医疗保险、补充医疗保险、公费医疗和商业型医疗保险等多种形式的城镇职工医疗保障体系,参保人数为1.6亿人。从2003年开始,在全国的部分县(市、区),开展了由中央财政、地方财政和农民自愿参加筹资,以大病补助为主的新型农村合作医疗试点。截至2006年9月底,全国已有1433个县(市、区)开展了新型农村合作医疗试点,占全国县(市、区)总数的50.1%;有4.06亿农民参加了新农合,占全国农业人口的45.8%;全国有1.4亿农民从新农合中受益。从总体上看,全国新型农村合作医疗运行平稳,逐步规范,卫生服务水平提高。

（4）重大传染病防治取得了明显进展。在中国历史上,传染病曾经是严重威胁人民健康和生命安全的疾病。20世纪50年代,传染病、寄生虫病居全国人口死因中的第一位,目前下降到第九位。在发展中国家中率先消灭了天花和脊髓灰质炎等重大传染病。中国是个自然灾害频繁的国家,但多年来成功地实现了大灾之后无大疫。2003年我们战胜了非典疫情,又成功地控制了禽流感向人类的传播。政府投资269亿元,建立健全艾滋病、结核病、乙型肝炎等疾病预防控制体系和医疗防治体系。

（5）妇女儿童卫生保健水平进一步提高。妇女儿童是一个国家卫生保健的重点,其健康水平代表着人口的总体健康状况。中国历来重视和关心妇女儿童健康问题,中国历史上形成的高生育率、高死亡率的

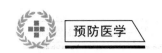

传统生育模式已经改变,实现了低生育率和低死亡率的良性循环。

(6)食品安全与卫生监督工作取得了积极进展,食品安全形势总体稳定。医疗监管力度继续加大,医疗服务行为进一步规范。卫生法制建设不断加强,相关法律法规制度进一步完善。药品监管能力逐步提高,药品安全状况明显改善。中医药工作取得了明显进展,中医药服务体系不断完善,服务能力显著增强,在基本医疗卫生制度建设中发挥了积极作用。

(二)我国卫生事业发展中存在的问题

我国卫生事业取得的成就是举世公认的。世界卫生组织曾经赞誉中国用最低廉的成本保护了世界上最多人口的健康。但是,用"以人为本"和科学发展观重新审视我国的卫生事业,就会发现卫生事业发展滞后于经济和其他社会事业发展,卫生医疗服务体系与人民日益增长的健康需求不适应的矛盾还相当突出,卫生事业发展存在着不全面、不协调的问题。概括起来,有以下几个方面。

(1)卫生资源总体不足,卫生发展落后于经济发展。中国有13亿人口,占世界总人口的22%,而卫生总费用仅占世界卫生总费用的2%。过去我们经常说,中国的卫生事业走的是低投入、高产出,低成本、高效益的路子。但用科学发展观审视,这是以影响群众利益和加重医疗卫生人员,特别是优秀医务人员负担为代价的。

(2)医疗卫生资源配置不合理,农村和城市社区缺医少药的状况没有完全改变。中国的医疗卫生服务应该走"低成本、广覆盖"的路子,医疗卫生资源配置应该是金字塔形,而目前则呈现倒金字塔形。高新技术、优秀卫生人才基本上都集中在大城市的大医院,绝大多数人患病在当地难以有效就诊,而到外地、到大医院就诊,不仅加重了大医院负担,也增加了患者的经济负担。

(3)医疗保障体系不健全,相当多的人靠自费就医。虽然已经建立了城镇职工医疗保障体系,但覆盖面太小,城市下岗职工、失业人员、低保人员没有医疗保障。新农合试点目前受益4亿多人,但筹资力度小,保障力度不大。还有一部分城镇人口和农村人口没有任何医疗保障,看病靠自费或自费的比例很高。

(4)医疗卫生管理体制与人民健康需求不适应。一个国家健全的医疗卫生体系,应该包括医疗卫生服务体系、基本医疗保障体系、药品和医用器材供应体系、医药费用价格管理体系、财政经费保障体系以及卫生监督管理体系等。从中国国情出发,这些工作仅靠一个部门是管不了,也是管不好的。需要加强部门之间的协调,形成合力,齐抓共管。

(5)药品和医用器材生产流通秩序混乱,价格过高。中国的生产流通企业数量多、规模小、监管难度大,由于各种原因难以实施有效监管。

(6)社会资金进入医疗卫生领域存在困难。由于相应的法律、法规、政策等不健全,使得多渠道办医院的格局没有形成。应该通过政府、社会、个人多渠道筹资的办法,发展医疗卫生事业。

上述问题,有些是长期存在而未能解决的问题,有些是现阶段难以避免的问题,也有些是发展中新出现的问题。这些问题影响了人民群众的利益,影响了社会和谐,也影响了卫生事业的发展,应调动社会各方面的力量,齐心协力,逐步解决。

(三)我国卫生事业今后发展趋势

我国卫生事业必须坚持从国情出发,借鉴国外的有益经验,探索有中国特色的卫生发展道路,按照《中共中央构建社会主义和谐社会若干重大问题的决定》要求,为实现人人享有基本卫生保健服务的目标,着力建设以下四项基本制度。

(1)建设覆盖城乡居民的基本卫生保健制度。中国人口多,人均经济水平和财政收入低,这种基本国情决定了中国的健康保障制度必须从最基本的卫生保健入手,它是一种由政府组织,向全体居民免费提供公共卫生服务和按成本收费提供基本医疗服务的健康保障制度。这项制度以人人享有基本卫生保健为目标,以公共卫生机构、农村卫生机构和城市社区卫生机构为服务主体,采用适宜医疗技术和基本药物,由政府承担人员经费和业务经费,坚持预防为主,防治结合,注意公平和效率。

(2)建设多层次的医疗保障体系,满足不同群众医疗需求。由于中国城市化水平低,居民收入差距大,农业人口和非正规就业人口多,在相当长的时间内,很难建立统一的城乡一体化的社会保险制度。只能根据城乡实际情况和不同人群的收入情况,建立不同形式的混合型医疗保险制度。

（3）建立国家基本药物制度。药品是维护人民健康的特殊商品和重要手段。药品的特殊属性决定了药品的生产、流通具有一定的社会公益性质，不能完全靠市场调节。根据世界上 90 多个国家的经验，国家基本药物制度应作为国家药品政策的核心。其主要内容：国家按照安全、有效、必需、价廉的原则，制订基本药物目录；国家招标组织国家基本药物的生产、采购和配送，并逐步规范同种药品的名称和价格，保证基本用药，严格使用管理，降低药品费用。

（4）建立科学、规范的公立医院管理制度。按照政事分开、管办分开、医药分开、营利性与非营利性分开的要求，深化医疗机构管理体制、运行机制、财政经费保障机制改革，推进医疗机构属地化和全行业管理，理顺医疗卫生行政管理体制，强化公立医院的公共服务职能，纠正片面追求经济效益的倾向。

总之，健康是促进人的全面发展的必然要求。坚持为人民健康服务的方向，坚持预防为主、以农村为重点、中西医并重，按照保基本、强基层、建机制的要求，重点推进医疗保障、医疗服务、公共卫生、药品供应、监管体制综合改革，完善国民健康政策，为群众提供安全、有效、方便、价廉的公共卫生和基本医疗服务。

（艾尔肯·玉逊）

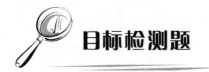

目标检测题

一、名词解释

1. 卫生系统　　2. 医疗保险　　3. 公共卫生监测　　4. 初级卫生保健

5. 新型农合医疗制度

二、单项选择题

1. 人人享有卫生保健的含义不是指（　　）。

A. 医护人员将为世界上每一个人治疗其全部已有的疾病

B. 卫生保健进入家庭、工厂、学校和社区

C. 人们运用更好的办法去预防疾病，减轻不可避免的疾病和伤残的痛苦

D. 不同国家、地区或人群间，能均匀分配卫生资源

E. 通过所有个人和家庭的充分参与，使他们在能接受和能提供的范围内，享受到基本卫生保健

2. 下列哪项不是初级卫生保健的基本任务？（　　）

A. 健康教育与健康促进　　　　　　　　　B. 疾病预防和保健服务

C. 提供基本治疗　　　　　　　　　　　　D. 专科医疗

E. 社区康复

3. 最基本、人人都能得到、体现社会平等、人民群众和政府都能负担得起的卫生保健服务是（　　）。

A. 人人健康　　　　　　　　　　　　　　B. 人人享有卫生保健

C. 初级卫生保健　　　　　　　　　　　　D. 社区卫生服务

E. 社区卫生

4. 卫生系统的功能有（　　）。

A. 卫生服务提供

B. 卫生服务提供、医疗保障与卫生执法监督

C. 医疗服务、疾病预防与医疗保障

D. 卫生服务提供与满足人群非卫生服务的期望

E. 卫生服务提供、公平对待所有人与满足人群非卫生服务的期望

5. 卫生服务需求的形成必须具备的条件是（　　）。

A. 消费者的购买愿望　　　　　　　　　　B. 消费者的支付能力

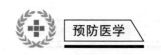

C. 消费者的健康状况   D. 消费者的健康状况和购买愿望

E. 消费者的购买愿望和支付能力

6. 农村新型合作医疗以(　　)为单位进行筹资和管理。

A. 省　　　　　B. 市　　　　　C. 县　　　　　D. 乡　　　　　E. 村

三、简答题

1. 我国医疗保险模式主要有哪些?

2. 公共卫生监测的目的是什么?

3. 疾病监测的种类有哪些?

4. 初级卫生保健的基本内容和基本原则是什么?

第十二章

实习指导

实习一　膳食调查及评价

（设计性试验）

一、实习目标

（1）了解膳食调查的意义，进一步掌握膳食调查是营养调查的一部分。

（2）初步掌握膳食调查的方法和食物成分表的应用，了解每人每日各种主副食的摄入量。

（3）熟练进行食谱计算，评价膳食构成是否合理，并提出适当的改进意见。

二、实习内容

（1）掌握膳食营养调查和膳食营养评价的方法。

（2）用回顾法，记录过去自己 24 h 内摄取的各种食物的种类、性状和数量，并能熟练地进行食谱计算。

（一）膳食营养调查和膳食营养评价

1. 膳食营养调查

膳食调查通常采用的方法有称量法、记账法、24 h 膳食回顾法。这些方法可单独进行，也可联合进行。可根据调查研究的目的、研究人群、对结果的精确性要求、经费以及研究时间的长短来确定适当的调查方法。

1）称量法

通过称量每餐各种食物的用量，计算出每人每日各种营养素的平均摄入量。调查结果以一周为宜，最短不少于三天。

（1）将被调查对象一天三餐每种菜肴烹调前的生食物重量（即毛重），去除废弃部分后的重量（食量），烹调后的熟重以及吃剩下饭（食余）的重量，均加以称量记录。称重时，应准确掌握厨房里每种菜肴中各种成分的原料重量，计算出食物的总重。

（2）换算生熟比，计算公式为：生食物重量÷熟食物重量＝生熟比。

（3）精确统计每餐用餐人数。

（4）将调查期间所消耗的食物按品种分类并综合，求得每人每天的食物消耗量。

（5）按食物成分表计算出每人各种营养素的摄入量。

2）记账法

通过记录一定时期的食物消费总量，并根据同期的进餐人数，计算每人每日各种食物的平均摄入量。

（1）从账目中将每日食用的相同食物相加，计算出调查期内各种食物的消耗。

（2）根据食物成分表计算各种食物的营养素含量，得出该单位在被调查内全体就餐者摄入食物所含各种营养素的含量。

（3）将调查期内就餐的人数分别按性别、年龄折算出总人数，除以调查期天数，得出平均每天就餐

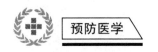

人数。

（4）将全体就餐者在调查期间摄入的各种营养素除以天数，得出每天全体就餐者各种营养素的摄入量。

（5）每天全体就餐者营养素的摄入量除以平均就餐人数，即得出每人每天各种营养素的平均摄入量。

3）24 h 膳食回顾法

此法又称询问法，即通过询问并记录调查对象一天 24 h 内各种主副食品的摄入情况，一般调查 3 天以上，然后根据食物成分表计算出每人每日的能量及各种营养素摄入量。方法适用于个体调查及特种人群的调查。

2. 膳食营养评价

1）摄入量的评价　能量摄入达到推荐供给量的 90％以上者为正常，少于 90％者为不足，少于 80％者为严重不足。其他的各种营养素的摄入达到 80％以上者为正常；蛋白质摄入量少于推荐供给量的 70％者，或者其他营养素摄入量少于推荐供给量的 60％者为严重不足。

2）能量来源的评价　膳食中合理的能量比例如下：碳水化合物占 55％～65％；脂肪占 20％～30％；蛋白质占 10％～15％。

3）蛋白质和脂肪来源的评价　优质蛋白质应占蛋白质摄入量的 30％，常见食物蛋白质的氨基酸组成，为达到蛋白质互补，应多种食物配搭使用。油脂的摄入应以植物油为主，摄入的脂类中饱和、单不饱和、多不饱和脂肪酸的比例约为 1∶1∶1 最佳。

4）膳食结构的评价　将每人每日摄入的食物的种类和数量与中国营养学会提出的"平衡膳食宝塔"中所列的各类食物及其合理摄入量范围比较，以判断所安排的膳食组成是否平衡。

（二）食谱计算

1. 食物摄入量　①学生自己回顾的 24 h 食物摄入；②假设自己摄入给定的下列食谱。两种任选一种或由老师指定。

早餐：鲜牛奶一杯（奶 200 mL），馒头一个（面粉 100 g）。

中餐：大米饭（粳米 200 g），肉炒芹菜（瘦肉 50 g，芹菜 250 g，植物油 6 g，盐 2 g）。

晚餐：大米饭（粳米 200 g），菠菜豆腐汤（菠菜 50 g，豆腐 50 g，虾皮 5 g，植物油 3 g，盐 2 g），鱼片（草鱼 150 g，葱 5 g，淀粉 3 g，糖 2 g，酱油 3 g，醋 3 g，姜末 1 g）。

2. 计算方法

（1）将摄取食物的餐次、种类、数量（指原材料）记入表 12-1。

（2）查食物营养成分表，计算摄入种类食物的能量和营养素的含量。食物成分表通常是每 100 g 食物的营养素含量，所以必须根据摄入量进行折算，再将相关数据记入表 12-1。

表 12-1　每人每日各种营养素摄入量

餐次	食物名称	重量	Pro /g	Fat /g	Car /g	E /kcal	Ca /mg	P /mg	Fe /mg	VA /μgRE	VB$_1$ /mg	VB$_2$ /mg	VPP /mg	VC /mg
早餐														
小计														
午餐														
小计														

餐次	食物 名称	重 量	Pro /g	Fat /g	Car /g	E /kcal	Ca /mg	P /mg	Fe /mg	VA /μgRE	VB₁ /mg	VB₂ /mg	VPP /mg	VC /mg
晚餐														
小计														
合计														

（3）计算蛋白质和铁的来源分布：将各种食物分为动物类、豆类、一般植物类（不含豆类）三类。分别计算来源于动物类、豆类、一般植物类蛋白质、铁的摄入量并计算其占总量的百分比（记入表12-2）。

表 12-2 蛋白质和铁的来源分布

营养素名称 营养素来源	蛋白质		铁	
	摄入量/(g)	%	摄入量(mg)	%
动物性食物				
豆类				
一般植物性食物(不含豆类)				
合计				

（4）计算一日三餐热量分配百分比：将早、中、晚餐食物分别列出（记入表12-3），计算其热量，并计算其占总热量的百分比。

表 12-3 一日三餐能量分配

	早餐	中餐	晚餐
能量/(%)			
推荐模式			
评价			

（5）计算膳食中热能来源分配：计算食物中蛋白质、脂肪、糖类的摄入量并换算为热量，求出蛋白质、脂肪、糖类占总热量的百分比（表12-4）。

表 12-4 能量来源分配

来 源	能量/kcal	占总能量/(%)	适宜能量摄入比例/(%)	评价
蛋白质				
脂肪				
糖类				
共计				

（6）膳食构成：膳食构成与平衡膳食宝塔建议食物参考摄入量对比（记入表12-5）。

表 12-5 膳食构成与平衡膳食宝塔建议食物参考人均摄入量对比(g/d)

项 目	谷类	豆类	蔬菜	水果	食用油	肉类	鱼虾	蛋类	奶类
实际摄入									
膳食宝塔									

（7）评价每日各种营养素摄入量情况：参照"中国居民膳食中营养素参考摄入量"标准进行膳食评价。查出与自己年龄、劳动强度相符的供给量，计算摄入量占供给量的百分比，评价摄入量充足与否（记入表12-6）。

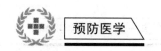

表 12-6　膳食评价表

各种营养素	蛋白质/g	脂肪/g	糖类/g	能量/kcal	钙/mg	铁/mg	VA/μgRE	VB1/mg	VB2/mg	VPP/mg	VC/mg
每日推荐量											
平均每日实际摄入量											
摄入量/推荐量×100%											
评价											

（易艳妮）

实习二　食物中毒案例分析

一、实习目标

（1）掌握引起食物中毒的原因，食物中毒类型、临床表现、诊断及治疗处理原则。

（2）掌握食物中毒案例的分析方法。

（3）熟悉食物中毒的调查与处理的方法。

二、实习内容

【案例一】

2010 年夏季某日下午 3 时左右，某厂陆续发生以腹痛、呕吐、腹泻及发烧为主要症状的患者，至夜间 11 时左右达到高峰，直至次日清晨 7 时才没有新的病例出现，发患者数共达 120 人。

患者中大部分最先出现腹部绞痛，随后发生恶心，多为 1～3 次，个别患者在 5 次以上，继而发生频繁的腹泻，多在 1～8 次，个别患者一昼夜达 32 次。大便为水样，伴有黏液；半数患者发烧，体温 37～39 ℃。

请思考下列问题。

（1）若你是一位厂卫生所的医生，此时应做什么？

（2）此时你能判断是食物中毒还是职业中毒吗？若要准确判断，还要做哪些工作？

由于厂卫生所医生怀疑与食物中毒有关，故当时把情况向辖区内的疾病控制中心报告，并要求疾病控制中心医生到厂内协助处理患者和进行现场调查。初步调查结果如下。

全部患者当日早、中、晚餐均在厂内用餐，但在厂内进中餐或晚餐者则无一人发病，因此调查者对当天早餐食物与发病关系进行较详细了解。全部患者当日早餐均吃了咸黄瓜和（或）炖黄鱼，吃其中之一者也发病，但仅吃稀饭与馒头未发病。对烹调过程调查发现：该食堂在一个月前购买鲜黄瓜约 100 kg，自来水冲洗后用 7.5 kg 盐于缸内腌制，厨师于前一日晚取黄瓜冲洗，就用当天切过黄鱼的刀板，将黄瓜切成小块，放于盆内，盖上纱罩，置于室温 27～28 ℃的厨房内过夜，次日早餐出售。进一步追问厨师得知，当时买来的黄瓜是放在曾放过海蟹的筐内用水冲洗的。

炖黄鱼为前一日晚餐所剩，盛过剩余黄鱼的盆曾盛过生鱼，临用时曾用自来水冲洗片刻。晚餐未能售出的黄鱼，用盛过生鱼的盆盛置于 27～28 ℃的厨房内过夜，次日早餐厨师将黄鱼放入锅内加热不足 10 min，即取出售卖。

请继续思考下列问题。

（3）此事件是否为食物中毒？若是，其属何种性质的食物中毒？

（4）请分析是哪一餐引起的中毒？导致中毒的食物可能是什么？

调查者对可疑食物、患者呕吐物、腹泻物及血液进行了取样化验，并将阳性细菌进行了血凝集试验和动物试验，其结果如下。

① 在可疑食物咸黄瓜、缸内腌黄瓜、炖黄鱼汤中及在患者粪便中均未分离出沙门氏菌、葡萄球菌及条

件致病菌,但在食盐培养基中分离出大量副溶血弧菌。

② 将分离的菌体与 6 名中毒患者后第 2 日的血清做定量凝集反应,其滴定度最低为 40 倍,最高为 160 倍,而健康人血清其滴定度仅为 10～20 倍,盐水对照完全不凝集。

③ 将此培养菌株制成 1×10^8 个/mL 的生理盐水,取 0.5 mL,进行小白鼠腹腔内注射,24 h 内动物全部死亡。

请认真思考下列问题。

(5) 引起此次食物中毒的主要原因有哪些?

(6) 对此类食物中毒患者,临床上应如何处理?

(7) 对该厂食堂应采取哪些措施,预防食物中毒的再次发生?

【案例二】

2011 年 8 月 13 日上午 11 时,家住某市城南区的李某出现发烧、腹痛、腹泻、恶心、呕吐等症状急诊入院。体格检查:体温 39.5 ℃,腹部有压痛,大便为水样便,带有黏液。此后,居住其周围的一些居民因同样的症状体征入院就诊。到 16 日夜间 12 时,同辖区内共有 59 户,117 人因相似的症状体征到医院或门诊观察治疗。

请思考下列问题。

(1) 医院门诊医生接到第一例患者时,首先可能会作何诊断? 当同天接诊数例相同症状和体征的患者时,应如何考虑? 进行什么处理?

(2) 如果怀疑是食物中毒,应做何处理?

根据医生对每位患者的询问,发现所有患者在 8 月 13 日都有食过居住在该区的个体商贩陈某出售的自制酱马肉,故医生立即向区疾病控制中心报告,怀疑食物中毒,要求疾病控制中心派人深入调查。

区疾病控制中心的医生从 8 月 13 日到 16 日深入到医院和患者家庭,了解发病情况,并采集了大量的有关食物,餐具及患者分泌物样品,进行相关项目的分析。

请继续思考下列问题。

(3) 按食物中毒的调查处理原则,你认为食物中毒的调查必须包括哪些工作?

(4) 要确诊为何种类型的食物中毒,最关键的工作是什么?

根据疾病控制中心的调查报告,此次食物中毒的原因与发病患者食入陈某自制的酱马肉有关。

8 月 11 日晚,陈某将濒于死亡的老马拉回家中,在自家院内屠宰剥皮,然后在一个破败的棚子里加工制作酱马肉,周围卫生条件很差,生、熟马肉均使用同一工具和容器。从 8 月 12 日下午到 13 日凌晨共加工 3 锅约 50 kg 酱马肉,并置于盛过生肉的菜筐内,放在气温 37 ℃ 左右的院子内,13 日晨在路边出售。

此次食物中毒调查报告中还有下列一些资料。

① 发病率:进食酱马肉 198 人,发病 186 人,发病率 93.9%,住院及门诊观察人 117 人,占发病人数的 59.1%。

② 潜伏期:198 例中毒患者中,潜伏期最短的为 3 h,最长的为 84 h,71% 的患者在 12～30 h 内发病。

③ 临床症状:患者主要症状为发烧、腹泻、头疼、头晕、腹痛、恶心、呕吐;个别患者休克昏迷。患者发烧最低 37.5 ℃、最高 42 ℃;76% 的患者体温为 38～39.5 ℃;大便多为水样便,带有黏液,腹部有压痛。

④ 治疗与病程:重者静脉点滴或肌内注射庆大霉素、维生素 C、地塞米松,轻型患者口服黄连素。大部分患者 2～5 天痊愈,个别患者病程达 2 周。预后良好,无后遗症。

请认真思考下列问题。

(5) 此事件是何种性质的食物中毒? 据上述资料,能否确定是何种化学物或细菌引起的食物中毒?

(6) 造成此食物中毒的原因是什么?

(7) 对此食物中毒的患者处理,关键应注意哪些方面?

(8) 如何防止类似中毒事件的发生?

(易艳妮)

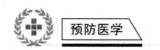

实习三　计量资料的统计描述

一、实习目标

（1）掌握计量资料集中趋势和离散趋势的统计描述方法。

（2）掌握正态分布的特征及其应用。

（3）熟悉频数分布的类型。

二、实习内容

【选择题】

1. 原始数据减去同一个不等于 0 的常数后（　　　）。

A. $\overline{X}$ 不变，S 变　　　　　　　　B. $\overline{X}$ 变，S 不变　　　　　　　　C. $\overline{X}$ 和 S 都不变

D. $\overline{X}$ 和 S 都变　　　　　　　　E. 以上都不对

2. 对于同一组资料，哪个指标没有考虑到每个观察值的变异？（　　　）

A. 方差　　　　　　　　　　　B. 标准差　　　　　　　　　　　C. 变异系数

D. 四分位数间距　　　　　　　E. 中位数

3. 描述一组数值变量资料的分布特征时（　　　）。

A. 应同时选用算术平均数和标准差

B. 应同时选用中位数和四分位数间距

C. 应同时选用几何均数和标准差

D. 根据分布类型选用相应的集中、离散趋势指标

E. 以上都不正确

4. 对于最小组段无下限或最大组段无上限的频数分布表资料，宜用下列哪个选项中列举的指标进行统计描述？（　　　）

A. 均数，标准差　　　　　　　B. 中位数，四分位数间距　　　　C. 中位数，方差

D. 中位数，标准差　　　　　　E. 中位数，变异系数

5. 一组数据呈正态分布，其中小于 $\overline{X}+1.96S$ 的变量值有（　　　）。

A. 5%　　　　B. 95%　　　　C. 97.5%　　　　D. 92.5%　　　　E. 90%

【判断题】

1. 对称分布资料的均数和中位数的数值一致。　　　　　　　　　　　　　　　　（　　　）

2. 少数几个数据比大多数数据大几百倍，一般不宜用算术均数表示其平均水平。（　　　）

3. 只要单位相同，用 S 和用 CV 来表示两组资料的离散程度，结论是完全一样的。（　　　）

4. 四分位数间距也是描述计量资料离散趋势的指标。　　　　　　　　　　　　　（　　　）

5. 自由度等于无穷大时的 t 分布就是标准正态分布。　　　　　　　　　　　　　（　　　）

【计算题】

1. 某医生测得 300 名正常人尿汞值（ng/L）如表 12-7 所示，试对资料进行描述。

表 12-7　300 名正常人尿汞值

尿　汞	例　数	累计例数	累计百分数/（%）
0～	49	49	16.3
4～	27	76	25.3
8～	58	134	44.7

尿汞	例 数	累计例数	累计百分数/(%)
12~	50	184	61.3
16~	45	229	76.3
20~	22	251	83.7
24~	16	267	89.0
28~	10	277	92.3
32~	7	284	94.7
36~	5	289	96.3
40~	5	294	98.0
44~	0	294	98.0
48~	3	297	99.0
52~	0	297	99.0
56~	2	299	99.7
60~	1	300	100.00
合计	300	—	—

2. 现测得 10 名乳腺癌患者化疗后血液尿素氮的含量(mmol/L)分别为 3.43、2.96、4.43、3.03、4.53、5.25、5.64、3.82、4.28、5.25,试计算其均数和中位数。

(盛爱萍)

实习四　计量资料的统计推断

一、实习目标

(1) 掌握均数标准误的计算、t 分布、总体均数的区间估计。

(2) 掌握假设检验的基本步骤,以及 t 检验、u 检验和假设检验的注意事项。

二、实习内容

【选择题】

1. 两组数据中的每个变量值减同一不为零的常数后进行成组 t 检验时(　　)。

A. t 值不变　　　　　　　　B. t 值变小　　　　　　　　C. t 值变大

D. t 值变小或变大　　　　　E. 以上都不对

2. 两组数据进行均数差别 t 检验,要求数据分布近似正态,(　　)。

A. 要求两组数据均数相近,方差相近　　　　B. 要求两组数据方差相近

C. 要求两组数据相近　　　　　　　　　　　D. 均数及方差相差多少都无所谓

E. 以上都不对

3. 下列有关配对设计的差值的样本均数与总体均数比较的 t 检验(简称配对 t 检验)与成组设计的两样本均数比较的 t 检验(简称成组 t 检验)的描述中,哪一项是错误的?(　　)

A. 对于配对设计的资料,如果进行成组 t 检验,不但不合理,而且统计效率降低

B. 成组设计的资料用配对 t 检验起来可以提高统计效率

C. 成组设计的资料,无法用配对 t 检验

D. 进行配对或成组 t 检验,应根据原始资料的设计类型而定

E. 成组设计也称为完全随机设计

4. 抽样研究男女性的下列指标差别,若(　　),应进行双侧假设检验。

A. 已知女性的平均肺活量比男性小

B. 已知女性的平均白细胞数与男性相同

C. 不知男女性血小板平均数是否相同

D. 已知女性的血红蛋白量不比男性高

E. 已知女性的平均红细胞数比男性低

5. 为了使假设检验的两类错误同时减少,可采取(　　)的措施。

A. 提高检验水准　　　　　　B. 增加样本含量　　　　　　C. 降低实验误差

D. 增加人员和设备　　　　　E. 降低检验水准

【判断题】

1. t 检验是对两个不同样本均数的差别进行假设检验的方法之一。　　　　　　(　　)

2. t 检验结果 $t=1.5$,可认为两总体均数有差别。　　　　　　　　　　　(　　)

3. 两次 t 检验都是对两个不同样本均数的差别进行假设检验,一次 $P<0.01$,一次 $0.01<P<0.05$,就表明前者两样本均数差别大,后者两样本均数差别小。　　　　　(　　)

4. t 检验可用于血脂与血清胆固醇均数差别的统计检验。　　　　　　　　(　　)

5. 在配对 t 检验中,用药前数据减去用药后数据和用药后数据减去用药前数据,进行 t 检验后的结论是相同的。　　　　　　　　　　　　　　　　　　　　(　　)

【计算题】

1. 某地随机抽样调查部分健康成人的红细胞数结果如表 12-8 所示。

表 12-8　某地健康成人的红细胞数(10^{12}/L)测得值

性别	例数	均数	标准差
男	360	4.66	0.58
女	255	4.18	0.29

问:(1)该资料属于何种类型的资料?

(2)它属于何种设计?

(3)试估计该地健康成人男女红细胞数的均值。

(4)该地健康成人男女之间红细胞数有无差别?

2. 7例矽肺患者用克矽平雾化吸入治疗前、后血清黏蛋白(mg/L)变化情况如表 12-9 所示。

表 12-9　矽肺患者治疗前、后血清黏蛋白(mg/L)的变化

患者编号	1	2	3	4	5	6	7
治疗前	6.5	7.3	7.3	3.0	7.3	5.6	7.3
治疗后	3.4	3.6	3.7	2.6	4.3	3.7	5.0

问:(1)本资料属于何种类型的资料?

(2)它属于何种设计?

(3)如果要判断克矽平对血清黏蛋白有无影响?应如何分析?

(盛爱萍)

实习五　计数资料的统计描述

一、实习目标

(1) 掌握常用相对数的种类和注意事项。

(2) 熟悉率的标准化和率的区间估计。

二、实习内容

【选择题】

1. 下面 4 个指标中最能反映某年某病预防工作水平的是(　　)。

A. 发病率　　　B. 患病率　　　C. 死亡率　　　D. 病死率　　　E. 生存率

2. 成年男性吸烟率是女性的 10 倍,该指标为(　　)。

A. 相对比　　　B. 构成比　　　C. 流行率　　　D. 发病率　　　E. 以上都不对

3. 计算麻疹疫苗接种后血清检查的阳性率,分母用(　　)。

A. 麻疹易患儿数　　　　　　　　　　　B. 麻疹患儿数

C. 麻疹疫苗接种人数　　　　　　　　　D. 接种后阳性人数

E. 接种后的阴性人数

4. 应用相对数时以下哪一种说法是错误的?(　　)

A. 构成比和率都是相对数,因此其表示的实际意义是相同的

B. 计算相对数时,分母的例数不应太少,例数少时,计算结果的误差较大,此时使用绝对数较好

C. 如果要将两个率合并时,应将其分子部分和分母部分分别相加,然后重新计算率

D. 在比较率时,应保证资料的可比性,即除对比因素外,其他影响因素应该相同而且观察对象的内部构成也应该相同

E. 率有抽样误差,使用时要进行统计学分析

5. 某日门诊各科疾病分类统计资料,可作为(　　)。

A. 计算死亡率的基础　　　　　　　　　B. 计算发病率的基础

C. 计算构成比的基础　　　　　　　　　D. 计算病死率的基础

E. 计算患病率的基础

【判断题】

1. 某事物内部某一部分所占的比重就是比例,患病率也是一种比例。　　　　　　　　(　　)

2. 比例是时点指标,率是时期指标。　　　　　　　　　　　　　　　　　　　　　　(　　)

3. 要消除甲乙两地各年龄组死亡率不同的影响而对两总的死亡率作比较,可以计算标准化死亡率后再作比较。　　　　　　　　　　　　　　　　　　　　　　　　　　　　　　　　　　　　(　　)

4. 率与构成比都是相对数指标,在使用时要避免以比代率。　　　　　　　　　　　　(　　)

5. 构成比是表示事物内部某部分所占的比重。　　　　　　　　　　　　　　　　　　(　　)

【计算题】

1. 某地某年肿瘤普查资料整理如表 12-10 所示。

表 12-10　某地某年肿瘤普查资料

年龄/岁	人口数	肿瘤患者数	构成比/(%)	患病率/(1/万)
0～	633000	19	(　　)	(　　)
30～	570000	171	(　　)	(　　)
40～	374000	486	(　　)	(　　)

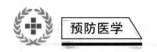

年龄/岁	人口数	肿瘤患者数	构成比/(%)	患病率/(1/万)
50~	143000	574	（　　）	（　　）
60~	30250	242	（　　）	（　　）
合计	1750250	1492	（　　）	（　　）

根据上述资料,完成下述工作。

(1) 填充表 12-10 相关数据。

(2) 分析讨论哪个年龄组肿瘤患病率最高?哪个年龄组患者最多?

2. 今有两个煤矿的工人尘肺患病率资料如表 12-11 所示,试比较甲、乙两矿的工人尘肺患病率哪个高?

表 12-11　甲、乙两矿的工人尘肺患病率比较

工龄/年	甲　矿			乙　矿		
	检查人数	尘肺人数	患病率/(%)	检查人数	尘肺人数	患病率/(%)
<6	14029	120	0.86	992	2	0.20
6~9	4285	168	3.92	1905	8	0.42
≥10	2542	316	12.43	1014	117	11.54
合计	20856	604	2.90	3911	127	3.25

(盛爱萍)

实习六　计数资料的统计推断

一、实习目标

(1) 掌握四格表 χ^2 检验。

(2) 熟悉行×列表 χ^2 检验。

二、实习内容

【选择题】

1. 四格表中四个格子基本数字是(　　)。

A. 两个样本率的分子和分母　　　　　B. 两个构成比的分子和分母

C. 两对实测阳性绝对数和阴性绝对数　　D. 两对实际数和理论数

E. 两对理论数

2. 四格表如有一个实际数为 0,(　　)。

A. 就不能作 χ^2 检验　　　　　　　B. 就必须用校正 χ^2 检验

C. 还不能决定是否可作 χ^2 检验　　D. 肯定可作校正 χ^2 检验

E. 只能用确切概率法

3. 四个百分率作比较,有 1 个理论数小于 5,大于 1,其他都大于 5 时,(　　)。

A. 只能进行校正 χ^2 检验　　　　　B. 不能进行 χ^2 检验

C. 进行 χ^2 检验不必校正　　　　　D. 必须先进行合理的合并

E. 只能用确切概率法

4. 比较农村和城镇居民对遗体捐赠的态度,调查了 50 名农村居民,愿意捐赠遗体的有 28 名,调查了 68 名城镇居民,愿意捐赠遗体的有 55 名,应选用下列哪个公式计算 χ^2 值?（　　）

A. $(b-c)^2/(b+c)$　　　　　　　B. $\sum(|A-T|-0.5)^2/T$

C. $\sum(|A-T|-1)^2/T$　　　　　D. $(|b-c|-1)^2/(b+c)$

E. 以上均不对

5. 用两种方法治疗胆结石,用中药治疗 19 人,15 人治愈,用西药治疗 18 人,12 人治愈,若比较两组的治疗效果,应选用（　　）。

A. $\sum(A-T)^2/T$　　　　　　　B. $\sum(|A-T|-1)^2/T$

C. $\sum(|A-T|-0.5)^2/T$　　　　D. $(|A-T|-1)^2/T$

E. 确切概率法

【判断题】

1. 三个医院的门诊疾病构成进行比较不可进行 χ^2 检验。（　　）

2. 用甲、乙两药治疗某病,甲组 400 人,乙组 4 人,治愈数分别为 40 人和 0 人,要研究两药疗效差别,不可进行 χ^2 检验。（　　）

3. 四格表资料进行 χ^2 检验,四个格子里都不可以是百分率。（　　）

4. 五个百分率的差别作假设检验,$\chi^2>\chi^2_{0.05}(n')$,可认为总体率各不相等。（　　）

5. 欲比较两种疗法对某病的疗效,共观察了 300 名患者,疗效分为痊愈、好转、未愈、死亡四级。要判断两种治疗方法的优劣,可用 χ^2 检验。（　　）

【计算题】

1. 根据表 12-12 中所列数据,试比较使用含氟牙膏与使用一般牙膏的患龋率有无不同。

表 12-12　使用含氟牙膏与使用一般牙膏的患龋率

牙膏类型	调查人数	患龋齿人数	患龋率/(%)
含氟牙膏	200	70	35
一般牙膏	100	50	50
合计	300	120	40

2. 用两种方法检查已确诊的乳腺癌患者 120 名。甲法的检出率为 60%,乙法的检出率为 50%,甲、乙两法一致检出率为 35%。两种方法中哪一种准确率更高?

（盛爱萍）

实习七　病例对照研究资料分析

一、实习目标

通过课题资料分析,掌握病例对照研究的基本原理,整理资料和分析资料的基本方法,以及病例对照研究常用指标的计算方法和意义。

二、实习内容

[课题一]　某肿瘤医院进行一项饮酒与食管癌关系的病例对照研究,现有 100 例食管癌患者。

问题 1　选择对照组的条件有哪些?

问题 2　试根据表 12-13 资料分析饮酒与食管癌的关系。

表 12-13　饮酒与食管癌的关系

饮酒	食管癌	对照
是	71	52
否	29	48
合计	100	100

问题 3　将上述资料按吸烟情况进行分层(表 12-14),分析饮酒与食管癌的关系。

表 12-14　饮酒与食管癌的关系(按吸烟分层)

饮酒	吸烟		不吸烟	
	心肌梗死	对照	心肌梗死	对照
是	63	36	8	16
否	7	4	22	44
合计	70	40	30	60

问题 4　针对问题 2 和问题 3 的分析结果,如何解释上述资料中的矛盾现象?这种现象提示在病例对照调查研究中应注意哪些问题?

[课题二]　某地甲、乙两医院分别研究服用雌激素与子宫内膜癌发病的关系,采用不同的研究对象,甲医院采用以阴道出血经检查诊断为子宫内膜癌的病例进行病例对照研究,乙医院采用刮宫或子宫切除证实有子宫内膜癌的病例对照研究,获得的数据如表 12-15 和表 12-16 所示。

表 12-15　甲医院雌激素与子宫内膜癌关系的病例对照研究结果

服用雌激素	子宫内膜癌		合计
	有	无	
有	40	8	48
无	70	102	172
合计	110	110	220

表 12-16　乙医院雌激素与子宫内膜癌关系的病例对照研究结果

服用雌激素	子宫内膜癌		合计
	有	无	
有	60	43	103
无	90	107	197
合计	150	150	300

问题 1　分别分析甲、乙两医院的研究结果。

问题 2　比较甲、乙两医院的研究结果,分析两医院的研究结论不同的原因。

(贺蕊霞)

附录 A 生活饮用水水质基本卫生标准(GB 5749—2006)

水质常规指标及限值

指　　标	限　　值
1. 微生物指标[①]	
总大肠菌群(MPN/100 mL 或 CFU/100 mL)	不得检出
耐热大肠菌群(MPN/100 mL 或 CFU/100 mL)	不得检出
大肠埃希氏菌(MPN/100 mL 或 CFU/100 mL)	不得检出
菌落总数(CFU/mL)	100
2. 毒理指标	
砷(mg/L)	0.01
镉(mg/L)	0.005
铬(六价,mg/L)	0.05
铅(mg/L)	0.01
汞(mg/L)	0.001
硒(mg/L)	0.01
氰化物(mg/L)	0.05
氟化物(mg/L)	1.0
硝酸盐(以 N 计,mg/L)	10 (地下水源限制时为 20)
三氯甲烷(mg/L)	0.06
四氯化碳(mg/L)	0.002
溴酸盐(使用臭氧时,mg/L)	0.01
甲醛(使用臭氧时,mg/L)	0.9
亚氯酸盐(使用二氧化氯消毒时,mg/L)	0.7
氯酸盐(使用复合二氧化氯消毒时,mg/L)	0.7
3. 感官性状和一般化学指标	
色度(铂钴色度单位)	15
浑浊度(散射浑浊度单位)/NTU	1 (水源与净水技术条件限制时为 3)
臭和味	无异臭、异味
肉眼可见物	无
pH 值	不小于 6.5 且不大于 8.5
铝(mg/L)	0.2
铁(mg/L)	0.3
锰(mg/L)	0.1
铜(mg/L)	1.0
锌(mg/L)	1.0

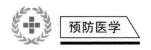

续表

指　　标	限　　值
氯化物(mg/L)	250
硫酸盐(mg/L)	250
溶解性总固体(mg/L)	1000
总硬度(以 $CaCO_3$ 计,mg/L)	450
耗氧量(COD_{Mn}法,以 O_2 计,mg/L)	3 (水源限制,原水耗氧量>6 mg/L 时为 5)
挥发酚类(以苯酚计,mg/L)	0.002
阴离子合成洗涤剂(mg/L)	0.3
4. 放射性指标[②]	
总 α 放射性(Bq/L)	指导值 0.5
总 β 放射性(Bq/L)	指导值 1

注:① MPN 表示最可能数;CFU 表示菌落形成单位。当水样检出总大肠菌群时,应进一步检验大肠埃希氏菌或耐热大肠菌群;水样未检出总大肠菌群,不必检验大肠埃希氏菌或耐热大肠菌群。

② 放射性指标超过指导值,应进行核素分析和评价,判定能否饮用。

饮用水中消毒剂常规指标及要求

消毒剂名称	与水接触时间/min	出厂水中限值/(mg/L)	出厂水中余量/(mg/L)	管网末梢水中余量/(mg/L)
氯气及游离氯制剂 (游离氯)	≥30	4	≥0.3	≥0.05
一氯胺(总氯)	≥120	3	≥0.5	≥0.05
臭氧(O_3)	≥12	0.3		≥0.02 总氯 ≥0.05(如加氯)
二氧化氯(ClO_2)	≥30	0.8	≥0.1	≥0.02

水质非常规指标及限值

指　　标	限　　值
1. 微生物指标	
贾第鞭毛虫(个/10 L)	<1
隐孢子虫(个/10 L)	<1
2. 毒理指标	
锑(mg/L)	0.005
钡(mg/L)	0.7
铍(mg/L)	0.002
硼(mg/L)	0.5
钼(mg/L)	0.07
镍(mg/L)	0.02
银(mg/L)	0.05
铊(mg/L)	0.0001

续表

指　　　标	限　　　值
氯化氰(以 CN⁻ 计,mg/L)	0.07
一氯二溴甲烷(mg/L)	0.1
二氯一溴甲烷(mg/L)	0.06
二氯乙酸(mg/L)	0.05
1,2-二氯乙烷(mg/L)	0.03
二氯甲烷(mg/L)	0.02
三卤甲烷(三氯甲烷、一氯二溴甲烷、二氯一溴甲烷、三溴甲烷的总和)	该类化合物中各种化合物的实测浓度与其各自限值的比值之和不超过 1
1,1,1-三氯乙烷(mg/L)	2
三氯乙酸(mg/L)	0.1
三氯乙醛(mg/L)	0.01
2,4,6-三氯酚(mg/L)	0.2
三溴甲烷(mg/L)	0.1
七氯(mg/L)	0.0004
马拉硫磷(mg/L)	0.25
五氯酚(mg/L)	0.009
六六六(总量,mg/L)	0.005
六氯苯(mg/L)	0.001
乐果(mg/L)	0.08
对硫磷(mg/L)	0.003
灭草松(mg/L)	0.3
甲基对硫磷(mg/L)	0.02
百菌清(mg/L)	0.01
呋喃丹(mg/L)	0.007
林丹(mg/L)	0.002
毒死蜱(mg/L)	0.03
草甘膦(mg/L)	0.7
敌敌畏(mg/L)	0.001
莠去津(mg/L)	0.002
溴氰菊酯(mg/L)	0.02
2,4-滴(mg/L)	0.03
滴滴涕(mg/L)	0.001
乙苯(mg/L)	0.3
二甲苯(mg/L)	0.5
1,1-二氯乙烯(mg/L)	0.03
1,2-二氯乙烯(mg/L)	0.05
1,2-二氯苯(mg/L)	1
1,4-二氯苯(mg/L)	0.3
三氯乙烯(mg/L)	0.07

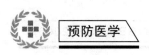

指　　标	限　　值
三氯苯(总量,mg/L)	0.02
六氯丁二烯(mg/L)	0.0006
丙烯酰胺(mg/L)	0.0005
四氯乙烯(mg/L)	0.04
甲苯(mg/L)	0.7
邻苯二甲酸二(2-乙基己基)酯(mg/L)	0.008
环氧氯丙烷(mg/L)	0.0004
苯(mg/L)	0.01
苯乙烯(mg/L)	0.02
苯并芘(mg/L)	0.00001
氯乙烯(mg/L)	0.005
氯苯(mg/L)	0.3
微囊藻毒素-LR(mg/L)	0.001
3. 感官性状和一般化学指标	
氨氮(以 N 计,mg/L)	0.5
硫化物(mg/L)	0.02
钠(mg/L)	200

附录 B 常见食物营养成分表（食部 100 g）

类别	食物名称	食部 /g	能量 /kcal	水分 /g	蛋白质 /g	脂肪 /g	膳食纤维 /g	碳水化合物 /g	视黄醇当量 /μg	硫胺素 /mg	核黄素 /mg	抗坏血酸 /mg	钙 /mg	铁 /mg	锌 /mg
谷类及谷类制品	粳米（标一）	100	384	13.7	7.7	0.6	0.6	76.8	—	0.16	0.08	—	11	1.1	1.45
	粳米（特级）	100	334	16.2	7.3	0.4	0.4	75.3	—	0.08	0.04	—	24	0.9	1.07
	米饭（蒸）	100	114	71.1	2.5	0.2	0.4	25.6	—	0.02	0.03	—	6	0.2	0.47
	晚籼（特）	100	342	14.0	8.1	0.3	0.2	76.7	—	0.09	0.10	—	6	0.7	1.50
	籼米（标准）	100	347	12.6	7.9	0.6	0.8	77.5	—	0.09	0.04	—	12	1.6	1.47
	糯米（粳）	100	343	13.8	7.9	0.8	0.7	76.0	—	0.20	0.05	—	21	1.9	1.77
	方便面	100	472	3.6	9.5	21.1	0.7	60.9	—	0.12	0.06	—	25	4.1	1.06
	富强粉	100	355	11.6	10.3	1.2	0.3	75.9	0	0.39	0.08	0	5	2.8	1.58
	小麦粉（标准）	100	344	12.7	11.2	1.5	2.1	71.5	—	0.28	0.08	—	31	3.5	1.64
	油条	100	386	21.8	6.9	17.6	0.9	50.1	—	0.01	0.07	—	6	1.0	0.75
	小米	100	358	11.6	9.0	3.1	1.6	73.5	17	0.33	0.10	—	41	5.1	1.87
豆类及豆类制品	豆腐	100	81	82.8	8.1	3.7	0.4	3.8	—	0.04	0.03	—	164	1.9	1.11
	豆腐（南）	100	57	87.9	6.2	2.5	0.2	2.4	—	0.02	0.04	—	116	1.5	0.59
	腐竹	100	459	7.9	44.6	21.7	1.0	21.3	—	0.13	0.07	—	77	16.5	3.69
	腐乳	100	133	68.3	10.9	8.2	0.9	3.9	22	0.03	0.04	—	61	3.8	0.69
	香干	100	147	69.2	15.8	7.8	0.8	3.3	7	0.04	0.03	—	299	5.7	1.59
	豆浆	100	13	96.4	1.8	0.7	1.1	0.0	15	0.02	0.02	—	10	0.5	0.24
	黄豆	100	359	10.2	35.1	16.0	15.5	18.6	37	0.41	0.20	—	191	8.2	3.34
	绿豆	100	316	12.3	21.6	0.8	6.4	55.6	22	0.25	0.11	—	81	6.5	2.18
	豌豆	100	313	10.4	20.3	1.1	10.4	55.4	42	0.49	0.14	—	97	4.9	2.35

续表

类别	食物名称	食部 /g	能量 /kcal	水分 /g	蛋白质 /g	脂肪 /g	膳食纤维 /g	碳水化合物 /g	视黄醇当量 /μg	硫胺素 /mg	核黄素 /mg	抗坏血酸 /mg	钙 /mg	铁 /mg	锌 /mg
豆类及豆类制品	扁豆	91	37	88.3	2.7	0.2	2.1	6.1	25	0.04	0.07	13	38	1.9	0.72
	蚕豆	31	104	70.2	8.8	0.4	3.1	16.4	52	0.37	0.10	16	16	3.5	1.37
	黄豆芽	100	44	88.8	4.5	1.6	1.5	3.0	5	0.04	0.07	8	21	0.9	0.54
	绿豆芽	100	18	94.6	2.1	0.1	0.8	2.1	3	0.05	0.06	6	9	0.6	0.35
	豆角	96	30	90.0	2.5	0.2	2.1	4.6	33	0.05	0.07	18	29	1.5	0.54
	胡萝卜	96	37	89.2	1.0	0.2	1.1	7.7	688	0.04	0.03	13	32	1.0	0.23
	凉薯	91	55	85.2	0.9	0.1	0.8	12.6	—	0.03	0.03	13	21	0.6	0.23
	白萝卜	95	20	93.4	0.9	0.1	1.0	4.0	3	0.02	0.03	21	36	0.5	0.30
	马铃薯	94	76	79.8	2.0	0.2	0.7	16.5	5	0.08	0.04	27	8	0.8	0.37
	藕	88	70	80.5	1.9	0.2	1.2	15.2	3	0.09	0.03	44	39	1.4	0.23
	山药	83	56	84.8	1.9	0.2	0.8	11.6	7	0.05	0.02	5	16	0.3	0.27
	芋头	84	79	78.6	2.2	0.1	1.0	17.1	27	0.06	0.05	6	36	1.0	0.49
	春笋	66	20	91.4	2.4	0.3	2.8	2.3	5	0.08	0.04	5	8	2.4	0.43
	菠菜	89	24	91.2	2.6	0.2	1.7	2.8	487	0.04	0.18	82	411	25.9	3.91
	菜花	82	24	92.4	2.1	0.1	1.2	3.4	5	0.03	0.08	61	23	1.1	0.38
茎、叶、花类蔬菜	大白菜	83	15	95.1	1.4	0.3	0.9	2.1	13	0.03	0.04	28	35	0.6	0.61
	小白菜	81	15	94.5	1.5	0.3	1.1	1.6	280	0.02	0.09	28	90	1.9	0.51
	大葱	82	30	91.0	1.7	0.2	1.3	5.2	10	0.03	0.12	8	24	—	0.13
	大蒜	85	126	66.6	4.5	0.2	1.1	26.5	5	0.04	0.06	7	39	1.2	0.88
	金针菜	98	199	40.3	19.4	1.4	7.7	27.2	307	0.05	0.21	10	301	8.1	3.99
	韭菜	90	26	91.8	2.4	0.4	1.4	3.2	235	0.02	0.09	24	42	1.6	0.43
	芦笋	90	18	93.0	1.4	0.1	1.9	3.0	17	0.04	0.05	45	10	1.4	0.41
	芹菜茎	67	20	93.1	1.2	0.2	1.2	3.3	57	0.02	0.06	8	80	1.2	0.24
	茼蒿	82	21	93.0	1.9	0.3	1.2	2.7	252	0.04	0.09	18	73	2.5	0.35
	莴苣笋	62	14	95.5	1.0	0.1	0.6	2.2	25	0.02	0.02	4	23	0.9	0.33
	西兰花	83	33	90.3	4.1	0.6	1.6	2.7	1202	0.09	0.13	51	67	1.0	0.78
	小葱	73	24	92.7	1.6	0.4	1.4	3.5	140	—	—	—	—	—	—
	葱头	90	39	89.2	1.1	0.2	0.9	8.1	3	0.20	0.14	5	351	6.2	1.13

续表

类别	食物名称	食部/g	能量/kcal	水分/g	蛋白质/g	脂肪/g	膳食纤维/g	碳水化合物/g	视黄醇当量/μg	硫胺素/mg	核黄素/mg	抗坏血酸/mg	钙/mg	铁/mg	锌/mg
瓜菜类	冬瓜	80	11	96.6	0.4	0.2	0.7	1.9	13	0.01	0.01	18	19	0.2	0.07
	黄瓜	92	15	95.8	0.8	0.2	0.5	2.4	15	0.02	0.03	9	24	0.5	0.18
	苦瓜	81	19	93.4	1.0	0.1	1.4	3.5	17	0.03	0.03	56	14	0.7	0.36
	木瓜	86	27	92.2	0.4	0.1	0.8	6.2	145	0.01	0.02	43	17	0.2	0.25
	南瓜	85	22	93.5	0.7	0.1	0.8	4.5	148	0.03	0.04	8	16	0.4	0.14
	丝瓜	83	20	94.3	1.0	0.2	0.6	3.6	15	0.02	0.04	5	14	0.4	0.21
	西葫芦	73	18	94.9	0.8	0.2	0.6	3.2	5	0.01	0.03	6	15	0.3	0.12
	辣椒(头,青)	84	23	91.9	1.4	0.3	2.1	3.7	57	0.03	0.04	62	15	0.7	0.22
	茄子	93	21	93.4	1.1	0.2	1.3	3.6	8	0.02	0.04	5	24	0.5	0.23
	灯笼椒	82	22	93.0	1.0	0.2	1.4	4.0	57	0.03	0.03	72	14	0.8	0.19
	番茄	97	19	94.4	0.9	0.2	0.5	3.5	92	0.03	0.03	19	10	0.4	0.13
	甜蒜头	74	114	66.1	2.1	0.2	1.7	25.9	—	0.04	0.06	—	38	1.3	0.44
	甜酸蒜头	100	97	73.7	0.5	0.5	0.4	22.6	—	微量	微量	—	68	4.2	0.63
咸菜类	榨菜	100	29	75.0	2.2	0.3	2.1	4.4	83	0.03	0.06	2	155	3.9	0.89
	酱黄瓜	100	24	76.2	3.0	0.3	1.2	2.2	30	0.06	0.01	—	52	3.7	0.61
	酱萝卜	100	30	76.1	3.5	0.4	1.3	3.2	—	0.05	0.09	—	102	3.8	0.61
菌藻类	海带	100	12	94.4	1.2	0.1	0.5	1.6	—	0.02	0.15	—	46	0.9	0.16
	金针菇	100	26	90.2	2.4	0.4	2.7	3.3	5	0.15	0.19	2	—	1.4	0.39
	木耳	100	205	15.5	12.1	1.5	29.2	35.7	17	0.17	0.44	—	247	97.4	3.18
	平菇	93	20	92.5	1.9	0.3	2.3	2.3	2	0.06	0.16	4	5	1.0	0.61
	香菇(干)	95	211	12.3	20.0	1.2	31.6	30.1	3	0.19	1.26	5	83	10.5	8.57
	银耳	96	200	14.6	10.0	1.4	30.4	36.9	8	0.05	0.25	—	36	4.1	3.03
	紫菜	100	207	12.7	26.7	1.1	21.6	22.5	228	0.27	1.02	2	264	54.9	2.47
水果类	哈蜜瓜	71	34	91.0	0.5	0.1	0.2	7.7	153	—	0.01	12	4	—	0.13
	西瓜	56	25	93.3	0.6	0.1	0.3	5.5	75	0.02	0.03	6	8	0.3	0.10

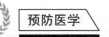

续表

类别	食物名称	食部/g	能量/kcal	水分/g	蛋白质/g	脂肪/g	膳食纤维/g	碳水化合物/g	视黄醇当量/μg	硫胺素/mg	核黄素/mg	抗坏血酸/mg	钙/mg	铁/mg	锌/mg
	波萝	68	41	88.4	0.5	0.1	1.3	9.5	33	0.04	0.02	18	12	0.6	0.14
	草莓	97	30	91.3	1.0	0.2	1.1	6.0	5	0.02	0.03	47	18	1.8	0.14
	橙	74	47	87.4	0.8	0.2	0.6	10.5	27	0.05	0.04	33	20	0.4	0.14
	柑橘	77	51	86.9	0.7	0.2	0.4	11.5	148	0.08	0.04	28	35	0.2	0.08
	甘蔗汁	100	64	83.1	0.4	0.1	0.6	15.4	2	0.01	0.02	2	14	0.4	1.00
	金橘	89	55	84.7	1.0	0.2	1.4	12.3	62	0.04	0.03	35	56	1.0	0.21
	梨	75	32	90.0	0.4	0.1	2.0	7.3	—	0.01	0.04	1	11	—	—
	王皇李	91	36	90.0	0.7	0.2	0.9	7.8	25	0.03	0.02	5	8	0.6	0.14
	荔枝	73	70	81.9	0.9	0.2	0.5	16.1	2	0.10	0.04	41	2	0.4	0.17
	桂圆	50	70	81.4	1.2	0.1	0.4	16.2	3	0.01	0.14	43	6	0.2	0.40
	芒果	60	32	90.6	0.6	0.2	1.3	7.0	1342	0.01	0.04	23	微量	0.2	0.09
	中华猕猴桃	83	56	83.4	0.8	0.6	2.6	11.9	22	0.05	0.02	62	27	1.2	0.57
	蜜橘	76	42	88.2	0.8	0.4	1.4	8.9	277	0.05	0.04	19	19	0.2	0.10
水果类	柠檬汁	100	26	93.1	0.9	0.2	0.3	5.2	—	0.01	0.02	11	24	0.1	0.09
	苹果	76	52	85.9	0.2	0.2	1.2	12.3	3	0.06	0.02	4	4	0.6	0.19
	葡萄	86	43	88.7	0.5	0.2	0.4	9.9	8	0.04	0.02	25	5	0.4	0.18
	红果	76	95	73.0	0.5	0.6	3.1	22.0	17	0.02	0.02	53	52	0.9	0.28
	柿	87	71	80.6	0.4	0.1	1.4	17.1	20	0.02	0.02	30	9	0.2	0.08
	酸枣	52	278	18.3	3.5	1.5	10.6	62.7	—	0.01	0.02	900	435	6.6	0.68
	桃	86	48	86.4	0.9	0.1	1.3	10.9	3	0.01	0.03	7	6	0.8	0.34
	香蕉	59	91	75.8	1.4	0.2	1.2	20.8	10	0.02	0.04	8	7	0.4	0.18
	杏	91	36	89.4	0.9	0.1	1.3	7.8	75	0.02	0.03	4	14	0.6	0.20
	杏脯	100	329	15.3	0.8	0.6	1.8	80.2	157	0.02	0.09	6	68	4.8	0.56
	鸭梨	82	43	88.3	0.2	0.2	1.1	10.0	2	0.03	0.03	4	4	0.9	0.10
	椰子	33	231	51.8	4.0	12.1	4.7	26.6	—	0.01	0.01	6	2	1.8	0.92
	樱桃	80	46	88.0	1.1	0.2	0.3	9.9	35	0.02	0.02	10	11	0.4	0.23
	柚	69	41	89.0	0.8	0.2	0.4	9.1	2	—	0.03	23	4	0.3	0.40
	枣	87	122	67.2	1.1	0.3	1.9	28.6	40	0.06	0.09	243	22	1.2	1.52

续表

类别	食物名称	食部/g	能量/kcal	水分/g	蛋白质/g	脂肪/g	膳食纤维/g	碳水化合物/g	视黄醇当量/μg	硫胺素/mg	核黄素/mg	抗坏血酸/mg	钙/mg	铁/mg	锌/mg
坚果类	核桃	43	327	49.8	12.8	29.9	4.3	1.8	—	0.07	0.14	10	—	—	—
	花生(炒)	71	589	4.1	21.9	48.0	6.3	17.3	10	0.13	0.12	—	47	1.5	2.03
	栗子	80	185	52.0	4.2	0.7	1.7	40.5	32	0.14	0.17	24	17	1.1	0.57
	莲子(干)	100	344	9.5	17.2	2.0	3.0	64.2	—	0.16	0.08	5	97	3.6	2.78
	南瓜子(炒)	68	574	4.1	36.0	46.1	4.1	3.8	—	0.08	0.16	—	37	6.5	7.12
	松子仁	100	698	0.8	13.4	70.6	10.0	2.2	2	0.19	0.25	—	78	4.3	4.61
	西瓜子(炒)	43	573	4.3	32.7	44.8	4.5	9.7	—	0.04	0.08	—	28	8.2	6.76
	葵花子(炒)	52	616	2.0	22.6	52.8	4.8	12.5	5	0.43	0.26	—	72	6.1	5.91
	杏仁	100	514	5.6	24.7	44.8	19.2	2.9	—	0.08	1.25	26	71	1.3	3.64
	榛子(干)	27	542	7.4	20.0	44.8	9.6	14.7	8	0.62	0.14	—	104	6.4	5.83
畜肉及其肉制品	狗肉	80	116	76.0	16.8	4.6	—	1.8	157	0.34	0.20	—	52	2.9	3.18
	马肉	100	122	74.1	20.1	4.6	—	0.1	28	0.06	0.25	—	5	5.1	12.26
	羊肉(肥瘦适中)	90	203	65.7	19.0	14.1	—	0.0	22	0.05	0.14	—	6	2.3	3.22
	羊肉(瘦)	90	118	74.2	20.5	3.9	—	0.2	11	0.15	0.16	—	9	3.9	6.06
	牛肚	100	72	83.4	14.5	1.6	—	0.0	2	0.03	0.13	—	40	1.8	2.31
	牛肝	100	139	68.7	19.8	3.9	—	6.2	20220	0.16	1.30	9	4	6.6	5.01
	牛肉(肥瘦适中)	100	193	67.4	18.1	13.4	—	0.0	9	0.03	0.11	—	8	3.2	3.67
	牛肉(瘦)	100	106	75.2	20.2	2.3	—	1.2	6	0.07	0.13	—	9	2.8	3.71
	兔肉	100	102	76.2	19.7	2.2	—	0.9	212	0.11	0.10	—	12	2.0	1.30
	香肠	100	508	19.2	24.1	40.7	—	11.2	—	0.48	0.11	—	14	5.8	7.61
	猪大肠	100	196	73.6	6.9	18.7	—	0.0	7	0.06	0.11	—	10	1.0	0.98
	猪肚	96	110	78.2	15.2	5.1	—	0.7	3	0.07	0.16	—	11	2.4	1.92
	猪肝	99	129	70.7	19.3	3.5	—	5.0	4972	0.21	2.08	20	6	22.6	5.78
	猪肉(肥瘦适中)	100	395	46.8	13.2	37.0	—	6.8	114	0.22	0.16	—	6	1.6	2.06
	猪肉(瘦)	100	143	71.0	20.3	6.2	—	1.5	44	0.54	0.10	—	6	3.0	2.99
	猪肾	93	96	78.8	15.4	3.2	—	1.4	41	0.31	1.14	13	12	6.1	2.56
	猪蹄	60	260	58.2	22.6	18.8	—	0.0	3	0.05	0.10	—	33	1.1	1.14
	猪心	97	119	76.0	16.6	5.3	—	1.1	13	0.19	0.48	4	12	4.3	1.90

续表

类别	食物名称	食部/g	能量/kcal	水分/g	蛋白质/g	脂肪/g	膳食纤维/g	碳水化合物/g	视黄醇当量/μg	硫胺素/mg	核黄素/mg	抗坏血酸/mg	钙/mg	铁/mg	锌/mg
禽肉及其肉制品	鹌鹑	58	110	75.1	20.2	3.1	—	0.2	40	0.04	0.32	—	48	2.3	1.19
	鹅	63	251	61.4	17.9	19.9	—	0.0	42	0.07	0.23	—	4	3.8	1.36
	鸽	42	201	66.6	16.5	14.2	—	1.7	53	0.06	0.20	—	30	3.8	0.82
	鸡胸	100	118	73.1	19.2	2.8	—	4.0	36	0.04	0.09	—	7	4.4	2.76
	土鸡	58	124	73.5	20.8	4.5	—	0.0	64	0.09	0.08	—	9	2.1	1.06
	乌骨鸡	48	111	73.9	22.3	2.3	—	0.3	微量	0.02	0.29	—	17	2.3	1.60
	鸭肝	100	128	76.3	14.5	7.5	—	0.5	1040	0.26	1.05	18	18	23.1	3.08
	鸭肉	100	90	78.6	15.0	1.5	—	4.0	—	0.01	0.07	—	6	4.1	1.17
	鸭掌	59	150	64.7	13.4	1.9	—	19.7	11	微量	0.17	—	24	1.3	0.54
	鸭肫	93	92	77.8	17.9	1.3	—	2.1	6	0.04	0.15	—	12	4.3	2.77
乳及乳制品	黄油	100	888	0.5	1.4	98.0	—	0.0	—	—	0.02	—	35	0.8	0.11
	奶酪	100	328	43.5	25.7	23.5	—	3.5	152	0.06	0.91	—	799	2.4	6.97
	奶油	100	720	18.0	2.5	78.6	—	0.7	1042	—	0.05	—	1	0.7	0.12
	全脂牛乳粉	100	478	2.3	20.1	21.2	—	51.7	141	0.11	0.73	4	676	1.2	3.14
	酸奶	100	72	84.7	2.5	2.7	—	9.3	26	0.03	0.15	1	118	0.4	0.53
	全脂羊乳粉	100	498	1.4	18.8	25.2	—	49.0	—	0.06	1.60	—	—	—	—
禽蛋类	鹅蛋	87	196	69.3	11.1	15.6	—	2.8	192	0.08	0.30	—	34	4.1	1.43
	白皮鸡蛋	87	138	75.8	12.7	9.0	—	1.5	310	0.09	0.31	—	48	2.0	1.00
	红皮鸡蛋	88	156	73.8	12.8	11.1	—	1.3	194	0.13	0.32	—	444	2.3	1.01
	鸡蛋白	100	60	84.4	11.6	0.1	—	3.1	微量	0.04	0.31	—	9	1.6	0.02
	鸡蛋黄	100	328	51.5	15.2	28.2	—	3.4	438	0.33	0.29	—	112	6.5	3.79
	松花蛋(鸭)	90	171	68.4	14.2	10.7	—	4.5	215	0.06	0.18	—	63	3.3	1.48
	鸭蛋	87	180	70.3	12.6	13.0	—	3.1	261	0.17	0.35	—	62	2.9	1.67
	鹌鹑蛋	86	160	73.0	12.8	11.1	—	2.1	337	0.11	0.49	—	47	3.2	1.61

续表

类别	食物名称	食部/g	能量/kcal	水分/g	蛋白质/g	脂肪/g	膳食纤维/g	碳水化合物/g	视黄醇当量/μg	硫胺素/mg	核黄素/mg	抗坏血酸/mg	钙/mg	铁/mg	锌/mg
鱼类	鲅鱼	80	122	72.5	21.2	3.1	—	2.2	9	0.03	0.04	—	35	0.8	1.39
	草鱼	58	113	77.3	16.6	5.2	—	0.0	11	0.04	0.11	—	38	0.8	0.87
	鲫鱼	54	108	75.4	17.1	2.7	—	3.8	17	0.04	0.09	—	79	1.3	1.94
	鲑鱼	61	104	77.4	17.8	3.6	—	0.0	20	0.03	0.07	—	53	1.4	1.17
	泥鳅	60	96	76.6	17.9	2.0	—	1.7	14	0.10	0.33	—	299	2.9	2.76
	黄鳝	67	89	78.0	18.0	1.4	—	1.2	50	0.06	0.98	—	42	2.5	1.97
	鲍鱼	65	84	77.5	12.6	0.8	—	6.6	24	0.01	0.16	—	266	22.6	1.75
	蛏子	57	40	88.4	7.3	0.3	—	2.1	59	0.02	0.12	—	134	33.6	2.01
	赤贝(泥蚶)	30	71	81.8	10.0	0.8	—	6.0	6	0.01	0.07	—	59	11.4	0.33
	毛蛤蜊	25	97	75.6	15.0	1.0	—	7.1	微量	0.01	0.14	—	137	15.3	2.29
	海参	93	262	18.9	50.2	4.8	—	4.5	39	0.04	0.10	—	—	9.0	2.24
虾、蟹及软体动物类	螺蛳	37	59	83.3	7.5	0.6	—	6.0	—	微量	0.28	—	156	1.4	10.27
	牡蛎	100	73	82.0	5.3	2.1	—	8.2	27	0.01	0.13	—	131	7.1	9.39
	鲜贝	100	77	80.3	15.7	0.5	—	2.5	—	微量	0.21	—	28	0.7	2.08
	乌贼(鲜)	97	84	80.4	17.4	1.6	—	0.0	35	0.02	0.06	—	44	0.9	2.38
	基围虾	60	101	75.2	18.2	1.4	—	3.9	微量	0.03	0.06	—	36	2.9	1.55
	河虾	86	88	78.1	16.4	2.4	—	0.0	48	0.04	0.03	—	325	4.0	2.24
	河蟹	42	103	75.8	17.5	2.6	—	2.3	389	0.06	0.28	—	126	2.9	3.68
	龙虾	46	90	77.6	18.9	1.1	—	1.0	—	微量	0.03	—	21	1.3	2.79
	虾皮	100	153	42.4	30.7	2.2	—	2.5	19	0.02	0.14	—	991	6.7	1.93
油脂类	猪油(炼)	100	897	5.3	—	99.6	—	0.2	27	0.02	0.03	—	—	—	—
	菜籽油	100	899	0.1	—	99.9	—	0.0	—	—	微量	—	9	3.7	0.54
	茶油	100	899	0.1	—	99.9	—	0.0	—	—	微量	—	5	1.1	0.34
	豆油	100	899	0.1	—	99.9	—	0.0	—	—	微量	—	13	2.0	1.09
	花生油	100	899	微量	—	99.9	—	0.0	—	—	—	—	12	2.9	0.48
	色拉油	100	898	0.2	—	99.8	—	0.0	—	—	—	—	18	1.7	0.23
	玉米油	100	895	0.2	—	99.2	—	0.5	—	—	—	—	1	1.4	0.26
	芝麻油	100	898	0.1	—	99.7	—	0.2	—	—	—	—	9	2.2	0.17

续表

类别	食物名称	食部/g	能量/kcal	水分/g	蛋白质/g	脂肪/g	膳食纤维/g	碳水化合物/g	视黄醇当量/μg	硫胺素/mg	核黄素/mg	抗坏血酸/mg	钙/mg	铁/mg	锌/mg
糕点及小吃类及饮料类	饼干	100	433	5.7	9.0	12.7	1.1	70.6	37	0.08	0.04	3	73	1.9	0.91
	绿豆糕	100	349	11.5	12.8	1.0	1.2	72.2	47	0.23	0.02	0	24	7.3	1.04
	蛋糕	100	347	18.6	8.6	5.1	0.4	66.7	86	0.09	0.09	1	39	2.5	1.01
	奶油蛋糕	100	378	21.9	7.2	13.9	0.6	55.9	175	0.13	0.11	—	38	2.3	1.88
	面包	100	312	27.4	8.3	5.1	0.5	58.1	—	0.03	0.06	1	49	2.0	0.75
	奶油面包	100	287	28.2	8.4	1.1	0.4	60.1	20	0.05	0.06	0	9	3.0	0.80
	烧麦	100	238	51.0	9.2	11.0	2.3	25.6	—	0.07	0.07	0	10	2.1	1.09
	橘子汁	100	119	70.1	—	0.1	—	29.6	2	—	—	2	4	0.1	0.03
	冰淇淋	100	126	74.4	2.4	5.3	—	17.3	48	0.01	0.03	—	126	0.5	0.37
糖及糖果类	蜂蜜	100	321	22.0	0.4	1.9	—	75.6	—	—	0.05	3	4	1.0	0.37
	巧克力	100	586	1.0	4.3	40.1	1.5	51.9	—	0.06	0.08	—	111	1.7	1.02
	白砂糖	100	400	微量	—	—	—	99.9	—	—	—	—	20	0.6	0.06
	冰糖	100	397	0.6	—	—	—	99.3	—	0.01	微量	0	6	0.8	0.21
	红糖	100	389	1.9	0.7	—	—	96.6	—	0.01	—	—	157	2.2	0.35
淀粉制品及调味品类	淀粉	100	345	13.5	1.2	0.1	0.1	84.9	—	0.03	0.04	—	18	4.0	0.09
	藕粉	100	372	6.4	0.2	—	0.1	92.9	—	—	0.01	—	8	17.9	0.15
	粉丝	100	335	15.0	0.8	0.2	1.1	82.6	—	0.03	0.02	—	31	6.4	0.27
	花生酱	100	594	0.5	6.9	53.0	3.0	22.3	—	0.01	0.15	—	67	7.2	2.96
	芝麻酱	100	618	0.3	19.2	52.7	5.9	16.8	17	0.16	0.22	—	1170	50.3	4.01
	酱油	100	63	67.3	5.6	0.1	0.2	9.9	—	0.01	0.05	—	30	3.0	1.12
	味精	100	162	0.2	40.1	0.2	0.0	0.0	—	—	—	—	—	—	—

附录 C 中国居民膳食能量和蛋白质的参考摄入量(RNI)及脂肪供能比

年龄/岁	能量[a]				蛋白质		脂肪占能量百分比/(%)
	RNI/MJ		RNI/kcal[b]		RNI/g		
	男	女	男	女	男	女	
0~	0.4 MJ/kg		95 kcal/kg		1.5~3 g/(kg·d)		45~50
0.5~							35~40
1~	4.60	4.40	1100	1050	35	35	
2~	5.02	4.81	1200	1150	40	40	
3~	5.64	5.43	1350	1300	45	45	30~35
4~	6.06	5.83	1450	1400	50	50	
5~	6.70	6.27	1600	1500	55	55	
6~	7.10	6.67	1700	1600	55	55	
7~	7.53	7.10	1800	1700	60	60	
8~	7.94	7.53	1900	1800	65	65	
9~	8.36	7.94	2000	1900	65	65	25~30
10~	8.80	8.36	2100	2000	70	65	
11~	10.04	9.20	2400	2200	75	75	
14~	12.00	9.62	2900	2400	85	80	25~30
18~ 体力活动水平 PAL							
轻	10.03	8.80	2400	21.00	75	65	20~30
中	11.29	9.62	2700	2300	80	70	
重	13.38	11.30	3200	2700	90	80	
孕妇		+0.84		+200		+5,+15,+20	
乳母		+2.09		+500		+20	

续表

年龄/岁	能量[a]				蛋白质		脂肪占能量百分比/(%)
	RNI/MJ		RNI/kcal[b]		RNI/g		
	男	女	男	女	男	女	
50~ 体力活动水平 PAL							
轻	9.62	8.00	2300	1900			20~30
中	10.87	8.36	2600	2000			
重	13.00	9.20	3100	2200			
60~ 体力活动水平 PAL							
轻	7.94	7.53	1900	1800	75	65	20~30
中	9.20	8.36	2200	2000			
70~ 体力活动水平 PAL							
轻	7.94	7.10	1900	1700	75	65	20~30
中	8.80	8.00	2100	1900			
80~	7.74	7.10	1900	1700	75	65	20~30

注:a.各年龄组能量的 RNI 与其 EAR 相同;b. 为 AI,非母乳喂养应增加 20%。凡表中未填数字处表示未制定该参考值。

附录 D 中国居民膳食常量和微量元素的 RNI

年龄/岁	钙 Ca AI /(mg/d)	磷 P AI /(mg/d)	钾 K AI /(mg/d)	钠 Na AI /(mg/d)	镁 Mg AI /(mg/d)	铁 Fe AI /(mg/d) 男	铁 Fe AI /(mg/d) 女	碘 I RNI /(μg/d)	锌 Zn RNI /(mg/d) 男	锌 Zn RNI /(mg/d) 女	硒 Se RNI /(μg/d)	铜 Cu AI /(mg/d)	氟 F AI /(mg/d)	铬 Cr AI /(μg/d)	锰 Mn AI /(mg/d)	钼 Mo AI /(μg/d)
0～	300	150	500	200	30	0.3		50	1.5		15(AI)	0.4	0.1	10		
0.5～	400	300	700	500	70	10		50	8.0		20(AI)	0.6	0.4	15		
1～	600	450	1000	650	100	12		50	9.0		20	0.8	0.6	20		15
4～	800	500	1500	900	150	12		90	12.0		25	1.0	0.8	30		20
7～	800	700	1500	1000	250	12		90	13.5		35	1.2	1.0	30		30
11～	1000	1000	1500	1200	350	16	18	120	18.0	15.0	45	1.8	1.2	40		50
14～	1000	1000	2000	1800	350	20	25	150	19.0	15.5	50	2.0	1.4	40		50
18～	800	700	2000	2200	350	15	20	150	15.0	11.5	50	2.0	1.5	50	3.5	60
50～	1000	700	2000	2200	350	15		150	11.5		50	2.0	1.5	50	3.5	60
孕妇 早期	800	700	2500	2200	400	15		200	11.5		50					
中期	1000	700	2500	2200	400	25		200	16.5		50					
晚期	1200	700	2500	2200	400	35		200	16.5		50					
乳母	1200	700	2500	2200	400	25		200	21.5		65					

注:凡表中未填数字处表示未制定该参考值。

附录E 中国居民膳食维生素(V)的 RNI

年龄(岁)	V_A RNI /(μgRE/d)	V_D RNI /(μg/d)	V_E AI /(mgα-TE/d)	V_{B1} RNI /(mg/d)	V_{B2} RNI /(mg/d)	V_{B6} AI /(mg/d)	V_{B12} RNI /(μg/d)	V_C RNI /(μg/d)	泛酸 AI /(mg/d)	叶酸 RNI /(μgDFE/d)	烟酸 RNI /(mgNE/d)	胆碱 AI /(mg/d)	生物素 AI /(μg/d)
0~	400(AI)	10	3	0.2(AI)	0.4(AI)	0.1	0.4	40	1.7	65(AI)	2(AI)	100	5
0.5~	400(AI)	10	3	0.3(AI)	0.5(AI)	0.3	0.5	50	1.8	80(AI)	3(AI)	150	6
1~	500	10	4	0.6	0.6	0.5	0.9	60	2.0	150	6	200	8
4~	600	10	5	0.7	0.7	0.6	1.2	70	3.0	200	7	250	12
7~	700	10	7	0.9	1.0	0.7	1.2	80	4.0	200	9	300	16
11~	700	5	10	1.2	1.2	0.9	1.8	90	5.0	300	12	350	20
	男　女			男　女	男　女						男　女		
14~	800　700	5	14	1.5　1.2	1.5　1.2	1.1	2.4	100	5.0	400	15　12	450	25
18~	900　700	5	14	1.4　1.3	1.4　1.2	1.2	2.4	100	5.0	400	14　13	500	30
50~	900　700	10	14	1.3	1.4	1.5	2.4	100	5.0	400	13	500	30
孕妇													
早期	800	5	14	1.5	1.7	1.9	2.6	100	6.0	600	15	500	30
中期	900	10	14	1.5	1.7	1.9	2.6	130	6.0	600	15	500	30
晚期	900	10	14	1.5	1.7	1.9	2.6	130	6.0	600	15	500	30
乳母	1200	10	14	1.8	1.7	1.9	2.8	130	7.0	500	18	500	35

注:凡表中未填数字处表示未制定该参考值。

附录 F　我国法定职业病目录

一、尘肺

1.矽肺　2.煤工尘肺　3.石墨尘肺　4.炭黑尘肺　5.石棉肺　6.滑石尘肺　7.水泥尘肺　8.云母尘肺　9.陶工尘肺　10.铝尘肺　11.电焊工尘肺　12.铸工尘肺　13.根据《尘肺病诊断标准》和《尘肺病理诊断标准》可以诊断的其他尘肺

二、放射性疾病

1.外照射急性放射病　2.外照射亚急性放射病　3.外照射慢性放射病　4.内照射放射病　5.放射性皮肤疾病　6.放射性肿瘤　7.放射性骨损伤　8.放射性甲状腺疾病　9.放射性性腺疾病　10.放射复合伤　11.根据《职业性放射性疾病诊断标准(总则)》可诊断的其他放射性损伤

三、职业中毒

1.铅及其化合物中毒(不包括四乙基铅)　2.汞及其化合物中毒　3.锰及其化合物中毒　4.镉及其化合物中毒　5.铍病　6.铊及其化合物中毒　7.钡及其化合物中毒　8.钒及其化合物中毒　9.磷及其化合物中毒　10.砷及其化合物中毒　11.铀中毒　12.砷化氢中毒　13.氯气中毒　14.二氧化硫中毒　15.光气中毒　16.氨中毒　17.偏二甲基肼中毒　18.氮氧化合物中毒　19.一氧化碳中毒　20.二硫化碳中毒　21.硫化氢中毒　22.磷化氢、磷化锌、磷化铝中毒　23.工业性氟病　24.氰及腈类化合物中毒　25.四乙基铅中毒　26.有机锡中毒　27.羰基镍中毒　28.苯中毒　29.甲苯中毒　30.二甲苯中毒　31.正己烷中毒药　32.汽油中毒　33.一甲胺中毒　34.有机氟聚合物单体及其热裂解物中毒　35.二氯乙烷中毒　36.四氯化碳中毒　37.氯乙烯中毒　38.三氯乙烯中毒　39.氯丙烯中毒　40.氯丁二烯中毒　41.苯的氨基及硝基化合物(不包括三硝基甲苯)中毒　42.三硝基甲苯中毒　43.甲醇中毒　44.酚中毒　45.五氯酚(钠)中毒　46.甲醛中毒　47.硫酸二甲酯中毒　48.丙烯酰胺中毒　49.二甲基甲酰胺中毒　50.有机磷农药中毒　51.氨基甲酸酯类农药中毒　52.杀虫脒中毒　53.溴甲烷中毒　54.拟除虫菊酯类农药中毒　55.根据《职业性中毒性肝病诊断标准》可以诊断的职业性中毒性肝病　56.根据《职业性急性化学物中毒诊断标准(总则)》可以诊断的其他职业性急性中毒

四、物理因素所致职业病

1.中暑　2.减压病　3.高原病　4.航空病　5.手臂振动病

五、生物因素所致职业病

1.炭疽　2.森林脑炎　3.布鲁菌病

六、职业性皮肤病

1.接触性皮炎　2.光敏性皮炎　3.电光性皮炎　4.黑变病　5.痤疮　6.溃疡　7.化学性皮肤灼伤　8.根据《职业性皮肤病诊断标准(总则)》可以诊断的其他职业性皮肤病

七、职业性眼病

1.化学性眼部灼伤　2.电光性眼炎　3.职业性白内障(含辐射性白内障、三硝基甲苯白内障)

八、职业性耳鼻喉口腔疾病

1.噪声聋　2.铬鼻病　3.牙酸蚀病

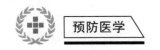

九、职业性肿瘤

1.石棉所致肺癌、间皮瘤　2.联苯胺所致膀胱癌　3.苯所致白血病　4.氯甲醚所致肺癌　5.砷所致肺癌、皮肤癌　6.氯乙烯所致肝血管肉瘤　7.焦炉工人肺癌　8.铬酸盐制造业工人肺癌

十、其他职业病

1.金属烟热　2.职业性哮喘　3.职业性变态反应性肺泡炎　4.棉尘病　5.煤矿井下工人滑囊炎

附录 G　标准正态曲线下的面积

u	0.00	0.01	0.02	0.03	0.04	0.05	0.06	0.07	0.08	0.09
−3.0	.0013	.0013	.0013	.0012	.0012	.0011	.0011	.0011	.0010	.0010
−2.9	.0019	.0018	.0018	.0017	.0016	.0016	.0015	.0015	.0014	.0014
−2.8	.0026	.0025	.0024	.0023	.0023	.0022	.0021	.0021	.0020	.0019
−2.7	.0035	.0034	.0033	.0032	.0031	.0030	.0029	.0028	.0027	.0026
−2.6	.0047	.0045	.0044	.0043	.0041	.0040	.0039	.0038	.0037	.0036
−2.5	.0062	.0060	.0059	.0057	.0055	.0054	.0052	.0051	.0049	.0048
−2.4	.0082	.0080	.0078	.0075	.0073	.0071	.0069	.0068	.0066	.0064
−2.3	.0107	.0104	.0102	.0099	.0096	.0094	.0091	.0089	.0087	.0084
−2.2	.0139	.0136	.0132	.0129	.0125	.0122	.0119	.0116	.0113	.0110
−2.1	.0179	.0174	.0170	.0166	.0162	.0158	.0154	.0150	.0146	.0143
−2.0	.0228	.0222	.0217	.0212	.0207	.0202	.0197	.0192	.0188	.0183
−1.9	.0287	.0281	.0274	.0268	.0262	.0256	.0250	.0244	.0239	.0233
−1.8	.0359	.0351	.0344	.0336	.0329	.0322	.0314	.0307	.0301	.0294
−1.7	.0446	.0436	.0427	.0418	.0409	.0401	.0392	.0384	.0375	.0367
−1.6	.0548	.0537	.0526	.0516	.0505	.0495	.0485	.0475	.0465	.0455
−1.5	.0668	.0655	.0643	.0630	.0618	.0606	.0594	.0582	.0571	.0559
−1.4	.0808	.0798	.0778	.0764	.0749	.0735	.0721	.0708	.0694	.0681
−1.3	.0968	.0951	.0934	.0918	.0901	.0885	.0869	.0853	.0838	.0823
−1.2	.1151	.1131	.1112	.1093	.1075	.1056	.1038	.1020	.1003	.0985
−1.1	.1357	.1335	.1314	.1292	.1271	.1251	.1230	.1210	.1190	.1170
−1.0	.1587	.1562	.1539	.1515	.1492	.1469	.1446	.1423	.1401	.1379
−0.9	.1841	.1814	.1788	.1762	.1736	.1711	.1685	.1660	1635	.1611
−0.8	.2119	.2090	.2061	.2033	.2005	.1977	.1949	.1922	.1894	.1867
−0.7	.2420	.2389	.2358	.2327	.2296	.2266	.2236	.2206	.2177	.2148
−0.6	.2743	.2709	.2676	.2643	.2611	.2578	.2546	.2514	.2483	.2451
−0.5	.3085	.3050	.3015	.2981	.2946	.2912	.2877	.2843	.2810	.2776
−0.4	.3446	.3409	.3372	.3336	.3300	.3264	.3228	.3192	.3156	.3121
−0.3	.3821	.3783	.3745	.3707	.3669	.3632	.3594	.3557	.3520	.3483
−0.2	.4207	.4168	.4129	.4090	.4052	.4013	.3974	.3936	.3897	.3859
−0.1	.4602	.4562	.4522	.4483	.4443	.4404	.4364	.4325	.4286	.4247
−0.0	.5000	.4960	.4920	.4880	.4810	.4801	.4701	.4721	.4681	.4641

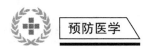

续表

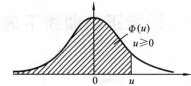

u	0.00	0.01	0.02	0.03	0.04	0.05	0.06	0.07	0.08	0.09
0.0	.5000	.5040	.5080	.5120	.5160	.5199	.5239	.5279	.5319	.5359
0.1	.5398	.5438	.5478	.5517	.5557	.5596	.5636	.5675	.5714	.5753
0.2	.5793	.5832	.5871	.5910	.5948	.5987	.6026	.6064	.6103	.6141
0.3	.6179	.6217	.6255	.6293	.6331	.6368	.6406	.6443	.6480	.6517
0.4	.6554	.6591	.6628	.6664	.6700	.6736	.6772	.6808	.6844	.6879
0.5	.6915	.6950	.6985	.7019	.7054	.7088	.7123	.7157	.7190	.7224
0.6	.7257	.7291	.7324	.7357	.7389	.7422	.7454	.7486	.7517	.7549
0.7	.7580	.7611	.7642	.7673	.7704	.7734	.7764	.7794	.7823	.7852
0.8	.7881	.7910	.7939	.7967	.7995	.8023	.8051	.8078	.8106	.8133
0.9	.8159	.8186	.8212	.8238	.8264	.8289	.8315	.8340	.8365	.8389
1.0	.8413	.8438	.8461	.8485	.8508	.8531	.8554	.8577	.8599	.8621
1.1	.8643	.8665	.8686	.8708	.8729	.8749	.8770	.8790	.8810	.8830
1.2	.8849	.8869	.8888	.8907	.8925	.8944	.8962	.8980	.8997	.9015
1.3	.9032	.9049	.9066	.9082	.9099	.9115	.9131	.9147	.9162	.9177
1.4	.9192	.9207	.9222	.9236	.9251	.9265	.9279	.9292	.9306	.9319
1.5	.9332	.9345	.9357	.9370	.9382	.9394	.9406	.9418	.9429	.9441
1.6	.9452	.9463	.9474	.9484	.9495	.9505	.9515	.9525	.9535	.9545
1.7	.9554	.9564	.9573	.9582	.9591	.9599	.9608	.9616	.9625	.9633
1.8	.9641	.9649	.9656	.9664	.9671	.9678	.9686	.9693	.9099	.9706
1.9	.9713	.9719	.9726	.9732	.9738	.9744	.9750	.9756	.9761	.9707
2.0	.9772	.9778	.9783	.9788	.9793	.9798	.9803	.9808	.9812	.9817
2.1	.9821	.9826	.9830	.9834	.9838	.9842	.9846	.9850	.9854	.9857
2.2	.9861	.9864	.9868	.9871	.9875	.9878	.9881	.9884	.9887	.9890
2.3	.9893	.9896	.9898	.9901	.9904	.9906	.9909	.9911	.9913	.9916
2.4	.9918	.9920	.9922	.9925	.9927	.9929	.9931	.9932	.9934	.9936
2.5	.9938	.9940	.9941	.9943	.9945	.9946	.9948	.9949	.9951	.9952
2.6	.9953	.9955	.9956	.9957	.9959	.9960	.9961	.9962	.9963	.9964
2.7	.9965	.9966	.9967	.9968	.9969	.9970	.9971	.9972	.9973	.9974
2.8	.9974	.9975	.9976	.9977	.9977	.9978	.9979	.9979	.9980	.9981
2.9	.9981	.9982	.9982	.9983	.9984	.9984	.9985	.9985	.9986	.9986
3.0	.9987	.9987	.9987	.9988	.9988	.9989	.9989	.9989	.9990	.9990

附录 H t 界值表

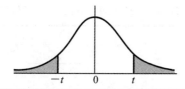

自由度		概率,P								
	单侧:	0.25	0.10	0.05	0.025	0.01	0.005	0.0025	0.001	0.0005
ν	双侧:	0.50	0.20	0.10	0.05	0.02	0.01	0.005	0.002	0.001
1		1.000	3.078	6.314	12.706	31.821	63.657	127.321	318.309	636.619
2		0.816	1.886	2.920	4.303	6.965	9.925	14.089	22.327	31.599
3		0.765	1.638	2.353	3.182	4.541	5.841	7.453	10.215	12.924
4		0.741	1.533	2.132	2.776	3.747	4.604	5.598	7.173	8.610
5		0.727	1.476	2.015	2.571	3.365	4.032	4.773	5.893	6.869
6		0.718	1.440	1.943	2.447	3.143	3.707	4.317	5.208	5.959
7		0.711	1.415	1.895	2.365	2.998	3.499	4.029	4.785	5.408
8		0.706	1.397	1.860	2.306	2.896	3.355	3.833	4.501	5.041
9		0.703	1.383	1.833	2.262	2.821	3.250	3.690	4.297	4.781
10		0.700	1.372	1.812	2.228	2.764	3.169	3.581	4.144	4.587
11		0.697	1.363	1.796	2.201	2.718	3.106	3.497	4.025	4.437
12		0.695	1.356	1.782	2.179	2.681	3.055	3.428	3.930	4.318
13		0.694	1.350	1.771	2.160	2.650	3.012	3.372	3.852	4.221
14		0.692	1.345	1.761	2.145	2.624	2.977	3.326	3.737	4.140
15		0.691	1.341	1.753	2.131	2.602	2.947	3.286	3.733	4.073
16		0.690	1.337	1.746	2.120	2.583	2.921	3.252	3.686	4.015
17		0.689	1.333	1.740	2.110	2.567	2.898	3.222	3.646	3.965
18		0.688	1.330	1.734	2.101	2.552	2.878	3.197	3.610	3.922
19		0.688	1.328	1.729	2.093	2.539	2.861	3.174	3.579	3.883
20		0.687	1.325	1.725	2.086	2.528	2.845	3.153	3.552	3.850
21		0.686	1.323	1.721	2.080	2.518	2.831	3.135	3.527	3.819
22		0.686	1.321	1.717	2.074	2.508	2.819	3.119	3.505	3.792
23		0.685	1.319	1.714	2.069	2.500	2.807	3.104	3.485	3.768
24		0.685	1.318	1.711	2.064	2.492	2.797	3.091	3.467	3.745
25		0.684	1.316	1.708	2.060	2.485	2.787	3.078	3.450	3.725
26		0.684	1.315	1.706	2.056	2.479	2.779	3.067	3.435	3.707
27		0.684	1.314	1.703	2.052	2.473	2.771	3.057	3.421	3.690
28		0.683	1.313	1.701	2.048	2.467	2.763	3.047	3.408	3.674
29		0.683	1.311	1.699	2.045	2.462	2.756	3.038	3.396	3.659
30		0.683	1.310	1.697	2.042	2.457	2.750	3.030	3.385	3.646
31		0.682	1.309	1.696	2.040	2.453	2.744	3.022	3.375	3.633
32		0.682	1.309	1.694	2.037	2.449	2.738	3.015	3.365	3.622
33		0.682	1.308	1.692	2.035	2.445	2.733	3.008	3.356	3.611
34		0.682	1.307	1.691	2.032	2.441	2.728	3.002	3.348	3.601
35		0.682	1.306	1.690	2.030	2.438	2.724	2.996	3.340	3.591
36		0.681	1.306	1.688	2.028	2.434	2.719	2.990	3.333	3.582
37		0.681	1.305	1.687	2.026	2.431	2.715	2.985	3.326	3.574
38		0.681	1.304	1.686	2.024	2.429	2.712	2.980	3.319	3.566
39		0.681	1.304	1.685	2.023	2.426	2.708	2.976	3.313	3.558
40		0.681	1.303	1.684	2.021	2.423	2.704	2.971	3.307	3.551
50		0.679	1.299	1.676	2.009	2.403	2.678	2.937	3.261	3.496
60		0.679	1.296	1.671	2.000	2.390	2.660	2.915	3.232	3.460
70		0.678	1.294	1.667	1.994	2.381	2.648	2.899	3.211	3.435
80		0.678	1.292	1.664	1.990	2.374	2.639	2.887	3.195	3.416
90		0.677	1.291	1.662	1.987	2.368	2.632	2.878	3.183	3.402
100		0.677	1.290	1.660	1.984	2.364	2.626	2.871	3.174	3.390
200		0.676	1.286	1.653	1.972	2.345	2.601	2.839	3.131	3.340
500		0.675	1.283	1.648	1.965	2.334	2.586	2.820	3.107	3.310
1000		0.675	1.282	1.646	1.962	2.330	2.581	2.813	3.098	3.300
∞		0.6745	1.2816	1.6449	1.9600	2.3263	2.5758	2.8070	3.0902	3.2905

注:表右上角图中的阴影部分表示概率 P,以后附表同此。

附录 I　百分率的可信区间

上行:95%可信区间　　下行:99%可信区间

n	X 0	1	2	3	4	5	6	7	8	9	10	11	12	13
1	0-98													
	0-100													
2	0-84	1-99												
	0-93	0-100												
3	0-71	1-91	9-99											
	0-83	0-96	4-100											
4	0-60	1-81	7-93											
	0-73	0-89	3-97											
5	0-52	1-72	5-85	15-95										
	0-65	0-81	2-92	8-98										
6	0-46	0-64	4-78	12-88										
	0-59	0-75	2-86	7-93										
7	0-41	0-58	4-71	10-82	18-90									
	0-53	0-68	2-80	6-88	12-94									
8	0-37	0-53	3-65	9-76	16-84									
	0-48	0-63	1-74	5-83	10-90									
9	0-34	0-48	3-60	7-70	14-79	21-86								
	0-45	0-59	1-69	4-78	9-85	15-91								
10	0-31	0-45	3-56	7-65	12-74	19-81								
	0-41	0-54	1-65	4-74	8-81	13-87								
11	0-28	0-41	2-52	6-61	11-69	17-77	23-83							
	0-38	0-51	1-61	3-69	7-77	11-83	17-89							
12	0-26	0-38	2-48	5-57	10-65	15-72	21-79							
	0-36	0-48	1-57	3-66	6-73	10-79	15-85							
13	0-25	0-36	2-45	5-54	9-61	14-68	19-75	25-81						
	0-34	0-45	1-54	3-62	6-69	9-76	14-81	19-86						
14	0-23	0-34	2-43	5-51	8-58	13-65	18-71	23-77						
	0-32	0-42	1-51	3-59	5-66	9-72	13-78	17-83						
15	0-22	0-32	2-41	4-48	8-55	12-62	16-68	21-73	27-79					
	0-30	0-40	1-49	2-56	5-63	8-69	12-74	16-79	21-84					
16	0-21	0-30	2-38	4-46	7-52	11-59	15-65	20-70	25-75					
	0-28	0-38	1-46	2-53	5-60	8-66	11-71	15-76	19-81					
17	0-20	0-29	2-36	4-43	7-50	10-56	14-62	18-67	23-72	28-77				
	0-27	0-36	1-44	2-51	4-57	7-63	10-69	14-74	18-78	22-82				
18	0-19	0-27	1-35	4-41	6-48	10-54	13-59	17-64	22-69	26-74				
	0-26	0-35	1-42	2-49	4-55	7-61	10-66	13-71	17-75	21-79				
19	0-18	0-26	1-33	3-40	6-46	9-51	13-57	16-62	20-67	24-71	29-76			
	0-24	0-33	1-40	2-47	4-53	6-58	9-63	12-68	16-73	19-77	23-81			
20	0-17	0-25	1-32	3-38	6-44	9-49	12-54	15-59	19-64	23-69	27-73			
	0-23	0-32	1-39	2-45	4-51	6-56	9-61	11-66	15-70	18-74	22-78			
21	0-16	0-24	1-30	3-36	5-42	8-47	11-52	15-57	18-62	22-66	26-70	30-74		
	0-22	0-30	1-37	2-43	8-49	6-54	8-59	11-63	14-68	17-71	21-76	24-80		
22	0-15	0-23	1-29	3-35	5-40	8-45	11-50	14-55	17-59	21-64	24-68	28-72		
	0-21	0-29	1-36	2-42	3-47	5-52	8-57	10-61	13-66	16-70	20-73	23-77		
23	0-15	0-22	1-28	3-34	5-39	8-44	10-48	13-53	16-57	20-62	23-66	27-60	31-71	
	0-21	0-28	1-35	2-40	3-45	5-50	7-55	10-59	13-63	15-67	19-71	22-75	25-78	
24	0-14	0-21	1-27	3-32	5-37	7-42	10-47	13-51	16-55	19-59	22-63	26-67	29-71	
	0-20	0-27	0-33	2-30	3-44	5-49	7-53	9-57	12-61	15-65	18-69	21-73	24-76	
25	0-14	0-20	1-26	3-31	5-36	7-41	9-45	12-49	15-54	18-58	21-61	24-65	28-69	31-72
	0-19	0-26	0-32	1-37	3-42	5-47	7-51	9-56	11-60	14-63	17-67	20-71	23-74	26-77

250

附录 J　χ² 界值表

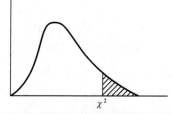

自由度	概率, P												
ν	0.995	0.990	0.975	0.950	0.900	0.750	0.500	0.250	0.100	0.050	0.025	0.010	0.005
1					0.02	0.10	0.45	1.32	2.71	3.84	5.02	6.63	7.88
2	0.01	0.02	0.05	0.10	0.21	0.58	1.39	2.77	4.61	5.99	7.38	9.21	10.60
3	0.07	0.11	0.22	0.35	0.58	1.21	2.37	4.11	6.25	7.81	9.35	11.34	12.84
4	0.21	0.30	0.48	0.71	1.06	1.92	3.36	5.39	7.78	9.49	11.14	13.28	14.86
5	0.41	0.55	0.83	1.15	1.61	2.67	4.35	6.63	9.24	11.07	12.83	15.09	16.75
6	0.68	0.87	1.24	1.64	2.20	3.45	5.35	7.84	10.64	12.59	14.45	16.81	18.55
7	0.99	1.24	1.69	2.17	2.83	4.25	6.35	9.04	12.02	14.07	16.01	18.48	20.28
8	1.34	1.65	2.18	2.73	3.49	5.07	7.34	10.22	13.36	15.51	17.53	20.09	21.95
9	1.73	2.09	2.70	3.33	4.17	5.90	8.34	11.39	14.68	16.92	19.02	21.67	23.59
10	2.16	2.56	3.25	3.94	4.87	6.74	9.34	12.55	15.99	18.31	20.48	23.21	25.19
11	2.60	3.05	3.82	4.57	5.58	7.58	10.34	13.70	17.28	19.68	21.92	24.72	26.76
12	3.07	3.57	4.40	5.23	6.30	8.44	11.34	14.85	18.55	21.03	23.34	26.22	28.30
13	3.57	4.11	5.01	5.89	7.04	9.30	12.34	15.98	19.81	22.36	24.74	27.69	29.82
14	4.07	4.66	5.63	6.57	7.79	10.17	13.34	17.12	21.06	23.68	26.12	29.14	31.32
15	4.60	5.23	6.26	7.26	8.55	11.04	14.34	18.25	22.31	25.00	27.49	30.58	32.80
16	5.14	5.81	6.91	7.96	9.31	11.91	15.34	19.37	23.54	26.30	28.85	32.00	34.27
17	5.70	6.41	7.56	8.67	10.09	12.79	16.34	20.49	24.77	27.59	30.19	33.41	35.72
18	6.26	7.01	8.23	9.39	10.86	13.68	17.34	21.60	25.99	28.87	31.53	34.81	37.16
19	6.84	7.63	8.91	10.12	11.65	14.56	18.34	22.72	27.20	30.14	32.85	36.19	38.58
20	7.43	8.26	9.59	10.85	12.44	15.45	19.34	23.83	28.41	31.41	34.17	37.57	40.00
21	8.03	8.90	10.28	11.59	13.24	16.34	20.34	24.93	29.62	32.67	35.48	38.93	41.40
22	8.64	9.54	10.98	12.34	14.04	17.24	21.34	26.04	30.81	33.92	36.78	40.29	42.80
23	9.26	10.20	11.69	13.09	14.85	18.14	22.34	27.14	32.01	35.17	38.08	41.64	44.18
24	9.89	10.86	12.40	13.85	15.66	19.04	23.34	28.24	33.20	36.42	39.36	42.98	45.56
25	10.52	11.52	13.12	14.61	16.47	19.94	24.34	29.34	34.38	37.65	40.65	44.31	46.93
26	11.16	12.20	13.84	15.38	17.29	20.84	25.34	30.43	35.56	38.89	41.92	45.64	48.29
27	11.81	12.88	14.57	16.15	18.11	21.75	26.34	31.53	36.74	40.11	43.19	46.96	49.64
28	12.46	13.56	15.31	16.93	18.94	22.66	27.34	32.62	37.92	41.34	44.46	48.28	50.99
29	13.12	14.26	16.05	17.71	19.77	23.57	28.34	33.71	39.09	42.56	45.72	49.69	52.34
30	13.79	14.95	16.79	18.49	20.60	24.48	29.34	34.80	40.26	43.77	46.98	50.89	53.97
40	20.71	22.16	24.43	26.51	29.05	33.66	39.34	45.62	51.81	55.76	59.34	63.69	66.77
50	27.99	29.71	32.36	34.76	37.69	42.94	49.33	56.33	63.17	67.50	71.42	76.15	79.49
60	35.53	37.48	40.48	43.19	46.46	52.29	59.33	66.98	74.40	79.08	83.30	88.38	91.95
70	43.28	45.44	48.76	51.74	55.33	61.70	69.33	77.58	85.53	90.53	95.02	100.42	104.22
80	51.17	53.54	57.15	60.39	64.28	71.14	79.33	88.13	96.58	101.38	106.63	112.33	116.32
90	59.20	61.75	65.65	69.13	78.29	80.62	89.33	98.64	107.56	113.14	118.14	124.12	128.30
100	67.33	70.06	74.22	77.93	82.36	90.13	99.33	109.14	118.50	124.34	129.56	135.81	140.17

主要参考文献

[1]　孙贵范.预防医学[M].2 版.北京:人民卫生出版社,2010.

[2]　孙要武.预防医学[M].4 版.北京:人民卫生出版社,2010.

[3]　傅华.预防医学[M].5 版.北京:人民卫生出版社,2008.

[4]　王建华,王子元,袁聚祥.预防医学[M].2 版.北京:北京大学医学出版社,2009.

[5]　王永良.循证医学[M].2 版.北京:人民卫生出版社,2011.

[6]　颜红.医学统计学[M].2 版.北京:人民卫生出版社,2011.

[7]　王建华.流行病学[M].7 版.北京:人民卫生出版社,2011.

[8]　马斌荣.医学统计学[M].5 版.北京:人民卫生出版社,2011.

[9]　张先庚.社区护理学[M].北京:人民卫生出版社,2012.

[10]　罗朝元,周英果.预防医学[M].北京:中国医药科技出版社,2009.

[11]　罗珏,王福彦.预防医学[M].北京:人民军医出版社,2010.

[12]　魏双平.预防医学[M].西安:第四军医大学出版社,2009.

[13]　马永林.预防医学[M].北京:军事医学科学出版社,2009.

[14]　左月燃,邵昌美.预防医学[M].北京:人民卫生出版社,2006.

[15]　唐军.预防医学[M].北京:科学出版社,2007.

[16]　凌文华.预防医学[M].2 版.北京:人民卫生出版社,2009.

[17]　黄吉武.预防医学[M].3 版.北京:人民卫生出版社,2005.

[18]　杨福江.预防医学[M].2 版.郑州:郑州大学出版社,2008.

[19]　叶宜德.预防医学[M].北京:高等教育出版社,2009.

[20]　贺伟.健康教育[M].2 版.北京:科学出版社,2011.

[21]　杨柳清,史良图,邢华燕.预防医学基础[M].武汉:华中科技大学出版社,2010.

[22]　仲来福,刘移民.卫生学[M].2 版.北京:人民卫生出版社,2006.

[23]　周亚林.社区护理学[M].2 版.北京:人民卫生出版社,2011.